質的研究の基礎

グラウンデッド・セオリー開発の
技法と手順
第 3 版

To *ANSELM*
December 1916–September 1996

Scholar and Humanist

who touched the minds and lives of
all who came into contact with him

Basics of Qualitative Research

Techniques and Procedures for Developing Grounded Theory

Third Edition

Juliet Corbin
Anselm Strauss

質的研究の基礎

グラウンデッド・セオリー開発の技法と手順

第3版

訳

操　華子　静岡県立大学教授
森岡　崇　慶應義塾志木高等学校教諭

医学書院

[著者]

Juliet Corbin

Anselm Strauss

Authorized translation of the original English edition
"Basics of Qualitative Research：Techniques and Procedures for Developing Grounded Theory, 3rd ed." by Juliet Corbin and Anselm Strauss

This translation is published by arrangement with Sage Publications, Inc.

Printed and bound in Japan

質的研究の基礎
グラウンデッド・セオリー開発の技法と手順

発　行　1999年 4 月 1 日　第1版第1刷
　　　　2004年 1 月15日　第1版第5刷
　　　　2004年12月15日　第2版第1刷
　　　　2009年 9 月 1 日　第2版第4刷
　　　　2012年 4 月 1 日　第3版第1刷
　　　　2021年10月15日　第3版第3刷

著　者　ジュリエット・コービン，アンセルム・ストラウス
訳　者　操（みさお）華子（はなこ）・森岡（もりおか）崇（たかし）
発行者　株式会社　医学書院
　　　　代表取締役　金原　俊
　　　　〒113-8719　東京都文京区本郷1-28-23
　　　　電話　03-3817-5600（社内案内）
印刷・製本　三報社印刷

ISBN978-4-260-01201-0

日本語版への序

アンセルム・ストラウスが亡くなってから年月が経っているが，彼が遺したものはその書物のなかに生き続けている。『質的研究の基礎』もそのなかに含まれている。ストラウスが亡くなってからの何年かで，グラウンデッド・セオリーを標榜する多くの異なるアプローチが出現してきている。このことはよいことだと思っている。なぜならば，理論構築をするという考えが生き続け，重要であり続けているということを示しているからである。しかし，その一方で，現在発表されてきているグラウンデッド・セオリー・アプローチの多くがオリジナルから枝分かれしており，そのことで学生たちはどの方法が「一番よい」ものなのかということについて混乱している。アンセルム・ストラウスは自分の方法に固執することはなく，新しいトレンドを前にしても，彼が動じないであろうことは疑う余地がない。また，他のアプローチと比べて，自分のアプローチの価値についての論争に時間を費やすということもしなかったであろう。彼にとって，この問題はどの質的方法，あるいはグラウンデッド・セオリー・アプローチが用いられるかということではなく，むしろ造り出される作品の質に関心が向けられていた。

まず重要なことは，本当に理論か，ということである。もしそうであるならば，その理論は厚みがあり，十分に統合され，意味あるものになっているか，ということが重要となる。それでも，方法に関する討論を意味のないものとしてやめてしまう前に，方法を一緒くたにしてしまう，あるいは利点・欠点を十分に理解しないままにグラウンデッド・セオリーの最新版あるいは最新の流行に流されてしまう危険を研究者がおかすことになることは指摘しておかねばならない。その危険は，その方法の元々の意図を失ってしまったり，その方法が土台としている基礎的な前提を破ることに通じ，そして理論や質の高い研究の産出というものが目的でなくなることになりかねない。

『質的研究の基礎』第3版の執筆は，本書の第1章で述べているように，私にとって困難なことであり，1つの挑戦であった。なぜならば，質的研究におけるコンピュータ・プログラムの活用といった新しい流れのいくつかを，本書に盛り込む必要性があることがわかっていたからである。さらに，幾人かの批評家がアンセルムの方法が過去の遺物であると述べているが，そうではないこと，そしてポストモダンあるいは構成主義的な考え方の流れのなかにまさに通じるものであることを示したかった。アンセルムの作品を注意深く読めば，たとえ執筆されてから久しいものであっても，著書や論文のなかに示されているアイデアが今日においても，なお意味あるものであることが理解できるだろう。現在のどの質的研究者が書いたものの前でも色あせることはない。近年の流行に応じて，彼の方法を徹底的に作り直す必要はない。ただ，いくつかの部分を更新し，『質的研究の基礎』の過去の版で生じた混乱を整理することで批判に応える必要があるだけである。私は『質的研究の基礎』の第3版が現在でも有効な方法論のテキストであること，将来にわたってこの方法が重要なものであり続け，そして，同時にそれはアンセルム・ストラウスの方法に誠実であり続けるものであることを信じている。さらに，読者が切望している質の高い研究の実現をなしえる方法論上の手段を，本書が提供できることを信じている。

経験豊かな研究者にとってさえ，洗練された，質の高いグラウンデッド・セオリーを構築していくことは簡単ではないことは疑う余地がない。さらに，研究者がテキストを原語で理解しなければならないならば，用語はしばしば正確に翻訳されないので，それはさらに困難なことになるであろう。しかしながら，幸いなことに本書によって，日本の研究者たちは原語の意味を読み取るための努力にではなく，むしろ自分の研究の遂行に自身の時間とエネルギーを投入することが可能となるであろう。しかし，方法についての理解を増すこと以上に，本書を重要なものとする何かがある。すべての人々が多忙で，量がしばしば質よりも重要視され，流行は瞬く間に変化するような，今日の世界では，グラウンデッド・セオリーは，残すべき価値があるならば，しっかりと根づかせる必要がある。私は日本の研究者はその必要性を受けとめることができると信じている。日本の学者が研究に持ち込んでいる質，つまり，卓越性の追求，伝統への献身，勤勉さ，計画している方法を実施したいという願いすべてが，アンセルム・ストラウスの方法は決して失われることはないということを確証してくれることになるだろう。これらの理由から，この翻訳を実現させるために多くの労を費やしてくれた，操華子氏と森岡崇氏に心からの感謝を申し上げる。

ジュリエット・M・コービン

目次

序

> 私の知的な部分の中核はおそらく，社会的現象の世界は不可解で複雑なものなのだ，というある種の感覚である。この感覚は皆さんが思うようにナイーブなものである。複雑性は人生を通じて私を虜にし，同時に悩ますものであり続けている。どのように複雑性を解きほぐせばよいのか，どのように整理すればよいのか，そしてどうすればその前で無力感にさいなまれたり落胆せずにすむのだろうか？　どうすれば複雑性から逃げ出さずにすむのか，あるいは，どうすれば存在を過度に単純化することで複雑性の解釈を歪めずにすむのだろうか？　これはもちろん，昔からある問題である。つまり，抽象化(理論)は不可避的に単純化をもたらす。それでも，深い理解と整理のためには，ある程度の抽象化は必要なのである。ではどうすれば，歪みと概念化のバランスをとることができるのだろうか？(Strauss, 1993, p. 12)

改訂の依頼を受けると，私も含めて次のようなことを言う人がよくいるものだ。「新たな改訂は必要なのか？　前の版ですでにすべて言っているのではないのか？」と。私もそう思う。しかし，第2版を見て気づいたことは，第2版出版以降に質的研究の領域と私がいかに変化してしまったかということである。

あの揺籃期以来，私は知的に成長してきたし，質的研究について書かれている文献を今日読むときにも同じように成長する。価値，信念，態度，専門職としての知識，この時代に生きるものとしての知識，こういったものを抜きに，私があるわけではない。質的研究について自分に語られたこと，そして書いたことを信じている。しかしある日，自分に対し「ポスト実証主義者」(Denzin, 1994)というレッテルが貼られているのを目にした。「おやまぁ。自分は自分が質的研究で行ってきた通りに分類されラベルづけされている」と思っていた。つまり，淡々といつも通りの仕事をしていた間に，質的革命が起こっていたようなものである。その革命の一端にある「解釈」という単語，かつての質的研究における決まり文句だが，これはもはや時代遅れとなってしまった。新しい質的な業界用語は，研究協力者が自身を語るままにさせることに焦点をあてた。さらに，「かつて」非難を受けた「go native」など，今は問題とされない。状況は悪化した。私の研究の世界は，ハンプティ・ダンプティと同様に，「客観性」という観念を保証しえないとき，崩れ落ちてしまったことを知った。「客観的な研究者」に代わって，ポストモダンの運動は，研究者を研究の中心に押し上げげた。しかし私の研究者としてのアイデンティティに対する最終的な非難は，データのなかから「リアリティ」をつかむ可能性が，ファンタジーだとみなされたことである。すべては相対的である。つまり「多元的なパースペクティブ」が存在するのである。ポストモダンの時代が到来した。すべては「脱構築」され，そして再「構築」されていたのである。

こういった新しい考えを聞いたとき，私が少々イライラしまたそれに関心を持ったと読者が思うことは，あたっている。私は，研究者が「自分自身の中心部の検討」や「優れたストーリーの語り」を気にしすぎるあまり，研究を行う目的を見失い(少なくとも私のパースペクティブから見た限り)，専門家としての実証的知識体系の生成を見失ってきたことを心配していた。多くの場合，質的方法は，「科学的な世界」で獲得してきたいかなる信憑性も失ったのではないか，と私は心配していた。しかしながら，そのことについて考えれば考えるほど，「ポストモダン」，「脱構築主義者」あるいは「構成主義者」と称される人々の思想によって引き起こされたある種の有意義な点に気がついていった。私のオリジナルな研究の「バブル」が弾け，何が残ったのだろうかと思いをめぐらせた。この「告白」に，次のことを加えねばならない。つまり，ここ数年にわたり，私は世界各国で分析方法について教えてきており，学生たちとの相互作用もまた，質的研究に対する私の新しい理解を形作る助けになっていたということである。

本書第3版の執筆を頼まれるまで，自分の考えをまとめる作業を開始していなかった。本書の概略の草稿段階で，次のような一連の問いに直面してしまった。方法とは何か？　それは単なる手順のセットなのか？　あるいはそれは，何らかの手順を伴う哲学上のアプローチなのか？　研究において手順は何の役割を演じるのか？　それはガイドなのか，あるいはアイデアを広くまとめたものなのか？　どんな，そしてどの程度の構造が，学生には必要なのだろうか？　研究者の役割とは何か？　研究協力者がストーリーを語る際，研究者はどのようにすれば受け入れられるのだろうか？　どの程度，解釈を含めるべきなのだろうか？

第3版執筆に際しての私の挑戦の一部は，研究者としての私が何者なのかを決定するという問題であった。私はグラウンデッド・セオリストとして教育を受けてきた。私がトレーニングを受けていた時代には，おそらく「グラウンデッド・セオリー」のアプローチは1つしか存在していなかった。時を経て，グラウンデッド・セオリーを標榜するものは，データに根ざす理論の構築を目指した数多くのアプローチに展開していった。そのどれもがオリジナルの方法論を現代の思想に合うように改訂し，あるいは拡張していく試みであった。それでも私は，故アンセルム・ストラウスの方法論上の立場を大切にしたいと考えてきた。彼は死の間際まで，専門家としての知識体系の発展に対する理論がもつ価値と重要性を信じ続けていた。この点を複雑にしていることは，新たな知識は理論構築によってのみ発展していくことをもはや私が信じていない，という事実であった。

深みがあり豊かな記述，事例分析，困難な状況に変化をもたらすこと，ストーリーを語ることのどれもが，研究を行う際の正当な理由である。どのような研究形態でも，それ自身に十分な力をもっている。ストラウスバージョンに忠実であるために，それでも私は自分の信念を曲げるつもりはないのだが，理論構築に加えてそれ以外の研究の目標にも合うように，何らかの方法を考えねばならないと感じていた。さらに，この序の冒頭に引用したストラウスの言葉にあるように，複雑性にまつわる問題が存在する。複雑性はストラウスにとって非常に重要なものであったので，本書で提示される方法では間違いなく，何らかの複雑性をつかみ取るための方法の提示が不可欠であろう。言い換えればこれは，サイエンスとアートをブレンドし，複雑なストーリーの語りと解釈をブレンドする，そういう方法を見いださねばならないということになるのだろう。ストラウスの論文のなかに確実に特徴づけられている質でもあるのだが，ストラウスを知る者すべてにとって，彼は卓越したストーリーの語り手であったし，同時に彼の業績がもつ学問的貢献を否定する者はいないのである。

いうまでもなく，あらゆることを考慮したうえで，第3版の執筆に挑戦することができるのかどうかわからなかったし，執筆に取りかかったときにはむしろ挫けそうになったものである。ぐずぐずしながら，あるアイデアを試すときには書いては書き直し，それの連続であった。しかしいったん乗り始めたら，そのプロセスを楽しんでいる自分を発見した。私は全く新しい方法を描き出そうとしているのではないことに気がついた。自分自身それとともに成長してきた方法を現代化しようとしているのであり，ドグマを取り去り，手順のいくつかをより柔軟にし，どうすればコンピュータが研究プロセスを手助けできるのかを考えようとすらしていたのである。

この第3版では，すでに書いたようにストラウスバージョンを維持しようと試みている。私の目的は，分析に対するストラウスのアプローチを作り直すことではなく，『質的研究の基礎』の旧版がもつよい部分と，現代の考え方のある部分を組み合わせることにある。私は，「あれ」とか「これ」とかにラベル付けされることを好まない。その理由は，いったん貼られたものはなかなかはがれないからである。時間の経過，知識の変化の状態，そのなかでも，それに伴う人々の変化，こういったものをラベルは考慮しない。

本書は，一組みのデータから構成されうる解釈は多様である(私自身実行してきた)が，概念の創出というものは有効な研究上の営みである，という信念のうえに書かれている。有効であるというには2つの理由がある。1つ目は，人々について彼らの日常生活(ルチーン/振る舞い/問題/課題)のなかでの理解が増すだろうし，人々がどのようにそれらに対処し解決しているのかという点に関しても，同様だからである。2つ目には，理解や意味の共有を発展させるための議論や討論にとって有用な言語を，概念が提供しているからである。理解は，専門にとっての知識体系を作り上げ，実践を促すのである。

『質的研究の基礎』の第3版は，質的研究実行のレシピではない。もしそのようにみられるのであれば，私はそれに異を唱えることになるだろう。そうではなく本書は，質的なデータの山の意味を理解するのに役立つような，一連の分析テクニックを提示している。研究者には自分のやり方で手順を使うことを勧めたい。しかしながら，私が強く感じている点がある。研究者たるもの，研究開始時にはこれから始めようとしているものが何なのか，明確にしておくべきである。その目的が記述にあるのだとすれば，それはそれでかまわないことであり，それを実行すればよいのである。私は，「優れた」記述を作り上げてもらいたいし，本書の活用はその作業を手助けするであろう。しかしながら目的が理論の構築であるならば，結果は，十分な射程をもつ理論的かつ説明的なスキーマを形づくるために統合されるべきである。あまりに多くの人が理論と称して記述を行っている。そのため，理論とは何なのかについて読者に混乱を与えている。

どのように質的分析を行うかは，誰かに指示される類いのものではない。質的分析の実行は，研究者自身が自分自身を感じることなしには，行うことができないようなものである。本書は単にいくつかのアイデアとテクニックを提示しているにすぎない。それを自分に最も合うようなやり方でどう使うのかは，それぞれの個人に任せられているのである。

本書の第1章では，「私たち」という代名詞に気づくであろう。本書後半では，代名詞は「私」に変わっている。混乱しないでもらいたい。これには理由がある。第1章は，方法論上の諸手順を扱う章が含まれているのだが，ここは，アンセルム・ストラウスと私が協働した素材が元になっており，その多くは本書の旧版の中で発表されている。本書の後半は，ベトナム戦争に関する素材を使った，分析のデモンストレーションにあてられている。これは新たに書かれた部分であり，私が責任を負っている部分である。数年前にアンセルム・ストラウスは死去しているが，彼は本書の中で強く生きている。私たちは15年にわたり協働して作業を行ってきたのであり，もはや彼の見解と私の見解を分けることは非常に難しいのである。時代は変わり私も変わったが，それでも本書に書かれている言葉は，彼が私に教えてくれたことのすべてに根ざしている。第3版で私は，彼にも誠実であり同時に今現在の自分にも誠実でありたいと思っている。ストラウスにとって，テクニックと手順は単なる研究を実行する方法以上のものであった。人生について学ぶ方法だったのである。

第3版は，いくつかの新たな特徴をもっている。第1に，私自身の中で生じた変化を反映し，分析上よりオープンなものだという点である。第2に，1章は本書で提示される研究アプローチの基礎をなす理論的土台の説明にあてられている。本章はストラウスの死の数年前に書かれて第2版に入れられる予定であったが，出版の段になって，この理論的な部分は編集者によって割愛された。この部分が基礎的な書物としてはあまりに理論的すぎるのではないか，と考えられたからである。第3版ではその部分も組み込まれた。第3に，本書は理論構築を目指す人だけに限定される内容ではないということである。理論構築は，数多くの分析ステップからなる長いプロセスが求められる。読者は理論構築を行わないことが明確であるのであれば，理論構築という最終ステップにいくことがなくても優れた研究が可能である。理論構築のための章が本書には含まれているが，多くの分析に関する章は，深く豊かな記述，概念分析，あるいは単にテーマの抽出に関心のある研究者にとって便利なようにデザインされている。第4に，単に分析について語るだけでなく，実際に分析をやってみせている。読者も概念の同定から理論発展までの各ステップをみることができる。そして第5に，これまでの版になかったことなのだが，学習内容を確認できるような演習が各章ごとにつけられている。第6に，コンピュータソフトを分析に用い統合する方法にも触れている。

ここ数年私が行ってきたセミナーではどこでも，質的分析のためのコンピュータソフトの利用に関する質問が必ずあった。確かに質的研究におけるコンピュータソフトの利用については議論があり，またそれを否定する研究者もいるが，分析のためのコンピュータソフトは普及しており，すでに利用できるソフトのなかで改良を重ねながら，研究プロセスを支援するソフトの能力は向上している。私がここで，「支援」という言葉を使っていることに注意してほしい。決して，研究プロセスの「代わりをする」ともそのプロセスを「指示してくれる」ともいっていない。この第3版がもつ最も興味深い側面の1つは，デモンストレーションにあると考えている。デモンストレーションする分析プロセスは，例えばコンピュータソフトの助けを受けたとしても，今なお，研究者が主体となって思考し感じていくプロセスである。これは非常に重要な点である。コンピュータソフトのユーザーは時に分析プロセスに固執してしまうことがあるが，これは不必要なことである。発展的な分析では，コンピュータソフトをどのように使いたいのかは研究者が決めるべきであり，その逆であってはならない。分析がソフトの能力に限定されねばならない理由など存在しない。コンピュータソフトは道具にすぎず，本書で紹介するその他の分析道具と同じである。これらは，研究者が素材を探索/整理/検索する能力を高めてくれる。またそれは，研究者が自分のコードを見失わないように，メモにアクセスしやすいように，ダイアグラムの活用を容易にしてくれる。さらに，研究者は分析段階のあまりに早すぎる段階から分析スキームにとらわれる必要もない。その理由は，現在のコンピュータソフトは，研究者が素材をめぐって動き回ったり，さまざまなやり方で考えをめぐらせたりするだけの余裕を持つものとなっているからである。どれもが分析者がワンタッチで操作できるようになっている。重要なメモを探して箱やノートをくまなく探しまわる必要はないのである。最後に，コンピュータソフトは研究プロセスに透明性を与えてくれる。研究者は分析プロセスをたどり直すことができるが，これは20年前にはなかったオプションである。「信頼性」と「監査の証拠」をどうすれば明示できるかという点に関心を抱く研究者にとって，分析プロセスをたどり直せるということは，分析中でも分析終了後でも，研究プロセスの評価がより容易になるということである。常に忘れないでほしいことは，研究者が分析で行った作業に応じて結果の善し悪しが決まってくるということである。研究者はプロセスを通じて自分のやり方について考え，自分のやり方を感じなければならない。コンピュータソフトは，分析プロセスを促進し，それから目をそらさないためのオプションであり道具であり手段である。コンピュータソフトは，この方法にとって不可欠なものでもないし，本書の演習をこなすうえで必要なものでもないが，ここではオプションとして存在している。

本書で用いられているコンピュータソフトはMAXQDA(Kuckartz, 1988/2007)である。私は，特定のコンピュータソフトの活用を推奨するつもりはなく，ほかにも優れたソフトがあることを認めている。例えば，N-vivo，Atral.ti，Ethnographなどである。たまたま私がMAXQDAを触ってみたところ，私がコンピュータソフトに求めることが非常に明確に組織化されており，また使い方が比較的わかりやすかったために使っている。私のような機械音痴であっても理解することができた。本書の何か所かでこのソフトの使い方の詳細が，分析のある段階や局面での実際のソフトの画面とともに提示されている。さらに，本書で提示されるデータと分析は，MAXQDAのプロジェクトとして準備されているが，これはSageのウェブサイト(www.sagepub.com/corbinstudysite)やMAXQDAのウェブサイト(www.maxqda.com/Corbin-BasicsQR)から無料で入手できる。

ソフトによって，読者はデータとともに「生き生きと」作業を行い，追加のコード化を行い，コードを付け加え，自分自身のメモを書く，・・・といった機会を手にすることができるだろう。読者は，MAXQDAのデモ版とともにプロジェクト(JC-BasicsQR.mx3)をダウンロードすることができる。またそこには，読者を導いてくれるワンステップごとのチュートリアルもあり，明確かつ簡単に，このソフトの基本機能を紹介してくれる。さらに，このプロジェクトをどのように扱うのかについての細かな情報もみることができる。

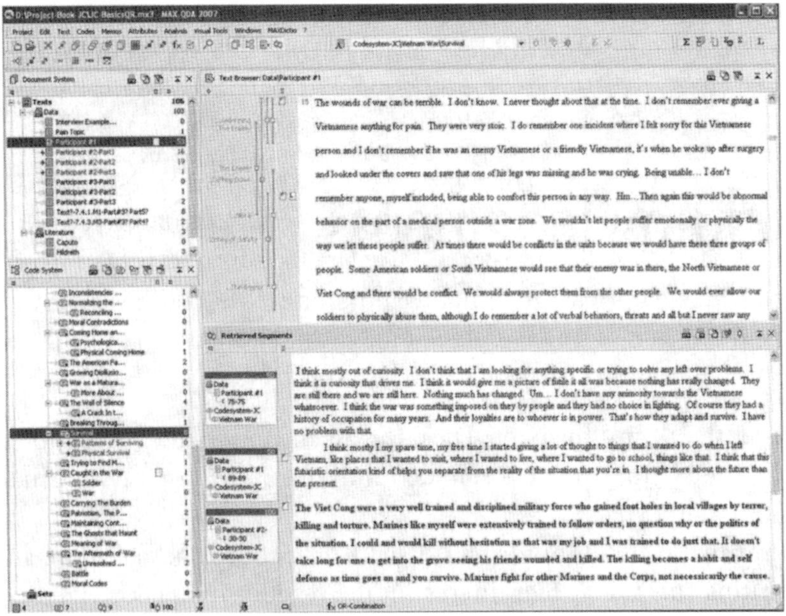

画面例 0

これは，「JC-BasicsQR.mx3」のプロジェクトを示している。本書で扱うすべてのメモとインタビューデータはここに含まれている。このプロジェクトは，www.maxqda.com/からダウンロード可能であり，ここではプロジェクトで作業をする際に必要なすべての情報も手にすることができる。この画面例は，MAXQDA2007のワークスペースを示している。4つのウインドウからなるメインスクリーンは，質的データ分析における4つの主となる領域を示している。すなわち，データセット(ウインドウ「Document System」)，コード/カテゴリー(ウインドウ「Code System」)，検索結果(ウインドウ：「Retrieved Segments」)，そして，テキストの作業スペース(ウインドウ：「Text Browser」)であるが，ここでコードがつけられ，メモが書かれ添付される。操作オプションのほとんどは，この4つのウインドウの中に，context menuとして組み込まれ，マウスの右ボタンによって操作できるようになっている。MAXQDAの基本となる選択原理は，アクティブにするという操作で，これは，完全に自由にワンクリックでできるものであり，どんなコードやテキストも好きな数だけ組み合わせて選択することができる。この画面例では，研究協力者＃1の1つのテキストと，研究協力者＃2の3つのテキストがアクティベートされており，コード「生き残り(Survival)」がいくつかのサブコードとともに示されている。この選択は，アクティベートされているテキスト(アクティベートされたコードがすでにつけられたもの)のあらゆるコード・セグメントが，Retrieved Segments ウインドウに提示されていることを意味している。当座開いているテキストは，Text Browser ウインドウに提示されている，研究協力者＃１の１つである。つけられたコードすべてとその正確な位置は，コードごとに色分けされて(色は自由に選択できる)コードの余白に示される。メモは，その横の余白で作られ表示されるが，メモをダブルクリックすることでそれを開くことができる。

謝辞

まず主人の Dick に感謝したい。執筆中，彼は，コンピュータを十分に活用できない私を助け，支援してくれた。

さらに，執筆作業中に支援し援助してくれた私の友人 Anne Kuckartz にも感謝したい。このプロジェクトへの彼女の関心と励ましのお蔭で，私の作業ははかどった。

原稿を読んで有用なコメントをくださった以下の方々にも感謝する。T. Gregory Barrett（University of Arkansas at Little Rock），J. Randy McGinnis（University of Maryland, College Park），J. Randall Koetting（University of Nevada, Reno），Anthony N. Maluccio（University of Connecticut and Boston College），および Kathleen Slobin（North Dakota State Univerity）。彼らのコメントで，本書はさらによいものになった。

最後に，本書の研究例として，インタビューを通して，そして回顧録を通じて参加してくれた退役軍人の皆様に感謝の意を表したい。民主主義の世の中に生きている私たちが楽しみ，当然のこととなっている自由のために彼らは戦ったのである。

本書の概観

1 章は読者を本書に紹介するもので，コービンとストラウスの分析へのアプローチの基盤となる哲学的信念について提示している。2 章は質的研究を実施するうえでの検討事項について述べている。3 章は「分析へのプレリュード」と題する新しい章だが，ここでは分析とは何を意味するのかを説明している。

4 章は旧版での複数の章を統合したものである。データ分析に用いることができる一連の分析の手順とテクニックを提示している。5 章は文脈とプロセスに関するなじみのある題材を扱っているが，本書全体の早い段階でこれらの内容を入れ，追加的な分析ツールとしてそれらを提示している。この章では統合に関する内容も含めている。6 章はメモとダイアグラムに焦点をあてているが，第 2 版との違いは本章を前のほうに移動したことである。7 章は理論的サンプリングについてであるが，6 章と同様，本章も前に移動した。

8 章は研究プロジェクトとしてベトナム戦争からとった素材を用いた「分析の実際」について書かれた一連の 5 つの章の 1 番目である。8 章の焦点は概念の明確化である。9 章は概念の精緻化についてである。10 章はデータの文脈化について，11 章はプロセスを文脈へ取り込むことについてである。12 章は統合と理論開発についてである。

13 章は学位論文とモノグラフの執筆，研究発表に関する旧版の章を微修正したものである。14 章は質的研究の評価についてであり，現代的な思考をふまえ新しい要素をいくつか組み込んだ。そして，15 章は学生の質問とその質問への回答で，第 2 版でも好評を得た章である。

本書を書くことは私にとっての喜びであり，恩師であるアンセルム・ストラウス博士への誠実さの証しでもある。本書を通して，質的研究分析を行うことの技と科学の両方において，新しい世代の質的研究者が触発されることを願っている。

芸術家が創作の中で，
斬新な心象を創り上げることがなかったとしたら，
それは単に機械的な活動に過ぎず，
自分の中の古い型をただ反復しているだけになる。

John Dewey, *Art as Experience*, 1934, p. 50

1 はじめに

疑念，信念，アイデア，考え方，こういった言葉で指し示されるものが何らかの客観的な意味を持つことになっているのだとしたら，公の検証可能性はいうまでもなく，それは，人間と環境がともに行為，あるいは相互行為するような行動として，位置づけられ記述されねばならない(Dewey, 1938, p. 32)。

表 1-1 用語の定義

グラウンデッド・セオリー Grounded Theory：Glaser と Strauss(1967)によって開発された，データから理論を築き上げることを目的とする1つの方法論。本書では，グラウンデッド・セオリーという用語を，データを質的分析する中から引き出された理論的構成物をさす，かなり一般的な意味合いで用いる。

方法論 Methodology：社会現象を考え研究していく1つの方法。

方法 Methods：データを収集し分析するための，テクニックと手順。

哲学的志向 Philosophical Orientation：方法論や方法を基礎づけ特徴づける世界観。

質的分析 Qualitative Analysis：意味をあぶり出し，理解を得て，経験的な知識を発展させるために，データを吟味し解釈するプロセス。

デューイとミード：プラグマティストの知識の哲学

あらゆる**方法論**は，知識とは何か/知るとは何かという本質的な問いに依拠しており，これは私たちの方法論とて例外ではない。私たちは決して，初学者を驚かすために，知識の哲学に関する抽象的な議論を本書の冒頭に持ってきているわけではない。ご安心いただきたい。本章以外は，もっと具体的な内容となっている。ここでの目的の1つは，なぜ私たちはこのやり方をしているのかという理由に関して，方法論に関する土台を提示することにある。

本方法論の認識論は，2段階の展開を経てこの形となっている。それは，シカゴ学派の相互作用論と，John Dewey と George Mead に大きな影響を受けているプラグマティズムの哲学である(Fisher & Strauss, 1978, 1979a, 1979b；Strauss, 1991)。近年の相互作用論者が認識論上の問題について論じる場合，あるいは単に触れるだけの場合でさえ，少なくとも暗黙のうちには，こういった源に依拠している(下記を参照：Baszanger, 1998；Becker, 1982, 1986a；Blumer, 1969；Charmaz, 1983, 1991b；Clarke, 1991, 2005；Davis, 1991；Denzin, 1989；Fagerhaugh & Strauss, 1977；Fisher, 1991；Fujimora, 1987, 1991；Gerson, 1991；Hughes, 1971；Lofland, 1991；Schatzman, 1991, Shibutani, 1991；Star, 1989；Suczek & Fagerhaugh, 1991；Wiener, 1991)。

相互作用論やプラグマティズムに詳しくない読者に対して，私たちは次の2つの引用を提示したい。決して包括的とはいえないが，2つの哲学の非常に重要な要素を表すものである。Blumer(1969)によれば，「シンボリックな相互作用」とは，人々の間で生じる相互作用のある形式を指している。彼は次のように述べている。

> 他者の行為に単にリアクトするだけでなく，人間が他者の行為を解釈したり「定義」したりするという事実は独特のものである。彼らの「反応(レスポンス)」はお

> 互いの行為に向けられているのではなく，彼らがそういった行為に付与した意味に基礎づけられている(p. 19)。

Mead(1956)は私たちにプラグマティズムとその起原について，ある種のものを教えてくれる。

> 行為そのものあるいは思考と行為の関係性への関心，これはここ最近の哲学が扱ってきたものだが，つまりそれが，プラグマティズムが出てきた源なのである。俗に「行動主義」と呼ばれるタイプの心理学から，プラグマティズムの哲学は大きな影響を受けてきた。もちろんその他にも源となるものはあるが，これはその中の主たるものといえる(p. 404)。

影響力を持つプラグマティストの著書は，主に20世紀の最初の30年間に出版されている(Dewey, 1917, 1922, 1929, 1938；Mead, 1917, 1956, 1959)。これらの著書は知識に関する革新的な哲学を提示するものであって，私たちの方法論の枠組みとなっていることは容易に認識できるものである。例えばDeweyとMeadは，知識は行為と相互行為を通じて作られると仮定している。Dewey(1929)は言う。「アイデアとは，それが何なのか，あるいは何であったのかの言明ではない。そうではなく，遂行されるであろう行為の言明なのである」(p. 138)。あるいはより厳密にいえば，知識は，行為する中から，あるいは自己内省的な存在が行為する，相互作用する中から，生まれるのである。典型的には，自動的あるいは習慣に従って行為することができない状況，つまり問題的状況の中で，活動は促進される。Dewey(1929)によれば，「あらゆる内省的探究は問題的状況から出発している。そして，その見方では解決できるような状況にはない」(p. 189)。またMead(1938)によれば，「内省的思考は，すでにチェックされた行為を継続していく仮説的な方法を創りだすために提示される手段を検証する中から発生する」(p. 79)。行為者の眼前にある課題は，問題の解決である。その回答は不確かなものであり，それに対する判断は，この暫定的な回答によって引き起こされた後の行為(帰結)によってのみ下されうるのである。Dewey(1929)によれば，「一般的にアイデアや思考の検証は，そのアイデアが導いた行為の帰結の中に見いだされる。つまり，存在に持ち込まれるものの新たな配置の中に見いだされる」(p. 136)。

思考という活動は，どんなに瞬間的で自然なものであっても，時間的な側面を持っている。その行為の想定される結末は，どんな行為が実際に取られるのかということと関係を持っており，多くの場合，どこか途中で行為者がその効果を再検討したときに修正される。過去の記憶や追想もまた，直接間接にその行為に影響を与えている。Dewey(1929)は言う。「内省的思考や考えは，推測や判断も含めて，決して独創的なものではない。内省的でない直接的な知識が開示されるときのように，直前の現実における検証なのである」(p. 109)。行為の持つこの時間性のゆえに，偶然性に満ちたこの世界において，プラグマティストはさらに，プロセスにもかかわっていった。「過去からの継続が決して単なる繰り返しではないので，私たちはプロセスの世界，未来に生きているのである」(Dewey, 1929, p. 40)。

さらに，プラグマティストは，当時一般的だった個人と集団(集合)の2項対立に同意してはいなかった。したがって，チームや組織ではなくたとえ一個人であっても，現実に対する新たな理解を何らかの形で発見したり創り上げることができたとしたら，それはその個人がすでに，過去から引き継がれてきたパースペクティブに社会化されているからにほかならない。「探究も最も抽象化された公的な一連のシンボルも，自分たちが生活し動き回りそして存在している文化という母体から逃れることはできない」(Dewey, 1938, p. 20)。したがって，プラグマティストは集合的知識の蓄積を信じていたのである(この点は今日，私たちにとっては明白であるかもしれないが，それでも疑問なく，知識を持つ個人に優位を与えている，知識の哲学者も存在している)。

この前提から，プラグマティストはモデルとして自然科学(主に生物学)を注意深く観察してきた。彼らの信じるところによれば，新たな知識は仲間集団によって経験的にチェックされるまでは暫定的なものなのだ。Meadの論文『科学的方法と個人としての思想家』(1917)は，次のように終了している。

> 新たな仮説の正当性を実験によって検証する（つまり，統制された探究）という経験の構造を決定するプロセスでも，問題や仮説を作り上げていくプロセスでも，個人はその人が持つ全くのその人らしさの中で機能するのであり，彼がつながっている社会とのかかわりを伴う組織上の関係であっても，それは同様である（p. 227）。

ある探究に従事しているのが誰であろうと，その人の経験は探究やそれに付随する思考プロセスにとって，なくてはならないものである。Dewey（1929）は言う。「私たちは，人間の経験の可能性に関し，あらゆる側面から真摯に考えてきた。経験では，アイデアと意味がとらえられ，生成され，活用される。しかしそれらは，経験そのもののコースに沿って統合されていく。決して，現実を超えた外部の源から持ち込まれるのではない」（p. 138）。

「妥当性（validity）」あるいは哲学者が言うところの「真実性（truth）」についての問題は依然残されており，プラグマティストたちは，激しく議論されているその問題に中心になってかかわっていた。それへの答えは，帰結の中におかれていた。「実行された操作という点からみたアイデアの本質の定義，そしてその操作の帰結から行うアイデアの妥当性の検証の定義は，具体的な経験における継続性を形づくる」（Dewey, 1929, p. 114）。彼らは，知るという行為はパースペクティブを具現化する，という点を注意深く強調している。したがって，「現実」に関して発見されたものは，知識を獲得した当人が操作したときのパースペクティブと分離することはできない。そのパースペクティブは暗黙のうちに探究や最終的な結果に入り込んでいるのである。このプラグマティストの立場は，決してラディカル相対主義（今日のポストモダニズムの一バージョン）を導くものではない。ラディカル相対主義は，どんな見解も解釈も証明しえないのだから，所与の何かに関する確からしさなどを前提にすることは不可能である，と結論づけている。むしろプラグマティストは，かつてのあるいは現在の何か実践的な科学者のように，いくつかの鍵となる前提を作らねばならない。1つは，「目下，こういうものとして存在していると私たちが知っていること—

しかし最終的には部分的あるいは全体として誤りと判定されるかもしれない何か」の等価物が真実なのだ，ということである。他の前提は，こういった資質をよそに，知識の蓄積は決して幻影ではない，というものである。世界は決してフラットでも宇宙の中心の天の川でもない。さらにその世界は電気の発明や軽視された理論や実践の帰結でもない。実際，革命や地球が丸いということを信じない人々がいるかもしれないが，一般的にはこれらは集まった信念の一部なのである。もしかしたら社会や人間の活動に関する知識はあまり蓄積されてはいないが，しかし，プラグマティストや疑いなくほとんどの社会科学者は，確かに知識は蓄積していくものであって，思想と社会の変革の基礎をもたらすものである，と信じている。

知識の哲学と対峙しているプラグマティストの立場の1つは，知識は実践あるいは実行において有用でありうる，という点である。知識と日々の行為との間には，それほど大きな隔たり—別の誤った二元論—を認める必要はなさそうにみえる。Dewey(1929)は言う。「私たちの議論はその多くが知識の分析に向けられている。しかしながらそのテーマは，知識と行為の関係なのである。つまり，行為を変化させるアイデアに備わっている知識に応じたという意味での，帰結の決定的な重要性なのである」(p. 245)。実際，知識と行為はともに，他に依存し合っている。知識は有効な行為を導き，行為は考えられ解決されるべき問題を設定し，そうすることで行為は，新たな知識へと変換されるのである。常に変化し続ける世界の中で，1つまた1つと偶然性が発生するが，その実践と探究の相互作用は継続していくものである(これは，科学者が行うデータと理論との相互作用と同じ哲学上の意味を持っている)。なぜプラグマティストが，日々の思考(「一般的常識」)とより体系的に統制された科学的なタイプとの間に明確な線引きをしなかったのか，その理由こそがこれなのである。彼らは，尊重はするが組織的行為という観点(ほとんど偶然のものではなく，むしろ十分に計画されて検討されたもの)に本気では取り組んでいない。それでもプラグマティストは実践あるいは実践的な活動だけに興味を示したのではなかった。むしろ彼らは，美学的あるいは倫理的側面，言語上あるいは意味上の側面，あるいはその他抽象的な側面から，この問題に興味を示していたのである。Mead(1938)は言う。「プラグマティズムは美的経験に対してどんな信念も持っていない。これは他の人間諸活動と同様に認識され，それぞれの問題や評価に直面し，それらを内省によって解決する，という点で同様と認識される，ひとつの活動なのである」(p. 98)。

知識と世界に関するこういった前提のうちのいくつかは(すべてではないが)，社会調査の他の方法論者にも共有されている。しかしながら，全く異なる仮説によって支持されている(されてきた)ものも存在することを知っておくことは，重要な点である。したがって方法論者の中には，調査における「客観性」といわれるものから個人的な経験を厳格に除外する者もいるかもしれない。そしてさらに，私たちの立場からみれば，現実「である」ものとのかかわりにおける，そしてそれを「知ること」というその役割とのかかわりにおける，自己内省の重要性の価値を過小評価しているのである。明らかにしてきたように，世界と知識に対する，プラグマティストおよび私たちの考え方にとっては，行為と相互行為は決定的に重要なものなのである。

存在論：世界に対する前提

私たちの方法論(あるいはその諸手順のみ)を用いる研究者のほとんどが，本書が提示する方法の根底にある諸仮説について，関心を払ってきていない。もしかすると彼らは，この方法論は直接実践から生じたと思い込んでいる。ある程度は実践の中から生じてきたものであるが，この方法論はまたかなりの程度，世界観によって，あるいは私たちの住む世界に対する信念や態度によって，影響を受けているのである。

研究しようとしているこの世界の本質は何か。以下の引用はこの世界に関する私たちの見方を表している。

> 私たちはとてつもなく変化し続ける宇宙と対峙している。それは決して立ち止まらず，待ってはくれない。分解されバラバラになり消失してしまうこ

とが，出現したり発生したり結合してゆくことの鏡像イメージであるような宇宙である。そこは，何も厳格に決定されていない世界である。その現象はナチュラリスティックな分析を通じて部分的に決定されるべきものであり，そこには，自分たちの生活を形づくっている構造の構築に参加している人間の現象も含まれるのである(Strauss, 1993, p. 19)。

上記引用が想定する宇宙の本質にフィットする理論はどのようなものなのだろうか？　そこは，複雑でしばしば両義的，永遠に変化が起き続けるような世界であり，今日はルチーンにこなせた行為も明日には問題的となるかもしれない世界であり，答えが問いとなり，問いが最後にはまた答えを提示する，そんな世界なのである。

私たちは，本書で細述される方法と研究戦略の背後に働く一連の前提を設定しようと考えている。例えば，偶然性という必然性，プロセスの意義，現象のもつ複雑性といったものに関する前提は，私たちをルチーンな状況や出来事と同時に問題的な状況や出来事を検証するようにしむける。私たちにとって重要なのは，人々が出会う出来事や問題に対する人間の行為/相互行為/感情的反応の驚くべき多様性である。人間の反応の本質は，社会で注目される行為/相互行為の多様性の再構成に，影響を与え，制限し，限界づけ，促進する，そういった条件をつくり出す。人間はさらに，自分たちの制度もつくり出す。それは，行為/相互行為を通じて人間を取り巻く世界をつくり出し，また変化させるものなのである。

次に私たちは，この方法論の考え方の背後できわめて具体的に働いている原理原則を提示すべきと考えている。その多くは，先に述べたプラグマティストと相互作用論者の哲学に依拠するものである。本書の理解が深まるにつれ，諸前提とこの方法論との関連性をより理解しやすくなるはずである。ここにその諸前提のいくつかを提示したい。

前提 1. 外的世界はシンボルの表象，つまり「シンボルの宇宙」である。外的世界と内的世界はともに相互行為を通じて形成/再形成されている。つまり，外的世界と内的世界の区別は存在しないのである(Blumer, 1969)。

前提 2. 意味(シンボル)は相互行為のある側面であり，意味(シンボル)の体系の中で他者とかかわりをもつ。相互行為は新たな意味を発生させる…それが古い意味を作りかえ維持するのと同様に(Mead, 1934)。

前提 3. 行為は，過去，現在，想像の中の未来の相互行為の中に埋め込まれている。したがって行為はまた意味を運び，意味の体系の中に位置づけられるものである。そのため行為は，将来の行為とそれが埋め込まれている相互行為に関し，さらなる意味を生成する(Mead, 1934)。

前提 4. 偶然性は一連の行為の途上で発生する。それは行為の継続期間，ペース，そして内容における変化をもたらすものであって，相互行為の構造とプロセスを作り替える可能性をもっている(Dewey, 1929)。

前提 5. 諸行為は時間性を伴うものであるが，その理由は諸行為が，多様な行為のつながりによって構成されているからである。ある行為に対するある時点での解釈は，行為者それぞれのパースペクティブによって多様なものになりうる。それらの解釈は行為の進展に伴って変化しうる(Mead, 1959)。

前提 6. 相互行為のコースは，共有されたパースペクティブから発生する。それが共有されずに行為/相互行為がなされるとしたら，パースペクティブ間での交渉が不可欠である(Blumer, 1969)。

前提 7. 幼少時からその後の人生すべてで，人間は自己を発展させる。そしてその自己は，事実上当人のあらゆる行為に，しかも多様な方法で，入り込む(Mead, 1959)。

前提 8. 行為(明確なものでも隠されたものでも)は内省的な相互行為(相互にフィードバックするもの)によって進められ，伴われ，継承される。こういった行為は自分自身の行為のこともあるし，他の行為者の行為のこともある。特に重要なのは，多くの行為には将来がその行為に含まれているということなのである(Dewey, 1929)。

前提 9. 相互行為のあとには，将来の予測と並んで，自分自身および他者による行為の再検討が行われることがある。この行為/相互行為のコースに対する再検討と評価が，部分的あるいは完全な改変に影響する場合もある(Dewey, 1929)。

前提 10. 行為は合理的である必要はない。その多くは合理的でなく，俗にいう「不合理」である。ある行為が合理的であったとしても，そうではないものとして他の行為者に誤解されることもあり得る(Dewey, 1929)。

前提 11. 行為には感情的な側面がある。行為から切り離されたものとして，あるいは行為に伴う内容物として，感情をとらえることは，行為のそういった側面を具体化することである。私たちにとっては，2項対立は存在しない。行為から感情を切り取ることは不可能である。同じ出来事の流れの一部なのであって，一方が他方を導いているのである(Dewey, 1929)。

前提 12. 目的-手段という分析枠組みは，通常は行為/相互行為の理解には適していない。この常識でもあり未検討な社会科学の枠組みは，人間の営みを解釈するにはあまりに単純すぎる(Strauss, 1993)。

前提 13. 行為が相互行為に埋め込まれているということは，諸行為の交差の存在を示している。この交差は，行為者間にみられるパースペクティブの(論理的に)可能な，あるいは(実際に)ありそうな差異を必然的に引き起こすものである(Strauss, 1993)。

前提 14. 幾人かあるいは多くの，相互行為というコースへの参与者には，各自それぞれの行為の「位置合わせ」(あるいは明瞭化)が求められる(Blumer, 1969)。

前提 15. 行為者のパースペクティブの，そして彼らの相互行為の条件の主たるものは，社会的世界および複次的世界のメンバーシップである。現代社会では，このメンバーシップはしばしば複雑であり，お互いに重なり合い，対照をなし，対立し合っており，相互行為する他者に必ずしも明確ではない(Strauss, 1993)。

前提 16. 相互行為の基本的で有用な種類や区分は，「ルチーン」と「問題的」である[1]。問題的な相互行為には，「思考」が，特に2人以上の行為者がいる場合には「議論」が，含まれている。「議論(やその解決に対する不一致)」は，問題的な行為の重要な点となり得る。そこでは，将来の行為のコースに影響を与える領域が形成されるのである(Dewey, 1929；Strauss, 1993)。

---

[1] 問題的状況/行為(problematic)とルチーン化された状況/行為(routine)
ストラウスは次のように述べている。(↗)

方法論上の含意

上記の方法論上の含意は，次のように要約できる。世界は複雑である。物事に対するシンプルな説明など存在しない。むしろ出来事とは，多元的な諸要因の結果であり，複雑で，時には予期しない方法で相互作用しあった結果である。したがって，経験の理解や状況の説明を試みるどのような方法論であっても，複雑なものとならざるを得ない。私たちは，研究において可能な限りこの複雑さをとらえていくことが重要なのだと確信している。しかし同時に，それをすべてとらえることなどほとんど不可能だということもわかっている。私たちは多元的なパースペクティブから物事をとらえ，自分たちの分析枠組みにバリエーションを持たせたいと考えている。経験を理解するためには，その経験をより大きな社会的/政治的/文化的/人種的/ジェンダー関連の/情報上の/技術的な，大枠の中に位置づけて考えねばならないのだと自覚している。これは私たちの分析の基本的な側面なのである。

（↗）「ほとんどの相互行為はルチーン化されている。行為とそれに対する行為は予期できるものなのであって，しばしば繰り返され，ルールや規則，標準化された手順や合意事項，あるいは理解によって支配され，あるいはガイドされているのである。ルチーン，標準化された操作手順，慣習（Becker, 1982, pp. 28-35, 40-46），その他，比較的パターン化された相互行為がなければ社会秩序は成り立ちえないであろう。そうはいっても，人間の生活には無数の偶然性が存在している。これはつまり，決して完全にルールや統制下に置かれているわけではなく，また，そのすべての要素が予期できるものとなっているわけでもない。数えきれないほどの問題的な相互行為が存在しており，完全にルチーン化することなど不可能だ」（Strauss, 1993, p. 43）。

それでも問題的な状況に出会っても生きていられる理由の1つは，行為者個人が重要な役割を果たしながら，問題的な状況から新たなルチーンを創り上げていく仕組みがあるからである。

「相互行為を分類する基本となるのは，ルチーンな相互行為と問題的な相互行為の区別である。問題的な相互行為には『思考』が，あるいはより行為者がより深く関与している場合であれば『議論』が含まれる。問題的な行為のもつ重要な側面の1つは『ディベート（問題やその解決策に関する意見の不一致をめぐる）』である。つまり，将来の行為の道筋に影響力をもつものが形成されてくるのである」（同上。さらに，Strauss の行為論からのより詳しい説明は，Strauss, 1993 の Ch. 8：Interplay of Routine and Noroutine Action, p. 191 を参照）。

私たちの研究にはプロセスが統合されているが，その理由は，経験およびそれに続くどのような行為/相互行為も，帰結と偶然性への反応として形成/変容されるだろうということを，私たちが了解しているからなのである。私たちは，行為/相互行為/感情の理解に際して，それを1つの説明や1つの理論的枠組みに還元する必要があるとは必ずしも考えていない。むしろ，私たちは多様なレベルの抽象化された諸概念が分析の基礎を形成するのだと考えている。概念は，専門職の間の共有化された理解をめぐる，あるいはそれへ至る方途を提示するものである。もし言語を持たないのだとしたら，話をすることはできない―もししゃべることができなければ，何もすることができない。そして，多くの専門家の基本は，いまなお話すことなのである(Blumer, 1969)。

本方法論をめぐる近年の傾向の反響

上記の内容はストラウスとコービンの考えを反映したものであるが，今から書こうとしている内容は，コービンの考えをより強く反映させている。それゆえ本項では，一人称を用いることとする。先に提示した哲学上/認識論上の諸前提が本方法論の基底を提示しているのだが，近年の思想が私の方法論に関する考え方に影響を与えていることも，疑いのない事実である。近年書かれたものの多くは，私に計り知れない洞察を与えてくれた。過去のやり方の中の間違いにも気づかせてくれ，そのときどのようにして私が「誤解」してしまったのかを考える機会を作ってくれた。しかしそれが知識の本質なのである。知識は時間の経過の中で進化し変化を遂げるものだが，方法論もまた同じである。研究者の中には，質的研究を行う際に，伝統的なアプローチから単に距離をとり続けている者もいるが。その一方で，私のような者は，過去の優れたものを取り込もうとし，他方で現在の流れにあったものへと更新すべく，その融合を試みている。多くの人と同様，私は過去と現在の中からその幾分かを選択し，私は誰なのか，何者なのか，という点で悩みながら，アイデアのごった煮から取捨選択を行ってきたのである。

私(コービン)は，近年のフェミニスト，構成主義者，ポストモダニストたちの著作からある程度の影響を受けてきたことに疑いの余地はない。特に Clarke(2005)と Charmaz(2006)の両著作に，また彼らがポストモダニストおよびポスト構成主義のパラダイムを**グラウンデッド・セオリー**の方法論に適用してきたそのやり方に，そして彼らが Denzin(1994)によるチャレンジを取り上げ，解釈的な**方法**をポストモダンの感受性の領域により深く導入したことに，敬意を感じている。本セクションでは，私の分析のアプローチが，ストラウスの基本的分析アプローチを保持しながらも，近年の質的研究の方向性からどのように影響を受けてきたかを説明したいと考えている。

本書が分析に関する基本書であることを思い出してほしい。非常に入り組んだプロセスを提示し，それを質的研究の初学者にも理解できる形で示そうとしているのである。分析の途上で生じることが明示化や説明という個人の能力を超えるものであることは，著者として十分理解している。「解釈は決して定式化しえない技である」(p. 338)という Denzin(1998)の意見には同意できる。それでも，方法の定式化をせずに，それをテキストでどのように教えているのだろうか？　この新版が，自覚的かつ体系的にデータを考察する方法を人々に教授する場合に適するように，方法の定式化を目指すものだとは考えていない。まさにこれこそが，私が本書の後半に分析の実例を扱う章を載せた理由である。私は知ったかぶりをするつもりはなく，この分析アプローチがあらゆる方法論上の問題を解決できるとか，どんな現代哲学上の論争にも対応できるなどとは考えていない。方法は，私たち研究者がフィールドで直面する方法論上の問題への対応の仕方を進化させるものなのだ，と考えている。私の中で生じた変化，私が用いる言語，そして手順の実践方法において，特に分析の実例を扱う各章にみられる私の中の変化は，読者にとって注目すべきこととなるだろう。

私は，単純な言葉を用いて，私自身の方法論上の立場を分類したり，また本書で提示される諸方法を記述するつもりはない。ストラウスと私，そして本書は，多様な事柄の混合体なのである。Denzin(1998)が今日の研究および質的研究者についてうまく表現している。「明確で単純化された分類はうまく働かない。ブリコラージュな質的研究者なら誰でも，同時に複数の側面をもつのであり，感情的なカテゴリーとかなり現実的なカテゴリーの両者にフィットする可能性をもっている」(p. 338)。これは私についても当てはまる―感情的でもあり現実的でもある，と言いたい。より明確にするために，私がたどったいくらかの変化について述べたい。

記述されるのを待っている「リアリティ」は決して1つではない，ということに私は気がついた(Geertz, 1973)。しかしながら，満月，戦争，航空機のビルへの衝突などといった外界の出来事が存在することもよくわかっている。Schawndt(1998)は次のように言う。「次のように言うのは合理的なことである。概念やアイデアは(発見されるのではなく)発明されるのだ。けれども，その発明も現実の世界の何かに対応しているものなのだ，ということもまた当てはまるのだ」(p. 237)。しかしながら，私たちの研究の課題は出来事そのものではない。なぜなら人々は，ジェンダー/時間と場所/文化/政治/宗教/職業などといった背景に従い，各自の生育歴や経験のもとで，経験し出来事に意味を付与してゆくのだから。この言明の妥当性をみるために，TV をつけ，大統領のスピーチといったひとつの出来事をめぐり議論している人々に耳を傾けてみるとよい。多くの対話がなされ，特に政策が絡むと発言をめぐって激しい対立がみられるが，まれにではあるがその出来事に関する合意がみられることもある。視聴者が見聞きしたものは，はっきりとした合意のないあるトピックをめぐる多元的な視点の併存である。この見方に，TV で現に目にし耳にしたことは視聴者自身の解釈(各自の個人史や生育歴を基礎としている)というフィルターにかけられたものである，という観点を加えてみたい。すると，研究者が完全に理解し再構成することなど所詮不可能な，大変込み入った状況であることが理解できるだろう。

概念と理論は，自分の経験や生活(研究者，研究協力者双方にとっての)を説明し了解しようとしている研究協力者によって構成された物語から，研究者によって構成されたものなのだ，という構成主義者の視点に私は賛同する。これらの多元的な構成から，分析者は彼らが知識と呼ぶものを構築する。Schawndt(1998)は次のように述べている。

> 精神は知識の構成に関して能動的であると考えるのならば，ことさら特異な意味ではなく，私たちはすべて構成主義者ということになる。私たちのほとんどは，知るということは決して受動的なものではなく(精神へのデータの単純な刷り込みの意味で)，むしろ能動的な働きなのだ，という点に合意できるだろう。精神はそのような印象通りに働くものであり，少なくとも概念の抽象化を形成する。この意味で，構成主義の含意は，人類は，知識を構成し作り上げているほどには知識を見つけたり発見したりすることはないのだ，というものである。私たちは経験を了解するための概念/モデル/枠組みを発明し，さらに，新たな経験の下でこの構成物を検証し修正し続けていくのである(p. 237)。

知識とは新たな経験の下で継続的に発展するものであると認識しているが，おそらくそれは私の中の看護師が語っていることである。それとは反対に，分析作業は「結果」に関して語るための概念的な言語をある程度必要としている，と考えている。概念的な言語なしでは，議論/対立/交渉，あるいは実践を基盤とした知識の発展のための基礎を欠くことになってしまう。行為の基礎として，経験を伴った学問的な知識体系を抜きにした何らかの実践家など想定しえない。知識は世界を写した像ではなく，世界の理解を助けるものなのである。あなたが集中治療病棟の患者だとしたら，道を偶然歩いてきた見知らぬ誰かに自分のケアを頼みたいと思うだろうか？　あるいは，どんな理論も教条的に適応することなどするべきでなく，理論とはいずれ遭遇するだろう状況に合わせて再評価し修正していくべきものである，というしっかりとした理論的原則を持って働いている看護師に頼むだろうか？

私は研究の中で達成したいと願っていることにおいては，実践者でもある。私は看護学という背景を持ち，実践を導く知識を発展させたいと望んでいる。自分の中のプラグマティストと相互作用論者(Hughes, 1971；Park, 1967；Thomas, 1966)の理論的志向を整理し，またフェミニストの研究(Oleson, 1998)が持つ社会的正義を保ちながら，社会を変えたいと思うし人々の生活を少しでもよくしたいと考えている。しかし誰も，道ばたで標識を持ち抵抗を先導している私を目にすることはないだろう。私は，本書の一部で扱っている小規模な研究プロジェクトのデモンストレーションについて検討する会議に，最近参加した。話を聞いていた１人のメンバーが，「しかし，あなたからはそれほどの怒りを感じないが」と発言した。そう，私は確かに憤っているし，実際のところベトナム戦争退役軍人に対する小規模な研究の最中，かなり邪魔をされていたのだ。しかし私は，その怒りを自分の生活に持ち込むことはできない。私は，自分の意見を持って街頭へ繰り出すタイプというよりは，言葉を持って教育するタイプの人間なのだ。私は自分より若い人たちの反戦「行進」からは距離をとっている。私の望みは，退役軍人たちの物語を伝えることで，人々が，若い兵士が直面する肉体的/感情的/モラル上の諸問題を理解してくれることなのである。もしかしたら彼らの物語が社会的な怒りを生み出すかもしれない。もしかして，社会に怒りが十分充満しているのなら，これ以上の若者を戦場へ送ることはなくなるのかもしれない。戦争が避けられないのだとしたら，社会が退役軍人を英雄として受け入れ，彼らが市民生活に「適切に」戻るための援助と支援の仕組みを提供するべきなのだ。

私は，自分たちがやっている研究や分析をする私たちと個人としての私たちを分けない，という点でフェミニストに同意する。したがって，自分たちがどのように研究プロセスに影響を与えているのか，そして研究がどのように自分たちに影響を与えているのかにも，自己内省的でなければならない。Hamberg & Johansson (1999) は，自分たちがどのように自己内省的であり，またそのように努めてきたのか，説明している。

> この内省的分析の際，緊張コード/矛盾コード/葛藤コードを示す部分を精査するために，私たちはコード化されたインタビューを再読した。道理に適った解釈を見いだそうと奮闘し，一節一節について，しばしば議論を重ねた。私たちはまた，インタビュー時の反応を思い出すために，そしてその後，自分たちのコード化を比較するために，メモを読み返した(p. 458)。

研究が自分にどのように影響を与えているのかを記録し続けたことは，本書で紹介するベトナム戦争についての小規模研究プロジェクトの間で，私が書いたメモの中で，明らかにしていったと考えている。自分は随分と邪魔をされていたので，実際自分の経験と感覚を書き残す必要があると強く感じていた。私は本当に，私に語られ私が読んだ物語に没頭していった。しかし同時に，私は研究者としての役割と，研究協力者の物語を伝える必要について気を配っていた。私には彼らを食い物にする気など全くなく，彼らがかかわった各章については，査読の機会を作り，その意見を受け入れていった。インタビューは方法論の書物に用いられる旨を伝え，同意を得た。さらに倫理的な点も考慮し，なかにはかなり生々しいものもあったが(しかし彼らの言葉は私よりも物語をよく伝えるものである—私は戦争へ行かなかった一女性なのだ)，出版することへの同意を得て，その結果をまとめ上げ構成していくことは，研究協力者と私には非常に難しいことであった。彼らの言葉が私の言葉に沿って提示されたので，共同構成なのだが。

研究の読者が結果に対する独自の解釈を構成するのだが，これらが構成と再構成であるという事実は，結果の重要性やそこから得られたひらめきの重要性を否定するものではない。私たちは対話を通じてたどり着いた共通の構成物を基礎にした共通の文化を共有しているのだと，私は考えている。概念は私たちに対話の基礎を与え，理解の共有化をもたらしてくれる。したがって，私は概念の持つ力を信じ続けるだろうし，その使用を支持し続けるだろう。

同時に，テクニックと手順はツールであって指示・命令ではないのだ，という点も強調しておきたい。これから述べるコード化の手順に強迫的に取りつかれ，**質的研究**の流動的でダイナミックな特質を見失ってしまうことは，避けるべきである。分析プロセスはどんな思考プロセスとも同じく，リラックスして柔軟であるべきであり，その実行に際しては，手順のみによって過度に構造化されたり枠決めされた形でなく，データとの相互作用によって得たひらめきに従うべきである。私の背後にあるこの内省のすべてがあるからこそ，本書の目的(研究をどのように行うか，学生たちに教授すること)に移る準備が整ったといえるのである。

なぜ質的研究を行うのか

なぜ質的研究を行うのか？　最もよく聞かれる問いであるが，これへの最も精確な答えは次のようなものである。研究上の問いが，研究を実施する際に用いる方法論上のアプローチを決定するべきである。その他の理由には，次のようなものがある。質的研究は，研究協力者の内的経験を読者に伝える可能性を持っている，意味というものがいかに文化を通じて文化の中で形成されるのかを読者が考える可能性を持っている，そして，変数の検証ではなく発見を読者に促すものである。しかし，人によっては質的研究というキャリアを進む理由として別のものを持っていることもわかっている。熱心な質的研究者の中には，質的研究によって答え得るような形でだけ研究上の問いを立てる傾向を持っている者もいるのである。

熱心な質的研究者は，量的方法論が持つしっかりと構造化された形態と対比して流動的/展開的/ダイナミックという質的研究アプローチの特質にひかれているため，業績が質的なものに傾いている。質的研究者は予期せぬ掘り出し物や発見を楽しんでいる。統計学は確かに興味深いかもしれないが，質的研究者が共鳴しているのは人々について学習する際限のない可能性なのである。質的研究者が自身と研究協力者との間に求めるものは隔たりではなく，人間レベルでのつながりの機会である。質的研究者は，彼らが興味を感じる世界の研究へと自身を導き，また他の方法では決してアクセスできないであろう，自然の好奇心を持っている。さらに質的研究者は，世界とかかわりを持つことに，いっけん無秩序なものから秩序をつくり出すことに，そして複雑にかかわり合っている関係性から思考することに，楽しみを感じている。彼らにとって，質的研究を行うことは自分自身のすべてをそのプロセスに持ち込むという意味でチャレンジなのだ。これは決して量的研究者をけなすものではなく，また彼らが上記の特質を持っていないということでもない。そうではなく，単に，熱心に取り組んでいる質的研究者が持つある種のタイプについてコメントをしただけである。

質的研究者に特定化はしていないが,「優れた」質的研究の実行は次のような特徴を備えている。

・人間主義的な気質
・好奇心
・創造性と想像性
・論理のセンス
・多様性と法則性を認識する能力
・リスクを引き受ける意思
・曖昧さとともに生きる能力
・フィールドでの問題とともに働く能力
・研究の道具としての自己の受け入れ
・自己を信じ，産出された業績の価値を見いだす能力

私たち著者がトレーニングした研究者は，実際にデータと戯れることを楽しんでいる。データと戯れることのメンタルな挑戦を楽しんでいるのである。かなり伝統的な意味での「客観性」という観念を拒絶し，個人の経験を用いる危険性を拒絶しながら，素材の分析に際して自己の経験を描き出すことを恐れていない。私たちのかつての学生たちは，自分たちのアイデアを暫定的なものとみなしていた。出版以後であっても，新たな知識が得られた場合には，自分の業績を修正可能なものとしてみており，批判に対してオープンである。業績それ自体において，私たちの下で勉強した研究者たちは，柔軟で，セミナーや批判に対してオープンな共同研究で体得した特質を備え，ギブアンドテイクの関係にあるグループディスカッションでのアイデアを楽しむ能力を備えている。例えば，次の一文を見ていただきたい。

私は，ここ２年ほど月１回集まっている執筆集団の一員です。私たちは執筆中の論文を順に回し読みし，批評していきます。時には分析上の難所を手伝います。最近，かつてのメンバーの１人の女性が会に復帰し，彼女が他の場所でここと同様の会の立ち上げを試みうまくいかなかったことを書いていました。そのグループの参加者は，私たちと同じ手順に従っていました。しかしお互いを辛辣に批評し，純粋な共同作業というよりむしろ発言を競い

> 合っているようでした。自分たちはなぜうまくいっているのだろうか。私たちはこの点を分析しようと試みました。メンバーのうちの4人が，グラウンデッド・セオリーのセミナーで共同した経験を持っているという事実が，大きいのだということに気づいたのです。そしてその理由は，分析上の焦点を共有したことではなく，むしろ私たちが全く異なっていたことだったのです。協同的でサポーティブに作業することを学んできたのだという事実は，目を見張るような出来事だったのです(Leigh Star, Strauss, 1987, pp. 303-304)。

柔軟性とオープンであることは，かなりの量の曖昧さを許容することに結びついていく。不確実なことを排除したい衝動，あるいは自分の研究をさっさと終わりにしたいという衝動は，現象とはそもそも複雑であって，その意味は簡単に測ったり一目見ただけで了解したりすることはできないのだ，ということを了解することで和らげられる。研究そのものはプロセスである。かつて私たちの下で学んだ学生たちは，この点に関して自己内省的な傾向を持っている。研究を進める中で，流れ出てくるアイデアを楽しんでいる。しかし，理論的なアイデアは彼ら自身にとって非常に大切な価値を持つものであることを学んでいるので，そのアイデアは単に具体的なものにとどまっているわけではない。それでも，理論にひかれながらも，それがデータと実際に対話した形で有効にデータに根づいたものである場合を除いて，彼らは理論に対して懐疑的である。

さらに重要な追加点が2点ある。第1は，おそらくほとんどの研究者が，自分たちの研究が学問領域以外の読者にとっても重要なかかわりを持ってほしいと，望んでいるということである。質的研究者たちは，研究に協力してくれた人々の言葉と行為に，非常な敬意を払っているからなのである。あるいは，次の痛烈な言い方をみてほしい。「私は，知性の存在が必ずしも人々の生活から隔たったものではなく，人々が世界に暮らし，彼らが思考するものに，直接につながり得る物なのである，ということを知っている」(B. Fisher, D. Maines, 1991, p. 8)。第2点は，質的分析を学んできたほとんどの研究者は不可避的に，完全に「作業に没頭する」ようになる。これはタフな作業ではあるが，「(私たちの生活の)前面から消えることはない」ことである(A. Clarke との私信。1990年3月21日)。

作業プロセスへのこういった没頭，専心の感覚，そして結果としての獲得された統合の感覚は，他の学生の記述に反映されていた。彼女の引用を少し長いが提示したい。というのも，彼女の言葉は質的研究者とその仕事の特徴についての私たちの主張の多くを，雄弁に物語っているからである。彼女は公衆衛生を学んだ後，3～4 年スー族の居留地で働いてきたが，その中で，次のような問いがどんどん大きくなっていた。「ここで暮らす人々の健康に関する考え方の基本となるものは，いったい何なのだろうか？　それは私たちのものと大きく違っている。」フィールドでの数か月の後にセミナーに戻ってきて，彼女は次のようなメモの形で指導教員に見解を提示した。

私が心配し気にしていた点(自分の持ってきた非-西欧的で異文化のデータをクラスがミスリードしないだろうか)は，2 時間の授業を通じて体系的かつ丁寧に，取り除かれていった。参加者たちが何を言い，彼らのアイデアをどう扱い，どのようにデータからイメージしていくのか，私は注意深く観察した。彼らはもっと情報が欲しいときには注意深く私に質問し，追加の情報の重要性を理解したうえで，決して結論に先走ることはなかった。重要な論点を取り上げ，それらを相互に対比させながらより重要な意味を探し求め，多くの状況に適応できるいくつかの解釈の可能性を指摘しながら，データの持つ豊かさを注意深く探しているように見受けられた。この作業の間で，分析者たちが発見したものと自分が見聞きしたことがある程度一致したことに，私は狂喜した。このセッションの統合性と正確性という側面は，教育的な形で時間を割かれて保持されていた。いうまでもなくそれは，(この両者を切り離すことはできない)相互作用論者の認識論と，質的研究の概念枠組みと分析枠組みからである(K. Jurich, Strauss, 1987, p. 304)。

結論

コールリッジやフビライ汗のように，ある朝目が覚めたとき，私は夢を見ていた。それは完全な夢ではなく，何かが芽生えているようであった。私はそれを慎重に言葉にして，ここに記す(Anselm Strauss)。

人々が研究することを選ぶのは，自分たちが到達したひらめきや理解を通じて，なにがしかの変化を世界にもたらしたいという夢を持つからである。しかしそれが夢のままでは十分ではない。夢は実現されねばならない。本書の目的は，質的研究者に彼らの研究上の夢を満たす手段を提示することである。決して完璧な手段ではないし，私たちはそのことを自覚している。しかしながら，研究者としてあるいは分析者としてのこれまでの経験から得たものからなにがしかを提示していきたい。私たちはいくつかの手順とテクニックを提示する。これらは自分たちで有用だと感じているものであって，その手順とテクニックの背後にあるアイデアは，学生たちがデータに圧倒されてしまったときに頼りにできる何かを彼らに与えるものである。私たちが個人的にどのように学生たちのデータを分析しているのか，そのひらめきを，研究プロジェクトのデモンストレーションを通じて提示する。私たち著者は，膨大な量の質的研究を目の前にし，そのデータの前で何をすればよいのかわからないということがいかに大変なことなのか，わかっている。

私たちは，世界に手を差し伸ばし，質的分析の学習に関心を持っているあらゆる人に何か伝えることができることを望みながらも，それが不可能なことはわかっている。だから私たちが本書の執筆で望むのは，「不在の教師/相談相手」となることである。すべての優れた教師と同様，私たちはレシピの本を提示するつもりはない。そうではなく，その目的はデータ分析に関する確かな土台を基礎づけることであって，その土台となるものは，学生たちが自分の望むようにキャリを積み，彼らが望む夢の高みまで研究を届かせるよう，手助けするものなのである。学生たちはしばしば指示を必要とし，質的分析の実行へ至る構造を切望するが，それを実行する唯一の正解など存在しないのである。

質的分析は多くの要素からなっており，決して厳格にコード化できるようなプロセスではない。とりわけ，必要なのは，データとかかわる中で直感的に理解できる感覚，自分と研究プロセスを信じること，創造的で柔軟であり続ける能力，そして常にデータに真摯であり続けること，である。質的分析では，時に自分のやり方が通用しないと認めざるをえない場合もあり，また実行することでしか学べないこともある。なかには本書を用いて,「グラウンデッド・セオリー」の開発に興味を持つ人もいるかもしれないし，その一方で，基本となるテーマについて厚みがあって豊かな記述をしたり描写したりすることを望む人もいるだろう。研究の目的にかかわらず，本書が有用なものであると私たちは考えている。

この序章の中で，私たちは読者に知識獲得の旅に出てもらいたいと願っている。私たちが望む旅とは，将来に向かって啓発し力づけ，奮い立たせるようなものなのである。

要約

質的研究を選択する理由は多数存在するが,おそらく最も重要なことは,知っていることを超えていきたい，そして研究協力者が生活する世界に入っていきたい，彼らのパースペクティブで世界を眺めたい，という思いだろう。そうする中から経験的な知識の発展に寄与するような発見を志すのである。質的研究者は好奇心が強く独創的で，自分の直感を信じることを恐れない。質的研究にもさまざまなスタイルやアプローチが存在するが，本書で私たちが提示するのは，私たちが質的にデータを分析してみて有用であると感じた方法論上のアプローチと諸手順である。そのアプローチは，シカゴ学派の相互作用論とプラグマティズムの共同の中から引き出されたものである。これら2つの伝統は，データ収集とデータ分析を通じ私たちの方法を導いている。データ収集とデータ分析の間には，私たちは多くのものを探し多くの問いを発するが，私たちの分析が依拠する基礎となるものは概念である。

人々はどのように出来事を経験するのか，あるいは彼らがその経験に与える意味に私たちは関心を持っている。しかし同時に私たちは，どんな経験の解釈も，次の2つが満たされなければ不完全なものになってしまう，と考えている。(a)経験が組み込まれているより幅広い条件の枠組みや文脈にそれを位置づけること。(b)プロセスあるいは進行し変化し続けている形態として行為/相互行為/感情(行為/相互行為を阻害する問題に対する，あるいは何かの出来事に対する反応として生じるものだが)を記述すること。私たちはさらに，後続の行為の一部として戻ってくるのだから，帰結も探し求めていく。本書の読者は，私たちの理論的立場に立たなければ，本書の有効性を見いだせないというわけではない。多くの手順，例えば，比較，発展的な問いを発すること，理論的サンプリングなどといったものは，理論的に基礎づけられてはいないが，グレーザーと行ったストラウスの初期の業績(Glaser & Strauss, 1967)からきたものであり，研究者の目的が理論構築であろうと豊かで厚い記述であろうと，また事例研究の分析であろうと，使用することが可能なのである。

課題

1．自分の個人的な，そして専門職としての哲学的方向性および世界に関する信念について考える時間をさきなさい。それらが自分の研究へのアプローチにどのように影響を与えているのか，数段落で記述しなさい。その考えをクラスや同僚と共有し，議論しなさい。

2．何があなたを質的研究の実行に引き込んだのですか？　優れた質的研究を行う可能性をあなたにもたらす自分の個人的な性格についてどう考えますか？

3．集団で,優れた質的研究者とはどのような資質を指すと考えるのか,議論しなさい。また，その資質がどのように優れた指導性と教授/学習状況を通じて育成されるのかについても，議論しなさい。

注

1．この章は当初，第2版のために書かれたものである。当時，SAGEは，初学者向けの質的研究のテキストにはあまりに複雑すぎるとの理由でこの部分を削除した。しかし，著者であるコービンは，この哲学的部分の削除は間違いであったと確信している。その理由は，ストラウスの他の著作を読んだことのない読者に，この方法の位置づけを示すものだからである。方法，特にグラウンデッド・セオリーについて今交わされている議論や論争のすべてをみて，コービンは哲学的背景をこの第3版に収録することは必須であると確信している。本セクションで特に注目してほしい部分は，ストラウスが

“*Continual Permutations of Action*”(1993)で示したものと重なる。本章の内容が後続の章の内容にどのように記述されているのか，注意していただきたい。しかしながら，本章は間違いなく私(コービン)の責任で書かれたものである。

2 研究を行ううえでの検討事項

あなたは人とコミュニケーションがとりたくてたまらない，自分の気持ちを高揚させたいし，人も楽しませたくてしかたがない，美しさや喜びや超越の瞬間を大切にしたくてたまらない，現実の出来事や想像上の出来事に命を吹き込みたくてしかたがない。しかしこれを，意図的に起こすことはできない。これは，粘り強さ，誠実，勤勉の賜物だからである。あなたも，同様に前に進み，着手すればよいのだ(Lamott, 1994, p. 7)。

表 2-1 用語の定義

非専門文献 Nontechnical Literature：伝記，日記，文書類，回顧録，原稿，手書き記録，報告，カタログ，および一次データとして用いることができるその他の資料。また，インタビューやフィールドでの観察を補うために用いる資料。

研究課題 Research Problem：一般的な研究の課題あるいは焦点。

研究上の問い Research Question：当該研究に取り組むために特定化された問い。その問いはプロジェクトの範囲を設定し，データ収集と分析に用いる方法を設定する。

感受性 Sensitivity：意味をほのめかす，あるいは指し示す微妙なニュアンスや手がかりをデータの中から見つけ出す能力。

専門文献 Technical Literature：研究報告，専門的ないし学術的な内容を特徴とした理論的，哲学的論文。

はじめに

経験の浅い質的研究者にとって，質的分析は気力がそがれるようなプロセスであるに違いない。このプロセスは研究者を脅かす。その理由は，次のような最重要な懸念があるからである。つまり，「私は正しい方法でやっているのか？」「私はデータに対して誠実であるか？」である。研究者が彼らができうる範囲内で最善の研究をしたいと思うのはもっともなことである。熟練した研究者でも同様の問いを自問する。しかしながら，私たちは読者に，心配する必要はないのだということを保証したいと思っている。質的分析は，自然な考え方のうえに構築されていくものである。Schatzman(1986)を引用する。「この論文から理解すべきことは，分析は思考の自然で一般的なプロセスであるという主張である。この思考プロセスとは，言語の獲得とともに社会生活の本当の初期に手にしてきたものであり，多くの場合，常に経験の中で獲得してきたものである」(p. 1)。

本書で私たちが語ろうとしていることの多くは，上述したことと同様のことである。例えば，分析をしている間は，分析者は概念という観点から物事を考えるよう勧められる。なぜなら，概念は共通理解を導き出す基礎を形作っているからである。「椅子」という言葉を考えてみよう。すぐに，腰掛けるための何かということが頭に浮かぶであろう。分析を行っている間でも，分析者はデータに関する問いを発するよう勧められる。あなたがこれまで一度も体験をしたことがない何かに出くわしたとき，最初に頭によぎる思いを考えてみてほしい。「これは何？」あるいは「ここで何が起こっているの？」といったことを問うであろう。さらに，分析者はデータについて何が同じで何が違っているのかを決定するために，データのさまざまな断片を比較することが求められる。あなたがタイヤを購入しようとしたとき，「どのタイヤが価格的に一番得か？」といった問いを発し，ブランドを比較する。概念化し，問いを発し，比較をするのだが，ほとんどの場合これは全く無意識に行われる。これらは，自分が住んでいるこの世界を肌で知り，理解するために用いている道具なのである。日常生活と分析を行うこととの違いは，研究者は分析をする際にはより自己意識を高め，知ろうとするための体系的なアプローチを用いる点である。

大学院生たちは，データの作業に着手し始めると，分析が日常的な思考方法のうえに構築されていくということに気がついていく。例外なく決まって彼らは，「一緒に分析を行うことは，分析について本を読むこととは全く違う」と言う。まさにそうである。私たちの分析の授業の間，作業をとめ，「さて，問いを発してください，比較を行ってください，概念について話をしてください」というまでは，学生たちは分析を行っていることに気づくことはない。私たちの経験は，分析について本の中で教えるよりも，教室で教えるほうがずっと簡単であることを教えてくれている。

研究者は，研究プロジェクトをもち，データを手にした後でなければ，分析を行うことはできない。さて，分析についての議論は，しばらくの間脇においておこう。この章の目的は，研究プロジェクトに着手するために必要となる何らかの基本的な提案をすることである。本章は，**研究課題**を選択し，**研究上の問い**を述べることについてまずは検討する。その後には，データ収集についての短い節があり，後半では**専門文献**と**非専門文献**の活用について述べている。そして，理論的枠組みについての短い節で本章を終えている。

研究課題の選択

研究を行ううえでの最も困難な局面の１つは，探求のトピックを決めることである。トピックとは，研究者がしばらくの間受け入れざるを得なくなるものであり，そのため関心の持てるものである必要がある。トピックの決定に関しては，２つの主たる問いがある。(a)研究したいと思う課題をどのように特定するのか？　(b)その課題をどのように実施可能なプロジェクトへ過不足なく絞り込むのか？

トピックを選択し，その外延を明確にすることは，研究の初学者には特に難しいことである。なぜなら，質的研究における研究課題は量的探求における研究課題ほど簡単に構造化されていないからである。質的研究は，広めに設定された問いと事前に明確にされていない概念を持って，研究が始められることが多い。概念はデータの中から明らかにされ，構造化される。発見へのこのオープンさこそが質的研究を行うことの極意であるが，研究の初学者にとっては気力がなえてしまうことなのである。

研究課題の源泉

質的探求における課題の源泉は，他の研究となんら異なるものではない。主たる領域として次の4つがあげられる。

・指導教官やメンターから示唆を受けた，あるいは指示された課題
・専門文献と非専門文献から引き出された課題
・個人的経験・職業上の経験から引き出された課題
・研究そのものから明らかになった課題

以下，順に述べていく。

まずは，示唆/指示された研究課題である。課題に到達する1つの方法は，自分が関心をもっている領域で研究を行っている教授に示唆を求めることである。こういった教授は常に研究プロジェクトをかかえており，大学院生がそのプロジェクトの一部を行うことを快く承諾してくれる。このような課題の発見方法は，実行可能で重要な研究課題にかかわる可能性を増していく。なぜなら，経験を積んだ研究者はその当該領域について今後どのような研究が行われる必要があるかということをすでによく知っているからである。ところが，このようなやり方による選択では，学生にとって最も関心のあるものとはならないかもしれない。どんな課題を選択するにせよ，研究者はしばらくの間はその課題とともに過ごさなければならないのだから，最終的な選択こそは好奇心がもてるものを選択すべきであることを覚えておくことは大切なことである。

指示/示唆を得た研究課題についてのこれ以外の源泉は，「これこれ」の探求が有用で興味がもてるといった専門的な立場の人や同僚の意見に注意

しておくことである。時にこれは，特に研究者がその具体的な領域について研究をしたいと思っているときには，研究課題を発見するための好ましい源泉となる。例えば，運動をしている女性への関心は，「エクササイズをしている女性は自分自身の身体をより心地よいと感じる傾向にある」といったような意見によって駆り立てられるかもしれない。この広がりのある，オープンな言明は，次にあげる類の問いすべてを導くことができる。身体とエクササイズに対する女性のイメージはどのように形成されるのか？　学校の体育，健康への信念，メディア，文化に規定された態度のどれがエクササイズに対する女性の意思に影響をしているのか？　定期的にエクササイズをしている女性が自身の身体，その強さと限界を知るプロセスとはどのようなものか？　女性たちが最もやってみたいと思っている身体活動はどの範囲のものか？　なぜその活動なのか，他のものではないのか？　エクササイズをしている女性とそれをしていない女性では，自身の身体経験の仕方でどのような違いがあるのか？　体験したことが女性の生活のほかの局面にどのように影響していくのか？

これ以外の指示された課題の他のバリエーションとして，ある特定のトピックに関する研究助成が利用可能かどうかということがあげられる。事実，教員は学生が受けることができる助成へと学生を導くかもしれない。特別なニーズがある問題領域であることが多く，これはかなり合理的な提言である。

課題の源泉の2つ目は，専門文献と非専門文献である。文献はさまざまな形で研究への刺激となるものである。これまであまり研究されてこなかった領域を指摘したり，今後さらなる発展が必要なトピックを提言してくれることはよくあることである。時には，既存の研究や著作の蓄積の中から矛盾点や曖昧な点を明らかにしてくれることもある。この矛盾点の存在は，このような不確かさを取り除く研究の必要性を示唆している。さらに，研究者によるある主題の文献の読み込みは，過去に十分に研究されてきた課題についてでさえ，それを解決するために新たなアプローチの必要性を提言するかもしれない。課題とされている領域やそれにかかわる現象がまだ幻想の域を超えていないとしても，もしそれが発見されたとしたら，その未知なるものはこの現象の理解の再構築に用いられることになる。さらに，文献を読み進める中で，これまでの経験から同意することができないような結果と出くわすかもしれない。それは研究者を，その不一致を解決するための研究へと導く。結局のところ，文献を読むことは，単にある主題に関する好奇心に刺激を与えるものなのかもしれない。研究開始前に「もしこうだったらどうなるのか？」と問いかけ，その問いへの答えがないことに気づいた瞬間，それは研究課題を見出したということなのである。

3番目の源泉は，個人的な経験や職業上の経験である。離婚経験者は他の人たちが離婚をどのように経験しているのかに思いをめぐらせるかもしれない。あるいは自分の仕事上や職場で，答えがわからない課題に出会うかもしれない。職業上の経験は，その職業やその実践の中には，効果的でも効率的でも人間的でもなく，また公平でない部分があるのだ，という判断を導く場合がある。したがって優れた研究とは，この状況を正すのにおそらく役立つと信じられている。専門家の中にはこの状況を正したいという向上心に駆り立てられ，より上の学位を取得するために大学に戻ってくる者もいる。彼らが選択した研究課題は職業上の経験からくる動機に根ざしている。職業上の経験や個人的な経験による研究課題の選択は，示唆や文献によるものより冒険的にみえるかもしれないが，必ずしもそうとは限らない。研究を開始する前の経験という試金石は，抽象的な源泉による課題発見の場合よりも，研究成功の可能性という点では，当てになる指標となるかもしれないのである。

4番目の源泉は，研究そのものである。なかには，フィールドに入った時点では課題となる領域の特定化がなされておらず，ただ研究したい何かについての一般的な考えしか浮かんでいない研究者もいるかもしれない。そんなときは，まず手始めにインタビューや観察を始めてみるとよい。研究協力者の話に耳を傾け，彼らの行為を注意深く観察するならば，分析は自ずと，彼らの生活にとって重要なことは何なのか，あるいは問題となっている事柄が何なのかを研究者に気づかせてくれるはずである。研究協力者の関心事へ関心を払うということは，研究プロジェクトの焦点のあるべき点を見定めるうえで鍵となる，試金石なのである。確かに，関連のある焦点は1つだけということはないが，研究協力者の関心事を注意深く検討することによって到達した特定の焦点は，関連のない，取るに足らないような研究課題を選択するリスクを減らす。次の例を読んでほしい。

ボツワナ出身の学生が，フィールドワークのクラスを受講していた。彼女は高齢者ケア付きホームで「高齢の米国人」について研究をしていたが，次第に悲観的になっていった。フィールドに入った当初に彼女が抱いていた考えは，彼女が実際に聞き，観察したこととは一致していないように思われたからである。しかし，もしそうであるならば，「本来の」姿はどのようなものなのか？　彼女が最初に研究状況に持ち込んだものは，おそらく3種類の異なる源泉から得た前提であった。彼女は若いがゆえに，高齢者に関して間違った，またステレオタイプ的な考え方をしていた。しかも，外国人であったために，彼女自身の文化という視点で高齢者について考えていた。さらに，彼女は駆け出しの研究者であり，研究協力者の関心事に関する主題それ自体から手がかりを引き出し，その情報を彼女の研究課題を選択するうえで活用させる方法を十分に学びきれていなかった。この学生は，さらなる困難に直面した。彼女はボランティアとして社会福祉事業の会社で働いており，その会社の高齢者への活動を評価することが課せられていたのである。つまり，会社は高齢者の生活あるいは関心とはほとんど無関係の情報を彼女に集めるようせっつき，彼女はその会社に対してきちんと責任を果たしていたのである。最終的には，高齢者の話を注意深く聴くことによってやっと，彼女は意義のある研究課題を見出すことができたのである。

確かに，自分自身の周りの世界に好奇心や関心を持っており，ある程度のリスクを負う覚悟があるならば，いくらかの熟考を重ねることで，そんなに多くのトラブルにぶつかることなく，研究の課題となる領域を見出すことができるはずである。次のステップは，適切な研究上の問いを立てることである。

研究上の問い

すべての研究的探求には，その探求を導くためにある種の問いが必要である。しかしながら，質的研究の問いは量的研究のそれとは多少異なる点がある。

問題の定義

研究上の問いの立て方は，重要なことである。なぜなら，そのことがその研究で用いる研究方法の大部分を決定するからである。そしてそこにジレンマがある。質的分析を選択するのは，問題領域や問いがそれを最も生産的な方法であると示唆したがゆえなのか？　あるいは，熱心な質的研究者は自分の方法に合うように問いのほうを合わせてしまうからなのか？ Pierce(1995)がほのめかすように，これは研究アプローチを決める意識的な，あるいは無意識的なプロセスなのだろうか？　模範解答などはないので，この問題に答えることは非常に難しい。研究上の問いが方法を決定するという基本的な原理原則はあるのだが，量的研究か質的研究のどちらかに傾倒する傾向があることを私たちは知っている。例えば，プラグマティズムと相互作用論に魅力を感じてきたという，私たち著者の背景から考えると，私たちが質的方法を好むということは自然なことである。それゆえ，問題領域が質的方法あるいは量的方法のいずれをも用いることが示されたとしても，私たちは質的方法を用いたプロジェクトを実行することができるような問いの立て方をするであろう。この点についてこれ以上述べる理由は私たちにはないが，ただ次のことだけは強調しておきたい。ある種の課題は明らかにどちらか一方の研究形態を示唆するものであること，また調査者は課題に正直であるだけでなく，自分自身と自身の研究志向についても正直であるべきだということである。

さらに研究者が質的アプローチを用いることを決めたとしても，数ある質的手法の選択肢の中のどれを調査者は用いるべきかという問いが残っている。今日，数多くの異なる質的アプローチが存在しており，そのさわりを提示するだけでも本書の範囲を超えてしまうので，読者には以下に参考となるさまざまな手法に関する著書を紹介する。Berg(2006)，Creswell(1998)，Denzin & Lincoln(2005)，Flick(2002)，Gilgun, Daly, & Handel(1992)，Marshall & Rossman (2006)，Morgan (1996)，Morse (1994)，Morse & Field(1995)，Silverman(2004)，Somekh & Lewin(2005)。グラウンデッド・セオリーを実施する際の異なるアプローチをとっている，最近出版された3冊の本を本書では紹介する。Charmaz(2006)，Clarke(2005)，Goulding(2002)である。Charmazは彼女が言うところの「構成主義者(constructionist)」のアプローチであり，Clarkeは彼女の方法を「状況的分析」と紹介している。一方Gouldingは彼女の本を，マネージメント，ビジネス，マーケット領域の研究者向けの本として書いている。

研究上の問いに関するもう1つの重要な点は，研究する内容に関する外延を明らかにすることを導いてくれることである。どんな調査者であっても，1つの課題のあらゆる面を網羅することは不可能である。それゆえ，質的研究においてでさえも，適切に問いを立てていくことは非常に重要なのである。時に，研究課題によってはミックス法や質的研究と量的研究の両方のアプローチを使うことが必要となる場合がある。この点は本書の範囲を超える，別の方法論に関する事柄である(ミックス法に興味のある読者には以下の著書を紹介する。Creswell, 2003；Greene, Kreider, & Mayer, 2005)。

研究上の問い(を立てること)の設定

質的研究では，研究上の問いとはどのようなものだろうか？　量的研究のそれとはどのように異なるのであろうか？　そして，その理由は何なのだろうか？　通常，質的研究は探索的であり，仮説を検証するというよりも仮説を導く。そのため，柔軟性があり融通のきく調査者に対して，ある程度深みを持つトピックを提示できるような形で研究上の問いを立てていく必要がある。さらに，質的方法を基礎づけるものは，次の前提である。つまり，所与の現象に付随するすべての概念が明らかにされていない，あるいは十分には発展してきていない，あるいはほとんど理解されておらず，理解を増すためにトピックに関するさらなる探究が必要である，という前提である。質的研究の研究上の問いは広いものとなってしまう傾向があるが，回答が無限に広がってしまう可能性があるほどに広いものであってはならない。研究上の問いの目的は，探求の対象となりうる人々，組織，集団，共同体にとって重要な課題や問題に関するデータへと研究者を導くことである。

質的研究の研究上の問いは，研究対象となっているトピックについて明らかにし，研究者が関心のある特定のトピックは何かということを読者に伝える言明である。ここに，どのように質的研究の研究上の問いを立てたらよいのかという一例を紹介する。「慢性疾患を患っている妊婦は，妊娠の成果を好ましいかたちで保証するうえで，妊娠と生活をどのように管理しているのだろうか」。この問いは量的研究にはあまりにも一般的すぎで，特定化されていないと考えられるが，質的研究には正に適している(Corbin, 1993)。この問いが読者に伝えていることは，研究が妊娠中の女性に関するものであり，彼女たちが慢性疾患を患っている妊婦であるということである。さらにこの研究では，女性の立場からみた妊娠と日々の生活のマネジメントについて見ていくものである。それはつまり，医師や他の人々の立場からみたものではないということである。さらに，最も重要なことは，研究対象となった女性たちが今回の妊娠における好ましい成果，つまりは子供を持つということを望んでいる点である。

もちろん，質的探求では，トピックに関してできるだけ多くのパースペクティブを得ることは重要なことである。上述した研究では，研究者は慢性疾患，妊娠，その他の事柄について医師，看護師，配偶者，重要な他者が何をし，何を言ったのかに関するデータも得ようと思ったかもしれない。なぜならば，これらの相互作用は女性たちが自分の妊娠をどのようにとらえ，管理していったのかということに影響を与えるからである。しかしながら，先の問いで方向づけられたように，焦点は女性におかれている。焦点を定めておくことで，研究者が無関係の，生産性のないことに気をそらすことなく，その領域に関連するかもしれないすべてのデータの収集を試みることが可能となる。例えば，産科のハイリスク診療全体を調査するよりも，その中の検査と治療だけを研究の対象にすることとする。その理由は，それらが研究協力者の産科的ケアとして実際に実施される可能性のあるものであり，調査の一部となりうるものであり，追跡対象となるものであるからである。同様のことが慢性症状についてもいえる。計画している調査では，すべての慢性症状とその治療の範囲について検討することなど論理的に不可能である。慢性疾患の限られた面のみ，あるいは研究協力者の妊娠に関与し，関連する側面としての治療のみが調査の一部となる。

その他の重要なポイント

質的研究における研究上の問いに関して，いくつか述べたい点がある。質的研究は個人に限定する必要はない。調査は家族，組織，産業，その他実り多い一連の努力に焦点をあてることが可能である。ここに，相互行為的な視点で組織を対象とした研究に関する問いの例を文献から取り上げる。Shuval & Mizrahi(2004)は，組織的構造，形態のダイナミックさ，透過性に関する性質の境界についての彼らの研究の中で，次のような問いを立てている。「組織上の境界と認識上の境界はお互いどのように関連しているのだろうか？　生物医学の実践者たちは競争者の侵入をなぜ許しているのだろうか？　彼らに代わる実践者たちは，クリニックや病院構造の社会的ならびに地理的空間にどのように『フィット』していくのか？　どのような受諾と拒否の機序あるいはしきたりが，実践の場ではみられるのだろうか？」(p. 680)

3 世代にわたる家族の伝記的研究で，Rosenthal & Völter(1998)は次のような問いを設定していた。「三世代にわたる家族は今日，家族そしてナチズムの時代の集合的過去をどのように受け入れているのか？　何が第一世代のこの過去に，また彼らの対処方法に影響を与えているのだろうか？　何が子孫たちの生活に，そして自分たち家族の歴史として受け入れていく方法に影響を与えているのだろうか？」(p. 297)。

上述した問いがどれほど広いものかに注目してほしい。また，研究の射程を制限しているのと同時に，彼らが関心のあるトピックをどのように扱おうとしているかについても注目してほしい。質的研究の興味深い面は，研究者は一般的な問いから研究を始めるが，研究の途上で問いが現れてくる点である。その問いはより特定化されており，さらなるデータ収集や分析を導く。この点については本書の後半の分析の章で，よりはっきりするであろう。

データ収集

質的研究の長所の１つは，多様なデータの源泉が存在することである。研究者はインタビュー，観察，ビデオ，文書，絵画，日記，回顧録，新聞，伝記，歴史的文書，自叙伝，そしてここには挙げていないほかの源泉も活用することができる。どのような研究であっても，研究者は探求対象としている問いに応じて，これらの源泉のうち，１つだけを単独に用いたり，あるいはいくつかをあわせたりして，用いることができる。もう１つ考慮に入れる点は，同じ問題についてタイプの異なるデータをいくつかトライアンギュレートする，あるいは得ようとしているという点である。これは例えば，インタビューと観察を組み合わせたうえで，データを確証するという目的で文書を追加したり，あるいは他のタイプのデータの源泉を追加する，などといったものが挙げられる。インタビューや観察の仕方のような，データ収集のテクニックについて深く考察をしている優れた教科書が多数出版されているので，ここでは手順の詳細は述べない。その代わり，分析と関連あるものとしてデータ収集に関する，より一般的な事柄についての考察にとどめる(インタビューについての優れたテキストとして，Gubrium & Holstein, 2001 と Weiss, 1994 を参照されたい。フィールドワークあるいは観察についてのテキストとして，Lofland, Snow, Anderson, & Lofland, 2006；Patton, 2002 と古典的な本ではあるが Schatzman & Strauss,

1973を参照されたい)。

分析の質を左右する要素は多数あるが，その中でも最も重要なものは分析対象となる素材の質である。時に，訓練や準備なしでフィールドに出かけてもインタビューや観察を行うことができると思っている人がいるかもしれない。しばしば，研究協力者は非協力的で，データもとれたとしても貧弱なものがせいぜいで，人々は落胆する。インタビューと観察は，その獲得には訓練と実践が必要となる技術なのである。

1つの経験からいえることであるがたいていの場合，深みのあるインタビューのデータは，非構造的なものとなると思われる。つまりそれは，事前に準備された一連の問いによって枠づけされていないインタビューなのである(Corbin & Morse, 2003)。心もアジェンダもともにオープンなまま保ち，情報の自由な流れの中で神経質にならないような訓練をする。一例として，次のような問いかけが挙げられる。「癌についてのあなたの経験を話してくださいませんか？　私は，あなた自身の言葉で語られるストーリーを聴きたいのです。あなたの語りが終わった後，質問があったり，不明確な部分があったりしたら，お尋ねします。しかし今は自由に語ってください」。

非構造的なインタビュー形態の使用であってもそれは，研究者がインタビューの経過に何も影響を与えないことを意味しているわけではない。Mishler(1986)は，インタビューとは研究者とインタビューされる人間との間の対話の一形態であると考えている。彼は，「問うことと答えることは，文化的に共有されるものや，しばしば，信念，経験，感情や意図をどのように表現したり，理解するかということについての暗黙の前提に根ざし/依拠する会話の方法である」と述べている(p. 7)。さらに，発せられる問い/間/表情/当事者の間で生じる言語的ならびに非言語的コミュニケーションを通して，インタビューがいかにその構成と意味の両方において共有されていくのかについて，説明を続けている。

研究の初学者にとってインタビューで最も困難なことの1つは，インタビュー中の沈黙の時間に直面することである。ドイツ人伝記研究者 Riemann(2003)と Schütze(1992a, 1992b)は，沈黙を組み込んだインタビューと分析のスタイルを開発してきている(伝記的インタビューをどのように行い，分析するかの他の例としては，Rosenthal, 1993 参照)。

質的研究者にとって，インタビューを受けることを同意してはくれたが，実際にインタビューを開始するとほとんど何も話さない人々に出会い，その後どうしたらよいか不安に思ってしまうことは珍しいことではない。このような場合，そんなときのための問いを用意しておくのがよい。しばしば，人々が何を言ったらよいのかわからなかったり，そのインタビューの状況に居心地の悪さを感じたりすることが問題であることがある。いくつかの問いを発することで，研究協力者をリラックスさせることができ，彼らの記憶を刺激する。それにより，彼らは話しやすくなり，自発的になる。時に，何も考えない間を取る人もいる。あるいは，トピックがあまりにも多くの感情を引き出すので，研究協力者は落ち着きを取り戻すまで，しばらく静かな時間が必要なのかもしれない。

感性のあるインタビュアーはいつ脇によけるべきかを知っており，またインタビューを再開するときを語り手に任せている。この研究者が最も興味あることとして見出すことは，テープレコーダを止めた直後に，研究協力者が最も興味深いデータのいくつかを提供することである。私は，研究協力者がテープレコーダが止まるのを待って，情報の最後の「とっておきの話」が出てくる理由は沢山あると思っている。インタビューの最後になって「意外な新事実」について語る理由のひとつを，私は次のように理解している。インタビューのプロセスは，研究協力者がそれまであまり語ることがなかった事柄について深く語る機会となっており，それにより自分自身の行動にさらなるひらめきを与えているからであろう。最後の言葉は，伝えたいと思って，後から思い出したことなのである。他の理由としては，おそらくより妥当な説明であるとは思うが，多くの人々は録音されている間は，「微妙な情報」と考えていることを話すのをあまり心地よく感じていないということである。インタビューの受け手は，インタビューをするがその素材を使うことを気にしていないし，彼らはその情報を話すつもりもないかもしれない。しかし，逐語記録を作成した後は録音されたテープは破棄されることが保障されていたとしても，録音された声によって自分であることがわかってしまうことが彼らを不安にさせる。私はテープレコーダに加え，鉛筆と紙を持ち歩いているので，常に追加の情報を書きとめてよいか許可を得る。おそらく彼らの同意がインタビューをする者とインタビューの受け手という両者のパワーの違いからくるものであったり，丁寧さによるものであったりするが，たいていの場合，インタビューの受け手は同意してくれる。

研究者は人々が研究協力者となってくれることに同意してくれる理由について決して確信できることはない。研究者ができることは，問いを発することへの許可を得，研究協力者の言語的反応と同様に非言語的反応にも感性を働かせるよう努力することである。ここでフィールドワークに関する倫理についていくつかのコメントをしておこう。

多くの施設内倫理委員会は，研究協力者の匿名性と守秘義務の保守のため，研究によって損なわれる生物医学的，あるいは(潜在的に)社会的・心理学的な健康と幸福の保障のための予防手段が講じられていることを確認するように機能している。さらに，研究者は研究のプロセスの間，研究協力者を彼ら自身あるいは家族が望むように接する責任がある。あなたがそれを望まないのであれば，研究協力者もまたおそらくそれを望まないであろうという安全のルールがある。さらに付け加えておく点がある。人々は自由に自分の声を聞いてもらう権利を持っている。時に，研究者はインタビューの素材や観察したことに不安をもったり，恐れを感じたりする。しかしながら，研究協力者は違う。事実，彼らは自分たちのストーリーが世に出ていくことを望んでいる。8〜12 章を読めば，この点が明らかになるであろう。

さらに，研究者は他者の言葉が第三者を不当に傷つける原因となる可能性がない限り，その言葉についての判断を下すことはできない。私たちは，研究の領域において，倫理が非常に重要なトピックであることは認識している。倫理に関する詳細な考察は本書の範囲を超えることなので，Long & Johnson(2007)と，Piper & Simons(2005)の本を 2 冊紹介する。

観察すること，フィールドワークをすることは，研究初学者にとってはしばしば困難なことである。おそらく，このことが，多くの質的研究者がデータ収集に，観察よりもインタビューをより用いる理由であろう。研究者の中には，フィールドワークが人類学者に特有なものであると思っている人がいることは別の理由からであろう。さらに，観察を行うことは時間を要することであり，煩わしいので，研究者自身このデータ収集方法を使いたがらない。しかし，観察は質的研究者に多くのことを提供し，データ収集方法を決定する際の1つの選択肢として考慮に入れるべきものである。観察がこれほどまでに重要である理由は，人々があることをしているといっている一方で，現実には別のことを行っていることが珍しいことではないからである。このことを知る唯一の方法は，観察を通してである。さらに，人々は自分たちと他者との間の相互作用の中の微妙な事柄について意識していないだろうし，はっきりと述べることもできないであろう。観察は研究者をその行為が起こっている場所へ，つまり何が起こっているのか彼らが見ることができる，まさにその場所へと連れていってくれる。Patton(2002)は,「創造的なフィールドワークとは，起こっていることについて経験をし，理解するために自分自身のすべてのパーツを用いることを意味している。創造的なひらめきは研究対象となっている状況にそのまま巻き込まれることで得られるものである」(p. 302)と述べている。

観察は潜在的な短所もある。研究者は1つひとつ研究協力者に確認することなく，観察を基盤として行為/相互行為に意味づけをしていくかもしれない。観察とインタビューを組み合わせること，あるいは研究協力者と解釈を検証していく可能性を残しておくことは,常に益のあることである。Patton(2002)は,「非言語的行動は，特に文化を異にする場合，簡単に誤解されてしまう。それゆえ，重要であると明らかとなった非言語的行動を観察した場合には，可能な限り，適切な方法で，その非言語的行動が本当に意味することを直接見出すため，関係者を追跡する努力をしなければならない」(p. 291)と述べている。

観察を行う際,研究者が探しているものは何か？　研究者は腰掛けたり,背後に立って，その場面を展開するがままに任せておくことから始める。そのうち，何か興味深いものが研究者の目にとまる。そして，観察はそのことに焦点がおかれる。その出来事が重要であると証明されると，研究者は何が起こっているのか，何が語られ，何が行われているのか，そしてそれは誰によってなのか，についてノートをとり始める。しかしながら，状況で起こっていることの細部のすべてを把握することは不可能である。私たち著者のパースペクティブからだが，インタビューや観察を行っているときに気をつけておくべき重要なことは，概念がデータ収集と分析を動かすということである。しかし，これらの概念はどこからくるのか？　看護主任に関する私たちの研究(未発表)を例としてあげよう。コービンは1人の看護主任と会い，最初のフィールドワークを開始した。彼女が1日の仕事のための準備をし，その日1日追跡をした。看護主任が行ったこと，語ったことのすべてを記録につけていった。同時に，その文脈について気がついたことを録音した。観察の後に，出来事について看護主任の説明を得るために質問をした(多忙な病棟の中で起こっていることのすべてについて記録することは不可能であった。私は自分の観察を看護主任と，彼女自身が関係していた活動と相互作用とに限定した)。その後，コービンはこのノートを分析するためにストラウス博士と会った。分析から引き出された概念は，すべてではないが，その後の観察の基本となった。日々行われた追加の観察は，新しい概念の発見と同時に，すでに明らかになった概念のフォローアップをする機会となった。その後の観察で，ある概念についての新たなデータを得ることができなくなったならば，その日の最後に，研究者はその概念について問いを発するであろう。

守秘義務は，インタビューや観察を行う際，その後の執筆を行う際に重要となる事柄である。Lofland ら(2006)は，「フィールド研究者が探求対象としている人々について果たさなければならない主な義務の1つは，『守秘義務の保障』による匿名性の確保である。人々，場所などの実名を研究報告書の中で使用しないこと，仮名に置き換えることを約束することである」(p. 51)と述べている。

データ収集/分析の期間内の内省は，質的研究で考慮すべき別の重要な事柄である。データ収集/分析の間に研究者は，悲しさ，怒り，幸せを感じたり，受け入れられたり拒絶されたりに対応していることを私たちは過去の経験からも知っていた。しかし，私たちは研究者の感情や反応について多くのことを考えてはこなかった。このような感情が研究協力者へ伝わること，そして，逆に研究協力者はインタビューや観察の続行に応じて，彼らの立場を常に調整する形で研究者に対応していることは疑いのないことである。このことの多くは無意識のうちに起こっている。このように相互に影響し合う形で，研究者と研究協力者は共同研究を(少なくともデータ収集を)構築するといっている者もいる。したがって，研究プロセスへの研究者の影響を検討することはChesney(2001)が述べているように重要なことである。

> 私は自分を自叙伝的に分析することを支持する。女性のエスノグラフィックな言葉から離れたり，それと競争するということではなく，研究が発見をする場所としてのプラットホームのように，また研究プロセスの透明性のように。正直に，オープンに内省することは，私自身に統合を保ち続けること，ひらめきと自己意識を発展させることを可能にし，私にある種の自信を与えてくれる(p. 131)。

研究プロセスに不可欠なものとして，内省を検討してきたが，研究者が内省に与える意味と，その実施の程度は，研究者の哲学的志向とそのプロセスの中の重要さの程度に応じて多様である。研究者は1人ひとり，どれだけ，いつ，どのように内省をするかを考えなければならない。内省の必要性については同意が得られているが，その実行可能性については検討の余地がある。Cutcliffe(2003)は，それは意識のかなり深いレベルで湧き出てくるので，どのように自分自身を調査の中で完全に説明することができるのかと問いながら，興味深い指摘をしている。にもかかわらず，内省はFinlay(2002)が「価値ある道具」として述べているように，以下にあげる目的を達成するものである。

・研究者の位置，パースペクティブ，存在の影響を検討する。
・個人的な反応および対人関係のダイナミックスを検討することで，豊かなひらめきを促進する。
・よりラディカルな意識を広げることで他者をエンパワーメントする。

・研究プロセス，方法，アウトカムを評価する。
・方法論上決めてきたことの記録を提供することによって，研究の統合について公の監視を可能にする(p. 532)。

私(コービン)は，本書後半の分析に関する章で紹介しているベトナム戦争の退役軍人に関する小規模なプロジェクトを行った際に，自己内省はとても自然であり，必要なプロセスであるとわかった。自己内省は精神浄化作用があり，データをどれほどゆがめて読んでいるのかを知ることができた。私がメモで書いていることについて再検討したり考えたりする中で，いくつかのものは研究協力者の語りの概念化ではなくデータへの私の感情的反応がまさっていたことに気づいた。これらのメモは書き直しをしたが，その分析中に私は，確かに自分自身を見出すことができた。

感受性

データ収集と分析は，伝統的に「客観性」が求められてきた。しかし，今日，質的研究における客観性は神話となっていることを私たちは知っている。研究者は研究状況に自分たちの特定のパラダイム(パースペクティブ，訓練，知識，バイアスを含むもの)を持ち込み，自己のこれらの面を研究プロセスのすべての局面に織り込んでいくのである(Guba & Lincoln, 1998)。私たちが直面する問いは，「これはそんなに悪いことなのか？」そして，「私たちの研究協力者が私たちに話をしてくれることへの感受性を増すために，私たちが調査者として研究プロセスに持ち込んでいるものをどのように活用するのか？」が含まれる。おそらくこれらの問いへの解答は，感受性について焦点をあてるものとなる(Glaser, 1978；Glaser & Strauss, 1967；Strauss, 1987)。

感受性の性質

感受性は客観性とは対照的なものであり，研究者自身を研究の中に位置づけることが求められる。感受性とは，ひらめきを持つことであり，データの中の関連のある事柄，出来事，事件に波長を合わせ，それらを取り出すことを意味する。またそれは，研究協力者の視点を提示することであり，データに没頭することで他者の役割をとることを意味する。研究者によっては感受性を得やすい人もいれば，そうでない人もいる。多くは，データと人々の両方と親密な関係を持ち，それらとともに作業することを通し，時間をかけて開発される特性である。データ収集と分析が交代に現れるプロセスによって，データの意味や重要性は，しばしば最初は錯覚とも思えるが，より明らかになっていく。そして研究者は研究協力者のパースペクティブから事柄や問題を見始める。

しかし，データへのひらめきは偶然に起こるものではなく，データとの相互作用中に準備された心のうちに起こる。私たちの頭の中にある理論，専門的知識は，潜在意識の中であっても，多様な形式で私たちの研究に情報を与えてくれる(Sandelowski, 1993)。Dey(1993)の言葉を引用すると，「つまり，オープンな心と空っぽな頭とは別のものである。データを分析するために，私たちは蓄積した知識を使い，それを切り捨てることはしない。論点は，現存する知識を使うかどうかではなく，いかに使うかである」(p. 63)。分析を進める中で，研究者をデータの中にあるものへ反応できるようにするものこそが，知識と経験(職業上の，性別の，文化的な，など)なのである。私たちが研究プロセスへと持ち込むものについて語るとき，私たちのアイデアをデータに押し込むことについて話しているのではない。むしろ，私たちは，自分たちの基礎知識や過去の経験が，データに含まれているメッセージに反応し，それを受け取る精神的能力を提供するのだと語っているのである。結果は，データおよび研究者の両者が分析に持ち込んだものの産物であることは常に覚えておいてほしい。

感受性は，研究者とデータとの魅力的な相互作用である。そこでは，最終的に研究者が「そうか！　データが私に伝えていたのは(少なくとも私の理解では)このことか」と言えるまで，データに描かれていることについての理解がゆっくりと明らかになっていく。研究者のアイデアのデータへの押し込み(Glaser, 1992)は，解釈を行っていくプロセスの中で自己のレリバンスを無視し，研究者の「目」を通してデータが語っているときだけがデータの語りであると思っているときに起こるものである。データ分析に影響を与える主体性についてさらに気づくことで，自分たちが解釈にどれほど影響を与えているかを理解することができる。

職業上の経験は，感受性を促進することができる。経験は分析者がデータを正しく読むことを妨げることもあるが，それでも経験によって研究者はその物事の重要性をより早く理解することが可能となる。研究者は周りの環境や出来事に慣れるために時間を費やす必要がないからである。「新鮮な視線」はしばしば重要ではあるが，時に新しい研究者がその領域で心地よいと思えるようになるまで数週間かかる。そしてその間，時間はかかり，データは失われる。3つの点を覚えておいてもらいたい。1つ目は，データそのものの見解を失わずに，常に知識と経験をデータと比較することである。2つ目は，常にプロパティとディメンションの観点から概念を用いることである。その理由は，出来事における類似性と相違性に研究者の焦点をあてさせ，記述されたデータに圧倒されないようにするためである。

3つ目は，研究者の認識が問題なのではなく，むしろ研究協力者が話したこと，行ったことこそが重要なのである。例えばコービンは，病院内のある機材がX線写真を撮影するために使われていることを知っている。しかし病院の機材に対する患者の反応や経験に関する調査を実施しているときは，その機材に関する研究者の理解は関係ないのである。重要なことは，研究協力者がその機材に与える意味であり，それらの意味がどのように形づくられ姿を変えられていくのかということである。研究協力者は時代遅れの装置，身体的な脅威を与えるもの，あるいは益をもたらすか，命を救うものとして我慢しなければならないものとして，その機材を記述しているか？　その機材を使った経験は痛みを伴う，恐ろしい，あるいは心地よくないものであるか？　研究者の焦点をデータに向かわせるうえで有用なものは，作業をしているデータから比較するための土台を手にしていることである。1人の研究者として「私にとっては，これは診断に用いられる1つの機材である」「無生命の物体」「有用な医学道具」などと，この機材のすべてのプロパティを独り言であげていくかもしれない。しかし，私はこの機材を1人の看護師のパースペクティブから見ている。患者はこれらの経験を同じように表現するだろうか？　あるいはこの機材を違うふうに見ているだろうか？　その機材に与えられる意味はどのようなものか？どのような感情的な反応が，1つの機材と接触をした経験から出てきているのか？　1人の研究協力者による記述は，他の研究協力者や研究者による記述とは対照的であるとき，突出したものとなる傾向がある。

ここに別の例がある。研究者はわざわざ望まない離婚をするようなことはないだろうが，愛する人の死の経験は悲嘆と喪失の意味を理解するうえで研究者の助けになる。この経験は離婚による悲嘆と喪失について問いを立てるための比較の土台を提供することになる。研究者が喪失と悲嘆に関する一般的なプロパティのリストを作り上げたら，その特性はデータを検討するための比較の土台として活用することができる。最終的にはデータそのものだけが重要なものとなるのだが，これは開始当初のかすかなひらめきとして役立つであろう。私たちは毎日生活を考え直し作り直すことはしない。さもなければ，私たちはどこへも行くことができなくなるだろう。それよりも私たちは，知っていることと知らないこととを比較しながら，既知の知識の土台の上に積み上げていっている。それは研究においても同様である。

研究者がデータ作業をしているときに，感受性が高まっていく様は驚くべきことである。時に分析者は一片のデータに出遭い，行き詰まり，その意味を見出すことができなくなってしまう。著者らがこれまで発見してきたことだが，研究者たちは自分たちの分析上の問題を頭の中から切り離すことはせず，日常生活に持ち込んでいる。そして，おそらく新聞を読んでいるとき，電話やメールで同僚と話をしているとき，あるいは夢から覚めたときに，ひらめきが起こり，分析者たちはそれまでほとんど説明がつかなかったデータの意味を見出すのである。技術的には，たとえ他の経験によって刺激されたとしても，これらのひらめきはデータから現れ出るのである。

バックグラウンド，知識そして経験は，データにある概念に対する感性をより研ぎ澄ますだけでなく，概念間のつながりを見ることも可能にする。有名な生物学者であるSelye(1956)は，かつて以下のように記述している。「発見の本質とは，最初に何を見るかではなく，すでに知っている事柄と知られていない事柄との確かな関連を創り上げることである」(p. 6)。言葉を変えると，データの中に没頭することで得られるものであっても個人的な経験からでも構わないが，私たちはあるバックグラウンドを持つ必要がある。それは，データの中で私たちが「見ている」何かが重要であることを知るためであり，概念間の重要なつながりを見出すことが可能となるためである。

感受性に関するこのセクションは，異文化間の研究を取り上げるのによい箇所である。著者らはこの領域における「エキスパート」ではないが，他文化についてや異性について扱う際にさえ，特に重要であるということはわかっている。Eva Hoffmanによって書かれた“*Lost in Translation*”(1989)と題するすばらしい著書がある。Hoffmanはポーランドで生まれ，7歳のときにカナダに移住した。カナダに来たときに彼女が直面した問題の1つは，この新しく，未知の国における彼女の経験を表現する言葉がなかったことであった。英語で自分の考えを表現しようとすると，複雑さは失われていった。研究者たちは特に異文化間の研究を行うとき，このメッセージを忘れてはならない。複雑性にまつわる何かが失われるであろう。教師として著者らは，自身の国で研究を行う外国人学生がしばしば英語に同等に表現できる概念がないということに出くわす事実に行き詰まってきた。例えば，著者らの学生であった山本則子は彼女のデータの中で2つの日本語の概念を明らかにした。この2つの概念は，両親の認知症が進行する中で，ケア提供者である日本人家族によって提供されていたケアのレベルの変化とケアの質を表現するために用いられていた。2つの概念は，「甘える」(まだ応答ができるケアの受け手から寛大な愛を求める若いケア提供者を描くために用いられた)と，「甘やかす」(ケアの受け手がもはや大人として反応できなくなってしまったとき，ケア提供者による寛大な愛の提供を表現するために用いられた）であった（Yamamoto & Wallhagen, 1998）。

異文化間研究における感受性を増すために研究者たちが用いることができるテクニックがある。例えば，Chesney（2001）はパキスタン人のアドバイザーを持ち，研究協力者が彼女に語っていることを理解する助けとしていた。その当時，彼女は文化的障害ならびに言語的障害を克服するために自身がパキスタン人であればと願ったと書き表している。Green，Shope, & Plano Clark（2007）は，研究における多様性への取り扱いに関する優れた考察をしているので参照されたい。

文献

研究者は専門的および学術的な文献から，かなりの量のバックグラウンドを調査に持ち込む。試験勉強中や，単に自分の専門分野の最新情報に「遅れない」ようにしているときに，これらのバックグラウンドを得ていたのかもしれない。研究をしている間に，分析者は調査領域に関する伝記，研究論文，原稿，報告，その他の素材をしばしば発見する。文献から得たこの知識を適用しながら，分析を進めるにはどうやってこの知識を活用することができるかと問うことになる。

当然，研究者の学術分野，学派，そしてパースペクティブは彼らが蓄積している文献量とそれらの使用方法とに多いに影響を及ぼすであろう。はじめに私たちは，前もって専門分野におけるすべての文献に目を通す必要はないということを確認しておきたい。これは他の研究アプローチを用いる分析者はよく行うことであるが。調査前に，何がきわだった問題となるのか，あるいはどのような関係のある概念がこのデータセットから明らかになるのかを知ることは不可能なことである。常に，発見すべき新しいことが存在する。あるトピックに関し，すべてのことが事前にわかっていたならば，質的研究を行う必要性はない。さらに，研究者は文献に没頭しすぎて，身動きがとれなくなってしまい，結果として窒息しそうになってしまうことを望んではいないだろう。学生が自分たちの研究実施前，実施中のどこかで，過去の研究や理論に夢中になってしまうことはまれなことではない。そして，彼らは文字通り麻痺してしまう。Becker(1986b)は「文献を使いなさい，しかし文献に使われてはならない」(p. 149)と語り，よい指摘をしている。

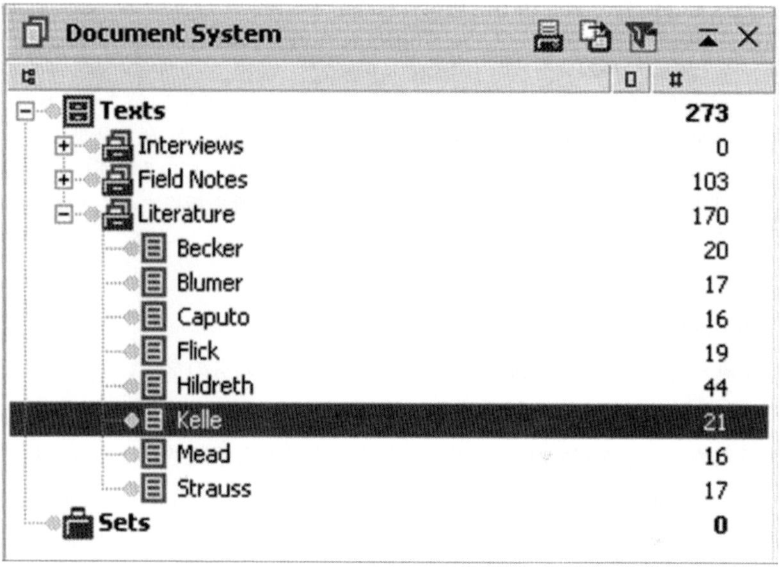

画面例 1

この画面は MAXQDA の 4 つの主要なウインドウの 1 つを示している。MAXQDA の文書システムウィンドウであり，すべてのデータが保存され，管理される。このウインドウはデータを有意味な方法でグループ分けができるよう，テキストグループによって組織化される。文書システムは Windows Explorer と同様に操作できる。この例では，「Interviews」と「Field Notes」それぞれは専用のテキストグループを持っている。さらに「Literature」というテキストグループは重要な論文，抄録などをプロジェクトに統合できるよう作られた。これは関連ある素材へ即座にアクセスすることが可能となり，自分の文献の一部をコピーし，直接メモへ貼り付けることができる。

専門文献の利用

次のリストは不完全ながらも，専門文献の利用方法について述べている。

- 比較をするための源泉となりうる
- 感受性を促進することができる
- ほとんど解釈することなく記述的データの保存場所を提供する
- 最初の観察やインタビューのための問いを提供することができる
- 分析の最中の問いを刺激するために用いられる
- 理論的サンプリングに適した場所を提案することができる(第7章を参照)
- 結果の確認のために用いられる。ちょうどその逆であるが，研究結果によって文献の間違っている箇所，過度に単純化してしまっている箇所，あるいは現象について部分的にしか説明していない箇所を指摘することができる。

上述の内容について，以下で考察する。

文献から引き出された概念は，比較がデータそのものを用いるのではなく，プロパティとディメンションレベルで行われるならば，データを比較するための源泉を提供する可能性がある。文献から想起された概念と類似していたり，対照的であったりするように思われる概念がデータから現れ出た場合，研究者は両者の概念の類似性と相違性について検討することが可能となる。例えば，仕事上の事故で配偶者を失ったことへの「コーピング」について調査している研究者を想定しよう。これらの状況下での配偶者の喪失へのコーピングは離婚によって配偶者を失った場合のコーピングと，確かに類似性がある。しかし，同時に相違性もあるのである。時に概念的に似通ってはいても異なる2つの状況を比較することは(問われている概念は「喪失」である)，それぞれの状況の重要な特性を描写する。これは，喪失のタイミング，過去の喪失体験，配偶者への感情などのような，プロパティとディメンションの観点から考える際，特に有用である。

関連する文献に精通していることは，データ内の微妙なニュアンスへの感受性を高める場合がある。研究者は概念の一覧表を携えてフィールドに入ることは望んでいないが，いくつかの概念は文献の中で繰り返し使われ，その重要性が示されている。ことが起こったときに研究者が問うべき重要な問いは，「これらの概念は本当にデータから引き出されたものか？　それとも私がそれらの概念に精通していたからデータにこれらの概念を押し付けてしまったのか？」といったものである。例えば，看護学や心理学のような領域の学生たちは，「コーピング」としてすべてにラベルをつけてしまうことは珍しいことではない。その理由は，この概念は専門的に関連のあるものだからである。しかしながら，「コーピング」はこの特定の研究で起こっていることを記述するのに最適な用語ではないかもしれない。分析者は「箱の外側」で考えることを学ばなければならないし，コーピングのような専門的に使われすぎている概念から解放されなければならない。しかし，概念が本当に関連のあるものであるならば，問うべき問いは，その概念は文献の中で使われているものと同じなのか，違っているのかということである。

特に意識すれば，公表された記述的な文書は研究者にとって役立つものである。書かれている内容はいくつかの概念や，ほとんど解釈なしで関連のあるトピックについての記述的なデータをまさに含んでいる結果をしばしば提示している。このような文献を読むことは，研究目的に関係なく，他の研究者が作成したフィールドノートを読むのとほとんど同じようなものである。解釈がほとんど含まれていない結果は思考を刺激し，自分自身のデータ内にあるものに対する感受性をより高める。また，自分のデータについて問うべき問いを研究者に提案する。さらに，ある調査から明らかになった主題や概念は，その研究者の探求に関連のあるものであろう。しかしながら，繰り返しになるが，研究者たるものは自分のデータ内の出来事の例を探す際は注意深くならなければならず，自分の研究でどんな形態でその概念が現れているのかを明らかにしておかなければならない。

研究プロジェクトの開始前，研究者は最初のインタビューあるいは観察のための問いを作る目的で文献に立ち返ることができる。第 1 回目のインタビューあるいは観察を終えた後，研究者は問いとデータ分析から導きだされた概念とに立ち返るであろう。文献から引き出された最初の問いは，調査対象となっている概念的領域のリストとともに提示されるので，人権擁護委員たちを満足させるために用いることが可能である。新しい調査領域は現れてくるものであるが，少なくとも最初の問いは研究の目的全体を示すものである。

専門文献は分析プロセスの途上，問いに刺激を与えるために用いられることもある。例えば，研究者のデータと文献に報告されている結果との間にずれが見出されたとき，その違いによって研究者は刺激され，次のような問いを自問する。「何が起こっているのだろうか？　何か重要な点を見過ごしたのだろうか？　この研究では条件が異なっているのだろうか？　もし違っているのであれば，どのように違うのだろうか？　そしてその違いは私が見ているものにどのように影響を与えるのだろうか？」

理論的サンプリング(7章)を行う領域は，特に研究の最初の段階では，文献によって提示される。文献は研究者に関連のある概念について調査するためにはどこへ行ったらよいか(場所，時，論文など)に関するひらめきを提供する可能性を持っている。言葉を変えると，これまで考えることのなかった別の状況へと研究者を導くことができるのである。

調査者がデータ収集と分析を終え，論文作成の段階に至ったとき，結果を確認するために文献を利用することができる。そして，ちょうどその逆であるが，研究結果によって文献の間違っている箇所，過度に単純化してしまっている箇所，あるいは現象について部分的にしか説明していない箇所を指摘することができる。文献を利用しつつ論文執筆をすることは，単に学術性を示すだけでなく，その分野における知識を発展させ，その妥当性を確かめ，さらに洗練させていくことを可能にする。自分のトピックの調査という綿密な仕事を終えたばかりの研究者は，たとえ公表されている文献と一致をしなかったとしても，自分の発見について不安に思うべきでない。そのようなズレは新しい発見への道を示すものとなり得る。

非専門文献の利用

非専門文献には手紙，伝記，日記，報告，ビデオテープ，回顧録，新聞，カタログ，メモ(科学的なものやそれ以外)，その他さまざまな資料が含まれる。非専門文献は上述した専門文献と同様の目的で用いられる。さらに以下に示す利用方法もある。

・一次データとして用いられる
・インタビューや観察を補足するものとして用いられる

非専門文献は，特に歴史的研究や伝記的研究では，一次データとして用いられる。いくつかの歴史的文書，手紙，回顧録，伝記の正確性を証明し，決定することはしばしば困難であるので，広範囲に，また多岐にわたる文書を検討し，あるいは可能であればインタビューや観察などの手法を用いて補足的なデータを収集し，クロスチェックを行うことが重要である。分析に関する章は8章からであるが，コービンが回顧録と歴史的文書を一次データとしてどのように用いているかを理解することができるだろう。

非専門文献はインタビューや観察を補足するものとして用いられる。例えば，組織，その構造，およびそれがどのように機能しているかを学ぶ場合(これらは観察やインタビューから即座に明らかになるものではないが)，報告類や手紙，さらには内部メモを研究することによって多くを得ることができる。

理論的枠組み

この章を終える前に，理論的枠組みの利用について少し述べるのが適当かと思う。理論的枠組みは量的研究では非常に一般的である。探求対象とする概念の選択，研究上の問いの提言，研究結果の枠づけにとっての概念上のガイドとなる。例えば，Patricia Vanhook(2007)は「慢性疾患の軌跡」と「立ち直り」というコービンとストラウスの概念(Corbin & Strauss, 1991a, 1991b)を脳卒中で倒れた女性に関する自身の研究を導くために用いた。これらの概念によって，研究の構造が提示され，測定用具の選択が絞り込まれた。各用具は「立ち直り」の構成要素を測定するために選ばれた。構成要素は身体的回復とリハビリテーション，喪失への心理的適応，そして人生の経過への再適応であった。質的研究では，理論的枠組みの使用はあまり明らかにされていない。枠組みを使うべきかどうか，どのように使うべきか，ということについては議論が続いているようである。多くの質的研究者が理論的枠組みを利用していることを知っている。事実，著者とその同僚であるJane Gilgunはこのトピックについて長年考察をしてきている。

著者らは事前に定めた理論的枠組みや一連の概念をもって自分たちの研究を始めることを好まないが，ある状況では理論的枠組みが有用であることも認めている。以下がその例である。

- トピックについての研究修了後，研究者は以前開発をした枠組みが研究者の現在の研究で発見したことと非常に類似していることを発見した。この場合は，結果を補足し，発展させ，確証するためにその枠組みを利用することができる。
- 文献から引き出された枠組みは他の説明の選択肢として用いられる。なぜなら，私たちは，すべての物事には1つ以上の説明があることが常であることを知っているからである。したがって，文献から引き出された枠組みは結果の一部は説明するかもしれないが，決してすべてではなく，注意をしなければならない。そして自分の理論にフィットするよう結果をねじまげることを研究者がしないように，肝に銘じることである。
- 研究者が研究プログラムを高めていく，あるいは中範囲理論を発展させたいと思っているならば，過去に明らかにされた理論的枠組みはひらめき，方向性，そして最初の概念の有用なリストを提示することができる。しかしながら，研究者は新しいアイデアと概念に対してオープンであらねばならないし，ある「輸入された」概念がデータにフィットしないことが明らかになったならば，喜んで概念を手放さなければならない。「オープンのままでいること」の重要性は，自分自身の研究プロジェクトをもっている熟練した研究者にとっても不可欠なことである。
・理論的枠組みは使用予定の方法論を決定する際，研究者を助ける。

雑誌論文の精読から，特に看護学の領域では，特定の方法論あるいは研究へのアプローチの利用を正当化するために，研究者がしばしば理論的枠組みを用いていることがわかる。例えば，Holroyd (2003) は中国で提供されているケアに関する自分の研究において，認知人類学のパラダイムから引き出した枠組みを用いた。そのパラダイムは「それぞれの社会には支配的な政治的，社会的構造の中に文化的ガイドラインが存在するということを主張している，共有され，認識され，伝播性を持つ，文化に関する内的表象」(p. 306) に焦点があてられていた。この枠組みを使い，Holroyd は中国社会における性別と世代ごとのガイドラインと一致した責務と義務を発見することを期待していた。他の例として，Cannaerts, Dierckx de Casterlé & Grypdonck (2004) をあげる。彼らは「緩和ケア」の特性に関する研究の中で，方法論としてグラウンデッド・セオリーを選択したことを説明するために，相互作用論を用いた。

研究者がマルクス主義，フェミニスト，あるいは相互作用論などの哲学的志向をもって研究をしようと思った場合でも，それらの間には理論的枠組みの活用という点での違いはほとんどない。この場合，哲学的志向は研究を実施するための研究者のアプローチ全体に影響を与える傾向がある。Reid (2004) は「排斥の傷 (the wound of exclusion)」と題した研究モノグラフの冒頭に，フェミニストの立場でアクションリサーチを行ったことを述べている。それを表明したことが何を意味するのかを彼女は次のように説明している。「以下に続く文章で，私の批判的分析と権力を用いた責任から，私は研究協力者，そして私自身に対して，自分自身のことを説明する責任があり，それをしようと試みた」(p. 6)。

別の関連のあるトピックに話を移すが，質的研究者が自分の領域密着型理論を発展させること，あるいは現場から引き出された理論を中範囲理論レベルへと高めていくことに興味をもっているならば，概念から始めることができる。例えば，Glaser, Strauss, & Benoliel の死に関する研究から導き出された，Glaser & Straussの『死のアウェアネス』(1965)で報告されている「アウェアネス」という概念を取り上げよう。この概念は多様な作用者/相互作用者(医療従事者，家族，死にゆく患者)が患者の死についての情報をどのように管理しているかを説明するために用いられたものである。「情報管理」に関する中範囲理論を発展させることに興味を持っている研究者は，著者らが述べたように「アウェアネス」を使うことから始めることができる。そして，不貞，スパイ，「隠れ」ゲイが自分の秘密をどのように隠し，あるいは公表しているかについて研究を行うための基盤として利用することができる。そうすることで，多くの場合，新しいカテゴリーが発見されるであろう。そして現存するカテゴリーについても詳しい情報が得られるだろう。最後に「アウェアネス」はより抽象度の高い概念へと高めていかれるだろう。なぜなら，今やさまざまな状況に適応されているからである。ストラウス(1995)による「一般的な理論の特性と開発に関するノート(Notes on the Nature and Development of general theories)」と題した論文を参照されたい。一般理論を開発し，検証し，関連づけることについて考察している。

要約

本章は次の4つの主要な点を網羅した。(a)研究課題の選択と問いの提示，(b)データ内に存在するものに対する感受性の開発，(c)文献の利用，(d)理論的枠組み，である。これらは研究を開始する前に熟考されるべき内容である。

研究課題と研究上の問い　オリジナルの研究上の問いとその問いの表現方法によって，データを吟味する際のパースペクティブ，データ収集方法およびデータ分析手法が特定化されていく。この問いは研究プロジェクト全体のトーンを左右するものであり，大量のデータに囲まれたときにでさえ，研究者が焦点を見失うことのないよう助けるものである。質的研究では，研究当初の問いはしばしば広く，オープンエンドなものである。研究が進むにつれ，また調査領域において課題や問題が明らかになるにつれて，この問いは次第により洗練され，特定化されていく。オリジナルの研究上の問いは，教授や同僚から提示されるかもしれない，文献から引き出されるものかもしれない，あるいは研究者自身の経験から生み出されたものかもしれない。問題の源泉が何であれ，研究者はその主題に熱中することが重要である。なぜなら研究者は，しばらくの間，その主題とともに生きていかなければならないからである。

感受性　質的研究における客観性に到達することができないとしても，おそらく感受性を手にすることは可能である。感受性，あるいはデータへのひらめきは，データ収集と分析の途上で，データに没頭することによってと同様に，研究者が研究に持ち込んだものから引き出される。感受性は研究者に意味をとらえること，データの中で語られていることに対して知的に(感情的に)反応することを可能にする。これは，データに根ざした概念に到達できるためである。その後，結果を書く段階になったとき，同じ感受性は抽象概念，詳細な記述，そしてフィーリング(重要なことである)を等しくミックスさせて，研究協力者のストーリーを提示することを研究者に可能にさせる。

文献の利用　専門文献と非専門文献は，多少は異なるがそれぞれ固有な方法で用いられている。器用な研究者は，通常の専門文献以外にも，活字になっているいないにかかわらず，さまざまな種類の素材を自らのインタビューやフィールドでの観察を補足するものとして活用するだろう。報告や伝記はしばしば思い浮かぶであろうが，さまざまなタイプの有用な非専門文献がある。

専門文献は，最初の問い，最初の概念，そして理論的サンプリングのためのアイデアを提供してくれる。非専門文献は一次データや補足データとして，比較をするために用いることができる。そして，一般理論を発展させるための土台としても機能する。研究者が覚えておくべき重要なことは，研究者とデータの間に文献が立ちふさがってしまうと文献は創造性を妨げる，ということである。しかし比較を目的とするならば，これは関連のある概念のプロパティとディメンションの同定を促進するものとなる。

理論的枠組みは専門文献の１つの形態である。これらは質的研究ではしばしば使われるが，量とはその利用方法は異なる。つまり，調査対象の変数を定義することはしないし，量的研究の中で使用されるのと同じやり方で研究を構造化することもしない。特定の方法論を用いる際の正当性を確保するため，あるいは研究のアプローチを導くために，この枠組みは用いられる傾向にある。その一方で，研究者の理論的志向は質的研究において重要な役割を果たす。理論的志向が研究対象の概念を決定することはしないが，研究の際にコミットできるアプローチの決定をする。さらに，領域密着型理論から中範囲理論へと発展させることに興味がある研究者は，多様な集団間で中核となる概念を探求するための理論的基盤として，領域密着型理論を用いることができる。それにより，理論の深み，幅，抽象化のレベルが増していくのである。

課題

1．あなたの研究トピックの問題の源泉について1つの段落を記述しなさい。あるいは，もしトピックがない場合，本書で提供されている情報をもとに，トピックの発見にどのようにとりかかるか説明しなさい。

2．自分の研究トピックを取り上げ，そこから2つの問い，1つは量的研究用，1つは質的研究用の問いを書きなさい。その後，それらの問いがどのように異なるデータ収集/分析の方法を導くか述べなさい。

3．グループで，感受性に関する考えを探究しなさい。多様なグループメンバーにとってそれは何を意味するのか？　感受性の開発はどのように促されるのか？　そしてグループメンバーはどのようにその研究へのレリバンスを考えているのか？

4．専門文献が質的研究のプロセスをどのように促進し，どのように妨害するのか，討議しなさい。

5．自分のフィールドにかかわる研究雑誌を精読し，質的研究がどのように理論的あるいは概念的枠組みを利用するのか書きなさい。いくつかの例をもちよってグループで討議しなさい。

3 分析への プレリュード

科学的発見について読んでいると，人は時として単純な，見た目も簡単な観察によって心をとらえられている。この観察は，科学的に有名となる，偉大で，壮大な発見を導くのである。しかし振り返ってみると，私たちはその発見にすでに確立された重要性をみる。そもそも，発見には直感的な重要性などないのが常である。発見者が，これまでの知識とその発見を関連づけることによって，そしておそらく，将来的にさらなる知識獲得のために，その発見が使われることによって，重要性が与えられるのである(Beveridge, 1963, p. 141)。

表 3-1 用語の定義

分析 Analysis：分析はプロパティと機能を決定するために，実体やその構成要素を検討することを含む。そして，得た知識を用いて，全体についての推測を行う。

分析のための道具 Analytic Tools：分析のための道具とは，正しく用いるならば，コード化を促進する思考上のデバイスであり，手順である。

概念 Concepts：主要なプロパティのいくつかを共有している対象，イベント，行為のグループ化あるいは分類を意味する言葉(プロパティはディメンション上で変化する)。

ディメンション Dimensions：ある一定の範囲の中でのプロパティのバリエーション。

「これでよしと感じる」 "Feeling Right"：これは次のことを示す言葉である。しばしの間，データに没頭した後，内省的分析を通じて到達する，分析者の「目」を通して得られた結果は，言葉，行為，感情を通じて研究協力者が伝えたことを表現しているのだ，と研究者が確信していること。

表 3-1 (つづき)

ミクロ分析 Microanalysis：1つの概念を中心に行う詳細なコード化。データをばらばらにし，言葉，句の多様な意味を探すために用いられるオープン・コード化の一形態。
プロパティ Properties：対象，イベント，行為の特質あるいは構成要素。この特性は対象，出来事や行為のそのものらしさを表し，対象，出来事や行為を定義する。

はじめに

研究者は永遠にデータを収集し続けることはできない。遅かれ早かれそのデータとともに「何か」に着手しなければならないのである。それは，そのデータに重要性を与える。この何かこそが，「**分析**」と名づけられているものである。

分析とは何か？　分析とは，それが何であるか，どのように働いているのかということを見出すために，何かを検討するプロセスである。分析を行うために，研究者は内容をいくつものその構成要素へとばらばらにし，それらの**プロパティ**と**ディメンション**を同定するためにそれらの構成要素を吟味するのである。最後に，研究者はこれらの構成要素とそれらのプロパティに関して得た知識を用い，内容全体についての推測を行う。推測を行う際，Beveridge(1963)の先の引用文の中で述べられているように，認識し意味付与する分析は，経験と訓練に依拠している。データへの没頭，あるいは専門的な/経験上の知識のどちらのバックグラウンドも何ももたないままでは，認識し意味付与する能力は存在しえない。

分析のその他のアプローチとして，全体から着手し，その内容が何なのか，どのように働いているのかについて見るために観察をするというやり方がある。そして，構成要素とそれらの全体に対する関係性のしくみと機能について調査をしつつ，その内容の多様な構成要素を決定するために，全体を分解していく。血液を例にとろう。研究者は血液の一般的なプロパティ，つまり色，粘着性，目に見える諸機能，身体内の分布といった点について検討することができる。このアプローチは助けにはなるが，血液という全体のストーリーについては何も語っていない。研究者は，赤血球，白血球，血小板といったその構成要素を決定するために，つまりそれらのプロパティと機能を探求するために，より深く掘り下げ，より緻密に血液を吟味しなければならないことになる。最後のステップは，多様な構成要素同士，そして全体と諸構成要素がどのように関連しているのかを決定するためのものである。上記以外の別のアプローチは血液のような何かを取り上げたにもかかわらず，多様な機能についての仮説を立て，いくつかの仮説が正しいかどうかを決定するために仮説検証をし，最終的に誤っているものを破棄するであろう。研究は，しばしば帰納的なプロセスであり，演繹的なプロセスでもある。

分析は非常にダイナミックなプロセスである。分析者はブレインストーミングをし，多様なアイデアを試し，そのいくつかを消去し，いかなるものであろうとある結論に到達する前には，アイデアの中のいくつかを発展させなければならない。この点について述べるために，次の例を示そう。ストラウスの友人の彫刻家は，かつて私たちをワークショップに招いてくれた。彼がどのように働いているのかを見て，そこで私たちは創造性についての話を始めた。彼のワークショップには，さまざまな形のあらゆるタイプの金属があった。彼は，自分の仕事の仕方を説明してくれた。まず，イマジネーションをできるだけ自由にさせつつ，金属の中に潜んでいる可能性を見るために，多様な金属の小片を調査する。そして，想像上の彫刻が実際の形となり，その実際の形態が彼の目にはどのように見えるのかを見る。結果として表れた一片が美的に「うまく働く」ことがなかったら，取り除かれる。このプロセスは彫刻の一片が「正しく見え，正しいと感じられる」まで何度でも繰り返されるのである。

分析も同じである。データから構築されうる異なるストーリーが沢山存在する。分析者が**概念**をまとめていく方法では，しばしば彼らがそのストーリーあるいは結果を「よいと感じる」まで，何回も試行することが求められる。**これでよいと感じる**ことは，直感的な気持ちである。これは，データへの没頭後にこの特定の分析者の目を通して見たものではある。しかしこれが意味することは，結果は研究協力者が伝えようとしたことの本質を反映している，あるいはデータの1つの論理的解釈を表していると，研究者が確信しているということなのである。

本章では，私たちは分析をばらばらにし，そのさまざまな構成要素について検討(一種のミニ分析といえる)を行う。本章の目的は，4章以降へのしっかりした基盤を研究初心者に提供することである。

質的研究のいくつかのプロパティ

質的研究は多くの異なるプロパティを持つ。本章の残りは，その各プロパティについてさらに掘り下げて探求していきたい。

・分析はアートであり，サイエンスである。
・分析は解釈を伴う行為である。
・データからは2つ以上のストーリーが創られる。
・概念は分析の基礎を形づくる。
・概念は抽象度のレベルに応じて多様である。
・分析にはさまざまなレベルがある。
・分析の目的は多様でありうる。
・文脈を記述することは，分析の重要な側面である。
・分析はプロセスである。
・分析はデータの最初の一片を収集することから始まる。
・研究者は分析状況に応じて，ミクロ分析あるいは一般的な分析を行うことができる。

分析はアートでありサイエンスである

分析はアートであると同時にサイエンスでもある(Patton, 1990)。この「アート」の側面は，分析上の問題を解決するために手順を創造的に活用すること，そしてデータから一貫した，説明力のあるストーリーを構築する能力を発揮することである。このストーリーこそが，研究者にとって「これでよしと感じた」ものである。分析にアートの側面を持ち込むためには，研究者は手順の活用において柔軟でなければならない。つまり，「箱の外側から」考えること，リスクを喜んで引き受けること，そして，「わら」を「金」へと紡いでいくことを学ばなければならない。つまりは，生データを，理解を促し専門的知識を増やす何かに作り変えていくことなのである。研究のアートの側面は研究のあらゆる形式を超えるものであり，研究上のどのような重要部分であってもこれなくしてはなしえないことは疑う余地はない。Beveridge(1963)は，このことについて次のように説明をしている。

> 新しい知識の源泉はしばしば，全く予期していなかったいくばくかの観察や，調査中に生じたチャンスの中にある。……手がかりを解釈し，その重要性を認識することは，固定したアイデア，イマジネーション，科学的嗜好，予期せぬ観察のすべてを熟考するという習慣にとらわれない知識を求めることである(p. 147)。

質的研究はアートの側面をもち合わせているが，同時にある責任も担っている。生産性のある研究を求めているというサイエンスの部分も無視することはできないのである。Sandelowski(1994)は以下のように述べている。

> 質的研究の中でアートをほめ称えることは，無秩序や無知を認めるものではない。質的研究は，空想への大胆な進出を自由にできるわけではない。進出はするが，捏造することはできない。質的研究とラベル付けされたものに含まれているさまざまな戦略の論理性，審美性を無視することは，誰もできない(p. 58)。

質的研究におけるサイエンスの側面は，伝統的な意味あいでの「サイエンス」とは異なる。ここでのサイエンスとは，データの中に「根ざした」概念から出てくるものである。そしてサイエンスは，プロパティとディメンションという観点から概念を体系的に発展させ，同時に，新たに収集されるデータと比較しながら解釈が妥当であるか評価する(Blumer, 1969, pp. 25-26；Glaser & Strauss, 1967)。「妥当性を評価する」という言葉を使う場合，量的研究の意味あいの中の仮説検定を暗示しているのではない。ここでの妥当性の評価とは，研究の進行に伴い，研究協力者やデータに解釈を確認することのほうを意味している。

すべての質的研究において，ある程度アートとサイエンスの間のバランスをとる必要がある。データと結果は構築されるものであり，「ストーリー」とみなされるかもしれないが(Denzin, 1989)，楽しませることを意味している想像上の物語やおとぎ話といった，伝統的な意味あいでの「小説」ではない。そこには空想の飛躍はありえない。また，質的研究は制御された実験室の中で行われるサイエンスでもありえない。分析がアートからサイエンスにかけてディメンション上でどれほど多様であるかということは，研究者の哲学的背景，専門分野，使用する質的方法に依拠している。

分析は解釈を伴う

分析は解釈を伴う(Blumer, 1969)。解釈は，研究協力者によって述べられた出来事に関する研究者の理解を含んでいる。Denzin(1998)は次のように述べている。

> 解釈とは，イベント，対象，経験，あるいは試練の多元的な意味を明らかにする生産的なプロセスである。解釈は変革である。経験に光をあてていく。バターが分離していくときのように，テクスト，対象，あるいは一片の経験から変化していく意味を取り出し，精錬していく(p. 322)。

しかしDenzin(1998)はこれで終えてはいない。彼はさらに続けている。「理解されているように，意味はテクストの中にはないこと，また解釈は経験やその表現に先んずるものではない。意味，解釈，表現はお互いに深く絡み合っている」(p. 322)。解釈はデータそのものの複製ではなく，研究者のデータに対するインプレッションである。しかしそうだからといって，研究者は研究をあきらめるべきだと意味しているのではない。解釈はサイエンスそのものではない。決してそうであってはならないし，そうなるべきでもない。しかし，質的研究の欠点のすべてをわかったうえで研究を行うことは，依然として重要な試みである。質的研究は著者コービンの看護実践に大きな影響をもたらした。これにより，「ヘルスケアにおける権威者」の役割から解放され，患者とともにケアを一緒に作り上げていく者，交渉する者の一人となった(Corbin & Cherry, 1997)。質的研究を通して，患者は彼らの病気，病気への彼らの体の反応，病気を抑圧するための治療法について私以上により多くのことを知っていることを学んだ。なぜならば彼らは日々病気とともに生きているからであった。

研究者は他者の言葉や行為の通訳である。研究者は，研究協力者と研究協力者自身が届けたいと思っている聴衆との間に分け入っていく。通訳が知っているすべての言語のように，意味を伝えることは簡単なことではない。言葉は言語によって，状況によって異なる意味を持ちうる。著者のコービンは，このことをこれまでの経験から学んだ。外国で授業をする際，複数回通訳と一緒に働いた経験がある。例外なくきまって，言葉を直訳したことで私が意図していた内容とは違うことが伝わったため，学生は失笑することがある。あるいは，通訳がよくなかったために，著者のプレゼンテーションを学生たちがどれほど理解できたのかわからないと話しにくることがある。明らかに，通訳の中で何かが失われるのである。翻訳本やプレゼンテーションの通訳が「そんなによくない」と学生たちが言っているのを耳にするたびに落胆するが，研究を通じて研究協力者の言葉を生活に取り込もうとしている人間すべてにとっての修行であると思っている。解釈はしばしば正確ではなく，研究者が時に「的外れ」であり，さらに別の研究者の解釈のほうがよかったりする。しかし，時には「的外れ」となる可能性があったとしても，研究者は試みることをあきらめるべきではない。質的研究者は分析へと進んでいかなければならない。それにより，失うべきものよりも多くのものを得るのである。

次に進む前に，解釈についてもう1点だけ述べておく。研究者がどれほど長期間，1つの研究に従事しているように思われたとしても，分析は決して完全に終了することはないということである。研究者は常に自分のデータのことを考えているので，新しいひらめきがあったり，状況が変わると，常に解釈を広げ，修正し，再解釈し直している。このような改訂は質的研究のプロセスの一部である。Denzin & Lincoln(1998)が『質的研究資料の収集と解釈　*Collecting and Interpreting Qualitative Materials*』の第2部の序で述べているように，「第2部では解釈と評価の実践とポリティックスについて探求をする。その中で，分析，評価，ならびに解釈のプロセスは終わりがないものであり，また機械的なものでもないことを議論していく。それらは常に進行中の，浮上してくる，予測できない，そして終わりのないプロセスなのである」(pp. 275-276)。

データからは2つ以上のストーリーが創られる

質的データは本来，具体的領域における豊かさと，十分な可能性を持っている。データから構築されるストーリーは1つだけであるというのはありえないことである。研究協力者はデータを通して語ってくれるが，データそのものは何が重要であり，何が重要でないかを旗を振って教えてくれるわけではない。分析者が違えば，データの異なる側面に焦点をあて，物事について異なる解釈をし，異なる意味を同定する。そして，同一のデータであっても違う結論になるものである。また，同一の分析者であっても時期が違えば，同じデータであっても見方は違ってくることもある。すべては，分析者がデータに持ち込む視点でありパースペクティブに依拠している。例をあげると，慢性疾患を患った人とのインタビューは，病気の管理(Corbin & Strauss, 1988)，アイデンティティと自己(Charmaz, 1983)，そして苦難(Morse, 2001, 2005；Riemann & Schütze, 1991)という視点からも検討しうる。それぞれの研究者が行ったインタビューを検討すると，特にそのインタビューが非構造的インタビューである場合，そのインタビューはその具体的領域においてそれほどの違いを示してはいないことがわかるであろう。異なるのは，分析者がデータをレビューするときに持ち込む，そのプリズム，側面である。マネージメント，アイデンティティ，苦難はすべて慢性疾患に関するデータの中に見出すことができ，すべて正当な解釈である。各々の解釈は慢性疾患が何であるかを包括的に描いた図である。他の言い方をすれば，データは研究者に異なる方法で語りかけているのである。各研究の違いは，他の現象との関連による重要性のレベルと，研究の中でどのようにそれらを結びつけるかという点である。

分析のレベル

分析は，表面的な記述から理論的解釈まで幅がある。表面的な記述は，データのうわべだけに目を通し，研究というよりジャーナリズムを見るかのようなものである。これは，思考の精査にはなっていないし，新しい理解を提示することもない。また，私たちがこれまでおそらく知らなかったであろう知識を伝えるということもしない。もっと深い詳細な分析(in-depth analysis)は，データの表面よりも奥深くへと掘り下げる傾向を持っている(多くのジャーナリストはいまやこの解釈を行っている)。これは，よく構築されたテーマ/カテゴリー，文脈の発展，プロセスや変化の経時的な説明を包含している記述を提供する。詳細な分析は，新しい知識や深い理解をより導き出しやすい。なぜならば，詳細な分析は，人々がすでに知っていることを超えていく傾向があるからである。著者らはより深い詳細な分析に時間をかけるという偏りを持っているが，私たちは同時に，研究者たるものは研究プロジェクトや分析を実施するための動機，訓練，方向性，資源のレベルにおいてそれぞれに違いがある，ということも認識している。将来質的研究者になりたい人々の多くは，訓練を受けたメンターから指導を受ける機会を持っていない。これらの研究者はしばしばどのように進めたらよいのかの確信がなく，自信がなく，「優れた」分析は何によって構成されているのかさえも知らない。彼らは，何をすればよいのかを明らかにするために，次から次へと方法の本を読みあさることになる。そして，最終的には彼ら自身で上手に管理することができることだけをすることになる。それは，しばしば，彼らが適切な導きがあるときと比べると，意図していたものまで至らずに終わってしまうこともある。

さらに，研究プロジェクトの中には詳しい分析を求めない場合さえあるだろう。それらは質的分析のあるレベルに必要とされるいくつかの問いを量的研究に追加したようなものであろう。そのようなプロジェクトでは，主要なテーマの要約で十分だろう。それとは正反対に，報告書は記述的で詳細であるが，読むのに飽きてしまうようなものとなり，明らかに分析のやりすぎという可能性のものがある。詳細は，私たちが目的としているところではない。分析のアートは，どのアイデアを探求するのか，アイデアを発展させるのにどれほどかかるのか，いつ手元から離すのか，そして概念化と記述との間のバランスをどのように保つか，ということを知る中から出てくるのである。

概念は分析の基礎を形づくる

本書で書かれている分析方法の基盤となるのは，概念/テーマである。Blumer(1969)は研究にとっての概念の重要性を強調し，次のように述べている。

> 科学的探究の実施を通じて，概念は中心的役割を果たす。それらはその学者の経験的世界に対する事前の枠組みにおける重要な要素である。自身の問題が形づくられていくのもそれらの用語の中なのである。それをもとにデータを探求し，データを分類する，そういった概念はカテゴリーである。そして概念は通常，データ間の関係性を確立していくための主なる手段となり，また結果の解釈における主要なポイントなのである(p. 26)。

概念はデータから導き出される。概念は，研究協力者が表現する経験，語られた言葉，行為，相互行為，問題や課題の中で記述されてきたことに関する分析者の印象に基づく理解を表す。概念の利用は研究者が作業をしているデータを分類/整理する方法を提供する。例えば鳥，飛行機，凧を想像したとしよう。それらに共通するものは何かと問うたとしたら，「飛行」と答えることができる。「飛行」という考えによって分析者はこれらの多様な対象を1つにまとめることが可能となる。そして，「飛行」という観点からこれらの類似性と同時に相違性を詳細に記述することで，より深くこれらの各物体について探求することが可能となる。そうすることで，分析者は一般的な「飛行」という概念についての興味深い情報を発見する，と同時に，各分類に適用しながら，飛ぶことの特質を発見するのである。

概念は抽象度のレベルに応じて多様である

概念は抽象度のレベルに応じて多様である。概念には，基礎的レベルの概念と，カテゴリーと呼ぶ，より高次レベルの概念とがある。より低次レベルの概念は，より高次レベルの概念とつながり，説明し，その詳細を提供する。例えば，上述した例を使うと，飛ぶことは鳥，凧，飛行機よりも高次レベルの概念である。飛行はこれらの対象に共通している何かを説明している。飛べない鳥(例　ガラパゴス諸島の飛ぶことができない鵜)がいたとしても，多くの鳥は大陸を越えて長距離を飛ぶことができるので，飛行のよい例となる。凧は，凧が凧であるその長所によって，飛ぶことができなければならない。そうでないと失敗品となるだろう。そして，飛行機がもし飛ばなかったら，翼をつけた車といったような，別の名前でおそらく呼ばれるであろう。ゆえに，飛行はこれらの各対象を統合している。しかし飛行を理解し，記述したいと思ったとしたら，これらの各対象に飛ぶことを適用しつつ，個々のプロパティとディメンションを検討しなければならない。そして，それをすることにより，多様な条件のもとで飛行に関する理解を発展させなければならない。

より高次レベルの概念の説明に低次レベルの概念を使うことで，データからかけ離れることを防ぎ，研究対象の現象への関心とバリエーションを付加するあらゆる詳細を提供することができる。概念レベルが上がればあがるほど，概念の射程はより広くなり，説明力も大きくなる。抽象度が高くなるにつれて，概念は説明力を増すのかもしれないがその一方で，概念はその特異性のいくらかを失うことになる。しかしながら，概念のピラミッドを注意深く作り上げたとしても，より高次レベルの概念は，より低次レベルの概念にしっかりと基盤づけられた上にあるものである。より低次レベルの概念は直接データに立ち返るものであり，詳細と記述の力を備えている。

最初は，分析はブレインストーミングにも似た，自由でオープンなものである。研究者は概念を同定するが，分析の初期では概念がより低次レベルか，より高次レベルか，またそれらの概念に分類された出来事にどのような解釈上の意味を与えたらよいか，は確信を持つことができない。しかし後にそれらをさらに高次レベルの抽象度をもつものへと引き上げていくのである。鳥，飛行機，凧の例では，これら3つの対象に共通している何かを理解するのは簡単であった。しかし，データを分析するとき，しばしば，出来事，行為，相互行為，感情に共通していることは明らかにはなっていない。時間をかけ，データに没頭することで，研究者はひらめきを得，感性を磨いていく。より概念的なレベルのもとに出来事を分類することができるのは，このひらめきのおかげである。概念間の潜在的な関係と同様に，データの中にあるすべての潜在的な意味にオープンであることは，分析の初期では非常に重要なことである。オープンであれば，あまりに早くあきらめてしまったり短絡的に結論づけてしまうことは回避できる。分析が進み，後に間違えであると証明されることになるのだ。

分析初期でみられるオープンであることの生成的な特性は，特に量的研究の厳格さに浸ってきた人間にとっては理解することが困難なものである。しばしば，ブレインストーミングをし，出来事や行為に暗示されている考えられる限りの意味すべてをリストアップしたとしても，質的研究の初心者は，どうにかしてデータの中に「何かを入れ」こもうとすることに不安を覚える。潜在的意味のすべてを考える時間をとることは，研究者にデータの中に位置づけようとしている彼らの前提や解釈を気づくことを可能にしてくれるだろう。

研究の目標

質的研究にはいくつもの目標がある。記述，概念上の整理，理論化など，目標は多様である。訓練，技術，質的方法のタイプ，研究目的に応じて，研究者ごとに目標が違う。駆け出しの研究者は，記述と理論を識別することが時に困難であるので，これらのことについて少しここで述べようと思う。さらに，私たちが概念上の整理と呼んでいる方式，質的研究でしばしば活用されているデータ整理の別の方式についても触れようと思う(これらの点に関して類似はしているが，多少異なるパースペクティブについては Wolcott, 1994 を参照)。

人々は，一般的には日々の会話で，対象，人々，場面，出来事，行為，感情，ムード，抱負を記述している。一般の人々だけでなく，このことは，日々の仕事の一部として，ジャーナリスト，小説家，専門書作家，旅行作家，ノンフィクション作家たちも行っている。物事や人々，場所についてのアイデアを伝えるために普通の語彙を使って記述される。例えば，「朝の通りは静かであった。私は新しいオープンカーで，車の通りがない道をとばすことを心待ちにしていた」という話を聞いたとしよう。記述では，普通の用語が的を射ることに失敗したり，心理的に色鮮やかな描写が求められているがそれに応えられないとき，直喩や隠喩を用いる(Lakoff & Johnson, 1981)。Márquez(1993)が記述した次の場面を考えてほしい。「8月初めのまばゆい朝。日差しが日々の啓示のようにまぶしい，戦いの後の夏の典型的な，ある日曜日のこと。巨大な船がゆっくりと，病人の苦しい息遣いのような音を立てながら，透き通った水面を進んできた」(p. 117)。このイメージは色彩豊かで，活きいきとしており，読者は容易にこの場面に自身をおくことができる。

文字通り，人々は記述する能力なしにコミュニケーションをすることはできない。何が起こっていたのか(起きているのか)，その状況はどのようなものか，そこにいる人々は何をしているかなどを伝えるために，記述は必要である。記述的言語の使用は，日常の出来事を並々ならぬものにすることが可能となる。Marquez や Flaubert のような偉大な作家はこのことを知っており，読者が小説の一場面の中で起こっていることを五感を通じて実際に体験できるよう，生き生きとその詳細を書くことにかきたてられる。しかし，彼らほど書く技術を身につけていない凡人である私たちでさえ，私たちの挑戦，思い，感情を新しい，時としてルチーンな状況で出会う他者に，関連づけるために記述を用いる。

記述は客観的なもののように思われるが，そうではない。基礎的な記述にさえ，目的(さもなくば，なぜ記述をするのか？)と聴衆(誰がその記述を読み，聞くのか？)，レビューする者の選択的な目が含まれている(Wolcott，1994)。例えば，警察の報告書は犯罪あるいは調査対象の課題に焦点があたっている。それらは通常，比較的簡単な書き方のものであり，上官や各種関係部署に読まれることを意図している。その一方，同じ出来事でもジャーナリストの説明はより色鮮やかに書かれるであろう。後者はまた，個人的，政治的あるいは組織的な立場を反映する傾向もあり，新聞読者に情報を伝え，心を動かすものである。

手短かにいうと，語り手によって選ばれた記述の詳細は，通常，彼らが見聞きしたこと，重要であると思ったことを基礎として，意識的あるいは無意識的に選ばれたものである。記述はしばしば信用性を伝え，イメージを表現するが，説得し，納得させ，表現し，あるいは感情を目覚めさせるためのものでもある。記述的な言葉は，明白な/隠された道徳的判断をも伝えることができる。このことは単に数行ではなく，例えば社会改革を目指した真剣な書物のような，本全体においても当てはまる。警察やジャーナリストが書いたもののように客観的に見える報告書であっても，深い偏見や道徳的判断が反映されうる(自身の態度や感情について個々人が意識していなくても)。美的な判断もまた，記述を通して伝わる。「若いソプラノ歌手の声は繊細で優美であり，高音域で多少のぶれがあったものの，役柄を的確に伝えていた。彼女はオペラ界の将来の星である。」時に，美的判断と道徳的判断はつながっていく。初期の印象派の絵画に対する批評家と聴衆の否定的な反応を思い起こしてほしい。後世になって，これらの絵画は世界中の博物館来館者や美術品収集家たちに好まれるようになった。もしオークションにかければ，数億ドルの値がその現在の所有者から提示されることになる。

データをより抽象的に解釈していったり，また理論開発する場合の基礎となるのは記述であることは理解しておくべき重要な点である。しかし，研究者の目標がそこにない場合，理論を導くことは必ずしも必要なことではないが。記述はすでに，概念を包含しており，少なくとも暗示的である。抽象度が最も高次なレベルの科学でさえ，事前の記述あるいは付随している記述なしでは，科学的仮説，理論的な活動や検査室での活動は行えないのである。記述は理論ではないことは明らかだが，記述は理論化の基礎なのである。

記述は，「概念上の整理」と私たちが呼ぶものの基礎でもある。概念上の整理とは，データをそれらのプロパティとディメンションに応じて，具体的なカテゴリー(時には評定)へと整理し，そのカテゴリーを明瞭にするために記述を用いることを意味している。社会科学の分析は，概念上の整理のいくつかの種類(多くのタイプが存在するのだが)によって構成されている。研究者は研究のタイプや段階のような分類上の枠組みによってデータを整理し，それらに意味を与えようとする。その進行中に，項目はデータから同定され，さまざまな一般的なプロパティやディメンションによって，定義されていく。ミシュランガイドのようなレストランの評定を例にとろう。レストランはしばしば質，味，プレゼンテーション，環境，価値，そして複雑なワインリストのようなプロパティをもとに三ツ星から星なしの範囲においてディメンション上の評点を受ける。各レストランが各プロパティにおいて，ディメンション上どのようなバリエーションをとるのかということは，より一般的な評定の基礎を提供する。レストランの評点はしばしば，その評価者の好みに偏る。これは，一般大衆の好みを反映するとは限らないものである。しかしミシュランガイドで三ツ星を得るということは，たとえ二つ星でも一つ星であっても，とても名誉あることであり，そのレストランの成功を保証する。研究者が評定を提示するとき，彼らは間違いなく自らの評定を説明するために，さまざまな記述的資料をある程度含める。概念上の整理について論じる主要な理由は，このタイプの分析がプロパティとディメンションの発展を通じて行われる理論化の前段階だからである。

理論開発は複雑な活動である。理論によって私たちは何を意味しているのか？　私たちにとって理論とは，関係を表す言明によって体系的に相互に関連づけられた，十分に発展された一連のカテゴリー(テーマ，概念)を意味している。そしてその言明は，現象を説明する理論的枠組みを形成するものである(Hage, 1972, p. 34)。理論の凝集性は包括的で説明力のある1つの概念，つまりは他の概念の上におかれる概念があって初めて生じる。そしてこれは，その他の概念を一緒にすることによって，何を(what)，どのように(how)，いつ(when)，どこで(where)，そしてなぜ(why)について説明する。

すべての人が理論を開発したいと思っているわけではない。事実，今日では理論開発は，時代遅れになったようで，「生きられた経験」や「ナラティブストーリー」の記述にとって代わられつつある。理論には限界があることは認識しているが，知識発展のための理論開発の重要性は，ストラウスの人生を通して一貫してみられていたものである(1995)。私は，すべてが1つの優れた理論上の説明力ある枠組みに還元することはできないし，するべきではないということには同意する。枠組みがあったとすれば有用ではあるが，理論開発は研究活動に対して重要な意味をもつことには変わりはないし，そのように認識されるべきである。理論開発を考えている研究者は昨今のアンチ理論的トレンドをおそれるべきではない。トレンドとは浮き沈みするものである。新しい知識に脚光があたると，どんな理論も時代遅れになるかもしれないが，理論が「現実」を表すことがなくなったとしても，理論が還元論に基づいていたとしても，それらは何年もの間，有用であると証明されてきたものである。ただ「ストーリー」しかなく，「理論」のない世界が存在しうるかどうか人は思いをはせらせなければならない。そんな世界ではおそらく，人を月に送ることはなかっただろうし，コンピュータを開発することもなかっただろうし，ガラスで家を建てることもできなかっただろう。研究者はその研究課題にとって最も適切で，専門的貢献を最もするであろう研究に対するアプローチと目的を選択しなければならないし，するべきである。

理論化は解釈的なもので，生データを概念化することだけでなく，それらの概念を論理的で体系的な説明枠組みへと整理することも含んでいる。研究者が理論構築をしようとしているならば，最善を尽くすことが必要であり，貧弱で見え透いたまがいものの理論で構築を終わらせるべきではない。理論構築に必要なことは，アイデアが十分に探求され，多様な角度やパースペクティブから検討されることである。このことは，理論の将来展望においても重要となることである。理論構築と展望は研究者があるトピックを存分に探求できるように，さまざまな問いについて意思決定を可能にし，その問いとの関係の中で実施される「研究活動」を導く。意思決定とその後に続く研究の実施は，研究の過程全体において生じるものである。理論化の核心部分は，帰納(データから概念，プロパティ，ディメンションを導き出すこと)と演繹(概念間の関係について仮説を立てること，その関係もまたデータから導かれるが，これらのデータは分析者によって概念を形づくるために抽象化されたものである)間の相互作用にある。

理論には領域密着理論，中範囲理論，公式理論などがある(Glaser & Strauss, 1967, pp. 32-34)。1つの具体的領域から導かれた理論の例として，同性愛主義者が医師に自分の性的アイデンティティをどのように打ち明けるのか/打ち明けないのか(情報のマネージメント)という理論があげられる。「情報のマネジメント」という考えは，同性愛主義者が将来のパートナーにHIV感染について打ち明けるかどうかという研究にも活用することができる。さまざまな状況下における同性愛主義者による「情報のマネジメント」について研究をすることを通し，同性愛主義の男性の生活に重要な状況に適用できる，より抽象度の高い「情報のマネージメント」という中範囲理論を発展させていくことが可能となる。

さらに抽象度の高い公式理論は，集団や場所に特化することは少なくなり，より広範囲な学問分野の関心や問題に適用されていく。「情報のマネージメント」の公式理論を発展させるためには，これまでの研究から導き出した領域密着理論，中範囲理論を出発点とすることができる。そして，より広い範囲の関連のある諸トピックスを調査するための基礎として，理論的な公式を活用することできる。例えば，性行為感染症に罹患していることを打ち明けている思春期の子どもについての研究から導き出した「情報のマネージメント」についての一般理論を発展させたいと思っているとしよう。その研究者はオリジナルの枠組みを用い，それを拡大させていくことになる。その際，幼い子どもが特定のウェブサイトにアクセスすることをブロッキングしている両親について調査をするために，その枠組みを活用し，続いて政府間の機密，最終的には政治的キャンペーンにおける「情報のマネージメント」というように，より抽象度を高くしていく。公的理論は通常，関連のある多様な諸トピックスと諸条件のもとで適用できるよう概念を探求しながら導き出されるので，領域密着型理論や中範囲理論よりも抽象度が高く適用範囲が広いものとなる。

文脈を記述することは分析の重要な側面である

分析を行うとき，何かが起こった，何かが語られた，何かをした，何かを感じたという観点から文脈や条件を記述することは，「正しい」概念をとらえるのに重要である。文脈は概念に根拠を与えるだけでなく，意味を歪め誤って伝えてしまう機会を最小限にする。映画監督や小説家は，言葉や画像を文脈から取り出し，それらを別の文脈の中に入れ込み，政治的，社会的なメッセージとするために，出来事を創造するための権限を持っている。映画監督や小説家は，自分たちの創造的視点に合うストーリーを作るのにあてはまるように，登場人物や出来事を回転させたり，ひねったり，追加したり，消したり，装飾したりすることができるのである。しかし研究者は彼らと同様な創造的権限をもって仕事をすることはない。この点が小説家と研究者が違う点である。両者とも良い眼をもち，本質や感情，思いを伝えることができなければならないが，研究者は強調するために研究参加者の言葉，行為や思いを装飾してはならない。研究者は表現された感情，思い，経験，行為をそれが生じた文脈の中に位置づけなければならない。それにより，意味が明らかとなり，的確なものとなる。たとえデータが研究者の前提や期待とは矛盾したとしても，研究者は解釈の間はデータに寄り添っておらねばならず，公平に結果を報告しなければならない(Sandelowski, 1994)。

分析はプロセスである

分析は，概念を生み出し，発展させ，検証するプロセスである。そのプロセスは，時間の経過の中で，そしてデータを得る中でも成り立つものである。データの最初の一片から諸概念は導き出される。この概念は，類似と相違という点から新たなデータセットと比較される。新しいプロパティとディメンションを加えることにより概念に広がりを持たせる場合もあるが，データの中に新しいアイデアがある場合には，概念のリストに新しい概念を付け加えるのである。あるいは，既存の概念の修正の3番目の選択肢がここにある。それは，新しいデータを調べた後に，他の用語のほうがその概念には適していると思われる場合である。研究者がデータの中で関連のある変数やその関係性についてすべてをすでに知っているのならば，質的研究を行う理由は全くないのだということを心にとめておいてほしい。

分析は最初のデータ片を収集するときに始まる

研究初心者は，よく「分析をいつ始めるべきですか？」と質問してくる。理想的には，研究者が分析を始めるのは，最初のインタンビューや観察を終えた後である(Glaser & Strauss, 1967；Strauss, 1987)。このデータ収集と分析が連続しているアプローチは，研究者に関連のある概念を見出し，その後に続く問いを通してデータ収集を続け，より感度の高い方法で研究参加者の話を聞き，行動を観察することを可能とする。概念に基盤をおいたデータ収集は理論的サンプリングと呼ばれ，7章で詳細は述べる予定である。データ収集と分析が交互になされることは理想的なことではあるが，現実問題として，分析を直ちに開始することなくデータを収集しなければならないときもある。ここに潜む危険は，重要なアイデアについて探求し続けることの不可能さである。それにより，あるテーマや概念は他のものよりももっと発展させることができたであろうというような結果を最終的に手にすることになってしまう。しかし，研究者は彼らがしなければならないことを行い，自分が持っているものを使って働くことを学ぶ。時に，いくつかのインタビューのすべてが一時にやってくる。あるいは，研究者はデータ収集のために他の国や市に出かけ，インタビューと観察の間に全く時間をとることができない場合もある。私たちが言いたいことは，もし可能であれば，分析は最初のデータを収集し終えたあとに始めるべきであるということである。

研究者に概念の探求を続け，その妥当性を検討し，発展させていくことを可能とすることに加え，データ収集と分析を交互に行うことは，分析者がデータで押しつぶされることを防ぐ。インタビューと観察の山積みに直面しなければならなくなり，これらのデータをどうしていいかわからなくなってしまうことは，気分的にも落ち込むことである。データ収集中にデータ分析に没頭することは，研究に方向の感覚を与え，データへの感受性を高め，研究者が進めているインタビューの問いや観察を再方向づけ，あるいは修正をすることを可能とする。

分析のための道具の活用

分析のための道具とは，研究者がコード化を行っているときに活用できる，精神的な戦略である。コードは，観察やビデオから引き出された概念のように，研究協力者の言葉や出来事を意味する。すべての分析者は，それに意識していようがいまいが，分析の最中には精神的な戦略を用いる。本書では，私たちは，いくつかのテクニックを紹介する。その中のいくつかは私たち自身のものであり，他のものは他の論文発表をしている分析者から借用をした。事実，これらのテクニックについて探求をするためにまるまる1章を使っている(4章参照)。道具の選択は，研究者が受けた訓練，経験，技術に左右されるだろう。分析者はデータの作業をすることが心地よくなってくることで，近年開発された道具のレパートリーから道具を取り出し，その活用を広げていくであろう。私たちが分析に最も関連があると信じているいくつかの分析のための道具は，問いを立てることと比較を行うことである。最後に，分析者は分析の道具と，手にしている分析上の課題とに合致したとき，最も心地よさを感じることになるこれらの戦略を活用しなければならない。

ミクロ分析とより一般的な分析

本書の前版で，オープン・コード化の１つの形態として「ミクロ分析」と名づけた分析形態について述べた。学生たちからの質問の１つに，「ミクロ分析は，他のコード化とどこが違うのか？」というものがある。ミクロ分析はコード化の異なる形態ではない。オープン・コード化のより詳細なタイプのものである。これは，可能なすべての意味を考慮するために，データをオープンにしていくことを意図している。コード化は，ミクロレベルの詳細から(とても詳細な意味)よりマクロな，より一般的な(詳細にこだわるコード化はほとんどされておらず，より一般的な意味)レベルまでと多様である。ミクロ分析はプロジェクトの開始時に最も用いられる傾向があるものであり，素材から何か意味を得るために，分析者がデータを分解しようとする際に用いられる。ミクロ分析はとても価値ある道具である。高度な顕微鏡を用いて，データの各片を拡大して検討するようなものである。私たち著者らも，ミクロ分析を用いて研究プロジェクトを始めることがしばしばある。

なぜ私たちはミクロ分析をこれほどまでに高く価値づけるのか？　それは，物事について多様な観点から考えることを可能にするからである。アインシュタインとダーウィンを考えてみよう。彼らはその当時の慣習的な知恵とは異なる結論にたどりつくことができた。なぜならば，彼らは注意深く観察をし，詳細へ注意を払い，オープンマインドであり続けたからである。Blumer(1969)は言い方は少々異なるが，同様のことを述べている。

人はどのようにして社会的世界の経験に近づき，その中へ深く入り込むの

> だろうか？　それは，ある所与の領域に近づき，ただそれを見るという単純な事柄ではない。注意深く，正直な徹底さ，創造的ではあるが学際的なイマジネーション，学問における見識の深さと柔軟性，発見しようとしていることへの思案，その領域についての視点やイメージを検証したり作り直すための一定の準備，それぞれが高いレベルで求められている，タフな仕事なのである(p. 40)。

多くの人は，特に実際に使ってみると，ミクロ分析は分析のための価値ある道具であることに同意をしてくれるが，ミクロ分析をプロジェクト中に使えと私たちが主張しているとか，そこにはないデータを捏造するといった誤解が，いまだに存在している。ミクロ分析は選択的に用い，通常はプロジェクトのはじめに使われるものであるということが真実である。その目的は，アイデアを引き出し，データ深くに研究者をおき，関連があるように見えてはいるが，その意味がまだまだつかみにくいデータの小片に焦点を当てることである。さらに，研究者に彼ら自身の枠組みの外から考えるよう促すので，早期にあきらめてしまうのを予防することができる。これは時間のかかる作業であり，いくらかの練習が必要である。しかしその報酬はかなりのものがある。

このことは，コービンが夫から聞いた話を思い出す。彼がエンジニアリング・マネジャーとして働いていたとき，生産ラインでしばしば問題が生じ，問題を探るためにエンジニアを派遣していた。しばしば，エンジニアは問題を注意深く調査することなく，「これか，あれか」という形で問題を憶測することがあった。そして彼らは，観察や検証ではなく憶測をもとに，手順を変えようと要求するのである。それは彼らの仮説が間違っている場合，非常に費用のかかる変更である。エンジニアがこのような行動を取るたびに，夫は「しかし君はそれが問題だとどのように知ったのか？　君は問題を調査し，君の前提を確証あるいは否定するようなすべてのデータを集めたのか？」と問うていた。いつも答えは「いいえ」であった。夫はエンジニアを「フィールド」に戻し，彼らが顕微鏡的に問題を調査し，必要な詳細を手にするまで戻ってきてはならないと伝えた。最初にデータをよく調査することは時間のかかることであるが，その後の時間の削減につながるのである。なぜならば，研究者は前に進むための確固たる基礎を持つことになるからである。ミクロ分析では，可能性を引き出し，同時にその可能性をデータと照らし合わせて検討し，重要でないものは捨て，必要な場合解釈を修正してゆくのである。

ミクロ分析は，より一般的な分析を補足したり埋め合わせるものである。ミクロ分析は詳細に観察するが，一般的な分析は少し距離をとってより広いパースペクティブからデータを見る。「目の前のこれらデータ全部は何を語っているのか？」というパースペクティブである。これは，自分自身に確信をもつことができない研究初心者にとっては，特に簡単に実施できる。ミクロ分析と一般分析が私たちの分析のアプローチでは一緒に用いられるのだが，研究者の中には，特に課題や問題の全体像をつかむような同定に興味があり，概念の発展に必要となる詳細には興味のない場合，一般的な分析を好む者もいる。しかしながら，より一般的な分析を始める場合にでも，解釈に挑戦しなければならない点は変わりない。ミクロ分析を行うことで，1つの解釈にとらわれ突っ走ってしまうことは少なくなる。むしろ，可能性のある各解釈は結論に至るまでに，新しいデータによって検討される。より一般的な分析では，新たな可能性はあまり引き出されないので，簡単に結論に飛んでしまいがちである。繰り返すが，バランスの問題である。ミクロ分析，一般的分析のどちらかをやりすぎたり，やらなすぎたりすることがないよう，いつどのようにそれらを使うかを知っておくことだ。

以下はクラスのセッションの例である。おそらく1990年代初期に，ストラウスのガイドのもと，ミクロ分析を行ったクラスのときのものである(Strauss, 1987, pp. 82–108 オープン・コード化のより長い例を参照)。

クラスセッション

次の章にいく前に，私たちのセッションの1つを取り上げ，ミクロ分析の例を提示しよう。このセッションで興味深いことは，データの小片からどのようにいくつもの可能性が引き出されているかということ，そして，どのように用いられ解釈されるかによって，言葉がどのように異なる意味を持つのかという点である。さらに，解釈の多様さがデータのより深い探求を導き，比較分析を生じさせている点にも注意を向けてほしい。

フィールドノートからの引用

その診断名を聞いたとき，怖かったです。パニックになりました。妊娠初期はすべてが順調で，私も気分がよかったのです。つわりはなかったし，エネルギーに満ちあふれていました。その後，突然，私は糖尿病だと告げられたのです。何がショックって，初めての子どもなのですから。私の心配はほとんど子どものことです。私は子どものことを心配しています。私はこの子を本当に産みたいのです。この子を授かるまでにずいぶんと時間がかかったし，どんな悪い事態も起こってほしくないので，私は本当に恐れています。

(When I heard the diagnosis, it was scary. I panicked. Everything was doing well early in this pregnancy and I felt good, no morning sickness and I had a lot of energy. Then all of a sudden I was told I had diabetes. What a shock since this is my first baby. My main concern is for the baby. I worry about the baby. I want this baby so much. I am really scared'cause I waited so long to have this baby and I don't want anything to go wrong.)

討論とコメント

教員：では最初の「when(時)」に焦点をあてよう。「when」は何を意味しますか？

学生：私にとっては時間を意味しています。時間の流れの中の一点。不確定ですが，過去のある程度の長さの時間。

教員：そうだね，それはまた将来における時間も意味しているね。「電話のベルが鳴ったなら(when)，彼から電話がかかってくることになっていたので，電話に出るでしょう」というようにね。

学生：「when」はさらに条件を意味しています。あなたに答えを探させるような，何かが起こるであろうというような。

教員：「when」ではなく，「whenever(するときはいつも)」という単語を考えてみて。どうだろう？

学生：そうすると，私には繰り返される時間を意味しているように思えます。何かが起こるパターン。

教員：そう。それは，出来事によって，引き続き起こるその何かのための種々の条件。

教員：「when」と言う代わりに，「at the time（そのとき）」と言ったと考えてみて。

学生：そうなると，たぶん「when」を使って語られた話はずいぶんさかのぼったことを意味しているように思われます。

教員：よろしい。これまで私たちはこの１つの単語といくつかの代替としてのバリエーションについて焦点をあててきました。さて，「when」のプロパティとして考えられるものとして何がありますか？

学生：突然。あるいは突然ではないとか・・・あるいは期待していない（期待している）とか・・・あるいは，あなただけが気づいている，他の人は気づいていない，あるいは他の人も気づいている・・・そこで起こった出来事。あるいは重要ではない，あるいは非常に重要であるとか・・・。

教員：私たちはこの「when」とそこで起こった出来事に関するプロパティについて沢山考えつきますね。これには終わりがありません。これらのうちのいくつかだけがあなたの調査やデータの中で重要なものとなるでしょう。これらは発見されなければならないことだけれどもね。しかし，どれだけの*問い*があなたがたをプロパティとディメンションに着目させたか，注意してほしい。さて，「I heard the diagnosis（私が診断名を聞いた）」という句について考えよう。最初の単語の「I（私）」についてはどう？

学生：診断名を話された人ということで，私たちにもなりうるでしょうし，両親ということで彼らにも。場合によって違ってきます。

教員：じゃあ，どういう条件下で，男性の親戚，あるいは両親，あるいは患者に話されているのでしょうか？　そして，この帰結のどのような違いがあるのでしょうか？　さて動詞の「heard（聞いた）」についてはどう？

学生：うーん。たぶん診断名は書かれていたかもしれない。あるいは，患者に見せるということもあるかも。結核や腰の粉砕骨折と診断されるときのＸ線写真のように。

教員：おそらく，それらの１つひとつが起こるには，きっと違った帰結と同様に，違った条件があるのではないでしょうか。結核とは興味深いです。なぜなら，しばしば診断は聞き手の懐疑的な考えを伴いますからね。だから医師は，Ｘ線写真を見せます。もちろん，患者がそれを解釈できるとはとても思えません。でも患者はその診断を信用するか，信じるに値するものではないと拒否するかをしなければならなくなる。さあ，私たちは診断の正当性について話をしています。これは方法論的に私たちを診断に関連のある他のプロパティは何かないかという問いに気づかせてくれているのです。他はどうですか？

学生：学生たちが名前をつけたプロパティについてのリストの一部：「決めるのに難しい，無名なものとよく知られているもの，癌のような象徴的なもの，そうでないもの，(当事者にとって，他者にとって，医師にとって，あるいは全員にとって)重要である，予期されるかされないか，最悪の事態が予期される，あるいは最悪の事態に先行した診断が出る前の不安な時期にひどい状態かあるいは安心していられるか，簡単に信じられるもの」

教員：それでは次は，診断の告知についての興味ある理論上の問いとそれぞれの答えの基盤となっている構造に関することについてです。誰，そしてなぜ？　あなたのよく知っている家庭医，見知らぬ専門家，病院の研修医，あるいはあなたが子どもだったら，あなたのお母さん？　どのように，そしてなぜその方法か？　救急病棟で突然に，あわただしく担当医からその母親に「あなたのお子さんはお亡くなりになりました」と告知される場合と，配偶者の部屋のドアをノックした後に，検死官が死の宣告のために入ってくる場合とを対比させて，その違いをよく考えてみましょう。その他の質問は，たぶんいつ？　というものでしょう。すぐに，一呼吸置いた後に，など。あるいは父親が到着したらいつでも，そうすれば両親そろって子どもの死について聞くことができるから？　病院では，もし夜間に患者が亡くなったならば，通常，看護師は電話では死の宣告はしませんね。しかし，看護師は電話で状態がよくない方向へ向かっていることを暗に伝え，配偶者か親戚の到着を待って，医師が死の宣告をします。ここでは，「when」は親，あるいは配偶者が他の親戚に死の宣告をすることも含まれます。時に，数時間後に。次の問いは，彼らはどのようにその宣告をするのか，ということ。顔を見て，あるいは電話で，など・・・・。

このような種類の問いは，インタビュー中で尋ねられる問いにも影響を与えることになるか？　もちろん，これらは記述的な問いを促すことになる。

教員：さて，次の文章の「everything was going well(すべてが順調であった)」という句に注目をしてほしい。これは，おそらくインビボな概念となり得るもので，妊婦によって何度も使われた表現であり，彼女たちにとってたぶん重要な出来事を表しています。そしてそれは，研究者である私たちにとっても，重要なものとなるべきものです。このことについてノートに書き残しておきましょう。これが私たちの作業に重要なものとなったときのことを考えながら・・・。分析的にみるとこの句は何を意味しているのでしょうか？

学生：そうですね。一時的にではあれ，経過について何かを示していると私には思えます。その経過が予期されるものであり，その経過は順調であり(同様に順調でない場合もあるのですが・・・)。つまり，順調かそうでないかを彼らは判断していることを意味しています。

教員：そうですね。しかしそれは規準(プロパティ)が存在しなければならないことを意味していますね。それは実際に，彼女が文章の後半で言っていることですが・・・。この経過の中で，自身をディメンション上に位置づけているのが彼女であることに注目してください。分析的にみると，私たちはなぜ，医師や看護師ではなく，彼女が(常識的な規準を用いて)その位置づけをしているのかということを問うことができます。ここで私たちが話し合っているのは，位置づけのプロセスであり，その位置づけのエージェントについてです。もし比較してみると，状況が違えば構造上の理由が異なるので，さまざまな位置づけのエージェントがかかわることが理解できるでしょう。経済学者に，今は不景気なのだ，といわれたとしましょう。でもいわれなければ，あなたはそのことを認識することはなかったはずです・・・。さて，ここで関係してくるものは，「early in this pregnancy(今回の妊娠初期)」です。「this(今回)」という単語は脇におき，ここで彼女は確実に彼女の妊娠と他の人，あるいは他の妊娠と比較しています。「early in(初期)」ということを考えてみましょう。どうして彼女はこのことを知っていたのか！

学生：すべての母親は妊娠の経過が10か月間にわたることを知っており，その経過の中に彼女自身を位置づけることができます。これは文化的，常識的な知識です。

教員：もう一度，比較して考えてみましょう。極端ではありつつも，分析をしていくうえで刺激となるような比較をして，少し自分を驚かしてみて。ヒトラーが最高指令官であったときのドイツで何が起こっていたか考えてみましょう。人々はその出来事についていろいろな解釈をしますが，今となってみると，その頃からドイツはナチズムの発展に深くはまっていったことがわかりますね。誰がその位置づけのエージェントだったのでしょうか？　ドイツはその経過の中のどこに位置していたのか，どのようにわかったのでしょうか？　どのようにして，回りの人たちはそれを正当なものとしてみなすに至ったのでしょうか？　あるいは正当なものではないとみなすに至ったのでしょうか？　このナチズムの発展という経過を正しく読むにしろ，読まないにしろ，個人(自分をユダヤ人と仮定して)にとっての帰結は何だったのでしょうか？　このような比較可能なケース(極端なケースは研究の初期において非常に有用であるが)によって導きだされた問いは，彼女の状況を(ナチズムのような考えではないにしろ)「位置づけること」について同様の問いを当てはめつつ，自身の妊娠について考え，応答している女性のプロパティに関するあなたの考えを刺激してくれます。ヒトラーの例ほど極端な比較ではなくても，この種の比較によって，この妊娠のデータのあなた自身の前提と解釈について自ら問いを発するよう促すことになるのです。この種の問いは，標準化された，当たり前となっている妊娠やその特徴に関する考えにゆさぶりを与え，分析を進めていくうえでのあなた方の前提について考える機会を与えることになるのです。

学生：私にはそこには2つの時間軸の経過が交差しているように思えます。母としての無事に子どもが産まれますようにという希望に満ちた妊娠経過と，赤ちゃんの経過です。生物学的には確かに母体というものに依拠していますが，異なる事柄が関与しています(引用の残りの部分は，明らかにそのことを示唆しています)。社会的には，赤ちゃんを家族の一員として迎え入れるための準備や赤ちゃんの健全な発育のための妊娠中の「正しい」ことを行うといった，さまざまな行為もそこには含まれます。

教員：あなたは異なる現象を指摘し，そのことを説明するために2つの異なる概念を創り出すことができたわけです。また，あなたが「交差している」といったことを表す概念も重要です。軸足コード化の中で出てきますが，私はそのことを「交わる」と呼んでいますが，それはつなげることです。あなたはさらに行為と出来事の連続性と段階，すでに話をした時間性についても指摘をしています。そこにはプロセス，行為の段階を通じての動きもみられます。

要約

分析は，データに意味を与えていく行為である。私たちの分析の方法には，データをばらばらにし，概念化し，その部分が全体について何を語っているのかを判断するために，プロパティとディメンションという観点から概念を発展させるということが含まれる。調査に着手した時点では，分析は通常，かなり詳細なものであり「顕微鏡的な」ものである。なぜならば，いかなる解釈に達する前にも，研究者はすべての可能性について探求したいものであるからである。その後の分析は，解釈を十分に発展させ，評価するために，より「一般的」なものとなる傾向がある。質的分析の私たちのアプローチは，目的が理論構築，記述，あるいは症例分析であろうとなんであろうと，概念が分析の基礎を形づくり，研究の基盤となるのである。

端的にいうと記述とは，なぜその出来事が生じたのか(なぜ他は生じなかったのか)という点に関する解釈や説明の試みをほとんど抜きに表現することであり，ストーリを語ること(時として，とてもグラフィックなものであり，詳細なものである)である。概念上の整理とは，多様な明示されたディメンション上に出来事や対象を分類することであり，その際には必ずしも分類相互を関連づけたり，全体を包括する説明的な枠組みを発展させることは必要ではない。理論化とは，データから説明的な枠組みを構築する行為であり，関係を表す言明によって，概念およびそれらのプロパティとディメンションを体系的に統合させていくものである。結果は構築的なもの，つまり研究者の目を通してなされるデータの解釈であるが，質的研究を実施することは，努力に値するものであることに変わりはない。最善を尽くすかどうかは研究者としての私たちにまかせられており，必要時，私たちの分析から距離をとり，それらを再度行うこともそれに含まれる。そして,「よいと感じられる」ことができないのであれば，あきらめてはならない。

課題

1．質的ならびに量的な分析方法を比較し，対照させなさい。

2．研究者が質的分析を用いて分析上到達しようと試みていること，量的分析の目的と質的分析が異なる点について考えていることを数行の文章で記述しなさい。

3．学術専門雑誌から，研究論文を3編選択しなさい。1つは記述的なもの，1つは概念上の整理を代表しているもの，1つは理論開発を目指しているものを選びなさい。論文が著者によってどのように提示されているかということに依拠する必要はない。時に，実際はそうではないのに，自分の結果を理論と称することがある。グループディスカッションの場にその文献を持ち寄り，それらの論文が記述，カテゴリー化，あるいは理論開発例として選んだのかを説明しなさい。

4 質的データ分析の戦略

探求的な調査の目的は，どのように問題を提示したのかについてのさらなる理解を推し進めること，適切なデータとは何かを学ぶこと，重要な関係性という観点からデータを発展させること，そして生活に関する既知の知識から概念上の道具を導きだすことである(Blumer, 1969, p. 40)。

表 4-1　用語の定義

分析のための道具 Analytic Tools：分析者がコード化のプロセスを進めるために用いることができる思考上のテクニック。

問いを発すること Asking of Questions：探求の第一歩を踏み出すため，そして理論的サンプリング(7章参照)を方向づけるために用いられる分析のデバイス。

コード化 Coding：データから概念を引き出し，発展させること。

絶えざる比較 Constant Comparison：類似と相違に着目しながらデータの多様な小片を比較する分的上のプロセス。

インビボ・コード In-Vivo Codes：分析者が命名したものではなく，研究協力者が使っている実際の言葉を用いた概念。

理論的比較 Theoretical Comparison：カテゴリーのプロパティとディメンションについての思考を刺激するために用いられる分析のための道具の1つ。

理論的サンプリング Theoretical Sampling：データから引き出された概念に基づいて行われるサンプリング。

はじめに

分析は一般的にコード化と呼ばれるものを伴っており，それは生データを扱い，それを概念的なレベルにまでもっていく作業である。コード化は動詞であり，コードはコード化によって引き出された概念に与えられた名前をさす。コード化とは単なる言い換えではないということを最初に強調しておきたい。フィールドノートの余白に概念を書き記したり，コンピュータプログラムを使って概念の一覧を作り上げる以上のものである。データに関する問いを発すること，データ間の比較を行うことなどのテクニックを用いたデータとの相互作用が含まれる。この相互作用の結果，これらのデータを表す概念が引き出され，それらのプロパティとディメンションという観点から当該概念が発展していくのである。研究者はコード化をデータを「採掘する」作業として考えることができる。つまりデータに埋没し隠れている宝を発見するために表面を掘り返していくのである。ここでMiles & Huberman(1994)がコード化とコード化の分析との関係について述べた一節を紹介する。

> 書き起こし，統合しながら，一連のフィールドノートを読み返す。そして，部分間の関係性を壊さずに有意義に詳細にそれらを分析していくことが分析の作業である。この分析段階には，集めてきたデータと，これらの情報について研究者が得たものとの違いをどのように引き出し，またどのように結びつけるのかが含まれる(p. 56)。

データとの相互作用の際には，分析者は思考のための戦略を活用する。各分析者はデータから意味を見出すための有用なテクニックに関し，自身の戦略のレパートリーを持っている。Howard Becker は彼自身の戦略のことを「業界のコツ」と呼んだ(Becker, 1998)。博物学者のダーウィンは，Blumer によると，データと作業するため，そして十分な根拠を得るための戦略をもっていたようである。ダーウィンについてBlumerは以下のように述べている(1969)。

> 世界的に偉大な博物学者の1人として認められているダーウィンは，観察とは簡単にイメージに閉じ込めてしまうことであると気づいていた。彼はそのように閉じ込められたものを元に戻すのに有用な2つの方法を推奨している。1つは，自分が調査をしていることに関するあらゆる種類の問い，馬鹿らしく思われるような問いさえも含むのだが，それらの問いを問うことである。そのような問いを提示することは，観察者にこれまでとは異なる，新しい視点を意識させるのに有用である。彼が推奨したもう1つの手順は，観察をしたことをすべて記録しておくことである。重要性がすぐには明らかにならないとしても，奇妙であり興味深い観察や，調査者が扱っている考えを刺激するような観察すべてである(pp. 41-42)。

本章の目的は，私たち著者がデータに意味をもたせるのに有用であった，数々の分析のための戦略を読者に紹介することである。これらの思考のための戦略のことを**分析のための道具**と呼ぶ。なぜならば，それらを戦略的に，目的をもって道具として用いるからである。適切に使うならば，これらの道具は分析のプロセスを刺激し，分析初心者が所有しているであろうデータの山について理解することを助けることができる。いかなる道具を用いる場合でも，分析のための道具は分析者の裁量で用いられるものであり，コード化の途上で出てきた分析上の問題に合わせて選ぶべきものである。

分析のための道具の目的の概要

分析のための道具は，以下の点において分析者にとって有用なものとなる。

- データ内の新しい可能性を見出す能力にブロックをしてしまうであろう専門的な文献や個人的体験から分析者自身が距離をとる
- 現象に対する標準的な考え方を避ける

・帰納的な思考プロセスを刺激する
・データを当たり前のものとしてみない
・研究協力者自身の前提とともに研究者の前提を明らかにし，暴き出すようしむける
・人々の言動に耳を傾ける
・データを検討するとき，急ぐあまりに「磨かれていないダイヤモンド」を見過ごさないようにする
・問いを発し，型にはまった考え方を打ち破る
・実りある概念のラベル化と暫定的なカテゴリーの同定を可能にする
・カテゴリーのプロパティとディメンションを明らかにする

分析のための道具の種類

上述したように，各分析者はデータ分析のための戦略のレパートリーを持っており，それはかなり多様なものである。それらは研究者が携わっている質的研究のタイプに依拠している。例えば，研究者が，内容分析を行うのか，事例分析を行うのか，などによるのである。研究者の中には，例えばMiles & Huberman(1994)のように，文献から導きだしたコードのリストを持って分析を開始する者もいる。そして，実際のデータとそのコードを比較しながら，コードを修正していく。Glaser(1978)は18種類のコード体系を提示している。この目的は，データの中の潜在性について研究者を敏感にさせ，分析を理論的レベルにまで高めることである。Schatzman(1991)は「ディメンショナル分析」と称する分析プロセスを発展させている。研究結果は1つのストーリーを語るのであり，また研究者は，そのストーリーデータから項目を選択するため，関連性のある重要性を創造するため，そしてそれらを経時的に整理するために，1つのパースペクティブを持つことが必要であると述べている。Schatzman(1991)は以下の「マトリックス」(ストラウスの軸足コーディングの考え方と類似している)を，説明のための論理という観点からストーリーを形づくる手段として提示している。彼のマトリックスは以下のようなものである。

The Matrix for Explanatory Paradigm　説明的パラダイムのためのマトリックス (from)Perspective　パースペクティブ(から) (attributes)Dimensions-Properties　ディメンション-プロパティ(属性) (in)Context(under)Conditions　文脈(の中で)条件(のもとで) Action/Process(with)Consequences　帰結(を伴う)行為/プロセス

指示

ストラウスと一緒に仕事をしていたので，Schatzman がディメンションとそれらの分析における重要性について強調する点は，私たちの分析アプローチに非常によくフィットする。研究者の中には，データを整理する，あるいはデータについての理解に到達するために，異なる枠組みを用いる者もいる。例えば，Lofland, Snow, Anderson, & Lofland(2006, p. 119)は，分析への導入として「焦点化(focusing)」の活用を提案している。焦点化の目的は，研究者が研究のプロセスに焦点をあてることである。焦点化には，次のような諸戦略が含まれている。集中的に検討する潜在的なトピックについてデータを検討すること，問いを発することでそういったトピックへの理解を深めること，そして興味を刺激するような方法でトピックを扱うことである。実際のデータを使ってこれを行うときには，Lofland らは以下の一連の戦略を用いて，データの意味を引き出すことを提案している。この戦略には，社会科学的に構想すること，不安を正常化し管理すること，コード化すること，メモを書くこと，ダイアグラムを作成すること，柔軟に思考することが含まれる。(これらの戦略の詳細は Lofland et al, 2006, pp. 119-219 を参照)。別の質的研究者である Dey(1993)は，データの本質を得るために「チェックリストの活用」，「置き換え」(～したらどうか？　の問い)，「自由な関連づけ」，「順序をずらしてみての思考」を提案している。

私たちはデータを探るための自身の戦略を発展させてきている。これは，「絶対確実な」戦略と呼ばれ，ストラウスが何年にもわたって用いてきたものであり，データ分析時の有用性を証明してきているものである。ストラウスが用いてきた戦略の多くは，一連の研究課題に関する新しいひらめきを刺激するための Wicker(1985)が提示した発見的な装置(heuristic devices)と似ている。Wicker が提案している発見的な装置には，以下のものが含まれる。(a)隠喩を用い，極端なことを想像し，ダイアグラムを作成し，プロセスに着目することによってデータと戯れる，(b)問題をより広範囲な領域の中に位置づけ，その問題領域外のものと比較することによって文脈を考える，(c)前提を証明し，反対の前提を作る，(d)鍵となる概念を吟味する(p. 1094)。

分析の戦略には多くのものがあるが，なかでも次の2つは際立っている。それらは，問いを発することと比較を行うことである。これら2つの戦略は分析を行っていくうえでの頼みの綱であり，私たちを含めた多くの質的研究者が用いてきている。本章で論じる予定の他の戦略もまた重要なものであるが，この2者ほどは用いられておらず分析上の問題解決を目的として用いられる。本書の第2版では，「基本的な分析手順」と題した章を設け，そこで問いを発することと比較を行うことについて論じた。この第3版では，基本的な分析手順の章は分析のための道具の章に融合させ，1つの包括的な章とした。本章で論じる予定の分析のための道具には以下のものが含まれる。

・問いの活用
・比較をすること
・単語の多様な意味について考えること
・ひっくり返しのテクニックの利用
・個人的な経験の利用
・赤い旗を振って注意を喚起すること
・言い回しに注目をすること
・表出されている感情とその感情が引き出された状況に注目すること
・時を指示するような単語を探すこと
・隠喩と直喩から考えること
・ネガティブな事例を探すこと

・「それで，どうなったのか？」「〜だったらどうか？」の問い
・ナラティブの構造と，時とその他の変数によってどのようにそれが組織化されているかに注目すること

問いの活用

ここで論じる最初の分析のための道具は，問いの活用である。Blumer (1969)が強調し，ダーウィンが言っているように，それは分析の基礎なのである。すべての研究者は優れた問いを発したいと望んでいる。それは新しい知見の発見を促す問いである。**問いを発する**ことによって研究者は以下のことが可能となる。

・徹底的に調査すること
・暫定的な答えを引き出すこと
・箱の外側から考えること
・データについて熟知すること

問いを発することは分析のすべての段階，分析開始から最終の執筆の段階までにおいて有用な道具である。研究者が分析でつまずいたときや，分析を開始するのに困難を感じているときの助けとなる。*Bird by Bird* と題する Ann Lamott (1994)の著作では，文章を書き始めるきっかけを見つけるための方法の１つとして問いの活用が提案されている。Lamott は，どこから始めればよいのかを知ることができずに困っている執筆者を助けるものが，問いを発することであると確信している。彼女は文章を書くことについて語っているのであって，データ分析については何も触れてはいないが，これら２つには共通点が多い。どちらも「開始する」際の困難や「つまずき」の状況を作りあげる可能性がある。

分析開始時点でデータについて問いを発することは，地を揺るがすようなものでも，小細工がきくようなものである必要もない。ただ分析者にデータについて考え始めさせることができればよいのである。配偶者へのケア提供者についての研究をしていると仮定しよう。そして，フィールドノートの最初の段落が以下のようなものだとしよう。

> 私が主人をナーシングホームへ入所させたのは難しい決断でした。しかし，私もこれ以上身体的にも感情的にも彼をケアすることはできませんでした。私は85歳で，もう手一杯になっていました。主人はナーシングホームへ入所してからわずか6か月で亡くなりました。今では，彼を自宅でケアしてあげればよかったと思っています。

このようなデータの一片を見るとき，単にブレインストーミングをするとき，まさに説明的な問いを発することができる。「手一杯になっていた」とはどういう意味か？　この婦人は彼女自身について，配偶者について，彼らの関係性について，この関係の文脈においてナーシングホームへの「入所」について，何を語ろうとしているのか？　ナーシングホームに夫を入所させる意味は？　もし彼女が自宅で彼のケアをしていたらどうなったか？　そして，何があったか？　結果は違っていたか？　ケア提供者の年齢が入所にどのような影響があるのか？　もし妻が若かったら，彼女は夫の面倒を見続けることができたのか？　どのくらい彼女は夫の面倒を見たのか？　彼女は援助を受けていたのか？　これらすべての問いは85歳であり，長年連れ添った夫がおり，その夫をナーシングホームへ入所させるというようなことについて私たちに考えさせるための方向づけをしている。

問いを発することとある程度可能性のある回答を考えることは，他者の役割をとることが可能となり，それによって研究協力者のパースペクティブからその問題をより深く理解することも可能となる。問いに対するいかなる回答も暫定的なものであるが，それでもその回答は，この研究協力者から，同様に将来の研究協力者から，データの中で何を探す必要があるのかということについて私たちに考え始めさせてくれる。

データについて問いを発する別の例として，10代の若者の間での違法なドラッグ使用にかかわる概念を紹介しよう。10代の若者のドラッグ使用について1人の女性にインタビューしたとき，研究協力者は「ドラッグを手に入れるなんてことは，10代の子たちにとっては簡単なことよ。ここにはよくできた供給ネットワークがあるからね」とコメントをしていた。私たちが探求を続けようと選んだ概念は，「よくできた供給ネットワーク」であった。このトピックについて考え，次にどこで調査をすべきかという考えを得るために，私たちはデータに対して以下のような問いを発した。誰が供給を行っているのか？　「よくできた」という言葉が示していることは何か？　このよくできた供給ネットワークはどのようなところで機能しているのか―パーティか，学校の休憩時間か，昼食をとりに学校を離れるときか，学校が終わった後のキャンパス周辺でか，ティーンエイジャーがたむろする場所か？　これらの問いは「場所」について考えるのを助けてくれ，理論的に標本を得るためにどこへ行くべきかを示してくれる。そして，「供給」という概念についてさらに情報を得ることを助けてくれる。どのようなドラッグが供給され，誰に供給されるのか？　今や，私たちは「ドラッグのタイプ」と「供給者」について考え始めている。

「どのように」について考えよう。どのように供給ネットワークを利用するのだろうか？　あるいは，誰が「供給」ビジネスをしているのかについてどのように第三者に知らせるのだろうか？　ドラッグを買いたい，売りたいことを示す言語的あるいは非言語的な暗号があるのだろうか？　警察官ではなく，本当のドラッグ使用者あるいは販売人であるかどうかを見極めるためのテストがあるのか？　お金とドラッグの交換が目立ってしまうことについてはどうか？　人目につかないように，どのように行われているのか？　子どもたちがドラッグの代金を払うことができなかったら，あるいは販売や使用がばれてつかまってしまった場合，何が子どもたちに起こるのか？　ドラッグがどこでも手に入ると仮定したら，すべての人がなぜそのことについて知らないのか，あるいはドラッグをやらないのか？　他の問いは「どのくらい」である。ドラッグの種類に応じて，どのくらいの供給があるのか？　供給に制限はないのか？　つまり，いつでも，いかなるドラッグも手に入るのか？　みんながハイになるほどに十分な量のドラッグがパーティでは用意されているのか？　あるいは，目的はグループのよりいっそうの団結にあるので，すべての人が1服あるいは2服できれば十分なのか？

1頁の中のすべてのデータの小片について，分析者がこのようなタイプの問いを発しなければならないといっているのではない。このような方法ですべてのデータの小片を分析することは実践的とはいえない。この調子で分析を進めると，フィールドノートの1セットの分析はいつまでたっても終わらないだろう。分析者であるということは，一般常識を用い，問いを発しているデータのどの小片をいつ選択するかの決定をすることである。分析者は直感に従って，データの中で重要であると思うところからとりかかりさえすればよいのである。分析に正しいとか間違っているということはない。また，従わねばならない手順や規則もない。分析とはその大部分，直感的なものであり，正しい意思決定をするために自身を信頼することが求められる。

データについて問いを発することは，それほど時間のかかることではない。運転中でも，できることである。その価値は，いったんデータに関する問いを発し始めると，次々と問いが浮かんでくることである。それにより分析者はデータのより深くについて調べることができるようになる。狭く，おもしろみのない結果を避けるためには，よい深い分析が必要である。データについて問いを発するときに明確になってくることは，「よくできた供給ネットワーク」のような概念についてどれほど私たちが知らないか，どれほど発見することが必要なのかということである。1つの概念を調べ発展させるということは，それは単にデータの一片の「ラベル」ではなく，1つの現象に関する一連の新しい考えとなっていくのである。

誰に，何を，いつ，どこで，どのように，そしてどのような帰結を迎えるかという一連の問いに加えて，分析時に考えるのに有用な別のタイプの問いがある。例えば，頻度，持続期間，速度，タイミングのような，時間に関連した問いである。その他の問いのタイプとして空間に関するものがある。どのくらいの空間が，どこで，制限されているのかいないのか，開かれているのか，閉ざされているのか，というようなものである。次のような性質の問いも私たちにひらめきを与えてくれる。ドラッグを売買する子どもたちのやりとりはどこで行われているのか，学校にいる間はどこに隠しているのか？　どこでドラッグを売っているのか？　どれくらいの頻度で？　1回の取り引きに要する時間は？　それは第三者の目にとまるものか，とまらないものか？　また次のようなテクノロジーに関連した問いを発することもできる。ドラッグを売ったり，やったりするときに特別な装置が必要なのか？　もしそうであれば，それはどこからもってくるのか？　あるいは，ドラッグの使用者/売人/購入場所について誰が知っているのか？　というように，情報に関連した問いを発することもできる。さらに，ルール，文化的価値や道徳，あるいは基準(ドラッグの場合は純度)に関して問うことも可能である。これらの問いのすべては，私たちが10代の若者とドラッグの使用について考える際に活用されるものであり，眼前のデータあるいは将来収集するデータの中で見出すべきものへの感受性を高めてくれる。

強調の意味で，データについて問うべき問いのタイプを以下に分類しておく。ただし，問いはこれらに限定されるものではない。

・第1は，研究者の感受性を高める問いである。これらはデータが指し示していることに研究者の視点を同調させていくタイプの問いである。このタイプの問いには以下のようなものが含まれる。ここで何が起こっているのか(つまり，事柄，問題，関心事項)？　誰が行為者として関与しているのか？　彼らはその状況をどのように定義しているのか？　彼らにとっての意味は何か？　さまざまな行為者がいるが，彼らは何をしているのか？　彼らの定義と意味は同一か，それとも異なっているのか？　彼らはいつ，どのように行動し，どのような帰結となったのか？　また，さまざまな行為者や状況に応じてそれらはどのように同じであり，異なっているのか？

・第2には理論上の問いがある。研究者がプロセスとバリエーションなどを理解し，諸概念間のつながりを作ることを助けるような問いである。その問いは次のようなものとなるだろう。1つの概念と他の概念との関係はどのようなものか？　(言い換えると，プロパティとディメンションレベルで諸概念はどのように比較され，関係づけられているか？)(理論的比較については後述を参照)。もし…であったらと考えてみたら，何が生じるのだろうか？　ここでのより大きな構造上の事柄は何なのか？　そして，私が見聞きしていることに，これらの出来事はどのように関与し，影響を及ぼすのだろうか？

・3番目は，より実践的な性質をもった問いである。それらは理論的サンプリングのための方向づけと，理論の構造上の発展を促すような問いである(もし理論開発が研究者のゴールであるなら)。他にも多くあるが，この問いには以下のようなものが含まれる。十分に発展した概念はどれか，また十分には発展していない概念はどれか？　自分の理論を開発するために，次のデータ収集は，いつ，どのようにしていけばよいか？　どのようなタイプの許可が必要なのか？　それを得るのにどれくらいかかるのか？　発展させている理論は論理的であるか？　もし論理的でないのであれば，どこで破綻しているのか？　飽和に達したか？

・4番目はガイドとなる問いである。これらは，インタビューや観察，文書収集を導き，またそれらの分析を導くような問いである。

研究プロジェクトを通して発する問いは，時間とともに変化する。問いは展開し続けている分析に基づくものであり，当該研究に特定化するものである。通常，研究開始時点では問いは自由回答式なものであり，研究が進行するにつれて焦点が絞られ，磨きをかけられていく。一連のインタビュー開始時点での問いは，以下のようなものであろう。これまでドラッグをやったことがありますか？　もしそうであるなら，あなたにとってそれはどのような体験でしたか？　そしてインタビューも後半になると，同様の一般的な内容の問いも妥当なものであるが，研究者は特定の諸概念，それらのプロパティとディメンションに関して，多くの情報が得られるような内容の問いを発したいと思うようになるであろう。次の問いは，「簡単に手に入る」と「ドラッグをやる」という2つの概念を一緒にしたい場合の例である。「簡単に手に入る」という事実は，あなたが「ドラッグをやる」際の頻度，量，使用方法に，どのような影響を与えますか？

比較をすること

比較分析は，社会科学研究領域の主要な特徴の1つであり，それは私たちにとっても同様である。通常，意図的にせよ，暗黙のうちにせよ，比較分析はプロジェクトのデザインに組み込まれている。例えば，社会学者が性行動という観点からジェンダーによる行動の違いを比較する一方で，犯罪学者は諸々の民族集団間の殺人の比率を比較しようとし，他方，人類学者は儀礼その他の文化的振る舞いにみられる多様性についてコメントをするだろう。このような比較研究は，時に非常に価値あるものである。分析のための道具として，ここでは2つの異なるタイプの比較を紹介する。1つは絶えざる比較であり，他方は理論的比較である。以下に説明していく。

絶えざる比較　データを分類するためにインシデント同士を比較するのは(Glaser & Strauss, 1967 にあるように)，それほど難しいことではない。研究者が分析を進めていくにつれ，データ内の各インシンデントは類似と相違という点で他のインシデントと比較される。概念的に類似していると思われるインシデントは,「飛行」のようなより高いレベルの記述的な概念のもとに集められる。このタイプの比較はすべての分析において必須である。なぜならば，これにより1つのカテゴリー/テーマと他のものとを区別することができ，そのカテゴリー/テーマに特有のプロパティとディメンションを明らかにすることが可能となるからである。例として，配偶者へのケア提供者の調査に戻ろう。85歳でケア提供者であった夫人が語ったのが次の一節である。

> 夫の死後，私の生活はむなしいものとなりました。私たちは65年間連れ添いました。それは一緒にいるには非常に長い時間です。彼が病気であっても，ナーシングホームに入居しても，私は少なくとも彼はそこにいるのだとわかっていました。今や私はひとりぼっちです。彼が寿命だったということはわかっています，しかしこの孤独を克服できるのかどうか，私にはわかりません。

同一の婦人による前出の節とこの節を比較すると，彼女のインタビューの各セクションが異なる現象を述べていることに気づく。前の節では，婦人は「入所」のこととそれに対する彼女の気持ちについて語っていた。今度の節では，夫の死を嘆くだけでなく,「喪失」に対応し，65年間に及ぶ結婚生活の後に一人暮らしをしなければならなかったことについてである。

「入所」と「喪失」はこの事例では関連する概念であるが，概念としては異なるものである。この2つの引用を比較することで，分析者はこれらの違いを明らかにし，別々のコードをつける。次のインタビューでは，「入所」とコード化されたインシデントが，同一のコードの中で，その類似と差異という点から,「入所」とラベル付けされる別のインシデントと比較される。このコード内比較の目的は，当該コードが持つプロパティとディメンションの多様性を明らかにすることにある。各インシデントは，同一の現象の異なる側面を引き出す可能性をもっている。

理論的比較　コード化をしていると，分析者は意義や意味を特定するのに途方にくれるようなインシデントに出会うときがある。言い換えると，分析者はどのように分類をしたらよいのかわからず，あるいはプロパティやディメンションという点からそのインシデントを定義することができなくなっている。このようなときは，私たちが理論的比較と呼んでいるものに立ち戻る。理論的比較を行うには，もう少し説明が必要である。人々は常に比較をしながら考えており，話をする場合には隠喩や直喩(1つの物体が別のものを表すことを可能にすることで，比較の一種)を用いている。私たちはこれらのテクニックを，理解を明確にし深めるために使う。例えば,「昨日の仕事は動物園のようだった。なぜならこのプロジェクトを終える期限は私たちにかかっていた。みんなが一斉に私の手を借りようとして，やみくもにそこらじゅうを走り回っていた」と言ったとしよう。「仕事は動物園のようだった」というような言い方をするとき，私たちが伝えようとしているのは動物園の特徴ではなく，ムードやトーンである。そのムードやトーンを伝えているその状況のプロパティであり，そのプロパティはある特定の状況に限定されるものではない。「自分本位の」,「てんやわんやの」,「方向性のない」といった単語はすべてこの状況のプロパティを示しており，その日のトーンや経験に関する何かを相手に伝えている。私たちは動物園にいたと言っているのではない。むしろ，動物園での日々の生活に当てはまるであろうことの中で，私たちが日常にも応用できることを考え，そこから自分たちの生活のプロパティについて語っているのである。

ではもっと具体的な例をあげよう。食料品の買い出しに出かけたとき，値段の異なる2つの袋入りのオレンジを見つけた。なぜ異なる価格がつけられているのかを理解するために，色，サイズ，形，香り，硬さ，水分の多さ，(もし試食させてもらえるなら)甘さ，などのような特定のプロパティに添って両者を比較するに違いない。このようなディメンションと特定のプロパティに添って2つのオレンジを検討した結果，価格の違いの理由を知り，よい買物となるオレンジを選ぶ(それは必ずしも価格だけで決められるとは限らないだろう)。もし安いほうが干からびており，小さく，まずかったならば，それは掘り出し物とはいえないだろう。しかしながら，常識的な比較は，研究に用いられる比較と同じように体系的に行われるものではないし，また2つの袋入りのオレンジはどのように関連しているのか，あるいはそれらはどのように違ったサイズ，形，あるいは甘さの程度となったのかというような理論的な事柄について言明するものでもない。むしろ，管理方法，土壌，温度のような事柄について私たちを考えさせ，根回しや価格コントロールなどについて，思いをめぐらせるようになる。理論的比較の第1の仕事は分類であり，第2はプロパティとディメンションに添って概念を検討するアプローチであり，それによって私たちを豊かな記述，概念分析，理論開発へと導くのである。

簡潔に述べると，プロパティ/ディメンションのレベルでの比較は，自分自身の周りの世界を知り，理解するための1つの方法を提供してくれる。人々は日々新たな世界を創りだしているわけではない。そうではなく，何かを試みるために知っていることを使い，自分たちが知らないことを理解していくのである。そして，このような方法で，各対象物についての類似点と相違点を発見し，それらを定義する。例えば，ベッドとソファを例にとろう。ベッドはソファとして用いることができ，またその逆も可能であることを知っている。しかし，同時に各対象物はそれぞれの機能と特徴があり，対象物のユニークさを作り出していることも知っている。概念を研究する場合には，私たちはこのユニークさをもたらしているものを知りたいと考えるのである。

日常生活に用いる場合と全く同じ目的で，分析の中で理論的比較を用いている。私たちがデータの中のインシデントや出来事の意味について混乱したり，行き詰まってしまったとき，あるいは出来事や対象物を異なった観点から考えたいと思うとき(可能な意味の範囲)，理論的比較に向かうのである。比較を用いることで，プロパティを明らかにすることができ，これは後に，データ内のインシデントや出来事を検討する際に用いることができる。理論的比較は，文献や経験から引き出された特定の出来事，対象物，あるいは行為に基づいて行うことも可能である。これは経験や文献をデータとして使うということではなく，むしろ眼前にあるデータを検討するために，文献や自分の経験を比較対象となるインシデントとし，そこから導き出したプロパティとディメンションを用いるということを意味しているのである。私たちが自分の周りの世界を日々創り出しているわけではないように，分析の作業中でも，自分たちが知らないことを理解するため，私たちはすでに知っていることを利用するのである。理論的比較は，プロパティやディメンションのレベルに着目することによって，研究者が現象を定義/理解するのを助ける道具である。私たちはプロパティとディメンションから何かを知りうることができるのである。もしプロパティがデータ内で明らかであるならば，これらのプロパティを暴きだすために理論的比較を用いる必要はない。しかしながら，「裸眼」では詳細が見つけられないこともあり，また人は自分の理解で誤りに陥りやすいので，眼前で起こっていることをそのままに認めないこともあるのである。

理論的比較の機序は単純である。研究対象の現象と類似している経験を自分の生活や文献の中から取り上げる。その現象について，プロパティとディメンションという観点から研究し，考え始める。私たちがこのような理論的比較が行えるのは，関連のある１つの具体的経験を扱うのではなく，私たちが経験から引き出す概念や理解を扱っているからである。例えば，研究者が看護師にインタビューを行っており，以下のような話を聞いたと仮定しよう。「私は夜勤のときはベテランの看護師と一緒に働きたいと思います。不慣れな看護師と一緒に働くと，私はその業務のほとんどをこなす羽目になるからです」。「経験」という言葉によって彼女が意味していることをさらに理解するために，「経験(experience)」と「不慣れな(inexperienced)」という言葉に関連のあるインシデントを日常生活や文献から見つけ，それらを用いて，理論的比較を行うことができるのである。

「経験」,「不慣れな」という概念にここでは関心が向いているので，経験のあることと不慣れであることの違いが明らかになるような領域，状況ならどのようなものであってもよく(車の運転や家のペンキ塗りのような)，そこから比較を行う。理論的比較を行う中で，私たちはいまだインシデント同士を比較しているが，ここでは私たち自身の経験の中にあるインシデントを用いている。運転手や塗装工に適用できるプロパティとディメンションのいくらかが，私たちの看護師が語っていることについてのいくらかのひらめきを与えてくれるかどうかを決定するために，経験のある，不慣れであるということのプロパティとディメンションに注目する。「外部」の状況から引き出されたプロパティとディメンションは，そのデータに適用されるのではなく，むしろそれまでに私たちが見過ごしてしまったことについて考えるように刺激しながら，そのデータの中で探すべきものについての考えを私たちに与えてくれる。不慣れな塗装工や運転手は，注意深く，おそるおそる，頻回に方向性を探す，パターンから逸脱することを恐れ，間違えをおかす傾向にあり，自分自身に自信がなく，危機状況の中で行動することを恐れており，などというプロパティがあるかもしれない。さて「不慣れである」ということのプロパティについての考えがいくらか出てきたところで，今度はデータに目を向け，そのようなプロパティがデータ内にあるかどうかを検討する。このようにして，看護師が言葉を発したときに彼女が何を意味していたのかということをより特定化させることができるようになる。

この道具について重要なことは，分析者を単に表面的なものや生データというレベルではなく，プロパティとディメンションのレベルで考えさせるようにすることにある。私たちが新人看護師(novice nurse)に関する研究を続けるならば，経験があることと不慣れであることという点に関して，より特定化した，定まった情報を私たちに提供してくれるような問いを発したり，観察を行うことができる。観察を加えることで私たちの研究をトライアンギュレートしようと思うかもしれない。ここで，私たちは，ルチーンな業務中，危機的な状況で，あるいは過剰労働となっているときなどのような，多様な条件のもとで経験のある看護師と不慣れな看護師が問題にどのように対応しているのかという点における類似点と相違点をみることができるであろう。それはつまり，**理論的サンプリング**を行うのである。理論的サンプリングについてのさらに詳しい情報は7章を参照。

時に理論的比較を行う場合，私たちは比較の基礎として似通ったタイプの状況を用いる。それ以外のときには，私たちは「極端な比較 far-out comparisons」と呼んでいるものを用いることがある。この比較を行うとき，私たちは社会学者の E. C. Hughes の例に従う。彼は精神科医と娼婦の仕事を比較するといった，極端な，時にショッキングな比較を楽しんでいた。精神科医と娼婦はともに専門職であり，顧客(クライエント)をもち，仕事に対して報酬を得，そして「個人的な問題を抱えつつ彼らのもとにやってくる顧客に個人的に関与しすぎないよう注意をする」(p. 316)と彼は述べている。

理論的比較をするということには，この庭はとてもきれいであるといったような単一の事例にみられる特徴を描写することから，さまざまな庭に共通してみられるプロパティと，異なるプロパティについて，より抽象的に考えるという段階へといち早く研究者を推し進めるという機能がある。質的研究の初心者を苦しめる困難さの1つは，「事実」そのものにとらわれたり，手順を「正確に」遵守することに焦点をあててしまうことである。それにより，抽象的にデータについて考えるべきときに，必要もない多くのエネルギーを費やしてしまうことになるのである。

別の例をあげよう。私たちが馬を買いに出かけたとき，特定の馬の歯の本数が話題になることはない。むしろ重要なのは，馬の健康状態について私たちに教えてくれる歯のプロパティ(数，サイズ，形，傷があるかどうか，歯茎の赤みなど)であり，その次のレースで競走する他の馬の健康状態と比較してどうかということである。当然，私たちの目的が賭けであるなら，同様に，同じ等級のほかの馬たちと比較をしながら，どれほど早く走るのかといったようなことを含め，馬についてもっと多くのことを知りたいと思うであろう。

絶えざる比較と理論的比較はともに，このようなテクニックが必要ならばいつでも分析中に活用することができる。分析が進行すると，比較をするための基礎は，より精錬され，抽象度が増していく傾向がある。

比較の活用のまとめ

・他の方法ではぼんやりとしか見ることができない出来事の意味を分析者につかみ取らせる
・データの中には存在しているが，研究者側の感受性の欠如によっていまだ発見されていないプロパティやディメンションを見出すために研究者の感受性を高める
・発展しつつある理論分析に基づいて，さらなるインタビューのための質問や観察への提言をする
・分析者をより早く記述レベルから抽象レベルへと移動させる
・瞬時に分析者を抽象レベルへ導くことにより，一事例に焦点をあてすぎるという傾向の埋め合わせをする
・研究者自身の前提，バイアス，パースペクティブについて，さらに研究協力者の前提，バイアス，パースペクティブについて，研究者が検討するよう仕向ける
・結果についての検討を行わせるが，時に最初の解釈の修正や変更という結果になることがある
・分析者がバリエーションと一般的なパターンの両方をより発見しやすくする
・データ分析へ向けた，より流動的で，創造的な姿勢をとる可能性を高める
・カテゴリー間のつながりを豊かにし，各カテゴリーに深みをもたせる

1つの単語が持つ意味の多様性

3番目の戦略は，1つの単語のさまざまな意味を考えることである。インタビューの中で，研究協力者が何かを話しているとき，私たちは彼

らが何を指して話しているかがわかっていると思っている。そうして自宅に戻り，インタビュー内容をよく見てみると，何が語られていたのかについて，私たちは本当は理解していなかったのだということに気がつく。そしておそらく，研究協力者は意識的には気づいていないとしても，すべては言明の形で語られているのである。

意味のレベルの多様性と，単語や言明の中に含まれる意味の多様性がある。特に語り手によって意味があやふやのままにされた場合，後者は特に問題となる。さらに語られたことを受け入れる各人の解釈という問題も存在する。つまり，可能性のあるすべての意味についての注意深い探求をせずに，意味をあてはめてしまうのである。

単語や句の意味の探求について語るとき，私たちは1つの文書の中のすべての単語について，この戦略を分析者は用いるべきであるといっているのではない。時を費やすべき単語をどれにするかは研究者が選択すべきであり，さらに分析をすべきそれらの単語だけを探求すべきである。時に，1つの単語の意味が文脈から明確になることもあるが，明確にならない場合もある。あるいは，当たり前の解釈がその単語や句に当てはめられる唯一の意味ではないという懸念，そこには何かもっと深い意味があるはずだが私たちが手にすることができないのではないかという懸念がある。こんな懸念が生じた場合こそ，腰を下ろし，単一の単語や句に込められる可能性のある意味すべてを考えるときである。言い換えると，意味に関するブレインストーミングと呼べるだろう。ほとんどこじつけと思われるような意味までも含めておき，あとからデータにありそうもなく，関連もない意味を消去していくのである。

技術的には，単一の単語，句，文章の分析は，文書(少なくともその中の数頁)にざっと目を通すことを含んでおり，それをした後に，重要と感じ，あるいは分析者の関心がひきつけられた語句に焦点を戻していく。それから，分析者はそれについて心に浮かんだ，考えられる限りの単語の意味を列挙していくのである。心の中にこのリストをもち，分析者は文書に戻り，その意味を示すインシデント，単語を探す。例として，ドラッグの使用についての話の中で，10代の若者が使った句を取り上げよう。彼らは「大人という立場への挑戦」としてドラッグを使用していた。「挑戦(challenge)」という語は多様な意味をもつ。私たちがインタビューをした女性が挑戦という言葉を使ったとき，彼女がその言葉でどのようなことを意味しようとしたのかを特定化してくれなかったので，私たちは彼女が意図していることを推測するだけである。「挑戦」は，次のような解釈の可能性を持っている。両親の理解を得ていないこと，両親に彼らのスタンスについて再考してくれるよう要求すること，自己について判断を下そうという自立的な考え方の言明を作成すること，反逆の手段，自己やドラッグの使用について何かを学ぶこと，両親の権威から逃避する方法，自己について定義をする方法など，である。これらのすべては考えられる解釈である。手がかりや実例を探すためにデータを検討することによって，どれが最も正確な解釈であるかを決めるのは分析者に任されている。データを最後まで見続け，これらの多様な解釈のうちどれが残りのインタビューの枠組みの中で意味をなすかという点から手がかりを探していくのである。ブレインストーミングで出てきた可能性のある意味のうちどれもが，データに照らして吟味をするという綿密な調査に持ちこたえない場合もある。しかし，少なくとも除外するべきなんらかのアイデアを私たちは手にしている。

ひっくり返しのテクニックの利用

ひっくり返しは，語句について新たなパースペクティブを得るために，概念を「裏返し」あるいは「上下さかさまに」にすることで構成されている。言い換えると，重要なプロパティを顕在化させるために，逆の立場からあるいは極端に違う方向から物事を見ていくことである。10代の若者とドラッグ使用に関する別の概念をここで用いる。「アクセス」という言葉に注目してみよう。これについて研究協力者は「簡単な」と表現している。「簡単なアクセス」が何を意味しているのかをさらに理解するために，私たちは逆のことを問うことができる。もしアクセスが「困難で」あったならば，すなわちドラッグを手にするために長距離を旅しなければならず，人に聞きまわらなければならず，ドラッグを手に入れる前になんらかの試験に合格しなければならなかったとしたら，10代の若者のドラッグ使用に何が起こるであろうか？「困難なアクセス」は10代の若者たちのドラッグ使用の量やタイプに何か違いをもたらすであろうか？　私たちが「困難なアクセス」が何を意味しているのかということを理解することができたとしたら，ドラッグをしようするときの量，タイプ，頻度という点から「簡単な」アクセスの意味に関するさらに多くの問いを心に浮かべながら，自分たちのインタビューへと戻ることができるのである。この例を続けると，「困難なアクセス」について考えたならば，ドラッグを売っている場所は今よりもきっと少ないであろうし，パーティでも今ほど容易に入手することはできないだろうし，もっと高価なものになるに違いないと結論づけるであろう。「簡単なアクセス」という概念に立ち戻ると，ドラッグの入手可能な程度，ドラッグの値段，そしてドラッグを購入する場所のようなプロパティを探すことになるであろう。

これは別の重要な問いを提起する。もし「簡単なアクセス」により10代の若者たちが簡単にドラッグに手を出せるようになっているとすれば，それではなぜ，すべての10代の若者がドラッグをやらないのか？　利用しない若者がいるにもかかわらず，なぜこの「簡単なアクセス」というものをある若者だけは利用するのか？　彼らの中でも特に仲間たちからのプレッシャーに対し，より大胆な，反抗的な，好奇心旺盛な，そして傷つきやすい若者なのか？　これらの問いはデータ収集期間中，概念上のラインとなり，それに添ったさらなるサンプリングが導かれる。もう1つのアプローチとして，10代のドラッグ使用者に戻り，「ドラッグ使用者でない若者」について注目をし，そこからひらめきを得るというものである。その後，研究者は10代の若者になぜドラッグをやらないのかをインタビューし，その内容と，ドラッグをやっている若者たちのものとを比較するのである。もちろん，個々のインタビューについて考えるのではなく，そこに含まれる概念，プロパティならびにディメンションという観点からインタビューをみていくのである。

個人的な経験の利用

私たちは研究協力者と共通の文化を共有するとき，時に同じ文化を共有していないとしても，研究者である私たちは彼らの文化と同様の人生経験をしていることがしばしばある。研究協力者が何を描写しているのかについてひらめきを得る際に，これらの経験を利用することは当を得ている。これは自分たちの経験が研究協力者のものと同一であるといっているのではなく，自分たちの経験の中のある要素が彼らのものと類似しているかもしれないといっているのである。例えば，私たちが高齢者について研究をしており，彼らの機能レベルのニーズを満たすために身体的空間にどのように適応しているのかを知りたいと思った場合，おそらく私たちは誰もがこの問題を考える際，高齢である両親やおばのことを心に思い浮かべるであろう。自分たちの両親や親戚との経験を心の中から完全に消し去ることは不可能なことなのだから，ならばその知識をもっと活用することをなぜしないのだろうか？　私たちは母やジュリア叔母さんとの経験を利用することができる。データそのものとしてではなく，概念のプロパティやディメンションの多様性について考える際の刺激を得るために，比較事例として活用するのである。

本書の著者として私たちは，バイアス(個人的なデータの活用を提言することに伴うバイアス)に関する批評を耳にする。私たちは，研究者に自らの経験をデータに押し込むことを勧めているのではない。むしろ，意味の潜在性を引き出すために，自分たちの経験を活用したいと思っているのである。私たちの経験は否定的な症例を提示することもあるだろう。あるいは，特定のデータに関する私たちの前提と対立する新しい何かを提示してくれるかもしれない。そして，私たちが比較を行うとき，概念レベルにとどまり続けることができれば，プロパティとディメンションの観点からデータに着目をしながら，どのプロパティがデータとなっているのかについてより密に考え始めることができるだろう。

赤い旗を振って注意を喚起する

研究協力者と同様に，分析者は調査にバイアス，信念，そして前提を持ち込む。これは必ずしもよくないことばかりとは言い切れない。結局のところ人間は，自分自身の文化，生きていた時代，性別，経験，そして教育による産物なのである。重要なことは，自分自身の，あるいは研究協力者のバイアス，前提，あるいは信念が分析に持ち込まれたとき，そのことを認識しておくことである。これを認識することは，たいてい困難なことである。なぜならば，意味はしばしば当然のこととみなされてしまうからである。時々，研究者が自分の調査にあまりに夢中になってしまうと，研究協力者の前提や信念を受け入れてしまっていることに気づかないことがある。研究者は研究協力者の心と内面の両方に入り込むかどうかという微妙な線の上で作業しなければならないのである。その一方で，語られていること，起こっていることについて明確に，分析的に考えることができるよう十分な距離をとらなければならない。研究者が自分自身の反応やフィーリングの記録をつける理由は，ここにある。

研究者は「いつも(always)」や「決して(never)」という単語を耳にしたときは常に，心の中で赤い旗を振って注意を喚起すべきである。「おそらくそうはならないだろう」とか「そうなることをすべての人が知っている」というような語の場合も同様である。私たちは分析者としてディメンション上の範囲について考えているということを覚えておいてほしい。そして，いつも，決して，すべての人(everyone)，他に方法がない(no way)というような単語はそれぞれ連続体上の一点だけについて表しているのである。私たちはさらに「時々(sometimes)」といった言葉やそれらのディメンションのバリエーションを導くであろう条件について理解したい。例えば，私たちのクラスの１人の学生は，アジア人女性が通うクリニックでの通訳の活用について研究をしていた。その学生は女性の通訳がいない場合，女性のクライエントのために男性の通訳が呼ばれることがあると説明をした。性や婦人科系に関する問題は，男女が一緒に話をするには非常にデリケートな問題であると考えられているので，このような事例に男性を起用することは問題である。

分析的な観点から，「タブー」と「決して」という概念が浮かび上がり，直ちに心の中で赤い旗が振られ注意を喚起した。アジア文化に精通している人にとってはこのスタンスを受け入れることは非常に簡単なことであり，これに関してさらなる疑問を抱くことはないだろう。しかし，「タブー」という概念は非常に興味深い問いを提起してくれる。女性の命がすぐそこで危険にさらされているようなとき，生命が脅かされるような状況においてはどうか？　誰も何が起こっているのかということについて語りたくないので，女性自身/通訳者は彼女自身が死んでいくのをそのままにしておくのか？　あるいは，微妙な表現を用いたり，それとなくほのめかすことで，あるいは非言語的コミュニケーションという手段で，タブーを回避する微妙なやり方があるのか？　この集団のことをよく知っている，繊細な医師は語られていないことを感じとり，それについてフォローするだろうか？　女性は再来院するための言い訳を見つけるのだろうか？　私たちに話されていることを単純にそのまま受け入れ，疑問に思ったり，探求しようとしない場合，もっと意味が包含された，さまざまな解釈を発展させる機会を完全に奪ってしまうことになるのである。

分析における教訓では，状況や言葉を当たり前のこととして扱ってはならない。すべてのことについて問いを発することは重要なことである。特に，私たち自身あるいは研究協力者が「土着になりきっている」ことが明らかになり，あるいは一般的な視点やパースペクティブがそのまま受け入れられていることがわかった場合，重要である。さらに，「時々」というような単語を耳にしたとき，私たちは「時々」という単語が使われた状況を探索し，「決して」あるいは「いつも」という単語を作り出すような状況が他にあるかどうかを見きわめたいと思う。私たちと矛盾する，あるいは反対の事例を探したいと思う。そうすることで，条件が変化するとき，概念がどのように多様な形をとるのかという例を見出すことになるからである。そして，「決して(never)」という単語が使われる状況であったとしても，私たちはそれがどうしてそのような状況なのか，どのような条件がそのような状況にしたのかということについて知りたいと思う。人々は多くの資源を活用することができるのだということを私たちは覚えておくべきである。人々は何年にもわたって，多種多様な状況を管理し，処理するための戦略を見出そうとしてきているように思われる。これらのバリエーションを見出すことは，深さを増し，概念にさらなる説明力を与える。

決して，いつもといったある特定の言葉は，データをより注意深くみるべきだというシグナルである。私たちは次のような問いを発しなければならない。ここで何が起こっているのか？　決して，いつもという言葉で何が意味されているのか？　どのような条件下での，決してなのか？　決してという状態はどのように維持されているのか？　あるいは，どのようにすれば出来事を回避することができるのか？　決してという状態が維持されなかったとしたら，何が起こるのか？　つまり，もし社会の規則やタブーを破ったことを人々が気づかなかったとしたら，どうなるのか？　最後に，私たちはどのような条件下で規則が破られ，その状態は続き，その後何が起こるのかということについても問う必要がある。

言い回しに注目をすること

人々は，しばしば興味深い方法で言語を用いる。研究協力者がどのように言語を使っているかを検討することは，状況について私たちに多くのことを教えてくれる。前に示した自分の夫をナーシングホームに入所させた高齢の女性が語った一節を再度見てみよう。彼女は，「私が主人をナーシングホームへ入所させたのは難しい決断でした」と語っている。彼女は「私たち」ではなく私という第一人称を用いているのに注意してほしい。これは，夫をナーシングホームに入所させたのは彼女の決定であると考えていることを私たちに伝えている。夫をナーシングホームに入所させることを可能とするために，自分の夫から感情的に「距離」をおくべきであったことを意味しているのか？　彼女の夫はこの決定に何らかの圧力をかけたのか？　彼女には子どもがいるのか？　子どもたちは彼女の決定に関与したのか？　もし関与していないのであれば，それはなぜか？　彼女が1人で意思決定をした事実は，彼女の罪の意識を潜在的に増すことになったのか？

言い回しは人々が私たちに出来事を概念化する際に，興味深いものである。しばしば何かを表現するために用いられる用語が非常に概念的に表現されているため，それらをコードとして使うことが可能な場合がある。「私はやっと障害を受け入れることができたと思う」と誰かが言ったとき，「受け入れる」という概念が私たちに与えられる。これについて考える際，この用語は生じていることに関して記述的に表現をしているので，分析者はこれ以上に適切な用語を見出すことは困難であろう。研究協力者の言葉をコードとして用いる場合，**インビボ・コード**と呼ぶ。これは，データから出てきた用語を意味している。興味深いことは，分析者として私たちは直ちにそのような用語に反応し，また私たちの聴衆も同様であることである。言い回しはしばしば豊かで，非常に記述的であるので，注目に値する。なぜなら，私たちが研究の対象としている人々や彼らの出自へのかなりのひらめきを提供しうるものだからである。

表出されている感情に注目すること

インタビューの中で述べられるに値するほど重要な状況あるいは出来事は，研究協力者や研究者が持つ感情の範囲を刺激するかもしれない。分析を実施するとき，表出された感情やフィーリングを見落とさないことが重要である。なぜならそれは，文脈の一部であり，作為的行為や不作為的行為に関連しているからである。人々にとっての出来事の意味において，感情やフィーリングは分析者の手がかりとなる。妻の乳房にしこりが見つかったときの配偶者の反応に関するフィールドノートからの以下の一節を取り上げる。

> 私たちが彼女の乳房にしこりを初めて見つけたときにとった反応は，おそらくほとんどの人々がとるのと同じだったであろう。最初，私たちはたぶん何事もないと思ったが，チェックをするべきだと思った。私はひそかにお互

いに非常に混乱しており恐れていたと思っていた。彼女は乳房の検診を受け，その疑いがあり，手術を受けることが必要であることが明らかになった。そして私たちは非常におびえた。なぜなら，私たちは癌は生命を脅かす病気であると教育されてきていたからである。このことについて何かをするためにすばやく行動しなければならず，私たちもそうした(フィールドノートから)。

上記のフィールドノートからの引用を読み明らかなことは，この夫婦にとっての癌の意味である。しこりを「初めて見つけた」とき，彼らは非常に混乱し恐れた。なぜなら，胸のしこりは癌と関連をしていることが多いからである(いつもそうであるとは限らない)。そして，夫婦ともに妻が手術を受ける必要があるとわかったとき，「非常におびえた」。それは，手術は癌を意味し，夫婦にとって癌は「生命を脅かす」ことと同意語であったからである。この恐れが示すことは，病変のある乳房の手術を妻に受けさせるために迅速な決定を夫婦にさせているということである。このような強い感情を与えたのは手術ではなく，むしろ「癌」という単語であり，死への恐怖である。

時を指示する単語を探すこと

「時」に関連した言葉を使うことは，しばしば認識，考えや出来事，あるいは出来事に関する解釈が変化あるいはシフトすることを意味する。時を意味する言葉は，とき(when)，後(after)，から(since)，前(before)，万一の場合(in case)，もし(if)，などである。時を意味する言葉は，出来事を枠づけし，条件を指示するのを助け，また文脈とプロセスを同定しようとする際に重要となる。上述したフィールドノートで，夫が妻の乳癌の手術をめぐっての出来事を記述している箇所の引用を再検討しよう。「とき」という言葉が私たちに注意を喚起している。その後に続く，癌経験への入り口となっている出来事を組み立てている。「そして」という言葉は，何行か後ろに出てくるものであるが，「癌かも」という思い，そしておそらく癌であろうということへのひそかな恐れから，手術が必要である，そして生命を脅かす疾患であるので「非常に恐怖を感じている」という体験へとシフトしていることを示している。

隠喩と直喩から考えること

私たちは日常生活において，他者や自分自身にあることを説明するために隠喩をしばしば使う。私たちがある人を「きつね」と呼んだとき，その人が陰険で，ずるいが，たぶん知的で目的的であることを暗に示そうとしている。ある人が「亀のようだ」と言ったとしたら，その人はおっとりしているが忍耐はあることを意味している。私たちの研究協力者はしばしば出来事を描写したり，感情を伝えるために隠喩や直喩を用いる。〔人が物事について語るためにどのように隠喩を用いるかについてはLakoff & Johnson(1981)を参照〕。研究者は出来事を理解し，説明するのを助けるのに隠喩を用いることができる。例えば，実施されている癌治療について「地獄をくぐりぬける」,「戦争で戦っている」と表現するかもしれない。このように数個の単語による隠喩の使用は，意味の多くを伝えることができ，いきいきとした絵を描くことが可能になる。瞬時にシナリオを心にとめ，すべてではないにしろ，それがどうなっているのかということのいくつかを理解することになる。

ネガティブな事例を探すこと

ネガティブな事例とは，パターンに適合しない事例のことである。研究協力者の例外的な行為的/相互行為的/感情的な反応である。研究者がネガティブな事例を見出すことができなくても，その事例を探索することは有用なことである。なぜなら，そのことで研究者は代替の説明を提示することが可能となるからである。ネガティブな事例を探すことは，概念のディメンションのさらなる探求にもなる。説明に豊かさを加え，生活はそんな精緻なものではないこと，考え方の例外が常に存在することを指摘する。

その他の分析のための道具

上記以外の分析のための道具は，意味に到達するために用いられる「それで？(so what?)」という問いを行うことである。研究者は上述の引用文の夫婦に「なぜこの発見が重要なのか？」と問うことができたであろう。しこりがあったら，どうなるのか？　このことは現在の夫婦にとって，夫婦の将来にとって何を意味するのか？　これらの問いへの回答は，夫婦が今すぐ行動を起こすことが必要であるとなぜ感じたのかを研究者が理解するうえでの助けとなる。

さらに別のテクニックとして，ナラティブの構造に注目することがある。つまり，時という観点でそれがどのように組織化されているか，ナラティブが始まっているのはライフストーリーのどの時点か，どのように進展し終わるのかということに注目をしていく。そのストーリにギャップはみられるか？　文脈はストーリーの中に出てくるか？　研究協力者がストーリをどのように構造化しているかを注目することは，分析者に彼らが自分たちの生活に出来事をどのように位置づけているのか，これらの出来事の特徴に関する意味を提示する。

そして，さらに，分析者は「…したらどうか？」という問いでデータとのやりとりを続けることができる。上述した夫婦がしこりを無視「したらどうか？」，シナリオはどのように違ってきたであろうか？　あるいは夫婦ではなくマンモグラフィーや定期的な身体検査でしこりが発見されて「いたらどうか？」自宅ではなく，夫婦が休暇を楽しんでいるときにしこりが発見されて「いたらどうか？」頭を切り替え，他のシナリオについて考えることは，分析者に「新たな目」をもってデータに戻ることを助ける。前提を取り除き，研究協力者の前提への挑戦へと向かわせる。例えば，乳癌に関する上記の引用で，乳房にしこりを見つけたときに世界中の女性がとる最も自然なことは急いで医者を受診することであると暗に意味している。しかし，そうなのか？　そのようなことは無視し，しこりは重要なことではないと忘れてしまう女性，あるいはあまりに恐れてしまったために考えることを放棄してしまう女性もいるかもしれない。乳癌だという疑いを持ち，医師を受診しようとする夫婦はどのような背景，教育，経験をしてきたのか？　と問うかもしれない。このような問いを発することは，研究者に文脈上の要素を考えさせる。なぜこの夫婦はそのような疑いを持ったのだろうか(他の人は持たないかもしれないのに)？

データについて問うべき重要なことは以下の点である。研究協力者の前提，文化的信念，知識レベルは何か？　さらに，癌ならびに米国の保健医療システムに関する広範な社会的通念についてデータは何を語っているのかも問うべきである。これらのタイプの問いを発することによって，分析者は文脈上の要素と，注目した行為的/相互行為的/感情的反応との間の潜在的な関係について探求していく。多様な問いを発することは，分析者に枝分かれ的に出てくる結果のすべての点からカテゴリーを発展させることを可能にする。

要約

本章では，一連の分析のための道具を提示した。私たちは分析者が優秀な熟練工のようにこれらの道具を使ってくれることを期待している。柔軟性をもって，自分自身の能力の延長として。分析者として，私たちは内容が伴い，自分たちの専門分野における知識の発展に貢献するような結果を生み出したいと思っている。新たな知見を作り出すためには，データの中に埋没している何層にもなっている意味への感受性が必要である。分析のための道具は分析者とデータ間の相互行為を促進し，潜在的な意味を分析者に理解させる実践装置である。分析のための道具はデータを調べ，概念的な思考を刺激し，感受性を増し，データに関する新たな解釈を刺激し，考えの自由な流れを作るために用いられる。

さらに，分析のための道具をよく考えて用いることは，先入観や思い込みが分析の方向性にどのように影響をするかを気づかせてくれる。分析者の中には，データを分析する際は自分の信念やパースペクティブを「括弧」に入れることを主張する者もいるが，私たちはこれは不可能なことだと思っている。先入観や思い込みは，時にとても根深く，本質的に文化的なものであるので，分析者は分析中のその影響に気づかない。私たちは自分の先入観や思い込みを認め，意識的にその経験を分析のプロセスを促進するために活用することがより有用であると考えている。ここで述べているような分析的な道具の使い方に付け加え，分析者はデータ収集と分析プロセス中には個人の日記をつけることを勧める。日記をつけることは，研究途上で出てきた思考，行為，感情の記録となる。分析を行う際の重要な部分は，自分自身が誰なのか，自分たちはどのように形づけられているのか，研究によってどのように変化しているのかについて内省することにある。私たちは明らかに，自身の研究によって，形成する者であると同時に形づくられているのである。

課題

1．クラスで行っても，個人で行ってもよいが，上述したテクニックのいくつかを使って，付録 A にある本章に関連したフィールドノートの一節を分析しなさい。これらのフィールドノートは，人々にとって生命を脅かす出来事の意味と，これらの出来事を彼らの生活の中にどのように組み込んでいくのかについて探究をしている生活史研究から得られたものである。フィールドノート内に書かれている出来事は胸痛である。もしあなたが自分自身のあるいはクラスの友人のフィールドノートを使いたいと思っているのであれば，使用してよい。重要なことは，これらの道具を使うことを練習するための時間をとり，自身の思考プロセスの一部としていくことである。練習なくして，これらの道具をたくみに使うことはできず，むしろ強制的に使わされていることになる。あなたの分析結果をグループで共有し，これらの道具が分析をどのように促進したと考えているのかを説明しなさい。つまり，これらの道具を使わなかったとしたらどうかということについて考えることを述べなさい。

2．分析者としてあなたが分析のためのテクニックのリストに追加できる，上記以外のテクニックについて考えなさい。それらについてグループ内で討議しなさい。

5 文脈，プロセス，理論的統合への導入

ある時点での先行諸条件と出来事との関係性が歴史を設定するが，同時に，その出来事がもつユニークさがその出来事に対応する歴史を作るのである…。あらゆる過去は，うつろいの本質を条件づけるものとしての現在の中にあり，あらゆる未来は，発生するユニークな出来事としての現在から生じるのである（Mead, 1959, p. 32）。

表 5-1　用語の定義

条件/帰結マトリックス Conditional/Consequential Matrix：文脈に組み込まれうる条件と帰結の可能な範囲を考えるという点で，分析者を助ける有効な分析戦略の1つ。

文脈 Context：諸個人が行為/相互行為/感情によって反応する状況，環境あるいは問題の，本質を規定する構造上の条件。文脈的条件は非常にマクロなところからミクロまで，射程は広い。

統合 Integration：中心となるカテゴリーあるいはコアカテゴリーの周りに諸カテゴリーをつなげ，その結果として出てくる理論上の公式を洗練させること。

パラダイム Paradigm：構造をプロセスと統合していくための分析上の戦略の1つ。

プロセス Process：出来事，状況，問題に対する反応として生じる，行為/相互行為/感情の流れ。構造上の条件の変化は，行為，相互行為，感情的反応における調整を引き起こす場合がある。行為/相互行為/感情は，戦略的/ルチーン/ランダム/新規/自動的な場合もあるが，意図的な場合もある。

はじめに

前章では，私たちがデータ分析で有用だと感じた，一連の分析上のツールあるいは戦略を提示した。本章では，前章で扱わなかったもの，つまり，文脈，プロセス，そして理論的統合のためのデータ分析の戦略を取り上げる。まず，文脈に関する議論からはじめ，その後プロセスに移り，最後に理論的統合を扱うつもりである。多少長い章となるが，長々とした導入部であきあきすることは望んでいない。しかしながら読者に望むことがある。それは，分析のデモンストレーションを行っている章(つまり 8～12 章)を読み終えた後，再度本章に戻り，より深く読み直してもらいたいということである。

文脈

文脈は，経験や一連の行為の流れを決定するものではない。むしろ文脈は，問題や状況が発生する条件，あるいは人々が行為/相互行為/感情(プロセス)のある形式によって反応する条件を明確化し，そうするなかで帰結をもたらすものなのである。そしてその帰結は，再度条件に影響を与えることとなる。1 章で述べたが，読者には，シンボリック相互作用論とプラグマティズムから引き出された，出来事のあり方およびそれへの人々の反応のあり方に関する私たちの哲学上の信念を思いだしてほしい。人々は，出会った出来事や問題への対処に成功したり失敗したりすることで，自分の生活を形づくるという点で積極的な役割を演じている。そして彼らの行為/相互行為/感情的反応は，もちろんその出来事に対する彼らの認知の仕方に基礎づけられているのである。

文脈を踏まえてのデータ分析は，概念とカテゴリーに基づくデータ分析と大きな違いはない。研究者は，問いを立て続け比較を行っていく。実際，分析初期に行われる最初のコーディングを行っているとき，データから描き出された概念のいくつかは，結局のところ文脈を考慮したものとして同定されることになるかもしれない。しかしながら，文脈に適するものとしてある概念を同定し，その文脈上の概念を展開し発展させようとした場合には，追加的戦略が必要となる。かなり経験を積んだ研究者たちは直感的に，状況に組み込まれている諸条件を幅広く同定し問題を明確化することができるのかもしれない。その一方で初学者は，文脈をどのように，そして文脈のどこを見ればよいのかについて，もっと指示が必要となるのかもしれない。これこそ，パラダイムと条件/帰結マトリックスが分析のための道具として有用となるところなのである。

パラダイム

質的研究者が扱っているデータは複雑である。そのデータは，データへの糸口が見つけにくい複雑な関係性の中に置かれた多元的な諸概念から構成されている。こういった関係性を考える方途を保持することは，有用である。文脈上の諸要素を同定してそれらをプロセスにつなげることを助けるツールの１つは，私たちが**パラダイム**と呼ぶものである。パラダイムは１つのパースペクティブであって，研究者が文脈的諸要素を抽出し，文脈とプロセスの間の関係性を同定することを助けるためにデータに対してなされるような，問いのセットなのである。

パラダイムで用いられる語彙は，標準的な科学的用語から持ってきたものであり，科学者たちの間でなされる議論を促しているなじみの言語を用いている。加えて，パラダイムで用いられる基本的用語は，人々の日常的な物事に関する記述によって表される論理に従うものである。パラダイムの基本的構成要素は次の通りである。

1．条件の存在　条件は，なぜ(why)，どこで(where)，どのように(how)，何が(what)生じたのか，という問いに対する答えをまとめるための概念的な方法をもたらす。例えば，「私が関係をごまかしていた，と彼女が言うのを最初に耳にしたとき，私は頭にきて部屋から出て行った」という話を聞いたとしよう。「いつ(when)」という言葉がここでの分析の鍵である。その後何が続いていくのかという点に，研究者の注意を集中させる言葉である。ここでは，人々をある特定の反応に導いている環境あるいは条件を明らかにしているのである。

2．行為/相互行為と感情の存在　これらは，個人あるいは集団として状況，問題，ハプニング，出来事に対してとられた反応である。上記の例でいえば，「私が誤魔化していた，というのを聞いたとき」は，反応者が怒り部屋から出て行くための条件あるいは理由となった。

3．帰結の存在　これは，行為/相互行為のアウトカム，あるいは出来事への感情的反応のアウトカムである。帰結は，その行為/相互行為あるいは感情的反応の結果として何が起こったのかという問いに対する答えである。上記事例の続きの記述をみてみよう。「部屋から飛び出した後，なんてバカなことをしたのかと気がついて，謝るために部屋に戻った。」

問いへの答えは，フィールドノートの中で，なぜ，いつ，どこで，何が潜在的/顕在的になっていることなのかの，条件あるいは理由を示すものである。つまり，時に誰かの言葉が分析の鍵となることがあるのである。例えば，何らかの出来事や行為に続いて「～から(since)」，「～のせいで/おかげで(due to)」，「～のとき(when)」，「～だったので(because)」，といった言葉が発せられたら，それは行動への説明またはその理由を与えているのである。ベトナム戦争の回顧録を読む中で，研究者は時々次のような文章に出会った。「ジャングルでいつも歩く小道に敵が地雷を仕掛ければ，われわれの死傷率はどんどん大きくなっていった」(条件の変化)。「死傷者数を最小化するために，私たちは小道のどこを，どのように歩くかを非常に注意しなければならなかったし，常に細い金属線のような手がかりを探していた」(問題的状況に対処するための行為/相互行為/感情的な戦略)。「もしそれを見落とせば，両足か，悪ければそれ以上の身体が吹き飛ばされた」(帰結)。このインシデントの記述は，条件の何かが変わったことを示している。結果として，米兵たちはパトロールを遂行するためにより注意を払わざるを得なかった。彼らが手がかりを見落とせば，損害を被るという帰結になる。

研究者がデータをコード化するとき，カテゴリーにつけられる概念上の名前が，当該カテゴリーの条件，行為/相互行為，感情的反応，あるいは帰結を指し示しているかどうかを明示する必要はない。分析者は，この区別をしなければならない。忘れてはならない重要な点は，パラダイムは単にツールにすぎず，指示の体系ではないということである。分析者は条件や帰結そのものをコード化するのではなく，出来事を取り囲む環境の理解を得るための，そして分析をより豊かなものにするための，ツールを使うのである。初心者が分析する場合にありがちな間違えは，パラダイムを用いることの論理やその使用目的を考えるのではなく，パラダイムの細目に固執することである。データの中の「条件」「戦略」「帰結」を過度に同定しようととらわれてしまうと，分析プロセスを硬化させてしまう。最終的な結果が技術的にみて正しいものであっても，何かが見落とされてしまいかねない。そしてその見落とされた何かとは，質的研究に魂を付与する創造性やフィーリングなのである。

条件/帰結マトリックス

パラダイムは，構造とプロセスの関係をどのように同定しどのように関係づけるのかの，手がかりを提示する。パラダイムは行為の道筋あるいは何かの説明のシグナルとなるキーワードを探し，データを通じてその考えを追跡するよう，提起する。パラダイムが文脈の考察に有用であるとしても，それ自体，完全なものではない。パラダイムが行わないものをあげておきたい。(a)多くの可能な理論的サンプリング(7 章参照)の選択に関する提言。分析者が研究プロセスの途上に，文脈上の要素をどこで探すかという選択である。(b)条件/行為/相互行為と帰結が共存あるいは相互に影響を与え合う，多様で，ダイナミックで，複雑なさまについての説明。(c)多くの行為者の多様な認識，解釈，立場に関する説明。(d)何が起こっているのかということを示すための全体像を明らかにするために，すべての断片を一緒にすること。(e)なかでも，ミクロの条件とマクロの条件の両方が分析には重要であることの強調。次の項では，今後マトリックスと呼ぶことになる，**条件/帰結マトリックス**について紹介する。マトリックスは，出来事の中に位置づけられている条件/帰結の範囲をときほぐす際に分析者を助け，分析を豊かなものにする。あらゆる潜在的な条件を研究に持ち込む必要はない。研究結果が現象を単純化しすぎず，人生の複雑さのいくらかをつかめていることが，重要なことなのである。最終的な結果がどれほど複雑なものとなるかの決定は，研究者に委ねられている。自分の結果に複雑さを含めたいと思っている研究者には，私たちはマトリックスいう観点から考察することを勧めたい(マトリックスに関する優れた論述および研究における使用方法については，Hildebrand, 2007 を参照のこと)。

マトリックスに包含されたアイデア

マトリックスに包含されたアイデアは次の通りである。

1．条件/帰結はそれだけで存在するわけではない　これらは常に，行為的/相互行為的/感情的な反応を通じて関係づけられている。まるで1つひとつが相互につながって鎖を作りあげているかのように，ある出来事が他の出来事を，そしてその出来事がさらに他の出来事を導くので，出来事間の関連は，複雑でときほぐすのが難しい。そればかりか，条件とそれに続く行為/相互行為および帰結の間にみられる関係が，線形的になることはほとんどない。条件とそれに続く行為は，ビリヤードの球のように互いにぶつかり合っており，事前に予想することが不可能な帰結を導くのである。この点について，ベトナム戦争に関する McMaster(1997)からの以下の引用が明解に語っている。

> 1963年から1965年におけるベトナム戦争のアメリカ化は，いくつもの個性と環境との通常では考えられない相互作用の結果であった。米軍侵攻の拡大は，いくつもの出来事の絡み合った連鎖と，ベトナムにおける葛藤をアメリカの戦争にゆっくりと変換していく諸決定の複雑な波によって，もたらされたものであった(p. 323)。

2．ミクロとマクロの区別は人為的なものである　ほとんどの状況は，ミクロな条件(個人に近いもの)とマクロな条件(個人からかなり離れたもの。例えば，歴史的/社会的/政治的/などの諸条件)との複合体である。これがうまく当てはまるのであれば分析者は，問題，状況，そして出来事を，マクロからミクロの関係性から追跡すべきなのだ。分析者としての私たちは，次の諸点に興味を持っている。マクロな条件とミクロな条件の相互作用。それら相互の影響の本質とそれに続く行為/相互行為，結果として出てきた帰結の全体像，そしてそのような帰結がどのように，状況あるいは継続する行為的/相互行為的/感情的反応の一部となっていくのか。例えば，戦争中にベトナムで兵役を務めていた米国人の中には，ベトナムへの米軍の増大に気づき，戦争の拡大と犠牲者の増大とを結びつける者もいた。この変化をもたらした政府の政策については，兵士たちはほとんど関心を持っていなかったが，その結果については前線で実感していた。分析者は，「犠牲者数の増大への注目」といったインシデントを取り上げ，またなぜそれが生じたのかを決定するためにマトリックスのいろいろなレベルと付き合わせて，研究に複雑性を加えることができる。

次の引用をよく考えてほしい。なぜなら，ある出来事や状況を作り上げるためにどのようにミクロとマクロの条件が融合するのかを，例示しているからである。ここで例示したMcMaster(1997)は，米国がどのようにベトナム戦争にはまり込んでいったのかを示す中で，彼の考えを説明している。この引用から，ミクロ(ジョンソン大統領の個人的な課題とアジェンダ)とマクロ(もっと広範囲な社会的課題)の融合をみることができる。

> 1963年11月から1965年7月までの間，ジョンソン大統領は重大な決定をいくつか行った。その決定によって，米国は戦争に巻き込まれたのであるが，

> 必ずしもそれがはっきりと意識されていたわけではなかった。この諸決定は，そして彼が決定を行うその方法は，ベトナムでの米国の戦闘の仕方に深く影響を与えるものであった。非人格的な力，例えば共産主義を含むイデオロギー上の規範，官僚制の構造，そして制度上の優先順位といったものが，大統領のベトナム政策の決定に影響を与えていたのである。こういった諸決定は，第一には彼の性格やモチベーション，そして彼の補佐官との関係に依拠していた(p. 324)。

3．ミクロ/マクロ条件の間の可能な相互関係のすべてが，常に研究協力者個々人に見えるとは限らない　それぞれは彼らの立ち位置やパースペクティブに依拠しており，また全状況の把握ができることはほとんどない。全体を理解するためには，多くの声に耳を傾けることである。

4．条件と帰結は通常クラスター状で存在しており，さまざまなやり方でではあるが，相互に，さらに関係する行為/相互行為と関連しながら，ともに変化しうるものである　さらに，時間の経過とともに，そして偶然性の出現とともに，条件と帰結のクラスターは，変化し再配置され，両者間および行為/相互行為間に存する関連の本質も変化する。

5．出来事に対する行為/相互行為および感情的反応は，個人に限定されるものではない　これらは国家，組織，社会的世界の何かを表す行為として行われうる。さらに，行為/相互行為と感情的反応は，国家，組織，社会的世界その他の何かを表すものとして，個人やグループに向けられるものである。この点は，ベトナム戦争初期に撃墜されて北ベトナム軍の捕虜となった空軍パイロットであった，L. Alvarez による報告の中にみることができる。ある日，捕虜の一団(その中に Alvarez もいるのだが)が独房から連れ出され，ハノイの町をパレードさせられた。捕虜が通りを進むにつれ，街道に並んだベトナム市民が言葉上および物理的に，彼らに暴力を加え始めた。彼らは捕虜であってもはや爆弾を落とすことはないにもかかわらず，彼らは米国および戦争のシンボルであり続けていたのであり，その結果，北ベトナム市民の怒りの合理的な標的としてみられたのであった

(Alvarez & Pitch, 1989, pp. 144-149)。

接続性の多様なパターン

上記の分析の概要は，行為/相互行為が時間の中で変化するそのパターンへの多元的で多様な接続性の1つである。経験を積んだ研究者なら，質的分析の初学者なら参ってしまうかもしれないような複雑な関係の束の中でも，軌道を外れないようにする道具を独自に手にしている。次の点は忘れてはならないことなのだが，研究者がたどることになる経路のすべてが，分析における黄金の発見につながるわけではない。条件，行為/相互行為，帰結の間のあらゆる可能な接続を認識することなど，そもそも不可能なことである。分析者は誰でも，次の限界を受け入れなければならない。つまり，何を発見するかはデータへのアクセス，過去の分析経験，個人的な蓄えの量に基づいているということである。この複雑な分析作業を行うことは決して簡単なことではなく，本書の読者は自身の研究上の努力とともにどこへ向かうべきなのか取捨選択するのである。

マトリックスに関する記述

今まで，一連のアイデアとしてマトリックスについて話をしてきた。問題は，抽象的なアイデアから簡単に理解できるダイアグラムへの変換にある。私たちが考案してきたこのダイアグラムは，先に提示したような一連のアイデアの複雑性をとらえるものではない。

マトリックスは，中心に向かう矢印と中心から外へ向かう矢印を伴った，相互に関連し合っているいくつもの同心円で構成されている。矢印は条件/帰結の交差および出来事の結果の鎖を示している。条件は，条件上の文脈を作るために，行為/相互行為へと向かいあるいはその周りで変化している。他の矢印は，行為/相互行為から外へ向かっている。これはしばしば多様なやり方あるいは予想もしなかった方法で生じるものなのだが，どんな行為/相互行為の帰結であっても，条件を変化させる，あるいは条件を増や

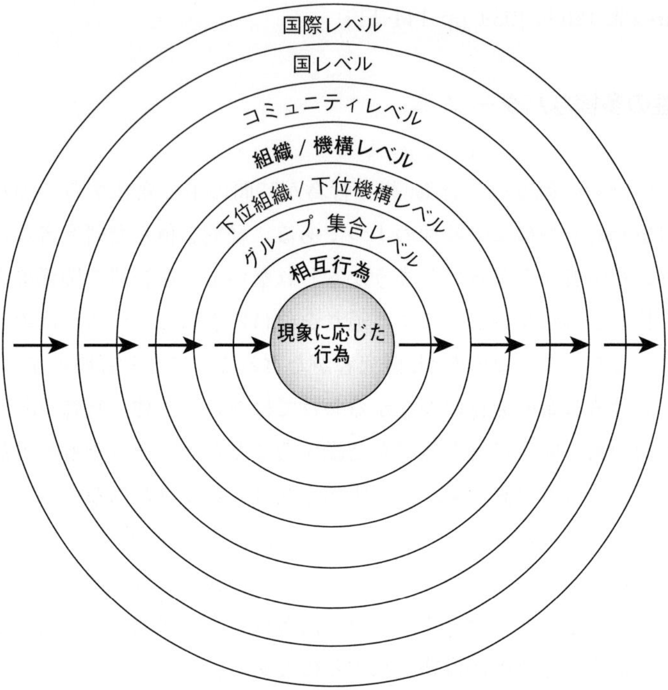

図 5-1　条件/帰結マトリックス

すように，作用する様を示している。このダイアグラムが持つ限界の１つは，流れが線形状になってしまう点である。わかりやすいたとえでいえば，ビリヤードを思い出してほしい。それぞれの球は他の球にいろいろな角度でぶつかり，適当な球をポケットに落とすようにぶつかることで終了するという反応の連鎖が始まるのだ。

マトリックスは概念上のガイドにすぎず，決して決定的な手順ではない。これはそれぞれの研究やデータにあわせて微調整することができる。分析ツールとしてのマトリックスの効用を最大化するために，各領域を最も抽象的な形で提示する。各領域に含まれている諸項目（条件/帰結の源泉）は，研究の途上で，つまり研究対象の現象のタイプや射程に応じて，現れてくることになる。通常，マトリックスを用いる研究者は，自分の研究目的，自分の批評に基づいて，分類枠組みを調整し他のアプローチを発展させている(Clarke, 20005；Dey, 1999；Guessing, 1995 を参照)。

このマトリックスの最も外側の円,「国際」あるいは「グローバル」といった言葉で表現される最もマクロな領域を表すために位置づけられた円から始めよう。この領域には次のような諸アイテムが含まれているが，これらに限定されているわけではない。国際的な政策，行政統治，諸政府間の異同，文化，価値，哲学，経済，歴史,「地球温暖化」といったような国際問題あるいは国際的な課題など。次の領域は,「国」「地域」の領域として考案されている。本領域には，国/地域の政策，行政統治，制度，歴史，価値，そしてジェンダーにかかわる関係や態度に対する国家の態度といった，潜在的条件が含まれている。次にくるのは,「コミュニティ」の領域と呼ばれる条件である。ここには，特定のコミュニティにかかわる形で上記のすべてのアイテムが含まれるのだが，他のコミュニティのものと比較しての特異性が与えられている。次の円は,「組織」「機構」を代表する領域である。あらゆる組織や制度は，それぞれ独自の目的，構造，規則，問題，歴史，関係，空間構造といったものを持っており，それらはみな，条件の源泉になっている(制度の中には，宗教のように，国際的な広がりを持っているものもあるが，その規則の解釈のされ方や実践のされ方は，コミュニティや個人に準拠する形で内面化されている)。残りの円は,「下位組織」や「下位機構」の領域である。最も重要なことは，中心には行為/相互行為/感情的反応が位置づけられているという点である。

研究者は，どんな具体的なトピックでもマトリックスのあらゆる領域で研究することができる。例えば国レベルでヘルスケアを研究する場合，近年の規制，政策，新興組織と傾向，といったものが考えられる。あるいは，研究者は，マトリックスのレベルをたどって家族による慢性疾患のマネジメントの研究をすることもできる。どの領域に焦点化するかにかかわらず覚えておいてほしい重要なことは，国家によるヘルスケアの政策(国家のヘルスケア政策あるいはその欠如)といったより外側のレベルの条件は，個人や家族の行う疾病マネジメントに影響を与えるが，逆に，個人や家族の疾病マネジメントで生じた諸問題が，ヘルスケア政策に影響を与える，将来の立法にインパクトを持つ可能性がある，という点である。研究対象となりうる他の具体的領域には，次のものが含まれるが，これらに決して限定されるものではない。アイデンティティ，意思決定，社会的動き，活動領域，葛藤と同意，アウェアネス，社会変化，仕事，情報の流れ，倫理的ジレンマなど。これらはどれも，どの領域ででも研究可能である。時間，歴史，生育歴，空間，経済，ジェンダー，権力，政治，こういったものは，マトリックスに記されているどの領域であっても，研究するあらゆる具体的領域に関連しうる潜在的条件なのである。重要なことは，どんなアイテムであろうと(ジェンダー，年齢，権力，その他)，それをサポートするデータがない限り，新たなストーリーにかかわるものとして言明されるべきなのである。

プロセス

プロセスは理解しにくい用語である。データの中に見いだすのと同様，それを説明することも困難である。おそらく議論の出発点としては，研究には関係ないかもしれないが学生の理解を助けてくれるであろう 2 つのシナリオを提示することがベストであると考えている。

小さな 1 曲の音楽を聞いているとき(どんな音楽であろうと)，音色と響きのあらゆるバリエーションに戸惑わざるを得ない。ジャズ，ポピュラー，クラシック，なんであっても，音楽はそもそも一連の音符の並びで構成されていることを，私たちは知っている。時には早く時にはゆっくり，時には大きく時にはソフトに，時にはある調で，またあるときは違う調で，その間を行来する。休符にすら目的があり，サウンドの一部となっている。こういったあらゆるバリエーションを伴って，そして，動き，リズム，流れ，持続性の感覚を音楽に与えている進行を伴って，音符を音にしていくことこそが演奏なのである。

私たちにとって，プロセスは 1 曲の音楽のようなものである。リズム，変化と反復の形式，休符，中断，多彩な動き，これらは，相互行為の流れの一部であり，出来事に対する感情的反応を喚起するものとして表される。

次のシナリオは，おそらくプロセスの理解に際してより視覚的な例示となるものである。最近のことだが，著者のうちの1人が小さな空港の待合室に座っていたときのことである。何をするでもなくただ待っていたのであるが，隣のコーヒーショップで起こっていることに興味を持ち始めた。米国の小さな町ならどこででも見ることのできるタイプの質素な店だった。20～25名ほどのお客がテーブルやカウンターに腰掛けていた。そこにはウエイトレスとコックが1人ずついた。ウエイトレスがテーブルの間をまわってオーダーを取り，それをコックに伝え，コックが調理したものを彼女に渡し，彼女はそれを注文した客に運ぶのであった。その同じウエイトレスが，客から代金を受け取りレジ打ちまでこなしていた。時折，彼女は客と話をするために立ち止まり，コーヒーのおかわりをつぎ，テーブルを拭き，常に動きを止めず，彼女の目は客のニーズを見逃さないように，常に開かれている。これらの状況に違いはあるが，そして彼女の行為/相互行為は，観察された限り時間の経過とともに形式上および内容上多彩であるが，それらはすべて「給仕の仕事」と呼べる全体的なプロセスに属する一連の行為の一部なのであった。そのウエイトレスが自分の業務をこなしている間，客たちは食事をとり，おしゃべりをし，小さな飛行機の離着陸をながめていた。

こういったシーンは決してドラマチックなものではなかった。実際，国中のコーヒーショップでいくらでもみられる日々繰り返されるルチーンなものであった。確かにルチーンであるがそれでも，そこには，次に続く行為のつながりを伴う，諸活動の継続的な流れが存在していた。業務の流れの中断や解決すべき小さな問題が存在したが，進行中の行為の流れの一部として解決されることが多かった。このシーンをながめることで，観察者は気がついた。「あぁ，これこそがプロセスなのだ！」

プロセスとは何か？

プロセスとは，状況/問題に対する反応としての，進行中の行為/相互行為/感情であり，しばしばゴールへの到達あるいは問題への対処といった目的を伴うものである。この行為/相互行為/感情は，時間の中で生じ，多様な活動や相互行為あるいは感情的反応の連続を含み(常に明白とは限らないが)，また目的と継続性という感覚を持っている。構造(文脈)とプロセスは関連している。その理由は，人生の中で生じる課題や問題，状況，目標，出来事といったものに対する反応として，人間は行為するからである。構造とプロセスの間の関係は非常に複雑であり，行為的/相互行為的/感情的反応の強さ/タイプ/タイミングに関しては無限のバリエーションを伴っている。文脈上の条件が変化する場合には，調整は行為/相互行為/感情において行われる。もちろん，ゴールの達成，状況，出来事，一連の環境へのどんな行為/相互行為/感情も，個人やグループがどのようにそれを認識し定義するのかということ，また彼らがそういった状況に与える意味に依拠している。これがつまり，同一の状況における行為/相互行為/感情にそれほど多様なバリエーションがみられる理由なのである。人々が状況を多様に定義する，あるいはある状況に他者とは別の意味を与えることはよくあることである。

つまり，1人あるいは複数の個人がゴール到達あるいは問題への対処のために行為しているとき，彼らは自分の行為/感情を流れに合うように調

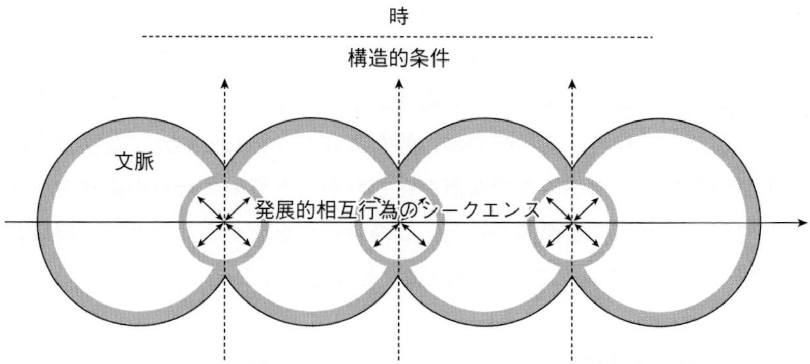

直線＝発展的な行為 / 相互行為
円＝行為 / 相互行為の文脈
円の重なり＝条件と帰結の交点は，相互行為の継続の中での，文脈と調整におけるバリエーションの変化を導く．

図 5-2　プロセスの図式化

整しなければならない。さもなければ，持続性は崩壊してしまうだろう。先のレストランの例を考えてみたい。ウエイトレスとコックは，常識的な時間で客に給仕するために，自分たちの行為を調整しなければならない。コックは調理し，ウエイター/ウエイトレスは食事を出す。客もまた，自分の行為を，このコックとウエイター/ウエイトレスの行為と合うように調整しなければならない。つまり，食事が運ばれてくるまでおとなしく待つか，せっつくかということである。ここで，もし条件を変えたとしたら，行為や「業務の流れ」にどのようなことが生じるのか，考えてみたい。大人数の集団がいくつも同時に来店したが，店にはコックもウエイトレスも1人ずつしかいなかったとしたら，どうなるだろうか。この事態は，業務のペースをどのように変化させるだろうか。注文を受け調理するコックの能力，客と会話しコーヒーのおかわりをつぎ皿が冷える前に料理を出すという，ウエイター/ウエイトレスの能力がどう変化するのか，ということである。客は料理をより長い時間待つことになるだろうし，感情面の反応ではかっとなることもあるだろう。もし，コックが突然病気になりウエイトレスが給仕もしながら調理もしなければならなくなったとしたら，どうなるだろうか。あるいは，コックがすべての客に，どこか別の店で食べてくれと言ったらどうなるだろうか。もしウエイトレスが5人いるが客が20人しかいなかったらどうなるだろうか。すべてのウエイトレスたちが別々に働いているとしたらどうなるだろうか。あるウエイトレスは未経験者で仕事が遅く，客は食事を待つのにうんざりしてしまうことを考えてみよう。客とウエイトレスの間に執り行われている愛想がよく友好的な相互行為は，一転イライラやフラストレーション，場合によっては怒りなどになってしまうのだろうか？　こういったそれぞれのシナリオはどれも，行為的/相互行為的/感情的反応の持つ性質を潜在的に変化させたものである。構造は時間の中で変化する傾向を持っているので，客と環境の流れが調整され続けるために(レストランに往来する客の数やタイプを考えてみてほしい)，行為/相互行為と感情における調整が不可欠なのである。

プロセスの可変的性質

ある人はこのように言う。プロセスとは，せいぜい，調和のとれているバレーかシンフォニーのようなものであると。それぞれの動きはある行為から次の行為への流れの中で，優雅で，調整されており，目的を持ち，時に意図的で時にルチーンである。最悪でも，サッカーの暴動のようのものである。諸行為は調整されておらず，分裂し，無作為的で，コントロールされておらず，方向性もなく，時に痛々しい。ほとんどの人間の行為/相互行為および感情的反応は，上記の間のどこかに位置している。行為/相互行為/感情の前後関係は，バレーのように優雅なものではなく，かといって暴動ほどのカオス状でもない。実際，私たちが分析者として目にし耳にする多くのものは，つまらないルチーンなものだ。プロセスは，問題に意味を付与し対応する場合の個人/組織/集団の能力を例示するものである。また(あるいは)プロセスは，状況に対する行為者自身の理解の仕方とそれに対する感情的反応に考慮しながら，彼らが行為/相互行為の前後関係に位置している，状況そのものを形づくるものなのである。加えてプロセスは，行為的/相互行為的/感情的な反応を調整できたり，できなかったりする様を示すことができる。このできたりできなかったりの中で，社会秩序は維持され，劇が演じられ，パーティーが行われ，仕事がこなされ，カオスが創られ，戦争が行われる。研究者として，プロセスにかかわるデータを分析するときには，私たちは行為/相互行為/感情のもつダイナミックな質をとらえるよう，心がけているのである。

プロセスの概念化

データの中でプロセスは，一連の環境/出来事/状況への反応の中で変化し続けるものとしての行為/相互行為/感情の前後関係によって，現れてくる。プロセスをどのように概念化あるいは記述するのかということは，データの内容とそれを扱う研究者の解釈によって決定される。

プロセスはしばしば，展開を示す用語によって表される。例えば，位相，ステージ，これらは線形あるいは前進的な性質を暗示するものである。しかしながら，あらゆるプロセスが発展的で前進的なものとは限らない。カオス的なものもあり得る。いったん上昇しても後に下降していくもの，あるいは同じところを循環しているようなものもある。レストランの事例を考えてみたい。ウエイトレス/コック/客にみられる行為/相互行為/感情的な反応にはどこも発展的あるいは前進的なものはみられなかった。しかしながら，ウエイトレスが「オーダーをとり」，「そのオーダーを伝え」，「オーダーされた料理を手に取り」，「オーダーされた料理を届ける」と言うとき，それは少々冗長な記述であって，展開的なものとして行為/相互行為を考えるためには，イマジネーションを広げるものがさらに求められる場合もある。このような記述は，多忙なシーンのダイナミックな本質をとらえることはない。レストランの例でみれば，そこでの行為/相互行為はどちらかといえば，客から始まり客で終わる，循環状のものである。

プロセス記述のもう1つの方法は，状況や問題あるいは目標への到達に対する反応としての行為/相互行為/感情の前後関係あるいは一連の行為/相互行為/感情として，プロセスをとらえるものである。その際諸個人は，自身の生活における目標達成のために，ある問題解決，出来事への対処を試みる者ととらえられる。プロセスは社会心理的なものでありうる。また，教育，法律，マネージメント，政治，軍事その他の側面も持ちうるのである。

プロセスのためのデータ分析

プロセスのためのデータ分析は，ある種の利点を持っている。結果に「生活」とか動きといった感覚を与えることに加え，プロセスのためのデータ分析は結果にバリエーションを組み込むよう促すのである。個人が状況を定義しそれに対処するその方法の類似性をみる場合，プロセスは，バリエーションに注目することでパターンの同定を導くことができる。またもし，最終目標が理論生成であったとしたら，プロセスのためのデータ分析はそのための基本的なステップとなる。最後に，プロセスを構造に関係づける場合，実際にはカテゴリーをつなげていくのである。

ある行為/相互行為がルチーンであるという単にそれを理由として，その行為/相互行為の重要さを低くみるのは間違いである。ルチーンに関する研究は，知識の発展にとっての幅広い展望を持っている。偶然性(あり得ないことではなかったとしても不確実で予期せぬ出来事)に直面したときでも社会的・個人的平衡を「確立」「維持」できるようにする，行為/相互行為/感情的な反応のパターンがあり，それによって，私たちの日常生活への理解は広がっていくのであるが，ルチーンに関する研究によって研究者はそのパターンを同定できるようになるのである。かつてコービンとストラウスは病院における業務の研究をしたが，そこで発見したことは，各々の病棟が，伝統，方針，手順，規則という形式の中でルチーンを定着させており，それらによって病棟が現行の基礎にのって機能し患者ケアを提供できるようになっていた，ということである。患者が心停止した場合のような計画されていない出来事への対処のためにすら，方針は策定されていた。

プロセスのための分析を行っているときには，データに関して次のような問いを問うことになるだろう。ここでは何が起こっているのか？　研究協力者によって定義されている問題と状況とはどのようなものなのか？　そういった状況をもたらしている構造的な条件は何か？　人々はそれらにどのような行為/相互行為/感情的な反応で対応しているのか？　それは時間の中でどのように変化しているのか？　行為/相互行為/感情は調整されているのかいないのか？　どのような条件/活動が，前後関係の中である出来事を次の出来事につないでいるのか？　条件が変化したとき，行為/相互行為/感情の形式，流れ，持続性，リズムはどうなるのか？　つまり，偶然性(条件における計画も予期もされていない変化)によって行為/相互行為/感情の形式，流れ，継続性，リズムは調整されなかったり，中断されたり崩壊させられたりするのか？　問題や偶然性への反応として生じた行為/相互行為/感情は，ルチーンのそれとどのように同じなのか，異なるのか？　ある一連の行為/相互行為/感情の帰結は，どのように後続の行為/

相互行為に影響を与えるのか？

最後の問いは，非常に重要なものである。その理由は，この問いによって研究者が，行為/相互行為/感情がどのように帰結を迎えるのかを，そしてその帰結がしばしば後続の行為的/相互行為的/感情的な反応が生じる条件的な文脈の一部になるということを，みることができるようになるからである。元の文脈や状況にフィードバックされる帰結は，現状を維持あるいは崩壊させるように，行為/相互行為を変化させることがある。例えば，戦闘の最中に恐怖にとりつかれることは敵の砲火を眼の前にして兵士が動けなくなってしまうことになり，その帰結はその兵士の死あるいは負傷となってしまう。しかしこの恐怖をコントロールし生産的な行為に導くことで，当該兵士を生き延びさせるという意味で助けることができるかもしれないのである。

次に進む前にもう一点，プロセスに関して述べておくべき重要な点がある。時に，現象とプロセスは何が違うのか？　と聞かれることがある。時々混乱がみられるようだ。私たちにとって現象とは，一連のデータに含まれている，トピック，出来事，ハプニング，目標，主たるアイデア(カテゴリーやテーマ)，を表すものである。プロセスとは，そこへ到着するための手段を表している。例えば，「生き残り」は1つの現象である。ベトナムへ行った戦闘員たちは戦争という経験の中を生き抜くことを望んでいた。プロセスは，戦闘員たちが生き抜く前に立ちはだかる問題に対処しようと試みた戦術あるいは手段を表している。

サブ-プロセス

プロセスは，サブ-プロセスに分解することができる。サブ-プロセスも概念の1つである。これはより大きなプロセスがどのように展開しているのかをより詳細に説明するものである。コービンは自身の行った慢性疾患を患っている妊婦の研究の中で，主たるプロセスを「保護的に管理する(protective governing)」と定義した。保護的に管理することは，その妊娠に伴うリスクを最小化すること，母親と子供にとっての肯定的な結果を最大化するために一緒に活動していた，妊婦，そのパートナー，医療従事者チームによってとられる手段(プロセス)を表していた。保護的に管理することは,「リスクを査定すること」,「リスクのバランスをとること」,「リスクを制御すること」というサブ-プロセスに分解することができた。各々のサブ-プロセスはまた，妊娠の経過に伴い変化するリスクのレベルの定義に応じて変化させる，ある種のリスクマネージメントの戦術あるいは戦略を含んでいた。しかしながら,「保護的に管理すること」の主たるプロセスとそのサブ-プロセスたる「リスクを査定すること」,「リスクのバランスをとること」,「リスクを制御すること」は，依然として妊娠の経過を通じて一貫しているものであった。妊娠の状況，病いの条件が変化したことに対する反応としてとられた変化は，行為/相互行為/感情(マネージメント戦略)の特質なのであり，次にそのリスクの軽減がもたらされるのである。

ミクロ/マクロ両レベルにおけるプロセス分析

すでに述べたように，プロセスは条件/帰結マトリックスのどのレベルにおいても研究することができる。例えば，米国がどのようにベトナムで戦闘することになったのかを見極めるために，国家レベルでデータを分析することができる。その際には，歴史的プロセスと政治的プロセスが私たちをそこへ導くことになる。あるいは，当初地域の草の根レベルだったものがやがて国家レベル(もし北ベトナムの役割を視野に入れるのなら，これは国際レベルとなる)へ拡大していく社会的諸活動が，どのように戦争のアウトカムを形成していったのかを調べることもできる。さらに，集合的な運動としての平和運動を，どのように始まり，維持され，最終的に挫折したのかという観点から研究するためにみていくこともできる。また，ジョンソン大統領の性格，不安，政策，夢，弱点といったものがどのように戦争とその結果を形成していったのかを検証することで，個人史と戦争の相互関係を研究することもできる。逆に戦争という結果がどのようにジョンソン大統領の個人史に影響を与えたのかをみることもできる。加えて，ベトナムの特定の村やコミュニティが戦争の最中にもかかわらずどのように自らを維持するよう管理してきたのかを調べることもできる。私たちが指摘したいことは，マトリックス上のどのレベルででもプロセスを研究することはできるということであり，また，しばしばプロセスの研究では，マトリックスのレベルが多様に交差するのである。以下，本書で示すように，コービンは最前線の兵士たちの経験を研究した。ベトナム帰還兵たちにインタビューを行い，そのトピックに夢中になったからである。しかし，ベトナムの歴史，および戦争を生じさせ継続させた歴史，文化，政策の間の相互作用の研究は，同様に興味あるものといえる。

フォーマル理論のレベルにおけるプロセスを想定したデータ分析

研究の焦点が「領域密着型」理論の生成ではなく「フォーマル」理論の構築にある場合，何が起こるのだろうか？　分析もかなり違うのだろうか？　一般理論を構築しようとするのであれば，立てられる問いには違いはそうはみられないが，データ収集へのアプローチが違ってくる。一般理論の構築は，概念誘導型である。まずは「アウェアネス」，「スティグマ」といった概念からはじめ，理論的に標本を抽出する。しかし，このケースでは，研究の文脈の中でデータを比較し対比する。研究のために選択された概念は，そうである必要は必ずしもないのだが，通常は研究者がそれまでに行ってきた研究の流れの中から引き出され構築されるものである。アイデアは研究の概念をより抽象度の高いレベルへと引き上げるものであり，そのレベルとは，幅広い適用性が得られると同時にデータに根ざしていることが保たれているレベルである。例えばStrauss(1978)は「交渉」についてのフォーマル理論の構築を目指していた。彼はまず，交渉の概念を取り上げ，さまざまな文脈の中で「交渉」を検証した。彼は，国民の代表，裁判所の判決，政治機構，クランとエスニックグループ，保険会社とその顧客。このようなものに目を向けながら，交渉を見たのである。こういった諸グループを比較対比させることで異同を見極めながら，より抽象的かつ広い視野で交渉を理解できるかたちで，彼はすべてのグループの枠を超える交渉プロセスの要素を，同定することができたのである。同時に彼は，グループ間にみられる幅広いバリエーションを示す，各グループそれぞれにみられる特徴という側面でも，交渉を同定することができた。その一方で，交渉の領域密着的なレベルで概念の発展に関心を持つ研究者は，例えば，住宅取引場面での売り手と買い手といったように，あるグループに限定してデータ収集を行うことになるだろう。

理論的統合達成のためのテクニック

本書を通じて主張してきたことだが，必ずしもすべての質的研究者が理論の構築に関心を持っているわけではない。それでも，理論的**統合**のプロセスを求める読者のために，私たちは以下のことを述べていきたいと考えている。

傘は多数の骨を持っている。骨は構造を与え，傘に形式や形態を与えている。しかし，ある種の素材で骨が覆われない限り，その物体は傘にはならないし，人が雨でぬれないように守るという便利さもない。言い換えれば，傘の骨はそれだけでは，決して傘にはならない。理論でも同じである。概念それだけでは理論にはならない。諸概念は，関連づけられ，理論構築のためにデータによって詳細が充実される必要がある。確かに，統合は研究の初学者には簡単なことではない。フィールドリサーチの優れた教科書(Hammersley & Atkinson, 1983)の著者の一人，Paul Atkinson が，私信で次のように述べている。

> この局面―このすべてを一緒にすること―は，最も困難なものの1つだと思うが，どうだろうか？　実際にこれを成し遂げることと少し離れて，次のものを精確に混ぜることは非常に困難なことである。(a)これは成し遂げられる，あるいは将来できるであろう，という確信，(b)この作業はロマンティクな思いつきでできるものでもそれに基づくものでもないという認識，(c)パズルをはめたり数学の問題を解くのとは違って，創造的なものである，という認識，(d)誰でもすべてを1つのバージョンにまとめることなどできないし，どんなプロジェクトでもそれを1つにまとめる簿記には多様な方法を

駆使できるのだ，という認識。

本節では，理論統合を目指す研究者にとっての分析の最終ステップといえる，統合を行う際の助けとなるいくつかの分析テクニックを提示する。このテクニックは，データに「目処がつき」はじめたが，それらの直感的な感覚をどのように細かく文字に落としていけばよいのか全くわからず，分析者が立ち尽くしてしまったときに，特に有益なものである。本節ではさらに，理論を精製する手順についても議論していく。分析者が理論的スキーマにコミットした際に用いられる，理論をさらに精緻化するための手順についても論じる。

本節を読む中で，心にとめておくべき重要なアイデアがいくつかある。

1．本書ですでに述べてあるように，カテゴリーという状態に至った概念は抽象的なものである。これは，より高次の概念的な用語に縮減され描写された，多くの個人やグループの物語を表している。こういった諸概念に基礎をおいて造り上げられた理論形成は，研究のあらゆる事例に対する一般的な適応可能性を持つべきである。プロパティとディメンションによってもたらされる各事例の違いやバリエーションこそが，各カテゴリーやサブカテゴリーに含まれる詳細なのである。

2．理論構築が本当に研究の目標なのだとしたら，結果は，単に諸テーマを並べたリストの形ではなく，関係づけられた諸概念の形で，提示されるべきである。結果を理論のレベルまで上げるのは，全体を統一的にみる説明スキーマなのである。副次概念はすべてのプロパティとディメンションによって，詳細な点を示す。関係のあり方を表す言明によって，諸概念が関係づけられる。こういった言明は，概念と同様，データ分析の中から引き出される。まさに概念と同様に，関係を表す言明は，データの中で起こっていることに対する分析者の解釈を表すものである。ある1人の研究協力者や1事例から出たそのままの言葉が概念や関係を表す言明になることはまれである(こういったものは「インビボ」コードと呼ばれるものになる可能性があるが)。通常は，より上位レベルの概念とその記述，そしてそういった諸概念をつなげる関連を表す言明は，研究におけるあらゆる研究協力者から導きだされ，また彼らに適用される。

3．関係を表す言明の表現方法は1つとは限らない。私たちはこれまで，こうしたものは明解な仮説や命題として提示されるばかりでないことを，著書を通じて述べてきた。むしろ，私たちが書く場合には，こういった関係はナラティブに組み込む傾向を持っている。関係性の表し方は，スタイルの問題であり，概して受けてきた教育と研究者本人の専攻する学問の問題なのである。理論の本質となる要素は，諸カテゴリーがより大きな理論的スキーマに相互に関係づけられていることなのである。

中心となるカテゴリーあるいはコアカテゴリー

統合の最初の段階は，中心となるカテゴリーを1つ決めることである。しばしば「コアカテゴリー」と呼ばれる，この中心となるカテゴリーは，研究の中心的なテーマを表すものである。他のすべての概念がその下に関連づけられることになる，概念なのである。中心となるカテゴリーを同定するために，研究者は研究の途上で発展させてきた多くのカテゴリーの中からそれを選択しなければならない。つまり，そのカテゴリーは，説明上最も重要で，他のすべてのカテゴリーを1つにまとめて関連づける可能性を最も持っているものなのである。

中心となるカテゴリーは分析上の力を秘めている。この力を付与しているものは，研究全体が何について行われているのかを「理論的に」説明し伝える，カテゴリーが持つ能力である。例えば，8章で紹介するベトナム戦争退役軍人に関する研究の例示には，文脈とプロセスを明らかにした後に，データを調査し続けるという探究心を引き出すような最終的な問いが存在する。その問いは，次のようなものである。ベトナムの戦闘員が生き残るという点に関して一貫したストーリーを作るために，他のあらゆるカテゴリーをまとめあげることができる特別なものとは何か？　メモやデータでの探究対象となっているものは，1つの一貫したストーリーであり，個々の部分(12章を参照)の合計よりも大きなものとなる。

中心となるカテゴリーは，既存のカテゴリーリストの中から浮上することもある。あるいは，研究者が諸カテゴリーを調べ，どのカテゴリーもストーリーの一部しか語っておらず，全体をとらえるものはそこにはない，と判断する場合もある。そうなると，より抽象度が高い別の言葉，句，つまり他のすべてのカテゴリーを包含するような1つの概念上のアイデアが，求められる。Strauss(1987, p. 36)には，あるカテゴリーが，中心となるカテゴリーとなりうる資格があるかを決定する際に適応できる規準のリストが載っている。

表 5-2　中心となるカテゴリーの選択規準

1. 抽象的でなければいけない。つまり，他のすべての主要なカテゴリーがそれに関係づけられ，その元に位置づけられねばならない。
2. データの中に繰り返し登場するものでなければならない。これは，すべての，あるいはほとんどすべての事例において，その概念を指し示す指標が存在するということを意味しているのである。
3. 論理的でデータと合致するものでなければならない。データを強要するようなことはあってはならない。
4. 他の具体的領域においても研究に使うことができるほど，十分な抽象度を持つべきである。そしてより(抽象度の高い)一般理論の発展を導くものとなる。
5. 関係を表す言明によって他の諸カテゴリーが中心となるカテゴリーに関係づけられることによって，深さと説明力が増大するべきである。

2つ以上の可能性の中から選択すること

時として分析者は，2つ以上のコアカテゴリーの候補に直面することがある。私たちの提案は，特に研究の初学者に対してなのだが，中心となるカテゴリーとして1つだけを選び出すことである。理論発展という考え方は，すべてのアイデアが1つの理論的スキーマの中へと統合されるということを暗に意味している。2つの中心となるカテゴリーの存在は，2つの異なる理論が発展していくことを意味してしまう。もし研究者に時間と経験があるのであれば，自由ではあるが。しかし通常は，データだけでも研究者にとって大変なようであれば，1つの統一的なアイデアを使ってやってみるのはどうか。

中心となるカテゴリーを決定することの困難さ

時に研究者は，自身の研究において記述レベルを超え出ようするときに困難さを感じることがある。彼らは理論の発展を望んでおり，分析においてそのようなレベルに到達しつつあるが，最終的な分析上の飛躍を行うことができていないようにみえる。他の学生たちは，1つの中心となる統一的な概念に専念することに困難を感じている。彼らにとっては，データにみられるあらゆるアイデアが同じように重要にみえてしまうのである。

研究者が理論形成をする際に困難さを感じる理由の1つは，研究プロセスを通じて長くて考え抜かれたメモを書くことに失敗したことである。研究の最後まで，概念やコードのリスト作りと各コードに関連のある生データからの引用だけしかできておらず，そこに実際のメモがなかったとしたら，その研究者は，データの背後の分析ストーリーを理解することを予期できなかったことになる。理論構築とは，生データから始まり，その生データについて考え，生データを表す諸概念を記述し，理論的な全体像に諸概念すべてを関連づけるような関係性の言明を作っていくプロセスなのだが，各ステップごとの分析はメモの中に記録されていく。

最終的な統合での困難さを研究者が感じるその他の理由は，記述と理論の違いを研究者自身が全く理解していないことである。理論構築においては，違いをもたらすものは，「説明的な」という言葉である。記述は何かを描写する。例えば，「これは赤いボールである。これは弾むし，掌にちょうどフィットし，繰り返し弾みながらもその形状は保たれている。」というものがある。しかし記述は，次のようなものを説明することはない。なぜボールが弾むのか，それが何によってもたらされたのか，あるいは，なぜその形状が保たれているのか，サイズ/形状/それが造り上げられている素材といったものを変えてみたとしたら何が生じるのだろうか。他方で理論は，これらの説明を与えてくれる。例えば，「ボールは丸いしゴムでできているので，弾むことができる。もしも違う形状や違う素材でボールを作ったとしたら，とても，あるいはもっとよく弾むかもしれない。フットボールやバレーボールのように，多様な能力/形態/機能を持つことになるだろう」。

中心となるカテゴリーを同定する際に研究者が感じる困難さの第3の理由は，自分自身の分析能力に対する自信のなさである。学生たちはしばしば，そこにあるわけではないものをデータに読み込む可能性について，心配している。研究者は研究のこの時点までには，自分の中に統合されたストーリーがあることに自信を持たねばならないのである。そしてこれは継続される必要がある。学生の中には，概念上の跳躍を求める勇気を得るために外部の人間の助けが必要な者もいるかもしれない。「外部の人間」は，ストーリーの記述的な翻訳ではなく，抽象的な形で研究者が答えるように促すような方向性を持った問いのセットを発することができる。単純に，分析的なストーリーを他者に語ることができるということは，しばしば，分析者がパースペクティブや自信を得ることを助けるものとなっている。

統合を助けるテクニック

中心となるカテゴリーの同定や諸概念の統合を促進する際に用いることができるいくつかのテクニックがある。その中には，ストーリーラインを書くこと，ダイアグラムの利用，手書きあるいはコンピュータソフトによって(ソフトを使った場合)メモを見直し整理すること，といったものが含まれている。

ストーリーラインを書くこと

統合について考え始めるまで，しばらくの間研究者はデータに没頭してきており，研究で扱う「何か」が何であるのかを表現するのに困難さを感じている場合であっても，普通はその研究が全体として何なのかという「本質的な」感覚を持っている。この手詰まり感を克服する方法の1つは，ともかく座って，「そこで何が起こっているようにみえるのか」について，記述的な文章を数行書いてみることである。データについての考察を簡潔に表現するために利用できるとっかかりは，2〜3はあるものなので，最終的には1つのストーリーが浮上するのである。しばしば，生データに立ち返りいくつものインタビューや観察を再読することは，思考の刺激に役立つ。これは，研究者がインタビューも観察も細かな点は飛ばして大雑把にしか読んでおらず，立ち返って次のように質問をするような場合には，うまく働く傾向がある。「ここにいる人々が取り組んでいるようにみえる主たる課題や問題は何か？　私がインタビューや観察，あるいはビデオを見るたびに私をとらえて離さないものは何なのか？　データが直接語っているわけではないとしても，データの中から見えてくるものは何なのか？」(記述的ストーリーの事例は12章を参照)。

記述的ストーリーから理論的説明へ

いったん分析者が，その研究が何についてのものなのか，少しでも記述的な文を書いたのなら，それはすでに，主要なカテゴリーやテーマの統一的理論的説明へ統合させることへの移行の準備ができているといえる。統合が意味するのは，コアカテゴリーの選択，そして，研究途上で引き出されたその他のカテゴリーや概念を使いながら，コアカテゴリーを中心としてストーリーをもう一度語り直すこと，である。12章の統合メモ2は，理論的メモの一例である。これは，戦闘員がどのように戦争経験を「生き残る」ことができたのかを説明するためにという視点から，ベトナム退役軍人の研究で引き出された諸概念を活用したものである。読者は12章に飛び，理論的メモの一例としてそれを読むこともできる。退役軍人たちのベトナムでの経験の分析から引き出された概念の中で，必ずしもすべての概念(主要なものだけである)がそのメモに含まれているわけではない。それは，本書の目的が方法論にあるからである。つまり本書はベトナム退役軍人の研究報告書ではないのであるが，だからといって本書にメリットがないわけではない。諸概念間の関連は，原因-結果という形の仮説として書かれてはいない，という点は注意しておく必要がある。しかしながら，そのような言明を書きたいと望んでいる研究者は，自身の選択で行うことは可能なのである。

統合ダイアグラムの利用

分析者がダイアグラムを使いたい，あるいは視覚を重視するような場合には，諸概念間の関係を整理するためにストーリーを語るよりも，ダイアグラムを使うほうが便利である。ダイアグラムは，統合のための価値あるツールである。その理由は，統合ダイアグラムは抽象的であるが，視覚的にデータを表すからである。ダイアグラムを構築することは，分析者がデータとの距離を確保できるようにするという意味で，分析者の助けになる。つまり，彼らを，多くのメモに詰め込まれた細かなことよりも，カテゴリーのレベルで諸概念を扱うよう促すのである。ダイアグラムを使うことは，関連の論理について十分注意して考えることを分析者に要求する。その理由は，仮にその関係が明確でなかった場合には，ダイアグラムは混乱したものと思われてしまうからである。もし分析者が研究プロセスを通じてダイアグラムを使用してきたのだとしたら(そして中には，とても視覚を重視し思考しダイアグラムをうまく使っている研究者がいる)，操作的ダイアグラム(operational diagrams)を使用し続けることは，統合的なストーリーへつながることになる。しかしながら，仮にほとんどダイアグラムを使わなかったとしたら，あるいは既存のダイアグラムを検討した後でもまだ研究者が概念間の関係の本質について明確な考えを持っていなかったのだとしたら，教員/コンサルタント/同僚らと話し，ダイアグラムを使って「要するに研究は全体としてどうなっているのか」を彼らに説明することは，統合プロセスの推進を可能にする。聞き手は，方向づけられた問いを発したり，研究者にいくつかの代表的な事例をダイアグラムを用いて提示するよう要求することもできる。これにより分析者は関係性について考えるよう刺激される。通常，その概念化が正しいと感じる以前に，諸概念を1つのダイアグラムの中に組み込もうという企てが行われる。

ダイアグラムは，研究プロセスで浮上したすべての概念を含む必要はない。そうではなく，主要なカテゴリーという位置に達するようなものに，焦点を当てるべきなのである。ダイアグラムは流れるべきであって，その論理は沢山の説明抜きではっきりわかるものであるべきである。また，統合ダイアグラムはあまり複雑すぎないほうがよい。過剰に言葉，線，矢印を含んだダイアグラムは，読者からみると，主たるポイントが何なのか，理解するのが難しくなる。詳細は執筆の中に任せるべきである。

メモによる見直しと分類

メモは分析的思考の航海記録のようなものである。また，データとの相互行為(6章参照)によって生成されたアイデアの宝庫でもある。一般的に，メモは非常にシンプル(主として1つの概念を扱う)で記述的なもので始まり，研究が進むにつれて，メモは徐々に要約的，抽象的，統合的なものになる(2つ以上の概念間の関係を探究するもの)。これはつまり，後者のメモ，特に要約メモが，統合への手がかりを含んでいることを意味している。時に，12章で目にすることになるのだが，主要な概念が研究の初期に浮上していることがある。しかし研究者がその意味を認識するのはかなりたってからのことになるのである。

メモは通常，カテゴリーによって分類される。しかしながら，メモが2つ以上の概念と関連し始めると，分類はますます難しくなっていく。この点こそ，コンピュータソフトのレトリーブ機能が最も便利さを発揮できる点である。こういったソフトは，論理的で理論的な構造が構築されるまで，研究者が分類を繰り返し行えるようにするものである。私たちが経験したことであるが，学生たちはパターンとプロセスを区別することはできるが，自分たちの目の前にあるあらゆるメモが揃っていても，最終的な分析上の飛躍を行うことに困難さを感じている。多様な概念とカテゴリーに直面し，学生たちは混乱し不安になっているのである。これは当然予想されたことである。要約メモの読み返しは，大いに助けになることであり，特に研究者が自分自身の言葉を聞き繰り返されるテーマを探しているのであればなおさらである。遅かれ早かれ，目から鱗のような体験がやってくるだろう。

統一する概念のアイデアは時として，どこからともなくやってくるか，あるいは目から鱗のような体験によって現れる。時としてまれにではあるが，状況を記述する隠喩についての考察は，必要な刺激となる。あるいは研究者の中には，統一する概念を探すために文献に立ち返る者もいる。私たちの通常の実践とは違っていたとしても，文献が分析の活力源となることもあるのである。私たちは，思考を刺激してくれるどのようなデバイスでも，使う準備はできている。そればかりか，文献の検討は，執筆するとき，専門文献の全体像の中にどのように自分の結果を位置づけるのか考え始めるよう，研究者を助けることができるものである。

理論の精緻化

研究者がいったん理論的スキーマの全体像を描いたのであれば，それは理論を精製する時期がきたことを意味する。理論の精製は次の諸要素から成り立っている。(a)そのスキーマを内的一貫性と論理的ギャップの観点から再検討すること，(b)十分発展していない概念を充実させ，過剰な部分をトリミングすること，(c)そのスキーマの有効性を検討すること。

内的一貫性と論理の観点からのスキーマの検討

理論的スキーマは論理的に流れるべきであり，一貫性を失うべきではない。仮にストーリーライン，メモそしてダイアグラムが明解ならば，一貫性と論理はそれに従うべきである。しかしながら時として最終的な執筆の段階で，あまりうまくいっていない「何か」について研究者が気づくことがある。1つまたはそれ以上の概念あるいは最終的なアイデアは，それでも働いていることが求められている。この事態が生じた場合には，研究者はメモに立ち返ってそれをレビューするべきであり，またもう一度ダイアグラムを使うべきである。しかし分析者自身で，自分が何を探しているのか，あるいは何が失われているのかがわからないうちは，ダイアグラムは何の助けにもなりはしない。

手をつける場所は中心となるカテゴリーそのものとなる。中心となるカテゴリーは，どんなカテゴリーでも同じなのだが，プロパティとディメンションという側面から定義される必要がある。ディメンションはデータから導きだされるべきである。中心となるカテゴリーが初期のメモでは命名されていなかったとしても，分析者がメモをレビューしたときには，研究者はプロパティとディメンションという視点から，アイデアへの参照点をデータの中に見つけるべきである。

内的一貫性と論理的発展をチェックするために，分析者は立ち返って，自身がプロパティと考えているものは何か，と自分自身に問いを発することができる(そのわけは，すでに分析者はデータに十分没頭しているからなのである)。そのうえで，これがスキーマの中にどの程度組み入れられているのかを，調べるのである。もしも明解でなかったり何かが欠けているように見える領域があったとしたら，分析者はそこへ戻り，糸口を求めてメモの分類を行うべきである。時々分析者がすでにそこにいるのに，そのことに気づかず，データに対して間違ったスタンスをとっていることがある。つまり，研究協力者の視点に立つことなく，分析者のパースペクティブからだけデータをみることは容易なのである。例えばすでに述べたように，慢性疾患を患う妊婦をめぐりそのマネジメントをみていく研究プロジェクトで，コービンが博士論文を執筆していたとき，何か論理と合わないように見えるものに出くわした。それは，リスクのレベルと合わない保護的に管理するという戦略をとっている妊婦がいたのである。最終的に

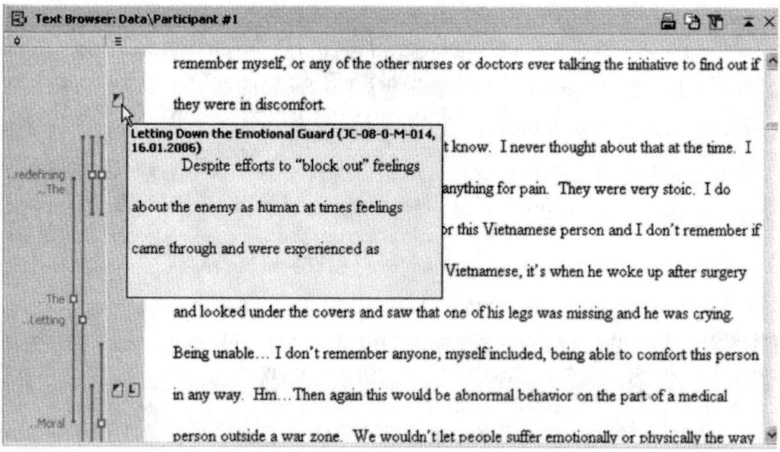

画面例 2a

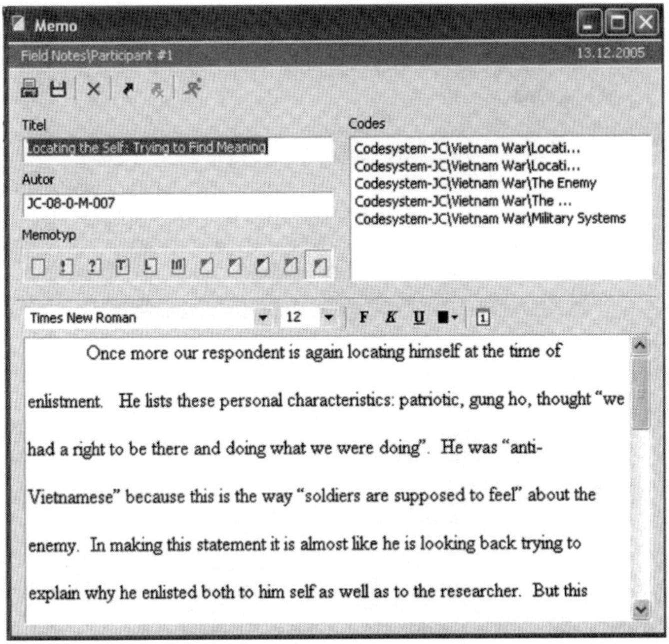
Memo
Field Notes\Participant #1
13.12.2005
Titel
Locating the Self: Trying to Find Meaning
Codes
Codesystem-JC\Vietnam War\Locati...
Codesystem-JC\Vietnam War\Locati...
Codesystem-JC\Vietnam War\The Enemy
Codesystem-JC\Vietnam War\The ...
Codesystem-JC\Vietnam War\Military Systems
Autor
JC-08-0-M-007
Memotyp
Times New Roman
12
F K U
Once more our respondent is again locating himself at the time of enlistment. He lists these personal characteristics: patriotic, gung ho, thought "we had a right to be there and doing what we were doing". He was "anti-Vietnamese" because this is the way "soldiers are supposed to feel" about the enemy. In making this statement it is almost like he is looking back trying to explain why he enlisted both to him self as well as to the researcher. But this

画面例 2b

大きな画面例は MAXQDA のメモ・シートを示している。メモは，テキスト・ブラウザ(画面例 2b 参照)の中のテキストのどこにでも添付可能である。テキストの余白をクリックすることで，メモ・フォームが開かれる(画面例 2a 参照)。研究者は 11 のタイプのメモを自由に使うことができる。最大 26 頁まで，このメモ・テキストに書き込むことが可能である。1 つのメモは，研究者が好きなように多くのコードとリンクさせることができる("Codes" の節を参照)。したがって，コードから即座に(画面例 3 参照)，特定のカテゴリーにつなげながらあらゆるメモにアクセスすることが常に可能なのである。メモはすべて，メモ・マネージャーのもとで管理されている(画面例 6，178 頁参照)。

コービンが気づいたのは，研究者自身公平を心がけていたのであるが，実際にはコービンからみた，リスクとは何なのか，というパースペクティブに基づいてリスクレベルを考えていたのである。女性たちの多くは，保健専門職が持つものとは全く異なるリスクの見方をとっており，専門職が持

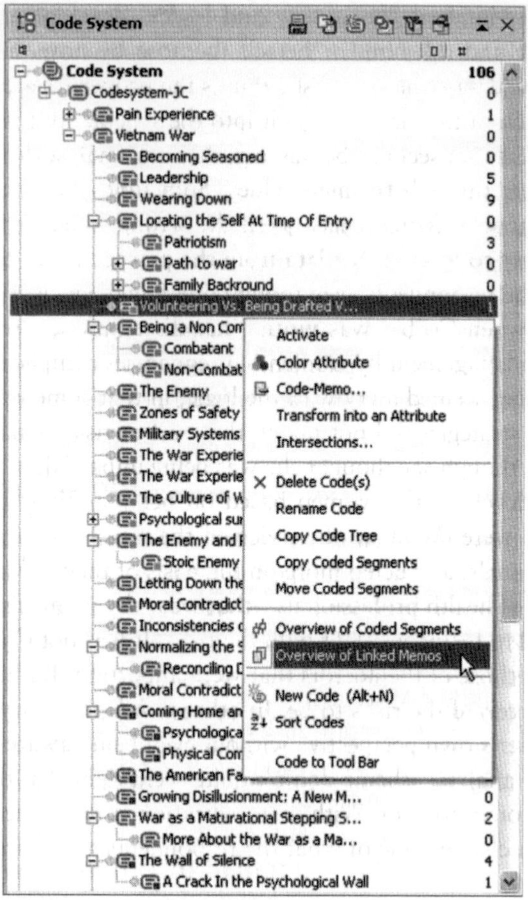

画面例 3

MAXQDA はコードとメモを機能的にリンクさせており，単一のコードに関係させて書かれたすべてのメモをたどることを容易にしている。コードの右クリックで文脈メニューが開き，コードシステムの管理オプションの範囲が提示される。ワンクリックで，あるコードのもとでリンクさせているすべてのコードを一目で見ることができるのである。

つリスクとは異なる独自のリスクの考え方に従って，行動することが多かったのである。これこそが，彼女たちの行動がなぜリスクとずれるように見えたのか，その理由だったのである。コービンがリスクと考えたもの，あるいは医師がそのように考えていたものは，彼女たちが重要だとしていたものと同じではなかったのである。むしろ，女性たちがリスクであると認識しているものだったのである。言い換えれば，自覚すらなく，研究者自身のパースペクティブによって目をくらまされていたのである。しばしば，分析スキーマが全く正しく見えるまで，専門家のバイアスという役割が明らかになることはない。明らかなことは，研究者は，研究協力者が話したことを基本としたより明瞭な視点によって，データに立ち返ることができるのである。

不十分なカテゴリーを充実させること

理論構築においては，分析者は抽象化とともに密度を高めようと意図している。カテゴリーが持つ突出したプロパティとディメンションがすべて(理由を持って)同定され，バリエーションが組み込まれていることを，私たちは密度という言葉で理解している。密度とバリエーションは，カテゴリーに精確さを与え説明力を高めるものである。ダイアグラムを作りメモを分類することで，どれが発展が不十分なカテゴリーなのかは明らかになる。

充実させることは，メモのレビューでも生データのレビューででも，可能で，見落としていたデータを探し出すのである。あるいは，研究者がフィールドに立ち返り，理論的サンプリング(7 章参照)によって当該カテゴリーに関する追加データを選択的に集めることも可能である。こういった作業は，しばしば執筆の最終局面まで持ち越される。分析者は常に，執筆を開始した途端ギャップを感じる。問題は，研究を手放す時期を決定することである。必ずしも細かな点のすべてが，十分に発展され明らかにされるものではない。8 章および 12 章で触れるが，ベトナム戦争の戦闘員に関する研究の事例では，多くは「帰郷」という概念について十分に検討されていない。私コービンは，これが重要な概念であるのだが，時間の制約ゆえに，この概念を精緻化するために不可欠のデータを集めることができなかったことを認識している。

データ収集プロセスを終了させるか否かを決定する究極的な規準は，依然として「理論的飽和」である。この用語は，場合によってはグラウンデッド・セオリーや他の質的研究において用いられる用語の中で，おそらく最も誤解され，かつ不正確に用いられている概念である。これはしばしば，5から10程度のインタビューの後にデータ収集を中止する正当な言いわけとして用いられている。しかし理論的飽和は決してそのように単純なものではない。それが意味するのは，それぞれのカテゴリーを取り上げ，かなり詳細にそのプロパティとディメンションを，それらのバリエーションを含めながら明らかにすることである。多数のメモ書きと，データにみられるギャップを非常に注意深い取り組みで埋めていくことが，ここで求められていることなのである。

理論のトリミング

時として，データが不十分な場合だけが問題とは限らない。データが過剰であるがゆえの問題もあるのである。つまり，アイデアの中には，理論にフィットしないものもあるのである。通常は，異質な概念，すばらしいアイデアが存在するが，全く発展していないものもある。その理由は，データ内でめったに現れず，あるいはどこかへ消えていくようにみえるためである。私たちのアドバイスは，特に，研究者が一定期間内に卒業を果たしたいと思うのなら，この研究のためにそれらを捨ててみることだ。そういった概念が興味深いものであるならば，分析者は後からそれを追求することもできる。しかしどこへ行くのかわからず理解の足しに何らならないような概念で理論を混乱させてしまうことに理由などあり得ない。

理論的スキーマの妥当性の検討

妥当性の検討について語る場合，この用語を量的研究での意味合いと同じものとして用いているのではない。私たちが意味するのは，次のことである。理論は確かにデータにより構築されてはいる。しかし，統合の段階では，それは同じ生データの抽象的なレベルへの翻訳を表している。したがって，この抽象化がどのように生データにフィットしているのかを，さらに，何か突出しているものが理論的スキーマから落ちているかどうかも，見極めることが重要なのである。スキーマの妥当性を検討する方法はいくつかある。1つは，ある種の高レベルの比較分析を行いながら，立ち返ってそのスキーマを生データと突き合わせてみることである。理論的スキーマは事例のほとんどを説明できるものであるべきである。もう1つの方法は，研究協力者に直接ストーリーを聞いてもらう，あるいは，読んでもらうよう依頼したうえで，自分たちのスキーマがそれぞれの事例にどの程度フィットしているようにみえるのか，コメントをもらうという方法である。もちろん，理論とはデータの縮減であり，諸事例の積み重なりのうえに構築されているものなので，各事例のあらゆる側面にフィットするものではない。それでも，大きな意味では，研究協力者は自分自身を語られているそのストーリーの中に見いだすことができるべきなのである。

事例がフィットしない場合は？

外れ値的な事例を目にするのは，それほど珍しいことではない。このような事例は，1つの概念のディメンションの範囲で極端であるか，あるいは進行中の事態からみて反対の値をとっているかのどちらかである。大部分は，こういった外れ値は理論のバリエーションか他の説明を表している。

バリエーションの組み込み

理論的スキーマが持つ問題の１つは，バリエーションの説明に失敗することである。言い換えれば，バリエーションを説明することなく発展させた形でプロセスを提示してしまうのである。これは理論を形ばかりのものにしてしまうがゆえに，問題なのである。つまり，どんな個人や組織もが，うまく明解に作られたこのプロセスの説明(タイプやステップ)に落とし込まれてしまうからなのである。人生とはそのようなこじんまりとうまくできた箱に収まるものでないことを私たちは了解している。どのプロセスにもバリエーションは常に存在するのであって，個人の中にはゆっくり動く者もいれば素早く動く者もおり，ドロップアウトする者もいれば，それらと異なるさまざまな軌跡をたどる者が存在する。これはつまり，パターンやカテゴリーであってさえ，該当する個人/組織/グループが代われば可変性を持つのであって，それぞれがあるプロパティの中で異なるディメンションのポイントを示すのである。

要約

文脈とプロセスに注意を払いながら行うデータ分析は，どんな分析においても不可欠な局面である。こういった分析が不十分だと，研究している状況を誤ってあるいは歪めて伝えてしまったり，また，そこで起こっていることやその理由のほんの一部分のみの説明を提示することになる。言い換えれば，個人あるいは集団は，真空の中に生活したり活動したりしているわけではないのであって，むしろより大きな構造的条件という枠組みの中に存在し活動しているのである。構造的条件は，行為/相互行為/感情の反応を決定するものではない。それはむしろ，個人や集団が戦略的行為/相互行為/感情の反応(プロセス)の形式によって対応する，ある種の出来事の環境/状況/問題を導くものなのである。したがって，文脈とプロセスは不可避的に関連性を持っており，どんな現象を説明する際にも欠かすべきではないのである。

理論構築に関心を持つ研究者に対して，本章は統合を促進する戦略をいくつか提示するものである。統合は，中心となる説明的な概念のもと生じるものであると説明した。統合は時間の中で生じるものであり，最初の分析で始まり，通常は執筆終了まで終わることはない。いったん中心となるアイデアへのかかわりが作られたら，主要な諸概念は関係を表す説明的言明によってそのアイデアに関係づけられる。いくつかのテクニックは，統合プロセスを進めるものとして用いることができる。その中には，ストーリーラインを語ること/書くこと，ダイアグラムを用いること，メモを分類しレビューすることが含まれる。

理論的スキーマの輪郭がみえてきたら，それは分析者が理論を精緻化する準備が整ったことを意味している。過剰なものを取り除き，発展が不十分なカテゴリーを充実化していくのである。十分発展していないカテゴリーは，さらなる理論的サンプリング(7章参照)によって飽和される。最後に理論は，生データとの突き合わせによって，あるいは，研究協力者に見てもらったときの反応によって，妥当性が評価される。データに根づいている理論は，研究協力者にも受け入れられるものであり，大きな概念もどんな事例にも適応できるものであるべきである。たとえ細かな部分でうまくいかなかったりフィットしそうにみえないところがあったとしても。

練習問題

1．自分の生活の中から1つの状況を取り上げなさい(グループで共有してもかまわないと思っているものである)。最もマクロなところからミクロなところまで，その状況をとらえる環境や条件について考察しなさい。

2．その状況を扱う際に用いた戦略について考察しなさい。仮に状況が変化したとしたら自分はどのように反応するか，分析にプロセスを組み込みながら考察しなさい。

3．上記の詳細なメモを書きなさい。また，そのメモをもとにクラスでグループディスカッションをしなさい。

4．誰かが見落としてしまった個人メモの中に含まれる，その他の文脈的要素と戦略は何か，グループで議論しなさい。

5．自分にとって理論は何を意味するのか，そして理論をどのよう自分の研究に持ち込むのか，考えなさい。

6．理論構築にとって重要だと考える研究プロセスの特徴について，議論しなさい。

注

1．私は，本書第2版の誤りを指摘してくれた Alde Clarke に感謝したい。第2版におけるマトリックスのダイアグラムは Guessing から引用したものであった。そのダイアグラムを選択した理由は，それが条件と帰結との間のかなり流動的な関係を示すダイアグラムであった点にあった。しかしながら中心から行為/相互行為を除外することを意図するものではなかった。行為/相互行為は依然としてマトリックスの中心なのである。

6 メモとダイアグラム

自分の経験に対する制御を最大化するよう試みるためには，研究者は経験を記録する効果的な体系を必要とする。初心者は，ノートを取ることと記録することを，情報を忘れず蓄積し検索する際の助けになる道具だと考えているかもしれない。これは正しい。しかしそれではまだメカニカルなレベルの話にすぎない。…私たちがいう研究者が必要としているものとは，記録の戦術である。それは，発見者としての自分と社会分析者としての自分の間の，進行中で展開し続ける対話を提供するものなのである（Schatzman & Strauss, 1973, p. 9）。

表 6-1 用語の定義

ダイアグラム Diagram：分析的な概念間の関係を描写する視覚的なデバイス。
メモ Memo：分析に関する記述された記録。
理論的サンプリング Theoretical Sampling：浮上しつつある概念に基礎をおくデータ収集。ある概念のプロパティとディメンションを多様化してくれると思われる状況を探すというアイデアである。

はじめに

本章の目的は，メモとダイアグラムの紹介にある。**メモ**とは，ある特別なタイプの記録をさし，それには，分析の成果が含まれている。**ダイアグ**

ラムも分析から出てくるものである。諸概念間の可能な関係性を伝える働きを持つ視覚的な道具である。しかしメモとダイアグラムは単なる思考の貯蔵庫以上のものといえる。これらは実用的で生き生きとした文書である。分析者が実際にメモやダイアグラムを書こうとして席に着いたときに，ある種の分析は始まっている。メモを書くことあるいはダイアグラムを作ること，こういった行為そのものが，分析者をデータについて考えさせるよう仕向けるのである。そして思考する中で分析が行われるのである。ストラウスは次のように言う。「たとえ研究者がたった1人でプロジェクトに取り組んでいたとしても，自身の中の絶えざる内的対話によって勇気づけられている。なぜなら，それこそ思考するということだからである。」(Strauss, 1987, p. 110)。

『質的研究の基礎』第2版では，私たちはメモをいくつかのタイプ(コードノート，理論ノート，操作ノート)に分類した。この第3版では，メモをこのように構造化してとらえることから距離をとりたいと考えている。その理由は，研究の初心者がしばしば，「正しくできているのか」という点にこだわるあまり，メモを使うことで得られる生成的な流れを失っているからである。メモは，その形式が重要なのではなく，それを作り上げていくことが大切なのである。しかしながら，初期の段階で本書のレビューをしてくれた1人が，メモの例示のための組織化された枠組み(本章の後半で用いている)を考えついてくれた。これはまさに記述的なものであり，研究者が書くさまざまなタイプのメモを説明する際の助けになる。この枠組みを以下に示す。メモは，次のようなことのために存在する。

・データの探究をオープンにする
・概念/カテゴリーのプロパティとディメンションを同定/発展させる
・比較をし，問いを発する
・パラダイム(条件，行為/相互行為，帰結の関係性)を精緻化する
・ストーリーラインを発展させる

匿名のレビュアー

読者にとって重要なことは，各タイプにとらわれずにメモを書くことで

あるが，さらに有用なことは，メモを書く習慣を身につけることである。

メモを書くことは，分析の最初のセッションから始め，分析プロセスを通じ継続するべきである。ダイアグラムの使用は，メモよりも使用頻度は少なくなるとはいえ，重要性が劣るものではない。メモとダイアグラムの使用を決まりきった作業とみるべきではなく，苦労ばかりとみるべきでもない。また，最終稿の出版直前に混乱させるものでもない。むしろ，メモとダイアグラムは，最初は未発達な思考を表すものとして作られ始め，研究の進展に伴って，複雑性，密度，明解さ，正確さという点で，高まっていくものである。私たちがよく学生たちから聞く不満は，メモとダイアグラムに時間をとられすぎるということである。彼らは，フィールドノートの余白に書き込むことを好むという。しかしその見解には，私たちは頭を悩ませてしまう。メモを書くことやダイアグラムを使うことは分析の一部であって，質的に作業を行うその一部なのである。そして分析を促進し，それ自体データ収集そのものと同じく研究プロセスにとって重要なものである。

質的分析は複雑で蓄積的な思考を含んでいるので，メモを使わずにその道筋を維持し続けるのは非常に困難である。さらに，ほとんどの研究プロジェクトは，少なくとも数か月の期間で行われる(場合によっては数年間)。どこかに思考を書き残すことなく，数か月前に何を考えていたのかを，どうすれば研究者は覚えておくことができるのだろうか？　また，研究の多くは2人以上のチームで実施されており，個人セッションばかりでなく相互の分析セッションも蓄積し共有できる方法が研究者には必要である。メモとダイアグラムなしでは，研究者間のコミュニケーションをオープンに保つことは困難であり，また，研究者が最終成果に到達したそのプロセスをたどり直すことは難しくなるであろう。

メモとダイアグラムの一般的特徴

メモとダイアグラムにはいくつかの一般的な特徴がみられ，分析者たらんと希望するのであれば，それについて理解するべきである。以下にそれを提示する。

- メモとダイアグラムは，研究の側面，意図，コード化する素材によって，その内容，概念化の程度，長さは多様である。分析の開始段階では，メモとダイアグラムは不格好で単純な形で現れてくる。しかし心配することはない。忘れないでほしいのは，分析者本人以外誰も（おそらく審査委員も）そのメモとダイアグラムをみることはない。
- 実際のインタビューノートやフィールドノートに書き込むことが可能であったとしても，おそらくオープン・コード化の最初の段階を除いて，これは現実的ではない。その理由をいくつかあげてみたい。(a)通常，アイデアを発展させることができるだけの十分なスペースが足りず，十分なメモやダイアグラムをフィールドノートに書くのは難しい。(b)研究開始当初持っていた概念の中のいくつかは分析が進む中で再検討される場合があるが，分析者が再コーディングのために文書に立ち戻ったときに余白に古いコードが残っていると，間違えたり混乱したりする原因となってしまう。(c)情報書き込みのスペースがフィールドノートやインタビューの逐語記録の余白だけなのだとしたら，情報の検索（メモの結合と分類）は困難である。(d)メモとダイアグラムの使用を助けるさまざまなコンピュータソフトが出回っており，それを使えば文書の余白に書き込む必要はなくなる。以下のテキストや論文の中には，コンピュータによるデータ分析の賛否について適切に紹介しているものがある。Bong (2002)；Fielding & Lee (1991, 1998)；Kelle (1995, 1997)；Lonkila (1995)；Pfaffenberger (1988)；Roberts & Wilson (2002)；Weitzman & Miles (1995)。
- どんな分析者も，自分独自のメモ/ダイアグラムの使い方を発展させている。分析者の中には，コンピュータソフトを使う者もいるが，その一方では色分けしたカードを使う者や，バインダー，フォルダーあるいはノートの中にメモを書き込む者もいる。メモを記録し管理する際に研究者が使う方法は，それを実行することと比べて重要ではないというわけではない。しかしながら，コンピュータソフトがこの作業を驚異的に押し進めているという点だけは付記しておきたい。

- メモとダイアグラムの内容が分析記録の保管にとって決定的なことであるが，加えてそれは情報蓄積という機能を持っている。その中でも最も重要なものは，分析者の目を生データではなく概念に向けるというものである。また，これはデータへの新たなひらめきを刺激することになり，分析者が創造性と想像性を活用することを可能とするのである。
- メモとダイアグラムはそれ以外に，分析の思考の内省という機能を持つ。論理の欠落や思考の首尾一貫性は，分析者がアイデアを紙に書いてみれば，すぐに明白になる。
- メモとダイアグラムは，発展し続ける分析枠組みに従って貯蔵/整理/再整理/検索されてきた分析上のアイデアの倉庫なのである。メモとダイアグラムのこの能力は，あるトピックについて何かを書くとき，あるいは研究者がいくつかのカテゴリーをクロスリファレンスしたり分析の進展を評価しようとするとき，まさに助けになるものである。ダイアグラムの活用とメモの見直しによって，どの概念が今後の発展および精製に不可欠なものなのかを明らかにすることもできる。
- 分析者は，すべての分析セッションごとにコーディングをするべきである。実際，特に1人で分析作業を行う場合には，メモを書くことが分析セッションに相当する場合がある。しかしながら，長いメモやダイアグラムは必ずしも必要ではない。何かのアイデアによって刺激を受けたときには，分析者は何をしていようと立ち止まり，その考えを書きとめておくべきである。浮上してきたアイデアや文は数行でも十分である。もし時間があるのなら，もっと長いメモを書くことができるだろう。
- 複数のメモの内容を要約するサマリーメモを書く場合もある。分析が進むにつれ，次の点が重要となっていく。この時点で分析者が考えていることを要約するための，落ち着いて書くための時間の確保である。これを実行することは実際に後の統合を助けるものである。統合ダイアグラムはこういったアイデアを視覚的に提示する助けとなっている。

メモとダイアグラムの特定の特徴

メモの一般的特徴に加えて，メモとダイアグラムをより便利に活用するために，いくつかの助言を提示したい。必要なたった1つのメモが，同定する情報がないためにそれを見つけることができないときほどフラストレーションがたまるものはない。メモとダイアグラムをさらに有効に活用するためのアイデアには，次のようなものが含まれる。

・メモとダイアグラムに日付をつけること。メモの元になった文書類および生データへのレファレンスを含んでおくことは，さらに助けになる(コンピュータソフトの利用の場合，生データの引用が促される)。リファレンスにはインタビューや観察のコード番号を含めることができる。文書，データ収集日，ページ数(そしてライン数，使用するコンピュータソフトに応じて)，その他，後からデータを検索しようと思ったときに便利そうな同定手段。

・各メモとダイアグラムには見出しをつけること。これは内容へよりアクセスしやすくするものである。2つ以上のカテゴリーを相互に関係づけるような，メモやダイアグラムのクロスリファレンスを行うことも可能である。

・メモには，生データの短い引用かフレーズを入れておくこと(それに加えて日付，ページ数，その他検索をしやすくする同定情報はすべて)。これらは手軽なデータのリマインダーであり，ある特定の概念やアイデアを思い出させるものである(これはコンピュータソフトでは自動的に行われる)。あとから，執筆するとき，実際のデータはこの概念を例示するために用いられる。

・メモとダイアグラムは定期的にアップデートすること。分析の進展に伴い，新たなデータがさらなるひらめきを導くのであって，その結果，より深くより複雑な形でメモが発展していく。

・レファレンス可能な概念とサブ概念のリストを保持すること(再度いう

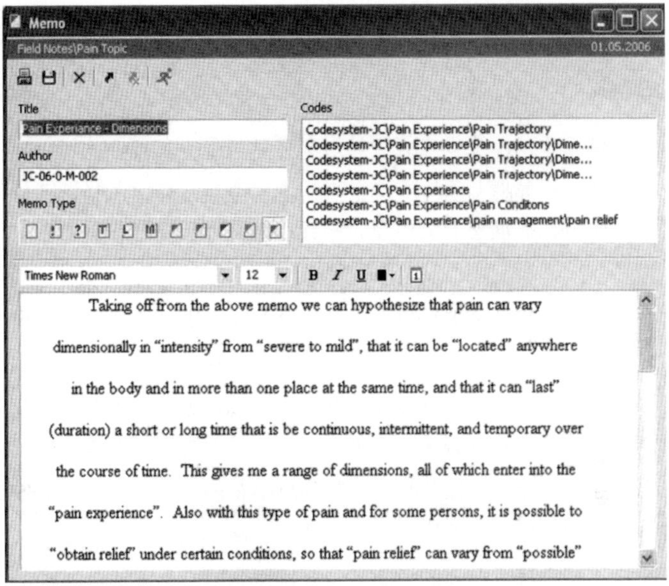

Memo
Field Notes\Pain Topic
01.05.2006
Title
Pain Experiance - Dimensions
Author
JC-06-0-M-002
Memo Type
Codes
Codesystem-JC\Pain Experience\Pain Trajectory
Codesystem-JC\Pain Experience\Pain Trajectory\Dime...
Codesystem-JC\Pain Experience\Pain Trajectory\Dime...
Codesystem-JC\Pain Experience\Pain Trajectory\Dime...
Codesystem-JC\Pain Experience
Codesystem-JC\Pain Experience\Pain Conditons
Codesystem-JC\Pain Experience\pain management\pain relief
Times New Roman
12
Taking off from the above memo we can hypothesize that pain can vary dimensionally in "intensity" from "severe to mild", that it can be "located" anywhere in the body and in more than one place at the same time, and that it can "last" (duration) a short or long time that is be continuous, intermittent, and temporary over the course of time. This gives me a range of dimensions, all of which enter into the "pain experience". Also with this type of pain and for some persons, it is possible to "obtain relief" under certain conditions, so that "pain relief" can vary from "possible"

画面例 4

メモは，自動的に作者の名前が「刻印され」る。この例では，MAXQDA のプロジェクトにそって本書における各メモが同定できるよう，フィールドが用いられている。したがって読者は，本書のデータやプロジェクトデータを使って作業をすることが可能である。さらに，各メモはどれも，タイトルをつけることができ，どんなコードへもリンクさせることができる(5 章参照)。メモは，どこかへ組み込むことも印刷することもできる。最も役立つ特徴は，多様なタイプのメモの中から自由にどれかを決定できるというオプションである。

が，コンピュータソフトではこれは自動的に行われる)。これは重複や見落としを防ぐ働きを持っている。

・複数のコードのメモのいくつかが同じようにみえ始めたら，注意すること。分析者は，おそらくそれらを組み合わせたり，その違いについて記述をすることで，類似と相違に従って概念間の比較をすることができる。
・メモのコピーあるいはコンピュータであれば自分の作業のバックアップを複数とっておくこと。作業のバックアップをとっておかなかったフラストレーションがどれほどのものなのか，コンピュータの操作ミスで重要なデータを失った研究者は知っている。

- あるカテゴリーが飽和を示していることをメモが示しているのであれば，それはつまり，そのカテゴリーがプロパティとディメンションの面からみて十分に発展しているということである。データ収集はしたがって，まだ十分に発展をしていないそれ以外のカテゴリーを中心に行うことになる。
- 分析者として，同時に2つ以上のわくわくするようなアイデアがひらめいてしまったら，ほんの少しでもいいからそれぞれについて書きとめておくべきである。これを怠らなければどちらのアイデアも失うことを免れ，あとからそれぞれのメモを書くこともできるのである。
- メモとダイアグラムに取り組むときは，柔軟かつリラックスすること。正確さへの固執は，創造性を抑圧し思考を硬直化させてしまう。
- メモを書くときは，記述的であるよりは概念的であること。特定のインシデントや出来事についてメモを書くことはあまり多くない。むしろメモは，出来事などから引き出された概念上のアイデアについて書く。諸概念およびそれらの関係性が，研究を生データから発見物へと展開させるのである。
- メモを書くこととダイアグラムを使うことについては，自分自身のスタイルとテクニックを発展させること。
- ノートか研究の経過記録を活用すること。メモとは別に，研究協力者の印象や，インタビューや観察中の研究者の反応などを，書きとめておくこと。日記は，研究プロセス全体にわたって自己内省を絶えずやり続ける手段となる。

メモとフィールドノート

本書のレビューを引き受けてくれた1人が指摘してくれたのだが，フィールドノートは「ある意味でメモの一形式」である。Patton(2002)は，「データ収集の最中に起こった分析的なひらめきを記録し追跡することは，

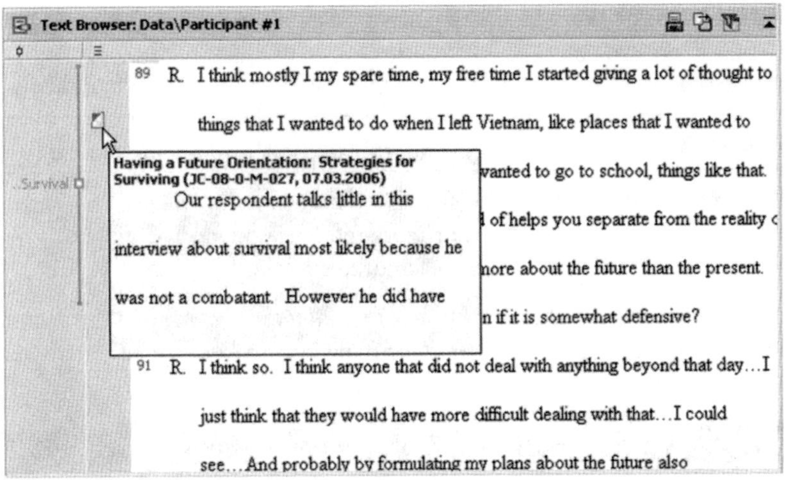

Text Browser: Data\Participant #1
89 R. I think mostly I my spare time, my free time I started giving a lot of thought to
things that I wanted to do when I left Vietnam, like places that I wanted to
vanted to go to school, things like that.
l of helps you separate from the reality c
nore about the future than the present.
n if it is somewhat defensive?
Survival
Having a Future Orientation: Strategies for Surviving (JC-08-0-M-027, 07.03.2006)
Our respondent talks little in this
interview about survival most likely because he
was not a combatant. However he did have
91 R. I think so. I think anyone that did not deal with anything beyond that day…I
just think that they would have more difficult dealing with that…I could
see…And probably by formulating my plans about the future also

画面例 5

この画面例は，メモが画面上のテキストとコード表示の間で，どのように添付されるのかを示すものである。これは説明的なメモの一例である。マウスをメモの上に持ってゆくことで，メモのタイトル/作者/作成日/テキストのプレビューを示す情報画面を表示することができる。この情報画面は，マウスを外すことですぐに消すことができる。

フィールドワークの一部でありまた質的分析の出発点である」(p. 436) と述べている。出来事の観察がなされたならばいつでも，情報について考えそれを分類し始めざるを得ない研究者の目を通じて，観察はフィルターにかけられる。これはいわば自然に生じることなのである。なぜならば人は普通，意識的に考えようとしないし，また概念を用いて考えようとしない傾向にあるからである。さらに Patton (2002) が言うように，フィールドにいる間であっても分析上のアイデアをメモ書きしない理由はない。「分析上のひらめきを抑制してしまうことは，それを永久に忘れ去ってしまうことを意味する。なぜなら，いったん忘れたものが戻ってくる保障はどこにもないからである」(p. 406)。

はっきりさせておきたい点は次のことである。研究者がデータ収集のためにフィールドに出ている場合，理論的なアイデアはデータによって刺激

	同質の患者	異質の患者
簡単な作業		
困難な作業		

図 6-1　同質/異質の患者：簡単な/困難な作業

疾患の段階	器材の数		利用頻度			利用期間	
	少ない	多い	少ない	中程度	しばしば	短い	永久的
初期							
中期							
末期							

図 6-2　疾患の経過：器材と時間のディメンション

痛みの課題	帰結						
	病の軌跡	生と死	背負う	相互行為	病棟業務	情緒的秩序	個人のアイデンティティ
診断							
予防							
最小化							
押し付け							
解放							
我慢							
表出							

図 6-3　バランスのマトリックス

を受けることとなり，研究者がそれを忘れる前にその理論的アイデアを書き残しておくことが適切なのである。実際フィールドに出て出来事について書くときには，自分が目にしたものを自然になんらかの名前やカテゴリーで呼んでいくものなので，純粋に記述のみを行うことなどほとんど不可能である（Wolcott, 2001）。しかしながら私コービンは，研究の初学者がフィールドノートとメモをそれらの本質あるいは重要性という点で混同しないよう，両者をはっきり区別したい。フィールドノートはデータであり，それはある程度の概念化と分析上の見解が入ってくるかもしれない。一方メモは，出来事に関するより長期間にわたるより深い考察であり，通常はフィールドを離れた後で概念的な形式で書かれる。そのようなものとして，私がフィールドノートに書き込む見解よりも，メモはより複雑で概念的なものである。フィールドの中でも外でも一貫してメモとフィールドノートとを区別しようとしている人に対して，Schatzman & Strauss（1973）は次のような枠組みを提示している。つまり，実際の出来事を記述する観察ノート，それらの出来事に対する研究者の考察を記した理論ノート，そして最後に，研究の手順に関するリマインダーともいえる方法論ノートである（pp. 99-101）。進行している出来事を見失ってしまうほどに没頭してしまうかもしれない研究者にとっては，フィールドに出ている間に複雑なノートを書くことは，非常に困難なことである。

Lofland, Snow, Anderson & Lofland（2006）は，「観察ノート」を「フィールド」で観察した出来事や相互作用についての報告として明確化している。こういったノートは，状況やある種の非公式なインタビューの記述も含む場合もある。

コービンは同様のプロセスを続けている。彼女はフィールドに出ているとき，観察ノートを書く。自宅で分析作業を行うとき，メモを書く。例えば，主任看護師による患者ケアの明確化の研究においては，コービンの観察をもとに，コービンとストラウスは多くのメモを書いた。フィールドワークの期間はいつでも，コービンは陰になってひとりの主任看護師についてまわり，状況の記述に沿う形で彼女が行ったこと言ったことを可能な限り書き記した（心理療法のセッションを除いて，ノートを書くことに関する問題は決して起こらなかった)。観察の最後に，コービンは主任看護師とともにその日のノートを見直した。インシデントをともに追い，自分の行為/相互行為に対する主任看護師自身の解釈を聞いたが，それは非公式のインタビューと検証のセッションとなるものでもあった。

数日後，コービンはストラウスに会い，インシデントを1つずつ取り上げて分析を行い，ストラウスとの議論をもとにメモを書いた。ここでは，インタビューを行った際に分析のために用いたアプローチと同様のものを用いた。これらの出来事の解釈と印象が引き出されたのは，分析セッションであった。フィールド研究者への私たちからの助言は，各出来事を記録する観察ノート(可能な限り記述を行うもの)を書き，その観察ノートをもとにして出来事ごとにメモを書くこと(インタビューデータと同様の方法で)である。そして常に，データ収集の際にも，意識的だろうが無意識的だろうが分析が行われるかもしれないと，注意し続けることである。

ダイアグラム

誰にとってもダイアグラムはわかりやすいものである。これは，データを視覚的に概念化したものであり，それが概念的であるという理由から，ダイアグラムは事実のレベルから研究者の思考を昇華させる手助けをするものとなる。ダイアグラムによって，研究者は自分のデータを整理し，諸概念および諸概念間の関係の記録を保持し，そしてそれらのアイデアを統合することが可能になる。研究者が自分の発見を同僚はじめさまざまな人々に，体系化され組織化された方法で説明するとき，ダイアグラムは研究者を助けてくれる。ほとんどの場合，ダイアグラムの活用は研究者を，データに対して「無駄を省いて」，つまり，データをその本質に縮減していくやり方で思考するよう促す方法なのである。ある分析者がこれを実行できたとしたら，それはデータのすべてを統合できたことになる。ダイアグラム抜きに質的分析をすることはできないが，よく言われることだが，「百聞は一見にしかず」である。Miles & Huberman (1994)は，データ組織化と概念的な関係性を例示するのにダイアグラムを集中的に用いている。彼ら

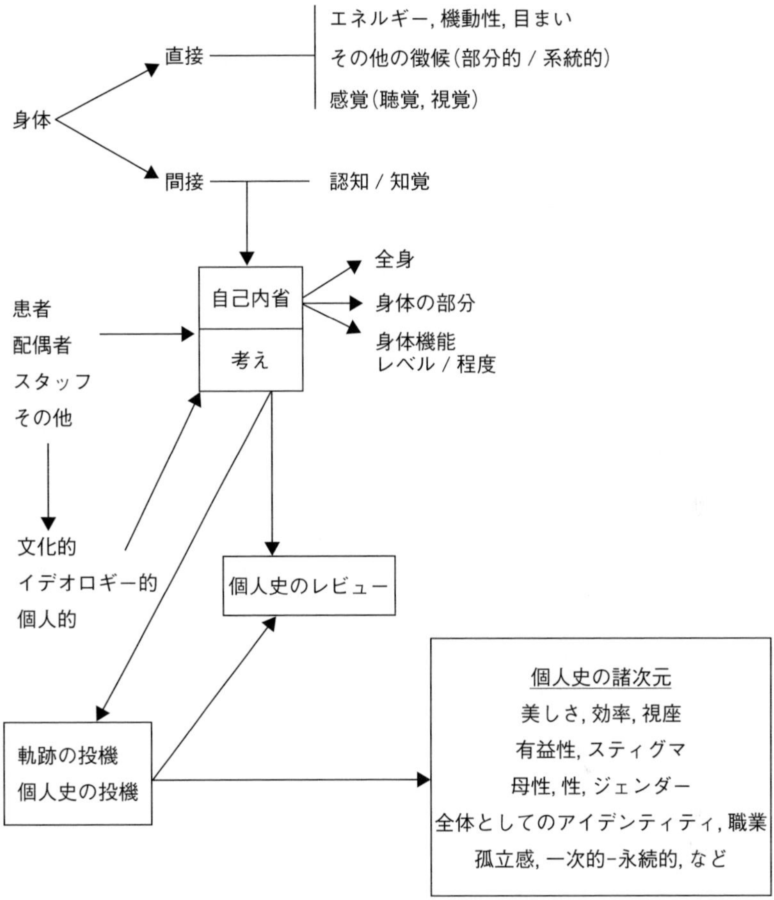

図 6-4　身体，個人史，軌跡

はダイアグラムについて以下のように言っている。

　概念枠組みは，文章で表現されるよりも図式化された場合にその利点が発揮される。1 ページに枠組みすべてを入れることで，特定の現象をとらえるための容器を特定し，関係性を図で示し，概念上あるいは機能上の違いからバリエーションを明らかにし，一度にすべての情報を扱うよう，研究者を仕向ける(p. 22)。

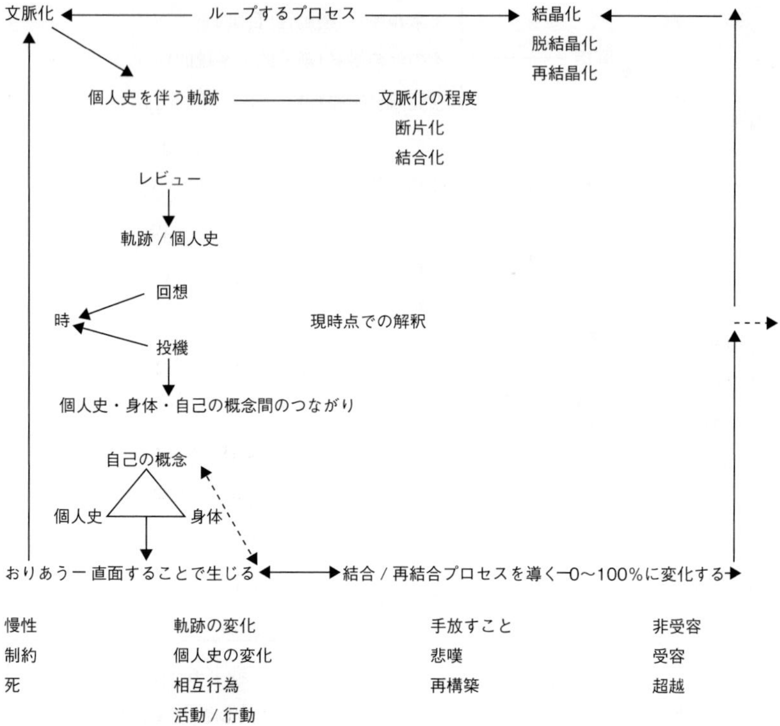

図 6-5　反省的プロセス

初期のダイアグラムは決して洗練されたものではない。初期のメモ同様，非常に単純で関係を記述するというよりはそれをほのめかす程度である。ここに，既存の研究からいくつかのダイアグラムを提示したい。これらが単純であり，研究者が可能な関係性を思考するのを助けるものである点に，注意してほしい。

多元的な関係性を示す複雑なダイアグラムは，記述より理論構築により適している(記述的なダイアグラムもあり得るのだが)。理論を構築する際，諸概念が多様な方法でまとめられているとしても，研究者によって示されている関係性はデータに基づくものであり，したがってデータに根ざすものであるということができる。実際のデータと諸概念とを比較し続けることによって，提示される関係性は，合点がいった１つの説明候補へと具体化されていく。やがて，ダイアグラムはさらに統合的になり複雑なものになっていく。既存の研究から引用したダイアグラムを次に提示する。比較的単純なものだが，最終的なものに到達するまでには何回もの改訂が行われてきた。

時間の経過の中で行われた統合ダイアグラムの変更例については，Strauss(1987, pp. 174-178)にもみることができる。

メモとダイアグラムを書くこと

メモとダイアグラムに関して，およびそれらが持つ分析プロセスでの重要性について，ここまで多少長々と議論してきたが，ここでいくつかの事例を提示したい。例示するのは，メモを書きダイアグラムを作るのは何も魔法などではないということを，わかってもらうためである。例示したメモとダイアグラムは，「痛みの経験」の分析の際に使われたものである。注意してほしいのは，分析プロセスの中で研究者が求めるものはただ，一握りのデータだけなのである。

メモ1　オープンなデータの探究を示すメモの例

1997/4/4

痛みの経験のプロパティとディメンション

(フィールドノートの抜粋)

私の両手にみられる関節炎の痛みは，湿った寒い天気には本当につらい。朝は，その痛みで目が覚め，1日中続く。あらゆる副作用のことを考え，薬は飲みたくない。だから一瞬痛みがよくなるのは，夜，ベッドの中で寝具にくるまり自分の体が温まったときだけだ。(対象者＃1とのインタビューからの引用，フィールドノート p. 1)

私が書いたメモ

この女性は自分の「痛みの経験」について述べている。つまり，どのように痛みを経験しまた軽減しているのかということである。この記述は彼女の

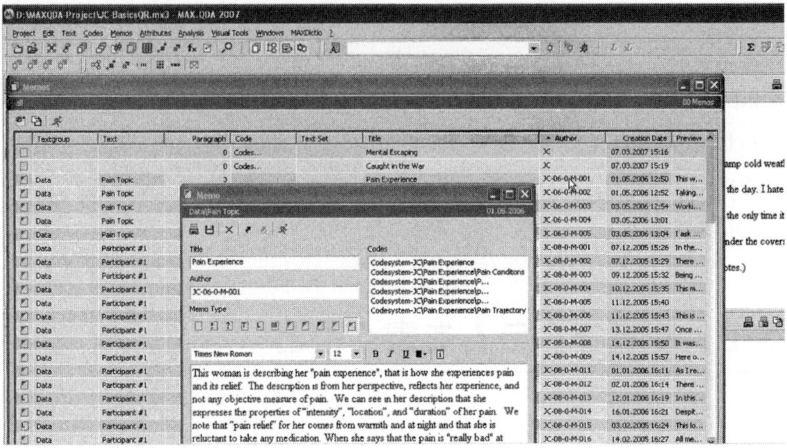

画面例 6

この画面はMAXQDAのメモマネジャーである。ここには，メインスクリーン(「Memo」参照)の上部のメニューバーから入ることができる。これは，プロジェクトのメモを一度に見られるように作られている。どこかの行をダブルクリックすることで，メモ自体を開くことができる。それと同時に，それに対応するテキストも，MAXQDAのテキストブラウザーのウインドウ上に開くことができる。「Author」の列は，誰がそのメモを書いたのかが示されている。このプロジェクトでは，Authorの列はメモの同定のために用いられている。本書の中のどのメモも，それぞれのIDをカッコの中に持っている。したがって，プロジェクト「JC-BasicsQR. mx3.」のために準備されたデータと並行して本書のデータを作業することが可能となっている。誰でも下記のサイトからプロジェクトをダウンロード可能である。www.maxqda.com/Corbin-BasicsQR あるいは，www.sagepub.com/corbinstudysite。メモマネジャーのどの列も，列の頭をクリックするだけで，表の中の分類の基準となり得る。したがって，例えば，メモの種類あるいはタイトルやその他に応じて，メモを分類することが可能なのである。

パースペクティブに基づき，彼女の経験が反映されたものであって，それはいかなる客観的尺度による測定でもない。この記述の中で，彼女は「強さ」「位置」「持続性」といった痛みのプロパティを表明している。彼女の場合「痛みからの解放」は，暖かさ，夜から得られるものであり，服薬はしたくないことがわかる。彼女が自分の痛みが「本当につらい」と言うときは，「痛みの強さ」というプロパティのあるディメンションを示している。彼女が言う，痛みの「位置」は，両手であり，1日中という「長い」持続性をもっている。

「痛みからの解放」は，「暖かさという条件の下で」可能となる。薬の服用の可能性は，この時点での彼女の「痛みの軌跡」では少なくとも対処法としては無視されている。痛みのマネージメントと解放を含むあらゆる痛みのプロパティは，彼女の「痛みの経験」の一部をなしている。そしてそれは，大変個人化されたものである。

メモとダイアグラムへの注釈

上記のメモとそのメモに基づくダイアグラム(図6-6)は，それほど複雑なものでも大がかりなものでもない。しかしそれは，私たちの分析の出発点となっている。私たちは「痛みの経験」という概念を持っており，また，この特定の女性の「痛みの経験」のプロパティとディメンションのいくつかを同定している(強さ，持続性，位置)。さらに，「痛みのマネージメント」と「痛みからの解放」という概念も持っている。したがって，彼女が行った「痛みの経験」の記述を検証するためにさらなるデータに立ち返ることが可能であった。その際，同じインタビューを見直すことも1つの方法だが，他の研究協力者のインタビューを取り上げ2つの記述を比較するやり方もとることができる。後者を行う前に，フィールドノートに基づく追加のメモを書くことができる。それは，他のインタビューを行うためにフィールドに戻ったときに探したいと思う何かについて考える私たちを助けるようなものである。

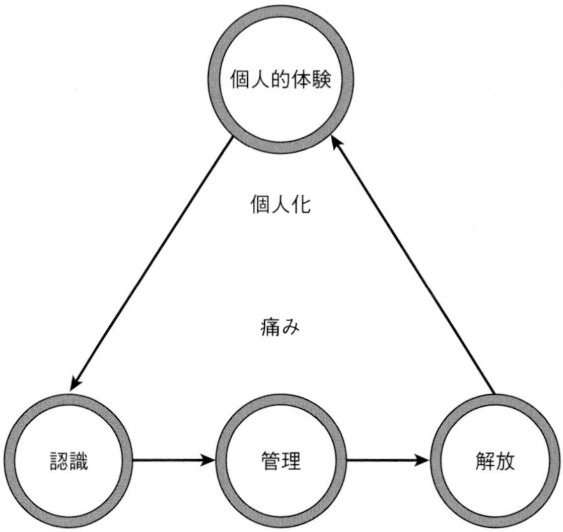

図 6-6　痛みの経験に関する初期のダイアグラム

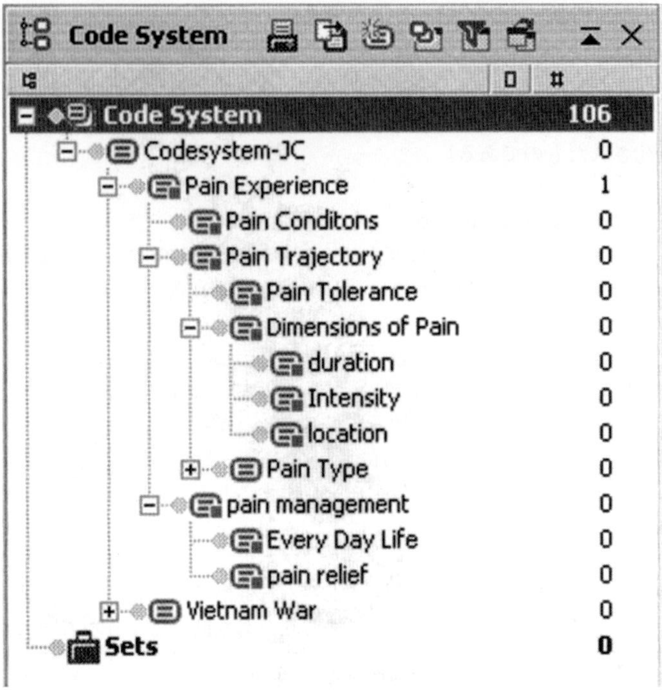

画面例 7

コードシステムのヒエラルキーは自分のカテゴリーを拡張するときに利用できる。さらに，自分のコードを，MAXQDA の視覚化ツール，MAXMap 上に位置づけることもできる。自分のデータと MAXMap での表示の連結は鮮やかなものである。つまり，MAX-Map 上で，あるコードを開きコード化されたセグメントやメモなどを取り込むことができるということなのである。さらに，自分のデータから独立してマッピングツールを使うことも可能であり，また自分のアイデアや連結を表示するために，自由な対象を使って作業することが可能なのである。詳しくは図 6-6 を参照のこと。

ここで，非常に重要なポイントをあげておきたい。研究者は誰でも，到達しようとする分析の深さ，そして研究に投入する時間を，選択しなければならない。私たちは決して分析プロセスを過度に単純化しようとは考えていないが，読者がメモ書きで圧倒されてしまうことも望んでいない。私たち著者は，アイデアが尽きるまで，既存のメモとは離れて，メモを書き続ける。なぜなら，それが私たちのやり方だからである。しかし，分析者は誰でも，それぞれ独自のアプローチ，スタイル，作業のリズムを持っている。本書で私たちは，研究の経験者にも初心者にも役に立つような情報を提供したいと考えている。もしも複雑なメモとそれほど複雑でないメモの射程を提示しなかったとしたら，私たちは読者に迷惑をかけていたかもしれない。分析の際にどの程度の複雑さまで深めるかの，そしてメモ書きにどの程度の時間を割くつもりなのか，という選択は読者にお任せする。

上記のメモを書いた後，私たちは分析を続け，最初のものと行来しながら新しいメモを書いていった。

メモ2　概念/カテゴリーのプロパティとディメンションを同定/発展させるメモの例

1997/4/4

痛みの経験

上記のメモから離れて，私たちは次のように仮説を立てることができる。痛みはディメンションからみて「強さ」では「激しいから穏やか」まで変化しうる，身体上のどこにでも「位置」しうるし同時に複数箇所もあり得る，痛みは持続的/間欠的/一時的という時系列で短く/長く「持続し」得る。これはつまり,「痛みの経験」に入るディメンションの範囲を示している。さらに，このタイプの痛みはある種の人々にとっては，ある条件のもとでは「解放の入手」が可能であるので，したがって「痛みからの解放」は「可能」から「不可能」まで変化しうる。また同様に，個人/痛みのタイプあるいは原因/それへの個人の対応に依拠する形で「時々」から「いつも」まで変化しうる。さらに複雑にしているのは，痛みの「認識」あるいは「痛みの経験」が，次にあげるような多くの要因や条件に左右されて変化しうるように思える点である。その要因としては，痛みの「部位」(身体の部位の中には，他に比べてより敏感なところもある)，個人がとる「活動の程度」，1日のうちの「時間帯」，天気などの「その他」などがある。最後に，痛みの「持続性」というプロパティがある。持続性はディメンションの面からは「持続的」,「間欠的」「一時的」と変化しうる。上記の事例では，痛みは「間欠的」であるといえる。しかし，どのようにして痛みの諸プロパティに添ったあらゆるディメンションとバリエーションを「痛みの経験」に組み入れるのか？　同時に私はもう1つの問いが思い浮かぶ。当事者にとっての痛みの意味とは何なのか？　ふぅむ，痛みの「主観的経験」は多くの要因を持っており，データについて調べるのはすべて私にかかっている。痛みの経験に影響を与えていながらこのフィールドノートに組み込まれていない要因は，「痛みの歴史」，「痛みからの解放」に関する現在と過去の経験，そしてやがて解放されると信じているのならば将来も。そうだ！　痛みからの解放と痛みの処置は，私がこれまで手をつけてこなかった大きな領域だが，この研究が一段落する前にしっかりと取り組むべきだ。データ収集とインタビュー分析を継続しながら，その領域を検討していこう。

メモとダイアグラムへの注釈

上記のメモとメモに基づくダイアグラム(図6-7)で，私たちは痛みの可能なディメンションおよびそれらが「痛みの経験」に関係する仕方を位置づけた。注意すべきは，メモとダイアグラムは当該トピックに関する体系的な思考を反映しており，またメモとダイアグラムはともに実際のデータに基づいているという点だ。分析者はデータを，思考を刺激するものとして用いている。メモに関するもう1つのポイントは，メモが分析者をデータに関して問を立てるように方向づけ，その問いが理論的サンプリングを導く点(メモに指示される形で)である。分析者がデータ収集に戻るときには，分析によって

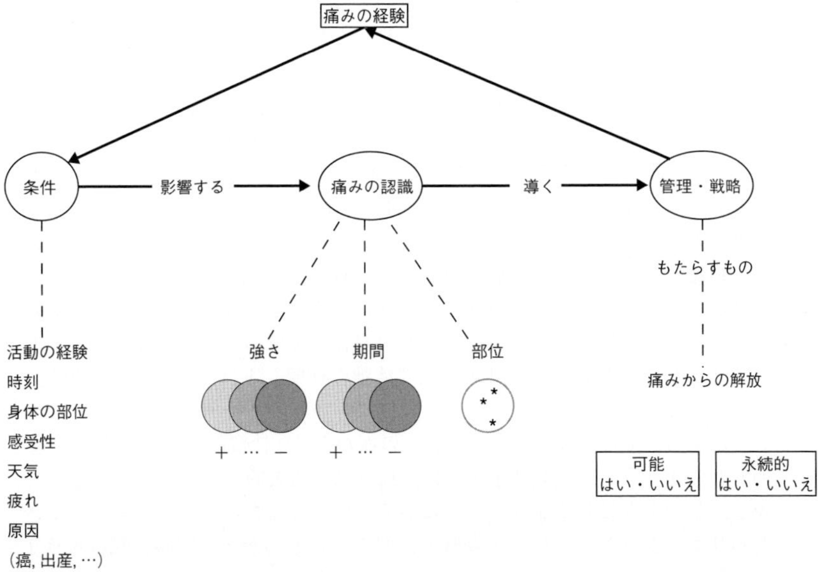

図 6-7　痛みの経験のその後の展開

明らかになったその領域に対してますます感受性が高まっていき，歴史，痛みからの解放，痛みの処置を含めた他者の痛みの経験を，どのように記述しているのかを注意深く聞くのである。こういったアイデアは，データ収集を通じてその後の探究が必要である。

ここに，同じフィールドノートから書かれた別のメモがある。このメモは，データから引き出された既存のメモよりも多少思弁的なものである。そしてそれは，理論的サンプリングを方向づけ，分析者を分析のマンネリから救い出す手段となる。このブレインストーミングメモにみられるアイデアは，研究に組み込まれてはいない。

メモ 3　比較と問いに関するメモ

1997/4/4

「痛みの経験」とそのプロパティ/ディメンションに関するブレインストーミングメモ

私の個人的経験，職業訓練，文献から，私は痛みの原因が関節痛だけでないことを知っている。肉離れあるいは軽度の火傷といった外傷など。つまり痛みは，その「タイプ」という点で，「焼け付くような」から「鋭い」，「鈍い」，時には「ズキズキする」まで，多様である。さらに，「ひどい」，「どうしようもない」，「裂けそうな」あるいは「ひりひりする」などと表現されることもある。痛みは「知覚的」なものである。これはつまり，2人の人間の痛みの経験は同じではないことを意味している。その理由は，1人1人別の人間であり，その痛みの経験の前提になるものは1人1人違うからである。手術後に鎮痛剤を沢山必要とする人もいる一方で，あまり必要としない人もいる。1人1人で「痛みの閾値」は異なり，また痛みに対する「反応」も1人1人で違うからである。もう一点，「痛みの経験」は「軌跡」あるいはコースをたどるという点をあげておきたい。痛みの経験は最初からこの痛みで始まったわけではなく，過去へさかのぼることができる。そして現在，および今後の次の痛みの経験へと続くものである。さらに，この特定の痛みの経験は，時間の経過とともにより痛みが強くなったり弱くなったりと，多様な姿をとりうる。つまり，今私は理論的サンプリングのいくつかのアイデアを手にしている。一時的な疾患対慢性疾患，激しい痛み対穏やかな痛み，痛みの軽減ができた歴史対満足できない痛みの管理の歴史，といったものを対比できる状況を探し求めての理論的サンプリングである。これについて考えると，痛みの経験は，歴史と同様に例えば強さ/持続性/部分的(完全に，完治も含めて，一時的)にでも軽減できたか否か，といった多くの要素の組み合わせによって影響を受けていることがわかる。私は帯状疱疹の痛みがずっと治まらなかった1人の女性を思い出す。彼女は痛みが取れないまま亡くなったが，それはおそらく彼女はこれで衰弱していたからであろう。彼女の痛みからの解放を探す歴史は，とても長いものであった。最終的には，彼女はその痛みとともに生きることを学ばねばならなかったし，もはやそれと日々闘うことは現実的なものではないと決意し，痛みの意味と日常生活や個人史への含意を得ることとなった。私は，痛みとそのプロパティ/痛みからの解放/痛みの経験との関係を発見するためには沢山のことをしなければならないことを理解している。同時に私は，サンプリングをする際に尋ねたいいくつかの問いを立てている。私は「慢性的痛み」を患う人々を調べるべきである。リウマチ性関節炎，疱疹の痛み，鎌状赤血球貧血，癌といった人々に関するデータ収集をするように私を方向づけたのは，慢性のプロパティであった。私はさらに，「一時的な」痛みを訴える患者にも話を聞くべきである。ここでデータ収集を方向づけるのは，「一時的」であるというプロパティなのである。一時的な痛みを知るために，出産，手術，けがなどで痛みを訴える人々の元にいくべきである。火傷や切断はともに注目すべき領域といえる。その理由は，これらの痛みは合併症によっては「一時的」になったり「慢性的」になったりするからである。もう1つの問いは，痛みの経験の多様なパターンとは何なのか？というものである。さまざまなプロパティを横断するような形での痛みの経験のパターンがあるのだろうか？　痛みの意味はどのように生じるのだろうか？　予期できる痛みとそうでない痛みは何か違いをもたらすだろうか？痛みからの解放の入手の可能性/蓋然性は何か違いをもたらすのだろうか？私たちが言わんとしているのは対応によっては痛みの軽減ができると信じていることと，いくらやっても痛みから解放されることはないと思っていることの違いが，痛みの経験に何か違いをもたらすことはあるのだろうか？　予期できる痛みであったとしたら，それを予防したり減じたりするためにとられるステップはどんなものだろうか？　自分の生活や活動をコントロールすることで痛みを最小化するにはどうすればよいのだろうか？　文化・年齢・ジェンダーなどの要因，あるいはどのくらい痛みが継続しているのか，その強さや解放の効果といった要因は，痛みの経験にどのように影響を与えているのだろうか？

メモとダイアグラムへの注釈

メモ(図6-8)に基づく上記の多少長いメモとダイアグラムは，完成形ではない。しかしそれを見ると，フィールドに戻る前に研究者がプロパティとディメンションについての考えを深めるために「慢性的」と「一時的」をどのように比較しているのか，を知ることができる。このアイデアは，2つの極端なもののデータを収集したうえで，プロパティとディメンションがどのように

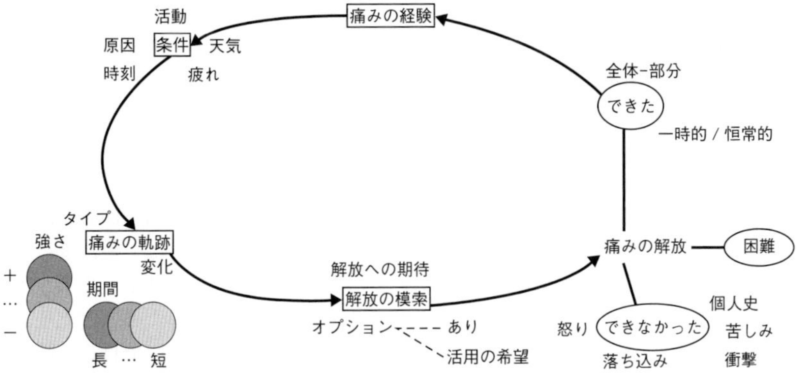

図 6-8　痛みの経験に関するダイアグラム

変化しているのかをみるために，そのデータを比較する，というものである。そもそも複雑で個人的な「痛みの経験」のような現象の理解には，多くの思考と多彩な領域でのデータの収集が求められる。上記のメモとダイアグラムでは，研究者がデータをもとに格闘した「痛みの経験」という現象をめぐり，どのようにカテゴリーとサブカテゴリーが関連していくのかをみることができる。しかしメモとダイアグラムにおける何かが仮説化されて発見に組み込まれる前に，研究者はデータを収集し比較することが不可欠である。

メモ 4　パラダイム(条件，行為/相互行為，帰結の間にみられる関係性)を精緻化するメモの例

1998/6/18

痛みの経験に関するさらに進んだメモ

データを収集し，他者の痛みのストーリーに自分自身を没頭させて数か月がすぎてみて，語られた痛みのストーリー全体は何なのだろうか？　私は，次のようなものではないかと考えている。痛みは，「とても穏やか」だったり「短期間」でなければ，難しい経験となる。私は，インタビューを行うたびに，本人が自分の痛みを語るときには，「激しい痛み」を経験している人の「苦しさ」の「程度」をみることはできるかもしれない。このような人々は，痛みからの「解放」を求めているが，解放はしばしば「手に入りにくい」ものである(痛みから解放されるための可能性が持つディメンションは，「入手可

能」から「手に入りにくい」まで多様である)。解放を探し求めることは，いくつもの理由によって「怒り」から「絶望」までを範囲とする感情を伴い，しばしば袋小路に陥ってしまう(痛みに対する感情的反応のプロパティ)。とりわけ自分の生活や「耐えている」その「苦しみ」に対する「コントロールの欠落」の場合は痛みからの解放はない。世の中には「処置の選択肢」がいくつもあるが，それに取り組むことは決して簡単なものではないことが発見されたことである。その中には多数の「試行錯誤のための戦略」が含まれている。痛みが「長く続き」，その「不変性」によって精根尽きはて疲れきっている場合に，「痛みの耐性」(1つの注目すべき概念である)が低下するように見受けられる。「解放への探究」は，真夜中の森で道を見失ったときと比較される。道を見いだそうとトライしてもそれは阻まれ，暗闇の中で自分の居場所さえわからない。なかには，この苦しみは永久に消えないのだと疑い「自暴自棄」になってしまったり，自分の痛みから「逃げ出す」ために死を願う人さえいるのである。痛みは生活を「支配」し得るものである。時に生活は痛みと解放の周期を中心に「変化」していく。日常における痛みが持つインパクトの大きさゆえに，「日常生活」はここで重要な意味を持つ概念となる。日常生活は，「ほとんど」から「非常に」まで分かれる可能性を秘めている。苦しみからの解放を求めている人々は，苦しみから「逃れる」のみではなく，どうすれば自分の生活で苦しみと「折り合って」いけるのかも，探しているのである。痛みは，そのような個人的な経験であるために説明するのが難しく，また，急性で一時的な痛みは，慢性的で激しい痛みと非常に異なるものである。私は，いくつかのパターンが浮上してくるのをみたい。「急性で一時的な痛み」を経験している人がいる。彼らの痛みの経験は強いものだが，その状況が過ぎ去れば，当座は忘れられる。彼らの痛みの経験は，その痛みへの対処の仕方と，その処置が痛みのコントロールをもたらすやり方によって，規定されている。このグループの中には，痛みの経験を，酷いものとしてあるいはほとんど管理していないものとして記述するものもいる。その一方で，それほど酷くないと記述するものもいる。痛みの経験がどんなものであれ，急性慢性にかかわらず，それは将来の痛みのエピソードに何らかの影響を及ぼす個人的な「痛み歴」に組み込まれていく。「慢性の痛み」で苦しむ人々についてみてみたい。彼らは痛みの強さと日々の生活への影響をコントロールする対処の戦略を発展させてきている。もちろんその痛みがないほうがましだと思っているし，治療法を探し続けて入るのだが，彼らはしばしば，自分たちの痛みを我慢できるものとして記述している。彼らの痛みの経験は，彼らが他者から受けたサポートと認知，そして状況が一時的であるという希望によって，調整されているのである。さらに彼らにとっての希望をもたらすものがある。自分の「日常」は「痛みの経験」，「絶えざる痛みの苦痛」であるというグループが存在する。苦しみは，彼らの生活を規定している。日々の活動は厳しく制限されている。憂うつは，予期していたように，中程度から重度である。そこには，状況が改善するだろうという希望はほとんどない。彼らのストーリーをみてみよう。彼らのストーリーには胸を打つものがある。

メモ5　ストーリーラインを発展させるメモの例

1998/6/20

ストーリーラインの選択肢の展開

これら多様なグループを統合する主たる概念あるいはストーリーラインは何なのか，自問する。私は当惑されっぱなしである。「解放を探し求める」という概念が存在することはわかっているが，論理的で一般的な説明にしかみえない。これは，進行中でありながらこの多様な体験を説明することも正当化することもできないプロセスである。もっとよい説明があるに違いない。ふぅむ。痛みを持つ，つまり一時的/慢性的問わず痛みで苦しむとはどういうことなのか，という痛みの経験そのものを焦点化してみたい。私は，夜の暗闇の中の森というイメージに戻ってきている。これは私に，痛みを伴う生活，身体的にもまたしばしば心理的にも苦しむという暗黒，恐れ，障害，疲れ，あきらめ，といったものを思い起こさせる。「痛みという暗闇での彷徨」あるいは「痛み，苦しみのストーリー」といったものが考えられるが，どちらも的確にとらえているものとは思えない。私にはうまくこのフィーリングを言葉にすることができない。この問題を考え続けていくので，うまくいくのであれば，的確な概念化が浮かびあがってきてほしい。

メモへの注釈

一読してわかるように，このメモは分析者が何かを考えだそうとしてさまよっているものである。そして所々で，分析者は主たるテーマについての統合的ダイアグラムを作る準備ができていない。その理由は，分析者自身が全体を見わたす理論的スキームに到達していないからである。メモが表しているのは，その当時の起こっているのにそれを表現できない何かに関する内的感覚についての，分析者自身の感情とフラストレーションである。ダイアグラムを完成することができないということは，分析者がまだ考えるべき点が残っているということを意味している。メモを書きダイアグラムを作ることは，分析者を「正しい」概念化を求めるように方向づける働きを持っている。これこそが，メモとダイアグラムが持つ分析ツールとしての力強さなのである。本書の後半のメモでは，研究の初期に発展された痛みの経験についての考えと比較して，痛みの概念に関する思考がどのように広がりを見せながら展開されてゆくかに注目してほしい。

メモの整理

メモの整理について考えるときに思い浮かぶイメージは，経験のない研究者が両手にメモの束を抱えて立ち，その後，1枚1枚床に落ちるがままになっている，という光景である。そうしてできあがったメモの山は，偶然にも諸概念の整理となっていることもある。私たちがみなそのように特に感じるのは，次のようなときである。つまり，概念上のアイデアの洪水に見舞われながらもどうやってそれをまとめるのか理解できないときなのである。

それでも，経験を積んできている私たちの中には，研究は結局うまくいくのだということを知っている者がいる。データを収集し，データを研究し，メモを書き，ダイアグラムを作成して数か月が経つと，そのデータ全体が何についてのものかという内的感覚，あるいは「直感」が生じる。説明することは難しいが，研究協力者のストーリーが私たちの一部となるのである。これはなにも，私たちが慢性疾患にかかり，麻薬常習者，ギャンブラー，あるいは新米ママになるということではない。そうではなく，私たちは彼らの言葉に耳を傾けてきたし，彼らの行為を観察してきたし，彼らの感情を感じてきたし，彼らの苦労を分かち合ってきたということであり，だからこそ，彼らにとってそれが何なのかということを理解できるのだ。最終的なストーリーをたった数個の言葉にまとめあげるというのは簡単なことではないかもしれないが，それは私たちの頭の中には存在している。メモの一般的な読み込みから，私たちは記述的なストーリーを書くことができる。そして，それまでに発展させてきたカテゴリー/テーマの活用によって，自分が持っている記述的なストーリーを分析的なものに変換することが可能となる。そう，このストーリーあるいは理論(理論であるべきであるというのが私たちの目的である)は，構築物であり，それはデータに根ざす形の構築物なのである。

ストーリーラインの構築により，研究者は研究協力者，同僚，委員，友人，配偶者，そして仲間たちに，自分の理論的枠組みを提示することができる。特定のトピックおよび全体を概観してメモを最終的にまとめあげることにより，研究者は1つのトピックについて詳細に書くこと，そして統合された理論/ストーリーを提示することができるのである。

要約

分析者が最初のフィールドノートを分析するために腰を下ろすとき，目の前の課題に圧倒されるように感じることは珍しいことではない。初心者にとって難しいのは，どこから始めるのか，何を見るのか，何かを見たときに「それを」どのように認識すればよいのか，ということを知ることである。ページに並ぶ単語の数々は，どれが最も重要な意味を持つものかほとんどあるいは全く識別できない一塊のものとして現れるかもしれない。これは私たちすべてに起こりうることなので，自分に起きたらどうしようなどと心配する必要はない。アイデアはまさに，データの最初の一片を取り上げ，腰掛けてそれについてメモをとる，ことにある。最初のメモやダイアグラムがどんな姿をしているかなど，気にすることはない。この初期の混乱や不確かさがメモとダイアグラムに影響を及ぼすことは珍しいことではない。忘れてはならないのは，研究者が何をメモしようと，あるいは初期のダイアグラムに何を組み込もうと，分析を開始するという事実以上の重要性を持つことはないのだ。

初期の分析はひらめきの獲得と取っかかりとなる概念を生みだすことに向けられる。データから何かを理解するために，まずは「噛み砕き」，「消化し」，そして「感じる」ことが必要である。研究者は他者の役割を取得し，研究協力者の視点から世界を理解するよう試みなければならない。これはメモによって可能となる。メモとダイアグラムは分析の本質的な側面であり，それは当該研究の目的が記述することにあるのか理論化にあるのかには関係ない。すでに説明してきたように，メモとダイアグラムはコードの貯蔵庫以上のものである。これらは分析の思考プロセスを刺激し記録するものであり，理論的サンプリングを方向づけるものである。

さらに，メモとダイアグラムなしでは，研究が進行するにつれて発展し続けていく蓄積的で複雑なアイデアを，正確に保持し続けることは不可能である。ダイアグラムは諸概念間の関係性を視覚的に表すものである。ダイアグラムの目的は，分析プロセスを邪魔するのではなく，促すことにある。研究が進む中で，これらはさらに展開し複雑になっていく。なかには，他の研究者よりもより頻繁にダイアグラムを用いる者もいる。ダイアグラムの作成が難しいのではないかということを，心配する必要はない。視覚化を用いない人もいるのである。

最終的に強調したいのは，メモ書きやダイアグラムの実行を管理するルールは存在しないということである。分析者ごとに，研究プロセスを通じて執り行う自分のスタイルを発展させているのである。メモとダイアグラムはともに，出版やその研究について何か話をするときなど，後になってその有用性が発揮されるものである。

課題

1．付録Aのフィールドノートを読みなさい。そしてデータを分析し，自分の考えをメモしなさい。いくつかのパターンとして本章で提示されたメモを用いて，違う種類のメモを書きなさい。普通，この限られたデータでは，統合的メモを書くことは不可能だが，自分が同定したいくつかの概念についてのメモと，その諸概念のプロパティとディメンションを書くべきである。

2．この時点でのあなたの分析を反映したダイアグラムをいくつか作りなさい。

3．さらに，自分のメモとダイアグラムをグループミーティングに持ち寄り，他のメンバーと議論しなさい。

4．メンバーは各自で議論のためにメモを提示しなさい。

5．グループでの議論をもとに，すべてのアイデアを網羅するようなグループのメモを書きなさい。

6．メンバーのすべての考えを組み込んだグループのダイアグラムを作りなさい。

注

1．各メモの後のカッコの中の同定コードは，利用者がMAXQDAのプロジェクトの中でそのメモを探しやすいようにできている。詳しくは，www.maxqda.com/Corbin-BasicsQR または www.sagepub.com/corbinstudysite または画面例6を参照。

7 理論的サンプリング

最も生産的な科学者というものは，眼前の疑問を解決したことで満足するものではなく，いくばくかの新しい知見を得ることに満足を見出す。そして彼らはそれを活用し，さらなる発見をし，時にその発見はとても重要なものとなる(Beveridge, 1963, p. 144)。

表 7-1　用語の定義

飽和 Saturation：飽和とは通常，「新たなデータがもはや浮上しない場合」と説明されている。しかし飽和は，単に新たなデータがないということ以上のものである。つまり，プロパティとディメンションという点からみたカテゴリーの発展をも意味しているのである。そこにはバリエーションも含まれるが，理論構築を目指すのであればさらに諸概念間の関係性の明示化も付け加えられる。

理論的サンプリング Theoretical Sampling：データから引き出された概念/テーマに基づいて行われるデータ収集の一方法。理論的サンプリングの目的は，プロパティ，ディメンション，未知のバリエーションの観点からの概念の発展の可能性を，そして諸概念間の関係性の同定の可能性を，最大化するであろう場所/人々/出来事からデータを収集することにある。

はじめに

時に私は，素材を本のどこに位置づければよいかわからないことがある。それは本章においても同じである。研究プロセスの流れの中での理論的サンプリングの働きをいったん了解したならば，理論的サンプリングという考えを理解するのはそう難しいものではない。しかし，これは手順のうえでのテクニックであり，分析に関する章に取りかかる前に理論的サンプリングに関してある程度の理解をしておくことは不可欠である。おそらく最も望ましいアプローチとして提示できるのは，本章を2度読むことである(1度は8章から12章までを読む前に。そして12章まで読んだその後にもう1度)。いつ，そしてどのように本章を読むのかについては，読者と指導者の裁量に任せている。

本章を読み進めていくに際して，分析者の前に立ち現れる大きな問題の1つは，集めるべきデータは何か/いつ集めるか/どこで集めるか/どのように集めるか，という点を知ることである。本章では**理論的サンプリング**という考えを探究していくが，これはデータから引き出された諸概念に基づくデータ収集法の1つである。理論的サンプリングと既存の伝統的なサンプリング方法との違いは，研究開始前にサンプリングを決めてしまうのではなく，データに即応する形でサンプリングを行っていく点にある。この即応型のアプローチは，サンプリングをオープンで柔軟なものにしてくれる。概念は分析途上でデータから引き出され，その概念に基づいて立てられた問いが，次のデータ収集を方向づけていく。研究プロセスはそれ自体でどんどん進んでいくのである。それ自体の力によって導かれ，先へと進んでいく。さらに，概念に関する仮説の確証あるいは検証のために用いられるのではなく，むしろ理論的サンプリングは重要な概念とそのプロパティ/ディメンションの発見のために用いられる。この研究の形態では，研究者は探偵のようなものである。どこへ至るのかわからなくても，諸概念が示す手がかりをたどっていくのだが，研究者は，何か発見されるであろうものに対して常にオープンなのである。

本章で扱う問いには，次のようなものがあげられる。理論的サンプリングとは何か？　他の形式のサンプリングに対して理論的サンプリングが持つ強みは何か？　どのように進めていけばよいのか？　プロセスの硬直化を回避しながら体系的かつ一貫した方法でこのサンプリングを続けていくにはどうすればよいのか？　研究プロセスのどの時点で，理論的にサンプリングを行えばよいのか？　もう十分にサンプリングが行われたと，どのように知ることができるのか？

思い出してほしい。研究の目的が記述であろうと理論開発であろうと，分析の基礎は概念である。データの中でサンプリングされるのは概念である。研究協力者が提供してくれるのは，こういった諸概念について何かを示すデータなのである。したがって，研究者が理論的にサンプリングするときには，より深く知りたい概念についての情報を提供してくれるであろう場所/人/状況へと向かうのである。理論的サンプリングは一見したところ，これまでにサンプリングについて教えられてきたこととことごとく反対にみえるかもしれない。既存の伝統的なサンプリング方法をとる研究者は，人々をサンプリングし変数を制御することを教えられてきている。しかし理論的サンプリングでは，研究者は人々をサンプリングするのではなく概念をサンプリングする。研究者は意図してこれら諸概念の指標を探すのであり，したがって彼らは，条件が異なると諸概念はどのように変化するのか発見するためにデータを検討しようとする。初学者が初めて理論的サンプリングを行うときにとまどっても不思議なことではない。

既存の伝統的なサンプリング方法と異なり，研究者が分析開始前にデータをすべて収集し終えているということはない。分析は，第1日目のデータ収集終了後から始まるのである。データ収集は分析を導く。分析は概念を導きだす。概念は問いをもたらす。問いはさらなるデータ収集を導く。このように,研究者は当該概念に関して次々と知見を深めていくのである。この循環プロセスは，研究が**飽和**点に達するまで続けられる。飽和とは，研究途上において，あらゆる概念が十分に定義され説明された点を意味している。

理論的サンプリングという言葉には，分析が示す場所(つまり今後のデータ収集で最も成果が期待できるところ)へ出かけていく柔軟性が含まれており，これによって，分析途上で立てられた問いに答えを出すことになる。もちろん，研究者は一般的な標的集団から研究に着手し，その集団からサンプリングをし続けていく。分析を扱う章(この後続く8章から12章まで)では，ベトナム退役軍人を標的集団とした研究プロジェクトを目にすることになる。最初のインタビューの分析後，そのインタビューから引き出されたいくつかの概念と当該概念にかかわる問いが，その後のデータ収集の基礎となっていくことをみることになるだろう。

理論的サンプリングは，データの収集と分析はともに同調して進むものであるという前提に基礎をおいている。言い換えればデータ収集は，分析にあまりに先んじて実施されることはない。なぜならばその後のデータ収集の焦点，つまり次回のインタビューや観察の中で問われている問いが，それらはこれまでの分析途上で発見されたものに基づいているからである。

ここで，研究者は実践的であらねばならない。これまでに収集したデータを活用せねばならない，あるいは限られた期間のうちにデータを収集せねばならないときがやってくる。通常は，研究者が研究協力者を得るために出かけるとき，あるいはその瞬間を活用しなければならないときが，そのときである。このアプローチが持つ問題点は，分析が行われ，そして分析途上で問いが立てられたときに，研究者が当該概念に関して新たなデータ収集をする機会に恵まれないかもしれないという点である。つまり研究にギャップが生じてしまうのである。本章でこの後，追加データの収集が不可能な場合に研究者ができることについて，説明する。しかしその前にまず，いくつかの重要な問いに答えておきたい。

理論的サンプリングに関する質問と答え

1．他のサンプリングに対して，理論的サンプリングが持つ強みは何か？

理論的サンプリングは，概念によって方向づけられていく。これによって研究者は，ある問題や母集団に重要なかかわりを持つ概念を発見できるようになり，またその概念をより深く探究できるようになる。理論的サンプリングは，発見が可能となるので新たな未知の領域を研究する場合，特に重要である。多くの場合，理論的サンプリングによって研究者は，思いがけない出来事の利点を活かすことができるようになる。病院での勤務に関する私たちの研究例を思い出してほしい。この研究から得られた主たる概念の１つが「業務の流れ」というものであった。データを収集している間に，マグニチュード7.4の地震が起きた。この自然現象は，この「偶然」の出来事への対処という「業務の流れ」をサンプリングするためにフィールドへ戻る機会を与え，また，偶然性が業務の流れをどのように「混乱させた」のかという点に関する私たちの予測を試す機会を与えるものとなった。私たちが立てた問いは次のようなものである。業務の流れは修正されたか？　患者ケアの遂行という業務を維持するために，どのように，そしてどんな新しい準備がなされたのか？　結果は私たちを魅了するものであった。そのわけは，その業務の流れはそれほど長い間混乱してはいなかったということを発見したからである。実際，多少の創造的なやり方があったにせよ，すぐに回復したのであった。もしも既存の伝統的なサンプリング方法を使っていたとしたら，私たちはおそらくこの状況から何も得ることはできなかったかもしれない。

もう一点，理論的サンプリングは蓄積的性質を持っているという点に関して述べておきたい。サンプリングされた出来事はどれも，既存のデータ収集/分析の上に積み上げられていき，今度は次のデータ収集/分析に寄与することになる。そればかりか，時が経つにつれてサンプリングはより特定化されていく。その理由は，研究者がカテゴリーを飽和させようとするにつれ，質問もより明確化されていくからである。最初のデータ収集では，研究者はその領域についてかなり幅広くデータを収集する。これは釣りに似ているところがある。研究者は何かを期待しながらも，データの海から一体何が現れてくるのかは知らないからである。いったん最初の分析が行われると，研究のために行くべき場所に関するより鋭い感覚を分析者は手にすることになる。その理由は，今や研究者はサンプリングすべきいくつかの概念を手にしているからである。研究から得られたすべての概念がサンプリング対象となるわけではない。そこで研究者は実践的でなければならず，また最も重要なカテゴリーやテーマの発展を粘り強くやり抜かねばならないのである。

2．どのように理論的サンプリングを行うのか？

理論的サンプリングを実行する場合，研究者はまず第一歩としてデータ収集を行い，その後分析，そしてさらなるデータ収集といった具合に，あるカテゴリーが「飽和」点に達するまでこれを行うのである。理論的サンプリングにおいては，分析を研究のガイドにしなければならない。研究者は問いを立て，その問いの答えを見いだすのに最も適したデータ源を探さねばならないのである。倫理委員会と論文審査委員会は，サンプリング対象となる個人やグループは誰なのか，質問事項は何か，ということを事前に知りたいと考えるのだが，理論的サンプリングでは，ある程度の確証を持ってこれらを予測することは難しい。理論的サンプリングを用いる研究者は，どのような紆余曲折がくるのか，決してわからない。私(コービン)は，ベトナム退役軍人への最初のインタビューを行ったとき，自分が着手したこの研究(8章参照)がどこへ至るのか，全くわからなかった。しかしながら，次のことは断言できる。研究トピックの方向性が大部分わからなくても，自分が焦点としていたのはベトナム退役軍人であったのである。これ以上のことは本章の後半，研究計画書の執筆の所で述べることとしよう。

理論的サンプリングの手順はシンプルである。研究者は分析を手がかりに進んでいく。おそらく私が言わんとすることを最も簡単に伝える方法は，次章から紹介を始めるベトナム戦争での戦闘員たちに関する研究をまずはみてもらうことである。最初のインタビューの間，研究協力者（看護師）は自分のベトナムでの経験を，「それほど悪いものではなかった」と語った。これを受けて研究者は，「どうして？」と聞き返した。これまでに話を聞いたベトナム経験者あるいは他の退役軍人が皆，いかに悲惨だったのかを語っていた中で，彼の経験をそれほど悪くないものにしたものは何か？　この違いは，この研究協力者が「戦闘員」ではなかったという事実によるものと考えることは可能だろうか？　このひらめきからは，もしこのことが実際のところ「戦争の経験」に違いをもたらすものではないのかどうかを確かめるために，研究者は「戦闘員」へのインタビューを設定することになる。

第2のインタビューは，戦闘員へのものとなった。このインタビューは，この戦闘員の「戦争の経験」についての語りが先の戦闘員の語りといかに違うのかを明らかにするものであった。第2のインタビューを分析しているときに研究者に衝撃を与えたものは，戦闘員の戦争の経験がどれほどまでに「生き残り」に重点を置くものであったか，そして，30年以上経った現在でも，未解決の課題（「癒し」の欠落）がいまだに退役軍人たちによって語られるストーリーに現れてくる程度であった。ここから研究者は，次のような問いに導かれた。これほど長くなぜそんなに「怒り」をもっているのか？　怒りをもたらしている「戦争の経験」について，「癒しの欠落」についてそして「沈黙の壁」について，何があるのか？　こういった問いへの答えを持たないということは，戦争の経験そのものについてより深く理解する必要があるということを意味していた。これは私を，戦闘員であったベトナム退役軍人たちの回顧録を読むことに向かわせた。私はさらに，比較の基盤となるように，看護師として従軍した退役軍人たちの回顧録も読み続けていった。加えて，他のタイプの戦闘員たちにも注目していった。例えば，パイロットについて，彼らの経験の本質を問うのである。

データをさらに分析していく中で，ベトナム戦争が戦われた「文化」が，重要なかかわりを持っているように思えてきた。したがって，「戦争の文化」についてさらに掘り下げるために，回顧録の代わりに歴史的なデータに立ち返った。「戦争の文化」に関するデータを分析する中で，戦闘員たちに示された「リスク」を通じて「生き残り」への脅威をもたらす一連の「問題」を同定した。この発見は「生き残り」の概念について，また戦闘員たちがそれらの問題のいくつかを克服あるいはそれらのリスクを減じるために用いた戦略についてのさらなる検討を導いた。これらの結果をもとに，より特定化された「生き残りの状況」について，またどのようにその状況に人々が反応するのかを，知りたいと考えた。こういった素材すべてをまとめるために私が用いることができた概念についての最終的な問いができあがった。答えは，「多元的な諸現実の調停」という概念の形態の中に現れた。

これを進める中で，常に私は分析から引き出された分析上の手がかりを追い続けていたことに注目してほしい。自分が従ったサンプリングの経路を前もって知る方法は決してなかった。それでも私は，対象とした標的集団の中ですべての時間を過ごしたのであった。どんな種類のデータを収集する必要があるのか，そしてそのデータのどこに焦点を当てるのかを決定することこそ，データの分析と概念(その分析から引き出されたもの)に関する問いであった。別の研究者は，異なる方向に進んでいった。それでも，私の分析を読んでくれた人たちは皆，私の論理を追うことができた。研究者が採用する方向性は，データの性質と分析者のデータ解釈に依存し，それが研究者とデータをともにプロセスに引き込むのである。

3．研究者はそのプロセスを硬直させることなく，どのようにサンプリングを体系的に一貫した方法で続けることができるのか？

理論的サンプリングでは，研究者は重要な理論的な手がかりとしての一貫性にはあまり関心を持ってはいない。新しい分析上の糸口(概念)が分析途上に現れたときには，研究者はある問いがすでに研究協力者に尋ねられたかどうかを気にすることなく，その問いを自由に追いかける。同時に，通常は一貫性が問題となることはない。その理由は，諸個人がそれぞれに自分のストーリーを語る場合でも，そこには相互に一貫性がみられるからである。ベトナム戦争の回顧録を読む中で私が得た重要な情報の１つは，どの回顧録も同一の基本的な構成，すなわち生き残りへの渇望をとっているように見えるということである。もちろん細かな部分は違っているのだが。忘れないでほしいのだが，ある研究協力者から見て重要な意味を持つデータは，形態は違っていたとしても，ほとんど常に他の協力者からのデータにもみつけることができるのである。また，他のデータに見いだすことができなかったとしても，研究者は次のように問うべきである。「なぜないのか？」。非構成的なインタビューや観察の結論部分で，重要なトピックが何も明らかにされなかったとしたら，研究者はまさにそのことについて問いを発することができるのである。特に研究者自身がそのトピックを重要であると感じているならなおさらである。

4．どのくらいサンプリングを行わねばならないのか？

この問いの答えは，シンプルでもありまた同時に複雑なものである。研究者はデータが「飽和」に至るまで収集を続ければよいという意味では，シンプルである。飽和への到達は，決して簡単なことではないという意味では，複雑である。飽和は通常，「新たなカテゴリーや重要なテーマがもはや浮上しないとき」と説明される。しかし飽和は，新たなカテゴリーやテーマがこれ以上浮上しないということ以上のものである。それは，プロパティとディメンションからみたカテゴリーの発展をも意味している。その際には，バリエーションと他のカテゴリーへの潜在的な関係性も含む。言い換えれば，研究の目的は，単にカテゴリーのリストを作り上げることではない。むしろそれは，私たちに諸カテゴリーについて何かを伝えることなのである。研究者によって提示された理解は，表面的な説明にとどまらない深みのあるものでなければならない。戦争における戦闘員の経験は生き残りに還元できる，などと簡単に言うだけでは十分ではないのである。研究者は，どのように/いつ生き残りが意味を持つのか，条件が違った場合には生き残りはどのように見えるのか，そして，生き残りの帰結のいくつかについてそれが何なのか，などを説明しなければならないのである。

異なる条件下での多様なプロパティとディメンションを同定することで，各カテゴリー/テーマをある程度の深さのレベルで説明できて初めて，研究者はその研究が飽和のレベルに達したということができる。現実には，研究者は永久にデータ収集を続け，カテゴリーに新たなプロパティとディメンションを加えることもできるかもしれない。しかし研究者はどこかで，この概念は本研究の目的からみて十分に発展しているといわねばならず，また，当該研究の限界の1つとしてカバーできなかったものを受け入れなければならないのである。どんな研究者も，研究をそんなすぐには終了させられないことに気づかねばならない。時に，自分のカテゴリーを飽和させたというとき，彼らが意味することは,「彼らは」データ収集プロセスによって飽和させられたということがある。時間/お金/エネルギーを使い切り，それによって研究課題に取り組む前にその課題を閉め出してしまい, 全体的なストーリーとのギャップを残したままにしているのである。1時間程度のインタビューを5, 6回やったくらいで飽和に至ることはないだろう。

5．研究のどの時点で, 研究者は理論的にサンプリングを行うのか？

理論的サンプリングは，最初の分析セッションのあとに始められ，研究プロセスを通じて継続される。これは研究プロセスが帰結を迎えた場合にだけ終了するものである。結果について書く段階でさえ，新たなひらめきを得たり，あるカテゴリーが他よりも優れて発展していることを発見したり，あるいは，さらなるデータ収集を必要とする全体的な論理において，論理が跳躍している箇所が明らかになることもある。

6．サンプリングが十分となったことを，研究者はどのようにして知るのだろうか？

ある研究者は，いつ十分なサンプリングが行われ，カテゴリーの発展という視点からみていつ主要なカテゴリーが深みとバリエーションを示すのかを知っている。完全な飽和(完璧な発展)にはおそらく決して到達しないかもしれない。しかし仮に研究者が，カテゴリーが現象の理解のための十分な深みと幅を示していること，他の諸カテゴリーへの関係性が明瞭になっていること，この2つを十分になしえていると判断するならば，十分なサンプリングが行われたということが可能だし，少なくともその研究の目的に限ればそう断言することができるであろう。

研究を通じて，探究者はインシデントに偶然遭遇したなら，その利点を活かすべきである。しかしながら，理論的サンプリングを用いて収集するデータはどれも，分析にかかわりを持っていなければならない。言い換えれば，仮に研究者がある施設内で観察を行っているときにマネジャーが死亡したとしよう。これは，マネジャーの死それ自体が重要ということではなく，例えば「業務の流れ」や現在取り組んでいるその他の概念からみた，この死の意味するところが重要となるのである。

フィールドでは多くの目を引く物事が進行しているので，研究の初心者にとって，フィールドで夢中になってしまうことはありがちなことである。研究者がそれまでの観察に基づく概念をガイドとして使うことは，こういったときの助けになる。分析で発展された問いと概念を，データ収集のガイドにすればよいのである。ちょうど誰かが言ったように，「あれとかこれとか」に興味がないということは，「骨折り損」で頭にきても言い訳にはならないのだ。焦点がブレないようにすることである。その時点で問題となっている概念や理論的にサンプリングしている概念について，バリエーションや別の状況を提供してくれるような状況を探すのである。ある条件下でのバリエーションは，ある概念の新たなプロパティとディメンションを発見する機会を最大化してくれる。

7．もしも，分析に着手する前にあらゆるデータの収集が終了していたらどうなるのか？　それでも理論的サンプリングはできるのか？

実際行うのは難しいが，答えはイエスである。次章で述べる通り，ベトナム退役軍人に関する研究では，私は回顧録を活用した。これはすでに収集されたデータを用いることが可能であった例である。忘れないでほしいのだが，理論的サンプリングは概念によって方向づけられるデータ収集/分析である。概念に関する問いは，次にどのインシデントを探すかを決めるためのガイドとして活用される。したがって，研究者はすでに収集されているデータ，あるいはある概念に関するインシデントとして利用可能なデータを，サンプリングすることが可能なのである。これまでに分析が終わっているデータに立ち返り，新鮮な目でそれを見直すことは，それほど珍しいことではない。ある概念を指し示すインシデントや出来事は，初期には見逃されやすいものである。その理由は，それらが持つ重要性は，そのときには研究者にも十分に理解できていないからである。研究者は，いつでも見落としがなかったかどうか，すでに収集したデータに立ち返ることができるのである。

注意：研究上のギャップは，収集済みのデータを分析している際にも生じるかもしれない。その理由は，さらなる探究の機会がないからである。もしも研究者があるデータで立ち尽くしてしまったとしたら，なんとかしなければならない。これは決して，研究が意味を失うことでも表面的でしかないことをも意味していない。研究者は，自分が持っているどんなデータに関しても，より高いレベルでの分析を行うことが可能なのである。

8．研究者はどこでサンプリングを行うのか？

サンプリングすべき領域を探す中で分析者は，問いに最も的確に答えてくれるデータは何か，そして，カテゴリーに関する情報を埋めるのに最も適しているデータは何か，を決定する。この思考の流れを継続する前に，一点明確にしておきたい。次章で述べるベトナム退役軍人の研究では，戦闘員の間でみられる多様な戦争体験の違いを発見するためには，新たな戦闘員の集団を見つけ，入っていかねばならないということが明らかになった。私は一組のインタビューを手に入れたが，その当時それ以上は無理であった。したがって，自分の答えを見いだすために，回顧録へと向かったのである。しかしながら，戦争がおかれている文脈に関心を持っていたときには，私は歴史上の文書へと向かっていった。その理由は，米国が戦争に向かっていったその経緯と理由に関する私の問いに対する答えを探しており，歴史上の文書があるタイプのデータを提供してくれそうに思えたからである。そして，生き残りという概念に関するより多くの情報を必要としていたとき，私は回顧録に立ち返った。データに戻り，特に「生き残り」と自分でラベルづけしたインシデントを調べ，そしてより深くそれらを分析した。研究者は時には，理論的にサンプリングするためにさらなるデータを収集しなければならないこともあるし，また時には，すでに収集してあったデータに立ち戻ることもできるのである。

9．研究開始前に考慮しなければならない，サンプリング上の問題は何か？

研究開始時には，研究者が考慮しなければならないサンプリング上の問題がいくつも存在する。あるプロジェクトに関して下された最初の決定は，研究者に方向性を示し，どこからデータ収集を行うのかという場所を提示する。いったんデータ収集に着手した後に生じる問題は，先の最初の決定が，データの中で発見されるものにどのくらいフィットしているのか，ということになる。最初の考慮点には，以下のものが含まれる。

(a) 研究すべき場所あるいは集団に関する決定　もちろんこれは，主たる研究上の問いによって方向づけられるものである。例えば，ある研究者が経営者の意思決定に興味を持っていたとしたら，その研究者は，何が起きているのかを観察するために経営者が意思決定を行っている場所へ行くに違いない。

(b) 用いるデータの種類に関する決定　観察，インタビュー，文書類，回顧録，自伝，録音/録画テープ，あるいはこれらの組み合わせ，これらを研究者は使いたいと考えているのか？　選択は，望む種類の情報を入手する可能性を最大化するデータはどれか，という基本線から決定されるべきである。例えばある研究者は，経営者の意思決定を研究するときに，インタビューと観察に加えて，回顧録と文書類を使いたいと考えるかもしれない。グループ間の相互行為を研究している場合，インタビューに加えて，観察することは論理的である。なぜなら，観察は相互行為が持つ繊細な面を明らかにするものだからである。

(c) どのくらいの期間1つの場所を研究するべきかの決定　1つの場所は，探しているデータが提供される限り研究する。私たちが研究しているのは場所や人それ自体ではなく，概念なのだということを，忘れないでほしい。通常私たちは，自分たちが追いかけている概念に基づいてデータを収集するために，ある場所を使っている。その場所で私たちは常に，データから引き出された概念に基づき，誰が/何を/いつ/どのようにして/どこで，という点に着目しながら，データ収集を多様に行うことができるのである。サンプリングの決定にかかわる1つの要素は，研究者が発展させたいのが公式理論か領域密着理論か，というものである。次の点を明確にしておきたい。私たちが行った業務に関する研究では，領域密着型理論の構築を目指していたので，1つの病院だけに絞ったうえで病院における業務の連携に限定して研究を行った。業務の連携に関するもっと一般的な理論を構築するためには，他のタイプの組織や業務(警察や建設業など)をサンプリングする必要があるだろう。場所の多様性に関する決定は，探究開始の時点で下されるかもしれないが，研究が進展していく途上で概念に基づいて選択されるかもしれない。重要なのは，場所や観察あるいはインタビューの数にかかわる決定は，アクセス，活用可能な資源，研究のゴール，そして加えて研究者の持つ時間とエネルギーにかかっている。後から研究の進展とともに，分析途上で現れた問いによって，こういった諸決定が修正されることもある。

10. インタビューと観察のガイドは，データ収集に活用することは可能か？

理論的サンプリングを用いたインタビューと観察におけるガイドは，構造化されている調査形式に比べてそれほどの重要性を持つものではない。

その理由は，研究の途上でそのガイドは発展し，変化していくからである。しかしながら研究者は，予定されている質問項目や観察の例示なしでは，倫理委員会あるいは論文審査委員会を通過することができない。こういった委員会の目的は，人権の擁護にある。学生や経験を積んだ研究者は，経験からも文献からも，質問紙と観察ガイドをうまくまとめて，計画書を書く基本的な知識を持っている。質問のリストや観察場所をひとまとめにするのは，困難なことではない。研究者は，質問や観察場所に関して包括的なセットにまとめられるよう，最善を尽くすのである。あらゆる場合を想定して(あらゆるベースをカバーするために)，仮に研究協力者が当該調査にとって重要な新たなトピックを持ち出したときにも，研究者がそれに対応できるように，そういったことを示す数行の文を研究計画書に加えるべきである。

実践上の問題として，いったん対象となる標的集団/調査地/時間/収集すべきデータの種類などを決定したら，研究者はインタビューでの質問項目のリストや観察場所のリストを練り上げる段階に入っている。最初のインタビューの質問や観察場所は，文献や経験から(あるいはよりよい方法だが，予備調査から)引き出された概念に基づいて決定されるだろう。こういった初期段階での概念は，「現実の」データから発展してきたわけではなく，したがって仮に研究者がこういった概念を携えてフィールドへ入って行った場合には，必ずそれらを暫定的なものとみなさねばならず，新たなデータが入ってきた場合には廃棄されねばならない。それでもなお，初期の概念は出発点を提示するものであり，そこからデータ収集は始められるのである。そして研究者の多くは(そして彼らの委員会のメンバーは)，これから研究しようとしていることについてのある程度の概念化なしにフィールドに入っていくことは難しいと考えている。しかしながら，私たちのやり方はそれとは異なる。

いったんデータ収集が始まれば，(委員会に満足してもらうために用いられる)最初のインタビューや観察のガイドは，分析から引き出された概念に取って代わられる。研究を通じて最初の問いに厳格に固執し続けると，収集可能なデータの量とタイプが制限されてしまい，発見を阻害することになる。これは私たち著者が経験してきたことなのだが，もしも研究者が構造化された質問項目を携えてフィールドに入って行ったら，人々はその問いに答えるだけになってしまい，たいていの場合細かな部分を明らかにすることなど失われてしまう。研究協力者は，こちらが想定した以上の情報を提供してくれるかもしれない。しかし研究者が問いかけなければ，渋々付き合ってくれるというところにとどまってしまうし，心配しなければならないことに，それが研究プロセスを阻害することさえあるかもしれないのである。構造化されていないインタビュー，つまり「〜についてどうお考えですか？」あるいは「そのとき何が起きたのですか？」とか「そこであなたが経験したことはどんなことですか？」といったような一般的な形の問いを使いながら，研究協力者が自分自身にとって重要なことを説明できる余裕をつくり出すのである(Corbin & Morse, 2003)。

11. 理論的サンプリングにバリエーションは存在するか？

あらゆる研究にいえることだが，何事かをなす際には「理想的方法」と「実践的方法」が存在する。時に研究者は後者に甘んじなければならない。そこにはいくつかのバリエーションが存在する。

(a) 研究者は，カテゴリー(およびそのプロパティ/ディメンション)にかかわるデータを収集可能な人/場所/出来事を意図的に探すかもしれない　例えば，病院における医療技術の活用に関して研究を行っていたとき，メンバーのひとりが，医療機器がいくつかのプロパティを持っていることを指摘した(Strauss, Fagerhaugh, Suczek & Wiener, 1985)。そのプロパティには(それ以外もあるのだが)，費用/サイズ/地位が含まれていた。したがって研究チームは，医療機器に関するこれらプロパティの異同を最大化すると考えられる出来事/場所を，病院内でサンプリングしていった。チームは，CAT スキャナーを観察した。これは大型で高価な機材であり，診断医の間ではそれなりの地位を占めていた。しかしながら，データ収集をするときには，CAT スキャナーは病院で使う医療機器の中の１つの極端なタイプにすぎないということを忘れてならない。さらに重要なのは，費用/地位/

信頼感という点からみて対極にあるような機材も，比較対象としてサンプリングすることである。このようなケースとして，次の事例があげられる。患者ケアという業務は，そのケアの一部に使われる医療機器が持つある特定のプロパティによって影響を受ける可能性がある。したがって「患者ケア」と「医療テクノロジー」という2つのカテゴリーの統合ということを概念的に考え，それをもとにサンプリングを行ったのである。

(b) 研究者は非常に体系的(個人/場所をリストに従って訪ねていく)にデータを収集することもできるし，あるいは利便性に基づいて(ドアを開けて入ってきた人なら誰でも，あるいは，研究に同意してくれた人なら誰でも)サンプリングをすることもできる　これはかなり実践的なデータ収集のやり方であり，おそらく研究の初心者によって最も頻繁に用いられている方法である。言い換えれば，研究者はデータという点からみて入手可能な人/物を採用しているのである。これは決して，分析中に概念に基づく比較が行われていないことを意味するものではない。なぜならそれは行われているからである。これは，次に誰/どこへ行くのかを選択できることではなく，自分で入手可能なデータを受け入れなければならない，ということをいっているにすぎないのである。

状況が持つ本質のゆえに，データには自然に差異が生じることはよくあることである。例えば，私たちが病院で「業務の流れ」に関する研究を始めたとき，私たちはその病院/病棟/主任看護師について，ほとんど何も知らなかった。私たちはただ，病棟から病棟へとまわり，研究に協力してくれた主任看護師のもとで時間を過ごしたのであった。最終的に私たちが発見したことは，どの病棟も，組織上の条件/患者数/業務のタイプ，そして時系列の中で業務の流れを組織/維持するやり方には，違いがあるということであった。この違いによって，概念に基づいて理論的にサンプリングを行う十分な機会が存在した。分析中に問いが引き出され，その問いが次のデータ収集を導くのだが，理想的には，こういった概念にかかわる問いが導くがままにしておくことが重要なのである。

(c) 研究者は，全く思いがけずに浮上した差異に遭遇することもある
研究者はしばしば，フィールドでの観察やインタビュー，あるいは文書類を読み込んでいるときに，全く予期せずに理論的に有意味な出来事に遭遇することがある。大切なのは，このような出来事やインシデントの分析上の重要性を認識し，かつそれを取り逃がさないことである。これをも可能にするのが，オープンで探究心あふれるマインドと，注意を怠らない姿勢である。何か新規なことやいつもと違うことに出会ったら，立ち止まって自問しなければならない。「これはなんだろうか？　これは何を意味し得るのだろうか？」

(d) 研究者は，理論的に重要な概念に基づいてそれらを再度組織化しながら，データそれ自体に立ち返ることもある　これに該当する事例として，ハイリスクの妊婦に関する研究の最中に行ったサンプリングの形式をあげておきたい。そのとき研究者は，研究者自身が持つリスクの認識(医学的なもの)に基づいて妊婦たちをカテゴリー化していた。しかし，当の女性たちは彼女たち自身が持つリスクの認識に基づいて行動していたのだった。そして女性たちの認識の仕方は，必ずしも医療者が持つリスクの認識と一致するとは限らなかった。そして研究者は，インシデントに立ち返ってそれを検討し直し，女性たちが考える状況の定義に沿ったリスクのカテゴリーに配置し直していった。女性たちによってとられていた行動は，分析上も意味あるものになり始めていった。どんなインタビューや観察においても，同一の概念に属する多様なインシデントが存在し，それぞれが別々にコード化されている，ということはよく起こることだと気づいてほしい。例えば，ハイリスクの妊婦の研究では，時とし1週間の間に，慢性疾患/胎児/妊娠の状態に応じて，リスクの認識は変化した。これはつまり，リスクの定義や管理は非常に状況に依存するため，インシデントごとに個別にコード化するということを意味しているのである。

データ収集/分析では，研究者は有意味なバリエーションを同定できるようなインシデントや出来事(新規のデータからでも，既存のデータからでも)をサンプリングしたいと思うだろう。機材のタイプが患者に提供されるケアのタイプにどのような違いをもたらしているのかと問うことによって，研究者は「ケアのタイプ」と「機材のタイプ」を関連させることが可能になる。ここで問われている問いには，どのように患者を準備しておくのか，リスクはどのように管理されているのか，業務はどのように分担されているのか，誰がスケジュール管理をし調整を行っているのか，といったものが含まれる。概念それ自体と同じように諸概念間の関係性は，概念のディメンションの範囲やバリエーションを示す類似/相違を，そして諸概念間の関係性を示す類似/相違を，発見し検証するために，場所や個人を交差させる中で比較されるのである。

場所を選択できなかったり，理論的に重要な場所や人物へのアクセスが確保できなかったからといって，動揺してはいけない。むしろ，現在自分にできることの中からもっとやってみるべきである。出来事やインシデントに出会ったとき，まったく同一のものを2つ以上見出すということはほとんどないだろう。むしろ何か違いは，いつでもあるだろうし，それは条件/行為/相互行為/帰結からみて，比較をしたりバリエーションを発見するための基礎を提供するものとなるだろう。分析者が，記述的な意味でデータをみるのではなく，概念を基礎にインシデントや出来事を比較しているのだとしたら，データが実際どのように収集されたのかにかかわらず，それは理論的サンプリングを行っていることになる。研究者がバリエーションを最大化する人物や場所を意図的に選択できないときには，プロセスやバリエーションを明らかにし，密度を得るためには，かなりの時間がかかるかもしれない。しかし，サンプリングを休まず継続することで，最終的には差異が現れてくるであろう。

(e) 研究の終了段階でカテゴリーを充実させているときに，研究者はすでにデータ収集を終えた場所/文書類/人物に立ち返ることもできるし，またカテゴリーを飽和させ研究を完成させるのに必要な新たなデータを収集するために新たなものに向かうこともできるのである　分析者は常に自分の分析の成果を実際のデータに突き合わせて比較しており，その比較を基礎にして，必要であれば修正や追加を行うのである。そのようなものとして，解釈に対する検証あるいは棄却が，常に行われているのである。

12. 図書館でのデータ収集は可能か？　もし可能ならどのようにできるのか？

研究者によっては，データ源として文書類/新聞/書籍を必要としている。この場合にはどのように実行するのだろうか？　その答えは，インタビューや観察でデータ収集をする場合と同様に，コード化とサンプリングの通常の相互作用によってサンプリングをするということである。

もしも文書庫を使うのだとしたら，これはインタビューやフィールドノートによる収集と同等のものといえる(Glaser & Strauss, 1967, pp. 61-62, 111-112)。しかしながら，文書データは1か所にあるとは限らず，1つの図書館でも何か所にも分散していることがある。あるいは，いくつかの図書館だったり，出張所だったり，その他の組織だったりするのである。したがって，他のタイプのデータと同じように，重要な出来事/インシデントを発見しサンプリングするのに重要そうな場所について考えねばならないのである。ある特定の組織/母集団/地域に関する書物に載っているのだろうか？　普通の図書館の利用テクニック(書架の間を目的を持ってブラウジングするといったようなものも含まれる)を使い，それらの素材の在処を探すことで，この問いに答えることができる。

他の研究者のインタビュー集とかフィールドノートといった特別な類いの文書類も存在する。通常，そのようなデータの分析は「二次分析」と呼ばれている。もちろん研究者は，通常のコード化プロセスを合わせて理論的サンプリングを行いながら，このような素材をコード化することができる。

13. チームでデータ収集を行っている場合，一貫性を持ちながら理論的サンプリングを行うにはどうすればよいのか？

研究者がチームを組んで研究を行う場合，メンバーは必ずグループで行う分析のセッションに出席しなければならない。さらに各メンバーは，それぞれが個人で行ったデータ収集の際のすべてのメモと，グループセッションでの全員のメモのコピーを受け取る必要がある。データはグループに返され，共有されなければならない。重要な点は，研究者各人が現在探究されているカテゴリーを知っていることであり，そうすることでフィールドで問われている問いのタイプを各人が知ることができる。同様に重要な点は，データを分析するためのミーティングを定期的かつ頻繁に行うことである。分析局面での作業は，チームのメンバーの協働と理論的サンプリングを可能にする。データがたまってしまったら，もはや全員のインタビューやフィールドノートを読むことなど不可能になるかもしれず，そうなればもちろん，各自が自分の素材のコード化に責任を持ち，その結果をグループに返すことになる。メンバー全員はすべてのメモを読まねばならない。さもないとチームメンバーは結果が浮上してきた様を見落としてしまうことになる。

14. 理論的サンプリングと既存の伝統的なサンプリングの違いはどのようなものなのか？

量的な研究の様式では，サンプリングには一般化したい母集団全体を代表させるために母集団の一部をランダムに選び出すことが含まれる。そして，ある特性という観点から標本集団が背後の母集団をどれだけ代表しているかという点が最も考慮を要する重要な点である。実際研究者は，ある標本が完全に母集団を代表しているという確信など決して持つことはできない。量的研究では，ランダム化とか統計的手法といった手順が，バリエーションを最小化しコントロールするために助けとなっている。質的研究では，自分の研究協力者がその背後のより大きな集団をどれほど代表しているのかという点に関して，研究者はそれほど関心を持っていない。関心の中心は概念にあり，それに光を当ててくれるインシデントを探しているのである。そして概念について考える中で，同一性ではなくバリエーションを探し求めていく。バリエーションは理論構築の際，特に重要である。その理由は，バリエーションが概念の幅と理論の射程を広げる働きを持っているからである。

15. 理論的サンプリングを学習するのは困難か？

理論的サンプリングの実行は，難しいものではない。しかしながらそれには，自分を信頼し，展開しつつある分析をガイドとしていく研究プロセスを信じることが求められる。それには，時間と経験が必要である。

16. 研究デザインについて―理論的サンプリングとどのようなかかわりがあるのか？

統計学的なサンプリングと違い，理論的サンプリングは研究着手前に計画することは不可能である。サンプリングを特定化していく決定は，研究プロセスの間に行われるのである。もちろん調査前に研究者は，ある出来事は特定の場所/集団の中で見出せそうだということを考えることはできる。現実的には，助成金申請書を書くときには，どのようにサンプリングするのか，そしてその根拠を，ともに説明することは重要である。

要約

理論的サンプリングは，研究がデータ収集を導くままとするプロセスである。このサンプリングの基礎にあるのは，人ではなく概念である。重要な概念は，その概念に関連するデータを目的的に収集することで，精緻化され修正されていく。概念は精緻化され，その結果として，理論的サンプリングを通じて厚く豊かな記述と理論構築の基礎が形成されていくのである。理論的サンプリングは，すべてのカテゴリーが飽和するまで，つまり，もはや新しいデータや意味のあるデータが現れず，どのカテゴリーもプロパティとディメンションという点からみて十分に発展している，という状態まで，続けられるのである。

課題

1．理論的サンプリングについて考察しなさい。その背後にある論理は何か？　どのように研究プロセスを促進するのか？　このタイプのサンプリングの欠点は何かなどについて，自分の考えを述べなさい。

2．自分の研究に理論的サンプリングをどのように使うかを数文で書きなさい。

3．倫理委員会向けの申請書でどのように理論的サンプリングを説明できるかをグループで議論しなさい。

8 概念開発のためのデータ分析

しかし，私が気に入っている概念の開発法は，実際のデータと絶え間なく対話する中にある。概念とはデータを要約する手段なので，研究者が要約をしようとしているデータに適用しうる方法であることが重要である(Becker, 1998, p. 109)。

表 8-1　用語の定義

カテゴリー Categories：概念の中でも比較的高次の概念であり，その他の諸概念(より低いレベル)は，共通のプロパティによってこのカテゴリーのもとにまとめられる。カテゴリーは時にテーマとされることもある。カテゴリーは，関連のある現象を表し，分析者がデータを縮減したり，結合することを助ける。

コード化 Coding：生データから概念を引き出すこと，それらのプロパティやディメンションという観点から概念を発展させること。

概念 Concepts：データの中にあるアイデアを表す言葉。概念は解釈，つまり分析の成果である。

ディメンション Dimensions：プロパティ内の多様性。概念を特定化し，概念の範囲を与える。

プロパティ Properties：概念を定義し記述する諸特性。

はじめに

これまでの章では，本書で提示している質的研究のアプローチの基盤について述べてきた。ここからの章は，ここまでとは違った内容となる。分析のやり方を示すために，手順や戦略を用いる。私がこれまでに気づいたことは，データの収集/分析について語ることと，それを実際に行うことは全く別のことである，ということである。以下の5つの章を読み続ける中で，4章，5章で述べた分析戦略が決して読者を苦しめるものではなく，分析の統合的な生来の部分であることがわかるであろう。分析を行うことは，流動的なものであり，生成的なものである。

まずはオープン・**コード化**と呼ばれるものの実例を示すことから始める。オープン・コード化は，分析に対してブレインストーミング的なアプローチを求める。なぜならば，その最初の段階において，分析者はデータに対して，それらの中に含まれるすべての潜在性と可能性をオープンにしたいと望むからである。唯一，可能性のあるすべての意味を考え，注意深く文脈を検討した後に，データに解釈上の概念的なラベルをつける研究者の準備が整うのである。データの概念化は研究者が対峙しなければならない大量のデータを縮減するだけではなく，同時にデータについて語るための言語を与えてくれるのである。

本節を始めるにあたり再確認しておきたいことは，**概念**には多様なレベルがあるということである。概念は低いレベルのものから高いレベルのものまで幅がある。高いレベルの概念はカテゴリー/テーマと呼ばれ，**カテゴリー**は低いレベルの概念がいくつか集まったとき，それが何を指し示しているかを教えてくれる。レベルには関係なく，すべての概念はデータから引き出される。その違いは単に，いくつかのものは他のものよりもやや抽象度が高いということである。データの概念化のプロセスは次に示すようなものである。研究者は，生データの中で表現されていることの本質を理解するためにデータを綿密に調べる。その後，理解したものを記述するための概念上の名前，つまりは研究者がその理解に基づいて示す概念を明らかにする。時には，研究協力者が概念化を提示してくれることもある。彼らが用いた言葉遣いがとても生き生きしており，描写が優れているので，研究者はそれを借用するのである(インビボ・コード)。

本章では，分析上の焦点を，データから概念を構築することにおいている。最初に，データを操作しやすいようにいくつかの切片に分解する。第2段階として，これらの切片を取り上げ，そこにどんなアイデアが含まれているのか探求する(データの解釈)。第3段階として，データ内にあるアイデアを表す/代表する概念上の名前を，それらのアイデアに与える。コード化には，「箱の外側から考えること」が求められる(Wicker, 1985)。これは，研究者が見出したいと思っているような予断を脇におき，データやその解釈によって分析を導くことを意味している。コード化は物事を抽象的に考えることを学ぶことでもある。アイデアとは，単に「生」データから句を取り出して，ラベルとして用いることではない。むしろ，コード化で重要なのは，データが意味していると研究者が信じることを概念的に最も適切に記述していると思われる言葉を探すことである。

データ分析で実際に用いられる手順は，データの本質や意味を明らかにするという課題ほど重要なものではない。これまでの章の内容を思い出してほしいのだが，手順は単なる道具にすぎない。研究者が用いなければならない道具の中で最も優れた道具は，研究者自身の頭脳と直感である。コード化への優れたアプローチは，リラックスして頭脳と直感が研究者のために働くようにすることである。

分析手順の実例

ここではまず，読者を分析の旅に招待しよう。最初のインタビューから分析を始めていく。この後の各章では，それまでの章から導き出された分析に基づいて書かれている。私が選ぶトピックは，これまで決して研究をすることがなかったものである。したがって，私自身もその領域のエキス

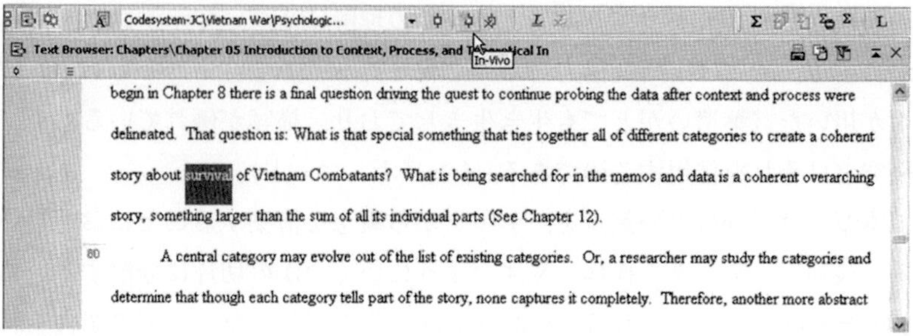

画面例 8

画面例はMAXQDAの上部のメニューバーを示している。Text Browerウィンドウの上部右側に矢印をおいている。現在開けているテキストが提示され，作業可能となっている。例は「生き残り」というコードのインビボコード化である。コードにしたいと思った言葉(句)を強調し，メニューバーにあるインビボのアイコンをクリックすると，コードは自動的に作成され，コードシステムの中に追加され，そのトップに表示される。コードはテキストの横のコードマージンに表示される(この例ではインビボのアイコンがクリックされていないので，表示されていない。)この事例は，テキスト編集機能を作動させるためのメニューバーの左側にあるアイコンも表示している。これにより，コード化をした位置を失わずに，自分のテキストを変えていくことができるのである。そのアイコンの右側に，Quick Codeのバーがあり，選択されたコードを使ってコード化できるよう，コードシステムからコードを移動できる。インビボアイコンの右側には，元に戻す機能があり，同じ作業単位の中ですべてのコードを消去できる。その隣の「L」の文字のアイコンは，リンクオプションである。現在のテキストの中の単語を他のデータセットやそのプロジェクト以外であってもどんな単語ともリンクさせることができる機能である。例えば，ハードディスクやウェブサイトにある写真などのようなものである。

パートとはいえない。研究の一部として実施することのすべては，読者の目の前で繰り広げられていることとなるはずである。

読者の中には，この実例で取り上げたトピックに当惑する者もいるであろう。あるいは，そのトピックが自分の学問分野とは関係がないので，この実例から学ぶことができないと言う者もいるに違いない。学生の中には，トピックからそのプロセスを分離させることに困難さを感じる者がいることを知っている。つまり，彼らはトピックを関連づけることができず，それによって筆者がここで実例を示そうとしている内容を捨て去ってしまうのである。覚えておいてほしいことなのだが，ここで重要なのはトピックではなく，プロセスである。

私がここで示そうとしている素材が非常に強烈なものであることは否定しない。それは，ベトナム戦争の兵士としての経験に由来するものである。本研究の目的は，ベトナム戦争で戦った兵士の視座からその戦争について説明をすることである。本研究の社会的意義は，兵士たちが闘争地域に赴いた結果として，生き延びそしてその経験とともに生き続けなければならなかったことについて理解を増すことが可能ではないかということである。さらに研究は，戦争から戻った後の男女の健康とケアへの提言も行う予定である。ベトナム戦争時代，戦闘員としては男性だけが任命された。女性は地上戦の兵士や戦闘機の操縦士にはならなかったが，看護師のような(Smith, 1992；Van Devanter, 1983)支援的な役割を担っている女性がいた。それゆえ，「戦闘員」について特に語る場合は，男性を意味している。

ここで，調査トピックと研究上の問いについて一言付け加えておく。特定の研究上の問いではなく，一般的なトピックをもって研究を開始したことを覚えておいてほしい。その問いはオープンなものであった。なぜならば，最初のインタビューの分析を始めたとき，研究が私をどこに導くのか，発展させるべき問いは何かということがわからなかったからである。兵士の経験について語るとき，私は「内なる経験」，あるいは現象学的観点から経験について語るということはせずに，むしろ，兵役志願から召集，帰郷までを通じて，ベトナム戦争の第一線の兵士やパイロットになることのプロセスを記述するために，すべてを包含する一般的な言葉として，経験を用いる。このプロジェクトを現象学的研究ではなくグラウンデッド・セオリーによる研究としたのは，私のグラウンデッド・セオリストとしての背景とトレーニングによる。現象学者とは異なる視点で，分析し解釈する。私の背景とトレーニングによって，文脈(構造)とプロセス(行為/相互行為)に注目し，記述を超え理論的説明を発展させていく。しかしながら，読者も読み進めることで目にすることになるだろうが，1人の研究者が理論開発までのすべての手順を踏む必要はない。概念を同定/発展させた段階で止めることができ，研究者自身も満足するような文脈とプロセスという要素が組み込まれたすばらしい記述的研究とすることも可能なのである。

分析においては，インタビュー，回顧録，歴史的資料を含めたさまざまなタイプのデータを活用した。本章は，主としてインタビューデータを基としており，オープン・コード化と概念の同定に焦点をあてている。インタビューの全逐語記録は付録Bに載せてある。インタビューは，1994年頃に実施された。本プロジェクト以外の目的でストラウスが実施したものであり，何年もの間，私たちのファイルにしまわれていたものである。これは，1人の男性のベトナム戦争の経験に関する記述である。このインタビューは，私，コービンが本書のための素材を探しているときに，最近になって見つけたものである。インタビューの内容に驚き，研究協力者の許可を得て素材として使用した。掲載許可は得ている。

分析

いかなる分析でも，最初のステップは素材を最初から最後まで読むことである(フィールドノートやビデオ，あるいは別のタイプの文書を扱っているならば，研究者はそれらが何に関するものなのかという感覚を得るためにビデオや文書全体に目を通すのに同じプロセスをとる)。最初の通読をする際，分析者は余白に書き込む，下線を引く，メモをとるといった衝動を抑えるべきである。最初の通読の目的は，研究協力者の身代わりとしてその人の人生の中に入り，彼らが何を体験しているのかを感じ，彼らが語っていることに耳を傾けることである(付録Bの研究協力者No.1を参照)。

コード化の開始

最初のインタビュー/観察/ビデオ録画の終了後，分析者は直ちにコード化に着手すべきである。なぜならば，最初のデータはその後のデータ収集と分析の基盤となるものだからである。研究者が文書全体を通読し，よく理解したところで，いわば「データと作業する」ときとなる。原稿の中にみられる自然な切れ目をカットオフポイントとして活用する。この切れ目がトピックの変わり目を示す場合が多いが，常にそうであるとはいえない。その後，各セクションを深く検討する。この詳細なアプローチは，一般的に原稿をただ読むことよりは単調で退屈な作業であるが，いくつかのテーマを導き出せる。しかしながら，分析の最初の段階でデータに「密に接近すること」は，強い基盤を作ることになり，見失っていたつながりを見出すために立ち戻る必要が少なくなるので，分析の後半の段階で分析者がデータへ接近することをさらに容易にするであろうと私は信じている。最初の段階でのこのような詳細な作業は，よく発展された理論と同様に豊かで厚みのある記述を導くこととなる。

コンピュータをコード化に活用することは可能であるが，分析者はデータの断片にただラベルを付け，そのラベルの下に「生」データを山積みしてしまうという落とし穴に落ちないよう十分注意しなければならない。研究者がこのような作業をしてしまうと，データが指し示すものを何ら反映していない一連の概念を手にして作業を終えてしまうことになる。コンピュータを活用する場合でも，研究者はデータについて熟考し，メモをとる時間を確保しなければならない。思考は質的研究を実施する際の心であり，魂である。思考は研究プロセスを動かし，研究者を分析プロセスへ導く原動力である。

私が用いるプロセスは，以下の通りである。生データの一片を取り上げる。データのその一片は分析の足がかりとして用いられることとなる。データの分析中に考えたことは，メモとして表される。各メモは，1つの概念でラベル付けされる。時に，各引用に内包されているアイデアについて考え，再考する中で，幾度となくコード名は変更される。いずれの概念上のラベルも，語りに対する私の解釈を表しており，そしてそれは，他の研究者が独自のアイデアを持ちそれが私のアイデアと異なることもある。ここでのアイデアは，議論をするためのものではなく，私が行っているプロセスに言及するためのものである。

では，インタビューの最初のセクションを取り上げ，そこから分析へと進めていこう。読者は各メモに番号がつけられ，生データに関する考察を反映した概念がタイトルとしてつけられていることがわかるだろう。そのタイトルのもとで，実際のデータに続いて分析内容が提示されている。メモの中には，かなり長めのものもある。これは最初のインタビューの最初の分析であることを忘れないでほしい。分析が集積するにつれ，メモはより精確に，複雑に，長くなっていくことになる。

メモ1

2006年6月10日

自己の位置づけ：入隊時

> 基本的に，僕は中流階級の出であり，愛国心が強く，神を恐れ，信心深い人間だ。僕たちは家族愛がとても強く，今後もそれは変わらない。3人の兄と妹が1人いる。父は亡くなっている。母は80代で亡くなった。僕たちは今でも少なくとも1年に1回は皆で会うようにしている。
>
> 僕は16歳で家を出た。数年間，小間使いみたいな仕事をした。何か仕事はしなければならないのでそれをやったが，給料は安かった。それから病院の雑役夫として働いた。これが，僕が看護という職業に触れ，仕事としてそれを目指そうと決心したきっかけとなったことだ。看護師の免許を最初に取ったときは，21歳だった。いまや50歳，全力で長く看護師をやってきたことになる。これは60年代の話だが，X市の退役軍人病院で1年間働いた。そこで，退役軍人，つまり戦争にいかねばならなかった人々に初めて出会った。そこは主に，第一次世界大戦の高齢の退役軍人，第二次世界大戦にいった中年の退役軍人がいく人か，朝鮮戦争の退役軍人が数名いた。僕は彼らが自分たちの経験について語るのを非常に興味深く聴いた。そして1966年，遂に政府がベトナムへ関与することを決断し，多くの男性，女性，物資が前線に送られることとなった。うーん，ある意味，僕は志願した。

この最初の数行で，インタビューの受け手は軍隊に入隊した当時に遡り，自己をその当時に“位置づけ”ている。彼はその当時，どのような人間だったのか，何をしていたのか，何が彼を軍隊に志願させたのかについて説明することでインタビューを開始している。彼がなぜ，このような方法でインタビューを始めたのかはわからない。なぜならそのインタビューの場に私はいなかったからである。もしかしたら，インタビュー開始前にストラウスからこれらの情報を提供してくれるよう依頼されたのかもしれない。あるいは，研究協力者がそこへ「位置づける」こと，そのときの自分と今の自分を対比して説明をすることが必要だと感じたのかもしれない。「位置づける」という概念のもとには，いくつかの複次的な概念—**プロパティ**—がおかれる。その**プロパティ**は彼が何者なのかを定義するうえで有用となる。まず第1には「家族背景」であり，そこには「中流階級」「信心深い」「神を恐れる」さらに「愛国心」が含まれている。2つ目の概念は「愛国心が強い」であり，他のものよりも際立っている。彼がそのことを定義してくれていないので，愛国心があるということが何を意味しているのかははっきりしない。3つ目の概念は「戦争への道のり」，すなわち彼がどのように戦争へと参加したのか，前線に行くことへの精神状態，準備状態についてである。「戦争への道のり」には以下の下位概念が含まれる。戦争の話を聞くこと，看護師になること，志願すること(後で筆者が再度検討したい概念である)，そして「6週間の奇跡」が起きる，将校となり，戦地に急に送られる，のである。彼の「道のり」は「一直線」と「急な」という**ディメンション**があることを指摘しておかなければならない。戦争に行くことに関する内的な葛藤や，その当時の戦争そのものについての否定的な感情は一切示されていない。

方法論上のノート

何を進めているのかを分析的に説明をするために，適宜メモの間に方法論上のノートを入れていこうと思う。上記例では，記述するに値する重要なこととして，「家族背景」「戦争への道のり」「愛国心」のような低いレベルの概念がいくつか明らかになったが，これらはトピックの見出し語としてリストに列挙されることはなかった。分析の初心者が起こす誤りの1つは，概念をそのレベルの違いで分類することをしないことである。彼らは低いレベルの説明的な概念とこれらを統括するような広いアイデアあるいは高いレベルの概念とを区別することなく，分析プロセスを始めてしまう。その人が誰だったのかについて，低いレベルの概念がどのように埋め，説明し，私たちに語り，そして「自己を位置づけること」のプロパティとディメンションのいくつかを与えてくれているのに気づいてほしい。「自己を位置づける」は高いレベルの概念である。なぜならば，これは他のインタビューにも適用できるからである。「中流階級の家庭」の出であるというような特徴は他の人々にとっては違ってくるものであるが，「自己を位置づける」という考えは，多くのインタビューでも適用されうるものである。

分析のこの早い段階で，分析者がレベルの違いで概念の分類を始めなかったならば，何ページにもわたる数多くの概念を最終的に手にすることになり，それらをどのように結びつけていけばよいのかまったくわからない状況になるだろう。さらに，分析者が低いレベルの諸概念を「自己を位置づける」のような広い概念に関連づけていくことで，「位置づける」という概念は「入隊の時期」のような形でより特定化され，限定されていくであろう。そして，分析者は同一人物あるいは異なる人物が戦争体験の後半で，あるいは彼ら自身の人生の後半でどのように自己を位置づけるのかを判断するために，データをみていくことが可能となる。本書の読者の誰もが，「家族背景」と「自己を位置づける」というような概念間の抽象度の違いを理解できるようになるべきだと考えている。家族背景は軍隊に入隊する時点の「自己」に関する何かを分析者に語ってくれている。これは，彼が何者であり，なぜ入隊をしたのかということについての説明の一部である。自己を位置づけるは，研究協力者が何をしているのかということに関する分析者の解釈である。

メモ2

2006年6月10日

志願すること vs. 召集されること vs. 徴兵忌避すること

> うーん，ある意味，僕は志願した。召集されるよりも一歩先んじていた。だからあそこには志願していったことになるんだ。テキサスにある Sam Houston 駐屯地で基礎的な訓練を受けたが，俗にいう6週間の奇跡だった。僕は少尉となり，ベトナムに直ちに送られた。

ここには3つの概念がある。1つは「志願すること」である。この概念はデータから直に出てきたものである。この当時に関する私の一般的な知識を引き出してみると，ベトナム戦争の頃は徴兵がまだ行われており，ベトナムへ行った多くの若者は，愛国心に関係なく徴兵され，それを逃れる方法はなかったのである。さらに，「徴兵拒否」をする集団がいたことも知っている。当時の徴兵者や徴兵拒否者に関するデータはない。「志願する」という概念は私の関心を引いた。なぜならば，戦争に行く意思があることを意味している，あるいは少なくとも彼の場合程度の差はあれ，ベトナムに行くという意思があったことを意味している。私たちのインタビューに答えてくれた者は若く，21歳であった。当時彼は大学には行っていなかったが，看護学校は卒業していた。彼は愛国心があったが，そのために入隊したのではなかった。彼はむしろいずれは徴兵されると思っていたからだった。彼が提示した入隊するための条件のいくつかについて，ここで説明しよう。彼は「愛国心のある家庭」の出であり，戦争に行くことは彼にとってはその当時「すべき正しいこと」と思えた。確かに，彼は徴兵されるより先に志願したと言っているが，ここに若干の矛盾がある。志願することvs. 徴兵されることは，戦争体験において違いがあるのではないだろうか。若い男性が軍隊に志願したとしたら，徴兵されたり，戦争に行きたくないと思っている若者よりもそれは「受け入れ」ており，「準備が整って」おり，さらに「戦場にコミットしている」といえるだろうか？　また，別のポイントもある。若い男性が入隊したとしたら，彼が入隊する部署についての選択を与えられる。分析を進めていく中で，志願することvs. 徴兵されることによる戦争の全体の体験における違いをみていきたいと思う。軍隊に4年間の兵役vs. 職業軍人であることは，彼らの間に何か違いがあるかどうかについて，みることも重要であろう。徴兵拒否について情報が出回っていたのかどうか，入隊しなければならなかったが，怪我で入隊を逃れた人たちについて，どのように感じているのかということについても重要なことである。

メモ 3

2006 年 6 月 10 日

非戦闘員になる vs. 戦闘員になる

> 僕は…多くの時間を輸送関連の仕事と後送病院で働いた。ヘリコプターで出かけていき，とてもたくさんある救護所から人々をヘリコプターに乗せた。…表現するのが難しいが，戦闘地域の前線は常に動いていた。前線は日に 2 度も 3 度も変わり，救護所はその闘争地域の中にあった。僕たちは，最重傷の傷害兵をそこから 75 マイル離れているサイゴンまで運んだ。

「戦闘員」になることと「非戦闘員」になることは，関連のある概念のようにみえる。インタビューに答えてくれた者は，ヘリコプターでの輸送ならびに後送病院で勤務していたと語った。これは「非戦闘員」であったことを示している。非戦闘員になることは興味深い。なぜならば，第一線の戦闘に実際に従事している若者とは違うからである。しかしながら，このことは必ずしも，彼が戦争の恐怖を体験しなかったことを意味するものではない。彼はヘリコプターで戦闘地域(私は「闘争地域」と呼んでいる)へ飛び，傷害兵をここでは 75 マイル離れた「安全地域」へと輸送していた。

では，非戦闘員になるということは何を意味しているのか？　戦争における戦闘員と非戦闘員の違いについて理解するためには，もっとデータが必要である。しかしながら，戦争に関する一般の読み物から得た知識に基づくことで，分析のための比較ゲームをすることができる。戦闘員になるということは，その多くの時間において，その人の「生命はリスクにさらされている」ことを意味している。戦闘員は彼らの「同僚が傷害を負い」，そして「殺される」のを見る。戦闘員は「戦闘」では，「殺さ」なければ「殺される」のである。さらに，戦闘員であることは敵と接触を持つ間，絶え間ない「恐怖とストレス」を持つことを意味している。戦場にいることは，ある意味において「猟師」になることと同様であるが，「猟師」と潜在的な「獲物」の両方になる可能性があるというネジレ状況が追加される。それは相手を殺ったら終わりのいかれたビデオゲームのようであるが，戦争の場合，「殺し」は「現実」のことである。「敵」はあなたを殺すためにそこにおり，あなたが先に殺さなければ，敵はあなたを殺すのである。戦争の意味，猟師と獲物に同時になることによる絶え間ないストレスと恐怖について十分に理解できたかどうかについてはわからないだろう。そこに居た者でなければ。

非戦闘員になることは，別の種類の恐怖とストレスを引き起こす。非戦闘員は，行く場所を間違えれば「獲物」になる可能性があるが，自分が獲物を探しに行くことはない。非戦闘員は「殺し屋ではない」から，銃を携帯していたとしても，それは仮に攻撃にあった場合の「自己防衛」のためだ。非戦闘員に特有の仕事は「傷害兵の世話」だ。彼が「敵の銃火」に「断続的に」さらされた多くは，任務で救護所に飛んだときだった。この研究の研究協力者 vs. 戦闘員であった人，の戦争体験の違いを作りだすうえで，私が考えている「ケア」vs.「殺し」の考えはとても限定されたものである。非戦闘員であることは，戦争における貢献が戦闘員より劣るということはないが，全く異なる経験を作りだす。敵と交戦し，戦闘中最終的には何時間も砲火にさらされるという直の体験はないが，衛生兵としての体験がある。しかも，文献からの知識であるが，プレッシャー，激務，ストレス，そして若い傷害兵や亡くなっていく若者を見続けたことによって，ベトナムに行った多くの看護師はかなりのストレスを負い，戦闘員が体験したのと同じ再適応の問題を抱えていた（Moore, 1992；Smith 1992；Van Devanter, 1983）。

メモ 4

2006 年 6 月 10 日

敵

多くの兵士が敵に対していつも感じていたように，僕もかなりの反ベトナムであった。

このメモは，メモ3とつながっている。「敵」という概念を取り上げる。彼は私たちに，自分は反北ベトナムであり，彼らを「敵」としてみていたと語っている。「いつも」という言葉は，興味深い。兵士たちが彼らの対抗者を常に「敵」としてみているのかどうか，不思議に思う。「いつも」という言葉の使用は，いわばここにおいて私を悩ます。しかし，続けよう。敵は，機会さえあれば，あなたを傷つけようとしており，あなたに災いをもたらそうとする存在，自国が戦っている相手である。誰かを敵として定める行為が合理的であるかどうか，あるいはその定義に従って行動をするかどうかはいとわない。これについて考えるとおかしなことは，両者とも「敵」と戦っているということである。戦争では，お互いが敵同士なのである。敵なしでは，戦争は起こらない。戦う相手がいないからである。しかし，2つの集団の緊張が高まったとき，戦う必要はない場合であっても，人は敵となりうる。戦争に行ったことがないので，「敵」という抽象的な考えを理解することは難しい。しかし，人を殺すという目的で銃を撃ち始めたら，敵という概念は非常に具体的なものとなると思う。「敵」は，あなたを銃で撃つ人である。戦闘員が，対抗者を敵としてみない条件は何だろうか？

メモ5

2006年6月10日

安全地域と闘争地域あるいは殺戮地域

このメモでは特定のフィールドノートを書くというよりは，メモ3から出てきたアイデアを取り上げる。「戦争体験」について理解することは，重要なことである。人が戦争に行くと，本当の意味での安全な場所はない。しかしながら，前線，つまり「闘争地域」，「殺戮地域」，言い換えれば，まさに戦いが繰り広げられている場所がある。そして，「安全地域」，つまり戦闘が行われている場所から離れた，基地のような場所がある。しかし，そこも必ずしも安全とはいえず，実際，ベトナム戦争中攻撃を受けた。ヘリコプターで「闘争地域」に飛ぶことは多くのリスクをかかえることである。なぜならば，ヘリコプターは特に着陸をしようとする際には標的となったからである。研究協力者が敵と実際に交戦をしなかったとしても，彼がヘリコプターに乗り，救助のために闘争地域へ向かうたびに，標的となりうる可能性があったのである。研究協力者が言うには，闘争地域は絶えず場所を変えていた。そのために，傷害兵や死亡兵をヘリコプターに乗せるために着陸する場所を知るのは難しかった。傷害兵を治療できる場所へと75マイルの距離を運んだ。しかし，知っているとおり，結果的にサイゴンも戦場となった。その日安全な場所であると思っていた所も，別の日には闘争地域となる。ベトナム戦争，あるいはどのような戦争であっても，人は「誰が」敵なのか，「どこが」次に攻撃を受けるのかを知ることができない。つまり極限状態におかれていることが問題なのだ。

メモ6

2006年6月10日

軍のシステム

これもメモ3から出てきた別の探求的なメモであり，メモ3をさらに広げたものである。傷害の程度によって傷病兵がどのように選別されて運ばれたのかということについて読むことは，軍隊が「規則」と「取り決め」による「巨大システム」であることを思い出させる。軍隊は兵士や物資を，ある場所から他の場所へと輸送をし，傷病兵による欠員を補充し，食料を運び，弾薬を供給し，攻撃計画に間に合わせるなどの作業がある。軍隊では，何をするにも方針とシステムがある。さらに，訓練は厳しく，集団の安寧のために必要とされるものである。若い男性が敵を撃つために出かけ，そして逆に撃たれるということをどのように理解できるか？　兵士は指示が間違っていようと，理解できないものであろうと，その指示に従わなければならない。兵站は困難をきわめている。テレビでイラク戦争の最新映像を見たとき，戦争を遂行し，支援するための軍のシステムが確立していることに気づいた。兵隊なしでは戦争はありえないし，この全バックアップならびに支援システムなくして兵士は戦争で戦うことはできない。兵士たちが戦争についてどのように感じているのかということは，彼らが戦っている戦争についてどのように感じているかにより説明されるのと同様に，部分的にはこのバックアップシステムによって支援されていることをどのように感じているかによって説明されうる。ヘリコプターによる支援や増兵のようなバックアップシステムは，必要なときにそこに存在するのか？　補充は可能なのか？　戦闘の合間に休むことはできるのか？　負傷したら，適切にケアを受けられるのか？　研究協力者 No.1 が重要な要素となるところである。彼はこの支援システムの一部であり，傷病兵のケアを提供していた。

方法論上のノート

ここで分析をいったんとめて，私が行っていることを方法論的に説明しよう。読者も理解しているように，ここではデータに基づく形で概念を同定している。同時に，データと私との間で起こった精神的な対話を反映させるためにメモを書いている。メモの中で問いを発し，比較を行い，アイデアを提案し，ブレインストーミングを行っている。データとの対話をするこのシステムは退屈なもののように見え，また時として漠然としたものにみえるかもしれないが，分析者にとっては重要なものなのである。なぜならこれは，思考プロセスを刺激し，データ収集のために必要となる今後の領域を指し示すことで調査を方向づけてくれるからである。その中でも，本質的にそのことを感じ始めるために，データの内側に分析者が入り込むことを助けてくれるという点でメモは優れている。

研究者は時に多大な好奇心を抱いてはいるが，調査対象のトピックについて全く経験を持っていないことがある。戦争に行くというようなこと，あるいは「戦争体験」を理解するためには，分析者は研究協力者の視線を通して経験を感じなければならない。分析は「こじつけられた」ものとしてみられないことに，注意すべきである。問いを発し，比較をすることは，データと作業をしている際には自然に行われることである。分析者が他者の経験を完全には理解することはできないが，データを検討し，データについて考え，そして熟考すればするほど，データは意味をなすようになり，研究者は理解をし始めるのである。もう１つ重要な点がある。チームの一員として従事しているならば，チームメンバーはメンバー間において同様の討論をしているはずである。チームで作業にあたることは単に楽しいだけではなく，研究者は他者のアイデアによって思考が刺激される。チームでは，分析はより早いテンポで進んでいくように思われる。なぜならば，アイデア同士の刺激があるからである。しかし，誰かを「記録係」として決めておくことは重要である。それにより，チームの討論の記録が残り，秩序は維持され，ノートは後にメモとして書かれることとなるからである。

メモ7

2006年6月11日

自己の位置づけ：意味を求める

> えっと，僕はとても若かった，21歳だった。とても愛国心があり，やる気まんまんだった。僕たちは当然の権利としてそこに存在したし，自分たちがやろうと思ったことをやった。多くの兵士が敵に対していつも感じていたように，僕もかなりの反ベトナムであった。

インタビューに答えてくれた人は，自分自身を入隊当時に再度位置づけている。彼は次のような個人的な特徴をあげている。つまり，愛国心があり，やる気まんまんであり，「当然の権利としてそこに存在し，やろうと思ったことをやった」。敵に対して，「兵士たちの間で一般的な」感じ方があり，彼もまた「反ベトナム」であった。この文章を作成するにあたり，彼は研究者に対してと同様に彼自身に対しても，なぜ彼が入隊したのかについて説明することを試みるために立ち戻っているように思える。しかし，この位置づけはまさに重要なポイントとなっている。そのような経験に参与した人たちの視点から経験を理解するためには，彼らが居た所へ「立ち戻り」，現在の彼らとの違いを明らかにしながら，研究者は彼らの目を通してのみ，それを見ることが可能となるのである。ベトナムに向かった当時，戦争について彼がどのように感じていたかを問われると，「そこに行くことは，実行すべき正しいことであった」と私たちに語った。彼がベトナムに行った時とインタビューを受けた時では，戦争について違う見方をするようになっていたかもしれない。インタビューの後半で，彼は非常に重要なことを指摘した。人が「まさに生きている」その経験を評価することは難しい，ということである。人が「まさに生きている」その経験と，それについて「内省する」ような経験とがある。私たちは振り返りを行う場合に限って，行為と経験をパースペクティブに入れ込むことが可能となる。振り返りは常に，現在からの構築を意味する。研究協力者によって，ここに新たな前提が明らかになった。それは，兵士は敵についてある様式で感じていると思われている，ということである。兵士はどのように感じていると思われているのか？　私はわからない。

メモ8

2006年6月11日

戦争における矛盾：遮断する，あるいは矛盾を最小限とするための精神的戦略

> そこにいる間に少しずつ自分の良心の呵責との矛盾に気づき始めていました。あえてそれに注意を払うことをしようとは思わなかった。いろいろなことが起こっていたので，本当はそれについて多くのことを考えさせられたのである。そして今，自分が何をしているのかを振り返る中で，それら矛盾を評価することから自分を切り離す，ある種の無意識のメカニズムが存在していたと確信するようになった。そうしたくなかったからか，そうしないことを選んだからなのかはわからない。確信がない。自分が評価対象の真っ只中にいながら評価そのものをすることは非常に難しい。

著者らの研究協力者が戦争への姿勢を変えることとなった「良心の呵責」を最初に感じたのは，「ベトナム戦争の体験」の最中であった。「良心の呵責」を刺激することは，矛盾を感じる出来事であった。では何との矛盾か？彼が育った社会の道徳的基準を意味しているのか？　「矛盾」という彼の言葉が何を意味しているのか？　彼はその当時，傷病兵をケアするという「経験の中におり」忙しかったため，「良心の呵責」を抱くことはなかったと語っている。当然に，私たちは誰でも，安心できない状況に対処するための「精神的戦略」，(これらの戦略の１つが逃避であるが)をもっている。彼の「逃避」を「精神的生き残り戦略」とコード化した。その理由は，研究協力者としてインタビューの後半に語ってくれたことだが，目にしたことややっていることにこだわりすぎると戦争で精神的にも身体的にも生き延びることは難しくなるであろう。彼は「こだわりすぎない」「評価する」ということについて語っている。インタビューの後半で，彼は経験が「常習になっていく」ことについて語っている。これは，時とともに，物事をそんなに深く感じないように学習をしていくことであった。何かに絶えず曝露していることは，人の感度を鈍くし，彼が「常習になっていく」と命名したことが意味することになっていくのであろう。ここに２つの異なる精神的生き残り戦略がある。「逃避」と「常習になる」である。この研究を続けていくにつれ，もっと多くの戦略を発見することになるだろう。

メモ 9

2006 年 6 月 11 日

戦争体験の認識

> 実際のところ，僕の経験がすべて悪かったとはいえない。僕は若かったしその経験を楽しんでいたところもあった。そこで経験しわかったことはたくさんあったが，自分を最も成長させたものは何かと問われれば，それは自分を殺そうとしている人間がいるという現実であったと思う。僕は確かに，時には武器を持たなければならなかったが，それでも誰も殺していない。決して誰も撃っていない。とにかく，いかなる目的であったとしても。僕の成長の中の奇妙な時間だった。

ここで私たちのインタビューに答えてくれた人はある視点を提示してくれている。「戦争体験」のディメンションであり，「そんなに悪くない部分」である。私は彼が「非戦闘員」であったので，彼の経験は「すべてが悪かった」わけではなかったのだと推察する。彼の仕事は「傷病兵をケアする」ことであり，「敵を殺したり，倒したりする」ことではなかった。さらに，いわゆる「安全地域」で夜になればベッドで寝ることさえできた。そして，彼は若く，まれな体験をする準備が整っていた。しかし戦争体験をこれとは異なる体験として記述している退役軍人がいることを文献を読み，知っている。これが，比較をするために次に「戦闘員」についてのデータを得なければならない理由である。彼が指摘したさらなる2つの点は，インタビューのこのセクションで重要だと思われる。1つは，彼は戦争中誰も殺していないと述べている。それによって，彼は彼の「良心」に「重荷を負う」ことにはならなかった。さらに，彼の成長発達において「奇妙な時間」であったと語って，このセクションを終えている。彼が意味した「奇妙な時間」とは何か？　分析の手助けとなる道具の1つを使い，私はこの単語の意味は何かと問う。その当時，彼に起こっていたことを全く理解できないということを奇妙という単語の意味としたのか？　さもなくば，ある意味において，戦争に参加することは「現実離れした経験」であり，人は家に戻るまで生き延びたいと望みつつそれを体験する。他の兵士はこの経験をどのように記述するのだろうか。

メモ 10

2006年6月11日

戦争体験についてのメモ(追加)

このインタビューから外れて,「戦争体験」について追加のメモを書こうと思う。この体験のプロパティのいくつかについて考えてみたいと思う。戦争体験は「そんなに悪くない」から「とても悪い」まで(それがよいとはいわないまでも)幅があるように思われる。その経験は「時とともに」体験され，それゆえ個々人の経験は時間の経過に応じて多様である。その経験は,「今もなお続いている」のである。通常戦争そのものは若いときに体験するが，その帰結として，戦争体験は現在と将来の個人の歴史に影響を与える可能性がある。責任をとらせ，自立させ，能力を鍛えるので，人を強制的に成長させることができる。また，特につらく，怒りを感じ，許しがたくなった場合，否定的な影響がある。戦争にいく男性の多くが若く，そもそも戦争とは何かについてわかっていない。「戦争のイメージ」は感傷的なものであり，それは語りや文献から引き出されている。戦争に行き，「それを体験する」ことで，それがいったい何なのかということに関してより現実的な視点へとイメージが変化する。この体験を彼の成長において「奇妙な」ときと表現したことは，私を混乱させている。おそらく，軍隊の訓練をどれほど受けたのかには関係なく，事前にその準備を整えておくことなど不可能な体験が戦争であるということを意味しようとしているのではないか？　その体験を本当に理解する以前に，それを「体験」しなければならない。悪夢の中でもイメージすることができないような世界に踏み出すようなものである。

メモ11

2006年6月11日

戦争の文化と矛盾

生命の価値のような侵すことができないものがたくさんあるが，僕は戦場にいる間，それが減じるように思えていた。北ベトナムが勢いを盛り返し，実際にはかなりの勝利を得ていた，66年から67年にかけてのテト攻勢の時期に戦場にいた。「クチ」と呼ばれていた１つの村を覚えている。敵がその村から撤退した後，ベトナム人（南ベトナム人だったが）はすべて死んでいたが，実は彼らはベトコン（南ベトナム民族解放戦線）に殺されたのだった。死体は薪の棚のように道路沿いに積み上げられていたが，僕はそれを見て何の感情もわかなかったことを覚えている。「そうさ，これが戦争さ！」というような感じだった。これがそこで起こっている現実だった。人の死は，ある種うろたえさせるものだと考えていたので，このことは僕を混乱させた。病院で働いているときに，誰かが死んだならば，そのことが気になり，心乱れるだろう。

「生命の価値のような侵すことができないものがたくさんあるが，僕は戦場にいる間，それが減じるように思えていた」という件を読んだとき，「戦争の文化」と呼べるものと，この文化の中で生き，生き延びることを強制されたときに起こる人格上の変化に衝撃を受けた。人を殺すこと，死ぬことは身近に起きるものであるので，そういうものだというルールとしてこれらを受け入れ始める。このインタビューに通底する主たるテーマとして「戦争の文化」を考えている。これは戦争経験の基盤となる文脈であり，背景である。私がこの研究に入り込めば入り込むほど，「市民の文化」とは全く異なる「戦争の文化」の考えに強く印象づけられていくので，分析を進めていく中で「戦争の文化」はおそらくカテゴリーとなると考えられる。そして，戦争の文化とは何か，市民の文化とはどう違うのか？　市民の文化には，私たちが成長するその社会の価値，信念，基準が含まれる。これらは日々の生活の基盤として私たちの態度や行動を規定している。戦争の文化とは何か？　戦争の文化は軍のシステムによって規定されるのか？この文化もまた，一定の規則と規範をもっている。戦争の文化の中で機能するために，市民の態度や信念は脇に押しやられ，新しいものに適応しなければならない。戦争の文化の中では，敵とみなされた人を撃つことは問題にならない。戦争の意図は，「交戦規定」に抵触しない限りどんな手段を使ってでも敵を倒すことである。市民の文化では，通常，人を撃つというような考えは持たないし，もし誰かが病気になったり傷ついたりしたら，その人を救うためにできる限りのことをするものである。社会によって私たちの中に「植え込まれた」これらの価値を脇におかなければならないことはどんなに大変なことか。きちんと機能して，そして生き延びるために，市民の生活と戦争の間の「矛盾を調整する」ことをどうにかしてしなければならない。「そうさ，これが戦争さ！」というコメントは，戦争が死と破壊を意味することを物語っている。それは研究協力者や，おそらく他者が用いる「生き残りのための精神的戦略」の1つであり，市民の文化と戦争の文化の間の「矛盾を調整する」ためのものである。今や，別のタイプの「生き残りのための精神的戦略」を手にした。「その状況にフィットするために道徳的価値を再定義する」である。

メモ 12

2006 年 6 月 11 日

生き残りのためのさらなる精神的戦略

本当に何も感じなかった。そんな感じですべてが滞りなく，うまくいっていた。これこそ，あるべき戦争での物事の姿だったんだ。それは奇妙な感覚だった。正確に覚えていることがあるとしたら，僕の周りにいた多くの人々もそのことについて何の感情も示さなかったということだ。事実，そこには多くのおどけた言動がみられた。「奴らは『gook』だから，俺たちが何とかしてやらないとな」。「gooks」とはベトナム人に対する蔑称であった。それから…。

「戦争の文化」の中で身体的/精神的に生き残ることは，戦争体験の恐怖をやわらげる戦略を発展させる能力に左右されることは疑う余地もない。インタビューに答えてくれた人が，彼は「何も感じなかった」と述べている。「感じる」ことは，生き残るために自身の周りにはりめぐらした「保護的な盾」を壊してしまうことになる。道に沿って積みあがった死体を見るとき，自身に「これが戦争だ」と言い聞かせ，感情も哀悼も自責の念も「敵」には抱かない。「保護的な盾」を作ることに加え，別の精神的戦略として，「ジョークを言う」「状況に光をあたえる」「敵(gook)との距離をおく」が含まれる。生き残りのための精神的戦略は戦争に関する光景や音を「遮断する」ことを助け，生き続けることを可能にする。戦争中，戦争後の両方において戦争体験に対処するうえで非常に重要となると考えているので，「遮断」という考えは熟考したい。

メモ13

2006年6月11日

敵/戦争に対処するための精神的戦略に関するもう1つのメモ

しばらくの間，僕は後送病院で働いた。いわゆる配置換えってやつだ。病棟のように仕立てられたかまぼこ型兵舎があるのだが，そこでは奇妙なことに…僕たちはそこでは3種類の人々を担当した。本当にこれが妙だったのだ。負傷した米兵，負傷した南ベトナム兵，そして敵であるベトコン，および北ベトナム兵の負傷者を担当した。僕たちは敵を，人格を取り除いて扱った。次のシフトへのレポートをするときには，担当の米兵については，彼らの名前や愛称を使った。僕は北ベトナム人や南ベトナム人についてレポートをするときは，「12番ベッド」，あるいは何号室の「gook」といったように言っていたことを覚えている。その人から人格を取り除く方法であり，それによって彼らに何も感じなくてもすむようになるのだ。彼らの言葉が話せなかったので，彼らとコミュニケーションをとることはなかった。通訳がいることはまれなことだった。

この戦争では，北ベトナム人とベトコンは「敵」だった。ここで，戦争のまた別の「矛盾」がある。兵士の仕事は敵を殺すことである。しかし，いったん敵が傷を受けると，味方の兵士と同じ病棟に最終的に収容して，ケアをしなければならない。この矛盾に対応するために，傷害を受けた敵を世話する者たちは敵に「関心」を持つことなく，敵の「ケア」をするための精神的戦略を発展させている。名前や身分がわかるようなものを敵には与えない。ただ「ベッドの番号」や「gook」として扱う。彼らと話す努力はしない。言葉が通じないし，通訳者が足りないので，そうする必要もない。インタビューに答えてくれた人は，さらに次のように語った。

彼らのことで覚えていることは，彼らがストイックだったことだ。痛みを和らげるものを彼らに尋ねた記憶はない。でも思い起こすと，彼らはその痛みを耐えていたに違いない。同時に，不幸にも，彼らが不快なのかどうかを率先して発見しようとする看護師も医師もいなかったことを覚えている。

戦争による傷は悲惨である。よくわからないけれども。その当時，そのことを考えようとは決して思わなかった。どんなものであってもベトナム人に痛みを止める何かを与えた記憶はない。

何年もたってからインタビューに答えてくれた人の心の中で際立っていたことが，敵の「我慢強さ」であったことは興味深い。インタビューを少し掘り下げてみると，インタビューに答えてくれた人は北ベトナム人に施した治療について，実際のところ「親しみやすい」ベトナム人であった南ベトナム人でさえそうだったのだが，「善意の無視」の対象としていたことを述べている。病院では，彼らは敵を傷つけなかったし，誰にもそうすることは許さなかった。しかし痛み止めが彼らに届けられることはなく，癒しが提供されることはなかった。「敵に癒しを与えること」は，一般的に行われていることではない。これは戦争の文化に反することである。しかしながら，振り返る中で，インタビューに答えてくれた人は自分の行動に対する自責の念を感じている。すなわち彼は，たとえ敵であったとしても，痛みや精神的に傷つけるということに対し，もう少し繊細であるべきであったと感じている。

方法論上のノート

上記のメモとそれまでの他のいくつかのメモの中で，概念同士を結びつけていることに気づいてほしい。つまり，「敵」と「精神的戦略」を結びつけているのだが，これは「ある条件下」で敵を扱うためのものであり，この場合の条件は，敵のケアをしなければならないというものである。分析はまだ初めの段階であるので，これらの２つの概念がどのように結びつき合っているのかはまだわからないが，これらはお互いに関連があると考えている。

メモ14

2006年6月12日

感情的な警戒を解く

> 彼らは本当にストイックだった。僕は１人のベトナム人に本当に申し訳ないと感じている出来事を覚えている。彼が敵だったのか，味方だったのかは覚えていない。手術後目をさまし，覆い布の中をのぞいて，片方の足がなくなっているのを見たとき，彼は泣いた。僕にはどうすることもできなかった…自分自身を含めて誰も，どうにかしてこの人を楽にしてあげるなんてことはしなかったことを覚えている。

敵に対する人間としての感情を「遮断する」努力にもかかわらず，時にその感情は湧き出てしまった。「ブレイクスルー」の瞬間は精神的にも落ちつかないものであったに違いない。なぜならば，生き残りは敵に対して人間としての感情を遮断することに左右されるからである。いまや戦争は終わっており，これらの感情が湧き出ることは許してもよいことだと感じている。彼は振り返ることで，いくらかの罪の意識や自責の念を感じていると思う。もちろん，これらの感情は現在の状況に照らして経験されることである。

メモ15

2006年6月12日

戦争における道徳上の矛盾と生き残りのための精神的戦略について《追加》

> うーん。戦争じゃなかったら，これは医療者としては異常な行動であっただろう。これらの人々を苦しめようとして，感情的にも身体的にも彼らを苦しませたわけではなかった。

戦争は「道徳上の矛盾」に満ちあふれている。戦争とは関係のない立場から戦争における行動を評価することは難しい。なぜならば，のっぴきならない戦争は市民生活とは異なる行為を求めている。研究協力者は彼が現在いるところ(年をとり，賢くなり，市民の文化の一部である今)から振り返るというパースペクティブで，今と当時のことを比較している。彼自身の過去の行動について狼狽しているように思われる。自己は立ち止まらない。つまり，経験と時の経過で進化し，変化し続けるのである。研究協力者は次のように続けている。

> その当時，病棟内にも葛藤があった。それは，3つの集団を担当しなければならなかったから。米兵や南ベトナム兵は，自分たちの敵，北ベトナム兵やベトコンがそこにいるのを見るわけだ。だから，葛藤を感じていた。僕たちは常に彼らを米兵らから守っていた。米兵たちが身体的にベトコンらを虐待することを決して許さなかった。僕は脅しのような言語的な行動があったのは覚えているが，身体的な暴力は一度も見なかった。誰が世話を受け，欲している物資の供給を受けるのかという疑問は決して浮かばなかった。常に，米兵あるいはオーストラリア兵が優先された。オーストラリア兵の管区がわれわれの隣にあったので，僕たちの病院に紛れ込んでいた。そうだ，彼らは

世話でも物資供給においても優先されていた。
たいてい，十分なほどの物資は配給されていた。1つの出来事を思い出した。その場で僕には選択の余地はなかったのだが，その選択とは，北ベトナム兵に使っていた呼吸器をはずし，それを米兵に使うというものだった。利用できる呼吸器が1台しかなかったんだ。そのような決定をしたことを覚えているのはそのときだけだと思う。多くの場合，彼らが本当に何かを欲しているのか，必要としているのかどうかを知るうえで，彼らのニーズには善意の無視で対応されるケースが少なくなかった。時に，南ベトナム尋問チームが病院にやってきて，ベトコンを尋問した。時々，尋問チームは彼らを病院外に連れ出していたのを覚えている。何が彼らの身に起こるのかは想像することしかできなかった。尋問チームは彼らを連れ出そうとしていた。尋問チームが言うには，別の病院へ連れて行くとのことだったが，連れ出された後，尋問を受け，あるいは殺されるのだろうと確信していた。しかし，繰り返しになるが，その当時，その現実の中で何も僕を煩わすものはなかった。それが戦争であり，彼らは顔のない人々であった。彼らは僕にとって単に別の北ベトナム兵にすぎなかった。さっき言ったように，それに気づくような状況じゃなかったから，当時矛盾を感じなかっただけで，今だったら当然矛盾を感じていただろう。

この長いセクションは，これまでのことを繰り返している。そのため1行分析のために文章を分解する必要性はなかった。重要なのはメモを書くことであり，したがって他の類似のメモと一緒にすることができる。この長い引用は，「戦争における道徳上の矛盾」という核心的な内容で始まっている。戦争において当たり前のことは，市民生活における行動の基準にはならない。看護師は敵を「善意の無視」で対応したが，善意の無視を持って患者を自宅に返すために世話をすることは許されてはいなかった。もしそうしたならば，職を失っていたであろう。戦争では，看護師は敵の「痛み」を看護師自身が「感じ」ないようになっている。言い換えると，彼らとつながりをもったり，同情したりすることはないのである。看護師が彼らに同情をしたとしたら，南ベトナム軍が敵を尋問するために，多くの場合は職務を遂行するために病院の外に連れ出すことを許すことはなかったであろう。そのため，敵と自身との間に距離をとり，何が起こっているのかを無視し，彼らを人格のない人々とすることになるのである。このようにして，起こっていることが自身を煩わすことがないようにするのである。繰り返すが，研究協力者は良心の小さな「ブレイクスルー」について話題にしてくれている。このことは重要なことである。戦争中，人間らしさを維持することが可能であったのは，良心のこのブレイクスルーによるものだったと思う。ブレイクスルーが起こったとき，良心を静かにさせる方法は，「それが戦争だ。彼らは顔のない人々である。彼らは私にとって単に別の北ベトナム兵にすぎない」と言うことである。

メモ16

2006年6月13日

軍システム内の処遇の矛盾

> 今だったら当然矛盾を感じていただろう。僕を煩わせていたのはベトナム兵の処遇だけでなく，米国の軍隊システムの中に階級システムがあったことだった。僕は将校だったので，一般の兵士よりも特権が与えられていた。彼らは12〜18時間勤務をしていたが，将校はそのような勤務はなかった。彼らは「歩兵」だったが，それが軍隊であった。世界中どこの軍隊であっても，それは一貫していた。僕も同僚のことを考えようとした。何が起こっているのかについて話し合いをしたかどうかを思い出そうとした。でも何も思い出さなかった。彼らが実際に戦地で，目にしたものや目を背けたものについて何か問題を抱いていたとしても，そのことを彼らがどのように感じていたのかについては何も知らない。

軍にいる全男性は，同等には創造されていない。軍は階級システムの上に成り立っている。それは，軍に所属するすべての人間が機能しなければならない文脈の一部である。研究協力者が記述した文脈は，将校がより特権を与えられ，よい業務条件であり，その中でも特に，階級の低い兵士よりも身体的なリスクが少ないというものであった。このことが彼にどのように影響をしているのかの記述以外に語られたことはほとんどなかった。このことが他の兵士に影響を及ぼしていることを示すようなエビデンスについて，彼は何も知らなかった。あるいは，もし影響があったとしても，彼らは何も話さなかった。文脈というものは「戦争体験」を理解するためには重要である。しかし私が得たものは，軍とそのシステムへの「幻滅」が大きくなる感覚である。これらのインシデントの１つが軍，軍にいること，戦争と国に対する態度の変化の条件となり，作用するのである。

メモ 17

2006 年 6 月 13 日

状況の正常化：生き残りのためのもう 1 つの精神的戦略

> その状況でどのように快適に過ごせるようになったかは，驚くほどだった。朝起きて仕事にいく。こういったことは，そんなには人を煩わすようには思えない。人が今起こっていることに適応していく全体像の一部であると思う。ただ周囲の状況に適応していくだけなのである。しかしあのときだって生活はほぼ通常の感覚のうえに成り立っていた。パーティだってしたんだ。その当時の一番の関心事は，「ビールはどこにいけば十分確保できるか」ということであった。あるいは「別のグループでいくらかのペニシリンとウィスキーを交換してもらえるか」とか，そんなことだった。僕たちは他のグループではその薬を必要としている者がいたかもしれないことを全く考えなかった。

研究協力者がここで表現していることは，私がこの研究に没頭するにつれて感じ始めている何か，すなわち「戦争という条件下」で生じている「道徳上の順応」である。それがなければ，その道徳上の葛藤の中で生き残ることも生存することもできなかったであろう。時として，研究協力者が指摘しているように，「良心がブレイクスルーしてくる」ことがある。しかし，戦争という状況の中ではフィットしないために，これらは即座に「遮断され」，心の奥深くに閉じ込められる。同時に，兵士たちはパーティをし，十分なビールを確保することを気にかけることで，生活を「正常化」，あるいはその状況から「逃げ」ようとしている。「正常化」はストレスを軽減し，しばらくの間ではあるが葛藤から逃れる方法である。交換したり交渉したりすることも「正常な行動」であり，人類が誕生してから続いてきていることである。１人がペニシリンを持っており，他者がビールを持っていたならば，どうして交換せずにいるだろうか。繰り返しになるが，研究協力者が振り返ることで明らかにしたように，その当時彼にとって正常であったことは現在においては別の現実となっている。その経験を語ることで，彼は「多様な現実の調停」の努力をしていた。「現実の調停」は，多くの退役軍人が故郷に戻ったときにも体験しなければならないことである。「現実の調停」という概念は重要なもののように思えるので，今後心にとめておこう。

メモ18

2006年6月13日

道徳上の葛藤について《追加》

筆者：これまで攻撃をされたことはありますか？　戦場にいて，危険と感じるようなことはありましたか？

研究協力者：敷地内ということ？　病院内でということですか？　病院自体はよく砲火をあび，野営では多くの仲間が殺された。砲撃を受けると，僕たちは患者を移動させるためにベッドから床の上のマットレスに載せた。建物，かまぼこ兵舎ですが，スズで作られており，砲弾がぶつかるとその破片がそこいらじゅうに散るんだ。しかし僕たちは決して北ベトナム人の移動はしなかった。彼らは，ベッドに置き去りだった。アメリカ人は火の手から逃れるために床に置かれたマットレスに移された。

このデータを検討したとき，漠然とした考えがいくつか浮かんだ。研究協力者が語ったすべての矛盾について見回し，少なくともこの研究協力者の視点からみた，ベトナムと呼ぶ場所の全体像が私の心の中に描かれ始めた。そこは「矛盾」の場所であり，道徳上の，あるいは非現実的な環境である。そこでは間違っていることが正しく，正しいことが間違っているのである。安全と思える場所でも安全ではない。なぜならば，敵は病院にも砲撃を加え，米国人の傷病兵はベッドから抜け出すのに，ベトナム兵は火の手がやってくるベッドの中に置き去りである。

さらに続きがある。

> それ以外の矛盾として，日中の間，ベトナム人を働かせるために野営地に連れてくることが許されていた。掃除などをしてもらった。夜，彼らが外に帰り，黒装束に身をつつむと，ベトコンになってしまうことを知らないだろう。日中は問題ない。僕たちは見ることができるから。でも，夜は誰が誰なのかわからなくなってしまう。

日中の間，ベトナム人は基地の労働者である。夜になると同じ基地を攻撃する敵となるという，別の「矛盾」である。「眼の前にある現実」は「既知の現実」ではなく，目に見えるものは実は何も存在しないような世界なのだ。その世界にどのような意味を与えられるのか？　また，そのように多くの矛盾がある中で，目的という感覚と精神的バランスをどのように保つことができるのか？　できることといえば，ただ「生き残り」に焦点をあてることだけである。この経験をさらに理解するために，比較をする対象となるものはないかと思いをめぐらしている。私は，非現実的な環境を何人もの人が走り回っているという意味で，不思議の国のアリスぐらいしか思いつかなかった。しかし，有用な比較ではない。うーん，エベレストのような高い山への登山のほうがまだましかもしれない。敵対的な環境の中での生き残りが求められる。あの山は，人々の心を打ち砕き，混乱させ，生きて戻ることを難しくし，現実であると思えることが『現実』ではなくなるような条件を備えている。これは標高による脳への影響によるものだ。エベレストでは，自分の命は訓練，身体能力，精神的強さ，適切な装具，多くの運，偶然性への正しい意思決定に左右される。戦争の中で生き残ることも訓練，身体能力，精神的強さ，鍛錬，多くの運，適切な装具と支援，偶然性への正しい意思決定に左右される。しかしベトナムでは，道徳律はある程度までひっくり返り，自分が育ってきた世界との接点を失い，自分の家では間違っていると思えることが，そこでは正しく見えるのである。ただ精神的にも，身体的にも適応できた者だけが，その経験を無傷で通りすぎることができるのであり，おそらくもっとよい言い方をすれば，多くの助けを必要とせず，民間人としての生活への再適応を可能にするのはそのような適者だけである。最も有用な再適応の戦略は，次のセクションで研究協力者が語っていることであると思う。これらには，「経験を閉じてしまうこと」と「沈黙の壁を作ること」が含まれる。

メモ 19

2006年6月13日

帰郷し，生活をし始める

> 僕は向こうに1年いた。思い返すと，そんなにひどい1年ではなかった。その1年は非常に早かった。僕を成長させてくれた。うーん。戻ってきたのは67年だった。その頃は平和への動きが声高に叫ばれ始めていた。サイゴンを離陸した後に最初に立ち寄ったのはサンフランシスコ空港だったのを覚えている。ユニフォームを脱ぎ，市民が着る洋服を着るはめになった。それは，空港にいる人々がベトナムからの帰還兵に物を投げ，殺人者と叫ぶといったことがあったからだ。そのことは僕を本当におかしくした。僕が戦場にいき，よいこと，正しいことに参加してきたと思っていたので，どうして彼らは僕たちをそのように扱うのかと思った。

この言葉の中で，研究協力者はベトナムから「帰還」へと場面を転換している。ここで彼は戦争からわが家への移行について述べており，この箇所は魅惑的である。彼にとって，移行はわりとスムースであった。まだベトナムにいる間に計画をしていたことを実行することで，その後の生活を送っている。この帰郷後の計画を立てたことについて彼が話してくれた理由は，明白である。おそらく彼の生き残りを助けるような，生き残り続けるための何かを与えてくれたのだ。彼は別の生き残りのための戦略である「将来について計画を立てる」を示してくれた。

彼は，帰郷後に発見した新たな矛盾についても指摘している。故郷の人々は戦争や，彼が選択した戦争に参加するということについては彼とは異なる見解を持っていた。彼と同僚たちは彼らの国に仕えるために，その使命に応えたと考えている。自分らの命を危険にさらし，やっとの思いでわが家に戻ってきてみたら，それまで行ってきたことがなぜか「不道徳な」ものとして扱われたので，怒りを感じているのだ。

メモ 20

2006 年 6 月 13 日

米国の失敗：反戦的な環境

それは 1967 年だった。平和運動が大きくなった。僕は大学におり，行進する学生や徒党を組む学生とかに頭にきていた。そこらじゅうにはまだ帰還兵がおり，そういう学生の行動を見たり，ニュースを目にしたりすると，彼らは学生たちを攻撃した。立ち返ってみると，前にも言ったように，行進していた学生たちに感心している。あの頃は，自分の視点，つまり愛国者としての視点から彼らを見ていた。そして彼らは彼らの視点，つまり「悪いことに決まっている」という視点で戦争を見ていた。今振り返ってみると，あの当時，自分よりもその状況について鋭いひらめきをもっていた彼らは，今となっては賞賛に値する。戦争は間違っていたんだ。

私は平和行進の参加者を「米国の失敗」とは呼んでいないが，重要なことは，彼らは敗戦に終わるようにみられているこの戦争は国がしたのだということを常に思い出させてくれる役割を担っていたことである。加えて，研究協力者はベトナムに行くことは「正しいこと」であると思っていたが，帰還した後にはそれが「悪いこと」であったと人々が彼に話していることに気づいている。しかももっと悪いことには，帰還兵の扱いは責任のなすりつけ合いを意味していた。徴兵され，戦地に行ったのは強制的であったがゆえに責任を追及されない場合よりも，評判の悪いあの戦争で戦ったことを責められるほうがずっと多かったのである。裕福な家庭の子息は徴兵猶予され，中流階級や貧困層の子息は戦争へやられた。研究協力者は，平和行進をする学生たちに頭にきていたことを話している。時間の経過とともに，戦争についての気持ちが変わり，彼にとって新しい意味を持った。この「反戦的な環境」の中で人生を生き抜くことには，「やりすごすしかない」という戦略，軍服を脇におき，群衆に混じっていくことが必要となる。「やりすごすしかない」と「一般大衆に反応しない」ことは，戦争から戻ってきたばかりで，愛国心というものは壊れかけているとしても，自国やその使命をいまだ信じている者にとってたやすいことではない。加えて,「戦争の恐怖体験」を経験したことない若者たちが自宅の居間に座って，彼らを評価していたまさにそのとき，多くの若者たちは当時まだベトナムで自分の命を犠牲にしていたのである。

メモ21

2006年6月13日

増大する幻滅：戦争の新しい意味

> 年が経過する中で，僕の感情は変化していった。そこに行くためには，自分たちは感覚を失う必要があった。自分の愛国心を捨て去ることは難しい。それをあきらめることは難しい。

これは短い情報だが，重要な箇所である。これは，研究協力者の中で展開する戦争の意味と見事につながっている。彼が戦争に行ったとき，それは「実行すべき正しいこと」であると思っていた。年が経過する中で，彼は次第に無益なこととして戦争を考え始めた。しかしその時と現在までの間には，多くのことが起こった。戦争だけでなく，社会的不満，その後のいくつもの戦争，AIDSの出現などである。彼の目を開かせてくれるという意味において，戦争は変化のための触媒であった。戦争における負傷や死という現実は，幻滅という種をまいた。その後に起きた出来事は単にその種を成長させたにすぎない。変化は，最初の「道徳上の矛盾」や「良心のとがめ」が生じたときに始まり，現在まで続いている。「自己の変化」と「意味の変化」は，このインタビューを通して重要なテーマである。私は，この幻滅の一部は，帰還兵を悩ませた平和行進をしていた学生や，戦争で戦ってきた彼らを社会が認めなかったことへの怒りと一緒に起きてきたに違いないと考えている。さらに，反戦運動に本気で立ち向かわずに，若者を戦争へ送った政府への怒りがあった。ベトナムで任務についた人々の間でこの怒りがどれほどのものであったのかはわからない。戦争に行く必要がなかった者は戦争や政府に幻滅をしている。インタビューに答えてくれたこの人物は多くの感情と矛盾とともに経験したこの体験の意味を見出そうともがいているように思えた。

方法論上のノート

このメモでは，研究の初学者がしばしばやるように，筆者も研究協力者の感情を「態度の変化」とか「愛国心の喪失」とコード化することができたと思う。しかし，分析者として試みなければならないことは，語られていることの本質をつかむことである。つまり，データ内の小さい概念まで含めた可能性のあるすべての概念に焦点をあてるのではなく，むしろその基となっているいくつかの大きな問題を理解することである。私は「幻滅」を「戦争の意味」に関連づけ，時間の経過と場所の変化によってその意味がどのように展開したのかを，そして経験の多様性の結果として，1つの概念が他の概念の糧となっている様を記述した。さらにメモの中には「戦争体験」と「生き残りのための精神的戦略」のように2つの概念を一緒にしたものもある。メモの中には軸足コード化を示すものもある。なぜならば，2つ以上の概念の関係を示しているからである。

メモ 22

2006 年 6 月 13 日

成熟への足がかりとしての戦争：自己の変化

> 僕にとってのその経験とは，何かをするための動機づけとなったものだと思っている。おそらく，それは 22 か 23 歳だった。覚えてないが，いずれにせよ，除隊後に何をしたいかという計画がおおよそ固まっていたと思う。そこを出て，（軍人としての）時間を終わらし，×市に戻ってきた。大学へ入学を申し込み，看護学士と看護学修士をとった。とても忙しかった。アルバイトをしつつ，大学に通った。

研究協力者は，戦争へ行ったことで，その後大学へ行って人生において何かをする動機を得たと指摘している。残りのインタビューでは，戦争が成熟体験となった理由をいくつか述べている。責任をとる，よいロールモデルを持つ，最終的に同性愛主義者である自身を受け入れるといったことである(付録Aのインタビュー全文を参照)。彼の全成長過程からすると，それは「彼の人生のうちの1年」「一時点」にしかすぎなかった。私は，戦争は彼にとって「転換期」であったと同時に，重要な「成長上の重要時点」であったというつもりはない。このデータの中で記述されていることは，新たなプロセス，「自己の変化」についてである。このケースでは，成熟のプロセスであった。戦争は自己の中に生じた変化への足がかりとなるものであった。

メモ23

2006年6月13日

沈黙の壁

> とても忙しかった。アルバイトをしつつ，大学に通った。本当に忙しく，その経験の全容について考えることはなかった。とりあえずそれは後回しにして，生活をし続けた。この時点では，本当に，自分の生活にとってマイナスとなるような戦争の影響など何もなかったと言い切ることができる。何年か経過する中で，戦争と殺人についての自分の感情が変化していったことを知ることは難しかった。何がその変化の原因となったのか，成長のプロセスなのかどうか，それはただ，あらゆる戦争の矛盾や無益感に気づき始めたからなのかどうか，それを言葉にするのはとても難しい。これまでの生活では，意識的にこれらのことが蘇るような状況を避けてきた。ベトナムには決して旅行しないし，ベトナムについての映画も見にいかなかった。それらは何も僕にアピールすることはなかった。それらがなぜアピールしないのかはわからない。ベトナムで知り合った人々の誰かと友情をつなぎとめるようなことも決してしなかった。軍隊から出た。軍におけるそれ以上の体験はもう望んでいなかった。

私からみてこのベトナムでの全体験に関しての非常に引きつけられる側面の1つは，「沈黙の壁」である。その壁はベトナム戦争そのもののように存在しているように思える。経験そのものの周りに張りめぐらされた内的な壁であり，自己と外界との境界としての外壁として存在しているように思われる壁である。除隊後は，戦争についての話は，特に部外者にはしたくないものだ。この研究のために研究協力者を探したとき，私はこの「沈黙の壁」に出会った。研究協力者のボランティアを募ったとき，それに応募してきてくれたのは1人だけだった。それとは別に，研究協力者として応募してはくれたが，インタビューには答えたくないと言った人は，「僕は妻にもベトナムのことは話をしていない。なのに，なぜあなたに話すことができますか？」(研究者としての私に話すという意味である)。結論として導き出せることは，ベトナム退役軍人の多くにとって戦争は無頓着に取り上げるには，あまりに「心かき乱す経験」であったということである。そして，兵士たちが帰還したとき，彼らが受けた仕打ちは，彼らをさらにその壁の向こうへとおしやった。このインタビューで明らかなように，彼ら自身の仲間うちでさえ語り合うということはない。この男性は，戦争について彼のパートナーにも兄弟にも話をしていない。研究協力者は「忙しくする」「他者に語らない」「ベトナムについての本を読んだり，映画を見たりしない」といったことで，この沈黙の壁に傷をつけずにきた。言い換えると，何ひとつ「記憶」を蘇らせるようなことはしなかったのである。退役軍人のための管理病院の看護師長に関する研究を行ったときの経験から，退役軍人の中にはいまだ悪夢や「フラッシュバック」に悩まされている人がおり，それを消し去るためにドラッグやアルコールに手を出す者がいる。

メモ 24

2006 年 6 月 13 日

成熟のプロセスとしての戦争：自己の変化　《追加》

自分にとっての戦争の影響を考えてみると，プラスなものだった。戦争にプラスの影響があるということはおかしなことと思える。ベトナムで，学校にいくことを僕に動機づけてくれた人々と出遭った。(間)。それにある種の重きをおくことで，おそらくマイナスというよりはよいプラスの影響となったのだと思う。成長のプロセスであった。たぶん，いずれにせよ成長をしたのだが，それはある意味，あっという間の成長だったと思う。

戦争に行くことは，人々の成長を早めることになることには疑いはない。この件を読んで，私もまた戦争について考えていることに気づいた。若者として戦争に出かけていき，年配者として故郷に戻ってくるような語りがある。これは，戦争という経験の強烈さによるものである。戦場に身をおくという現実は，確かに戦争に行くことに関して人が抱くいかなるロマンティックなイメージをも一掃してしまう。研究協力者がインタビューのはじめにいっていたように，機会さえあればあなたを殺そうとする敵がいるのである。そして，負傷や死を見ることであなたの成長は速まる。この研究協力者は自身にとって戦争はプラスの影響，マイナスよりもプラスの影響が大きかったと言ったという事実は，私が注目した点である。考えられることは，彼は戦闘には巻き込まれず，傷病兵のケアに時間を費やしたので，言い換えると，プラスのことを行っていたから，肯定的に戦争を認識しているのだ，ということだけである。

メモ 25

2006 年 6 月 13 日

戦争がもつ意味の展開

除隊をしたとき，僕は怒っていた。それは 1967 年だった。平和運動が大きくなった。僕は大学におり，行進する学生や徒党を組む学生とかに頭にきていた。そこらじゅうにはまだ帰還兵がおり，そういう学生の行動を見たり，ニュースを目にしたりすると，彼らは学生たちを攻撃した。立ち返ってみると，前にも言ったように，行進していた学生たちに感心している。あの頃は，自分の視点，つまり愛国者としての視点から彼らを見ていた。そして彼らは彼らの視点，つまり「悪いことに決まっている」という視点で戦争を見ていた。今振り返ってみると，あの当時，自分よりもその状況について鋭いひらめきをもっていた彼らは，今となっては賞賛に値する。戦争は間違っていたんだ。

平和行進をする学生を見た彼の怒りは確かに理解できる。彼はちょうど帰還したばかりで，ベトナムでの負傷や死の経験は，彼の気持ちの中ではまだ新鮮なものであった。自国の安全から抗議を行っている若者たちを見る一方で，ベトナムにまだいるすべての人々と戦線にいる人々の命を思った。ここで再度取り上げ，この引用は時間の経過とともに戦争についての彼の考えが展開してきていることを示している。彼の思考が変化している。

方法論上のノート

残りのインタビューを読むと，私がすでに同定した概念の展開例ともいえる内容が多くみられることがわかる。同一のインタビューでこのコード化の実例をさらに続けていく必要はない。読者の方々に知ってもらいたいのだが，ここで実例を示した方法で残りのインタビューをコード化し続けるつもりである。すでに提示した概念をもっと積み上げ，さらに新たな概念がないか探すのである。

しかし本節を終える前に，メモを書こうと考えている領域があと2つ残っている。

メモ 26

2006 年 6 月 13 日

沈黙の壁の突破

研究協力者は戦争体験について自分のパートナーにも兄弟にも語らなかったが，知人の名前がないかを見るために新聞の死亡記事はチェックしていた。戦争についての思いを心の奥へと押し込めるために，沈黙の壁を維持したいという彼の努力にもかかわらず，新聞の死亡記事を読むことで，あるレベルにおいてその壁は壊されていたに違いない。一緒に任務にあたっていた人々を通じて，ベトナムとのつながりは持っていたのである。

メモ27

2006年6月13日

将来への志向：生き残りのための戦略

このインタビューの中で，研究協力者は自分が生き残ったことについてはほとんど語っていない。おそらく彼が戦闘員でなかったからだと思われる。しかしながら，彼は戦略を持っていた。ある意味，その状況からの恐れを回避し，生き残れるよう彼の助けとなったと信じているものである。これについて，彼は「将来への志向は，ある意味，存在している状況の現実から自分を切り離すものだと思う。現在よりも将来について考えていた」と言っている。そして次のように続けている。

> 僕は誰もあの当時自分たちが体験したこと以上のものに対処することはできないと思っている…ただ自分に見えたものに対処するのに困難を感じていただけだと思う。おそらく，将来計画を立てることで無意識に自分には未来があるのだと話していた。つまり死んではならない，脱出しなければならないと。

メモ28

2006年6月13日

意味と承認を求めて：記念式典への参加

戦争の記念式典に参加することと，このインタビューに答えることで，研究協力者は，多くの年月は経過してはいるが，戦争と，そこでの自身や他者の経験の中に意味をいくらかでも見出そうと試みているように思える。ある部分，好奇心で記念式典に参加した。しかし，それよりも，彼は58,000名以上の米兵の死，それ以上の数のベトナム兵の死の原因となった戦争に何か意味を見出したいと思っていた。会場に到着したとき，承認を得たいと思った。つながり，あるいは今でも人々は関心を持っているのだ。ケアをしているという手応えを得たかった。戦争から戻ってきたときに受けた仕打ちのようなものとは違う承認を見出したいと思った。このインタビューを読み，記念式典に参加することで，彼が探しているものを見出すことができたかどうかはわからない。事実，再び彼は自分の感情を隠してしまったので，おそらく喪失感が大きくなったのではないかと思っている。

方法論上のノート

さて，分析とはどのように開始するものなのか，という点について，読者はある程度の感触をもてたのではないだろうか。意味を明らかにするためにデータに関するブレインストーミングを行い，その後，何について表現されているのかを考えつつ概念の配置をすることで意味を概念化していく。概念，なかでも最も重要なものはカテゴリー/テーマとして提示されたものなのだが，それらはこの時点では暫定的なものであると考えられている。さらなるデータを用いて概念は吟味され，分析の成果が蓄積されるにつれ，概念は追加され，修正され，消去される。以下のメモは上記のメモから引き出されたものであり，この時点での私たちの思考のまとめと統合である。

メモ 29

2006 年 6 月 14 日

インタビューの分析を終えての印象

数日間，このインタビューを分析して考える中で，私はインタビューを通して感じた，その根底にあるアンビバレンスな思いにつきあたった。戦争についての多くの怒りと隠された感情が今なおみてとれるのである。説明することは難しいが，試みてみようと思う。その多くは覆い隠され，おそらく意図的ではないがごまかされ，いくらかましなもののようにみせてきているように感じる。彼が自分の体験を話していないなどと言うことはできない。クチの町で「死体は薪の棚のように積み上げられ」というような対応こそが彼の方法だった。すべてのことが「これが戦争」といった感じで距離感をもって説明されたのであり，このようになることは「予期されていた」のである。このインタビューは，最近のイラクで起きた戦争がテレビレポーターによって報道された方法とほぼ似ている。好ましくない内容は削除されたのである。私たちは血，汗，恐怖を目の当たりにすることは決してなかった。研究協力者は戦場の病院で働き，傷病兵を運ぶためにヘリコプターで戦場を飛び回るという任務についていた。彼は，四肢がない兵士，外に飛び出た内臓，何体もの死体の入った袋といった壮絶なものを見なければならなかったに違いない。恐怖と絶え間ないストレスによって気が狂った兵士たちと接点をもたねばならなかったはずである。このことについては，彼は語らなかった。ここで失われていたのは感情であり，感覚であった。彼はベトナムにいたことは，物事についての彼の感覚を変化させたと言った。それはその経験によって硬直化してしまった彼の感覚であった。戦争によって引き起こされる生身の感情は，ある暗い場所に密閉されているようだ。彼の話の根底には，怒りと自責の念が感じられる。男たちをベトナムに送り，「戦争」と宣言しないことで彼らを十分に支援しないことを正当化している政府への怒りである。無益な「戦争は何も解決しない」ことへの怒りである。まだ戦場にいる男たちは「間違った戦争」と考えられていることに彼らの命を捧げていることに甘んじなければならなかったので，戦争は悪いことだと叫びつつ行われている平和のための行進に対する怒りである。自国を信じ，「欺かれた」として認識していることに彼自身を捧げたことに対する彼自身の怒りである。そして，「敵」に対して同情し，世話をもっとするべきであったという自責の念と怒りである。「敵」であっても人間であり，負傷していたのである。ベトナム戦争の記念式典への彼の旅は胸を打つものであり，心の中のひっかかりを露呈させるものである。彼は命を捧げた人々への承認がほしかった。彼はつながりを求め，そこに存在する群集の一員であることを求め，あの戦争は意味のあるものだったと誰かに言ってほしかった。しかし彼はそこに１人たたずんでいた。友人の兄弟の名前を探すために記念式典に参加したことは興味深い。そして，いかなる感情も抑制し，二度とここは訪れたくないと思いつつ，歩き回っていた。インタビューの後半で彼が言っているように，政府はベトナムでのことを戦争と宣言していない。このことは，事実の後で実施されたインタビューを興味深いものとしている。私たちは「過去を見返すパースペクティブ」という概念を手にした。当時と今とでは異なるレンズを通して戦争をみている。さらに，戦後何年もたった今でさえ，沈黙の壁を突破することは難しいということを目にしている。

メモ 30

2006 年 6 月 14 日

テーマ/カテゴリーに関する要約のメモ

このインタビューで，私はいくつかのテーマ/カテゴリーが浮上してくるのを目にした。この出来事から考えられるのは，インタビュー全体を貫く筋道あるいはアイデアを意味しているのではないかということである。これら浮上したものは概念としてすでに同定されているものだが，この時点でカテゴリー/テーマの状態へと引き上げられていくことになる。それは，インタビュー全体を貫くように思われるだけでなく，低いレベルの概念のいくつかを一緒にしていくことが可能であると思われたからである。

最初のテーマ/カテゴリーは「戦争の文化」である。これで私は，戦争はそれ自体が1つの文化であることを表そうとしている。それは，「市民」が持つ行動の規準や標準と「葛藤」が起こるような文化である。これらの葛藤は，「良心の呵責」あるいはもう少しましな場合なら「矛盾」として体験される。さらに，戦争の文化は，自国でも他国でも生じうる，現実離れしたものである。あなたを殺そうとし，あるいは捕まえようと機会を狙っている「敵」がそこら中にいる世界である。戦争を遂行する軍事組織が作り強要する規則が持つ文化であって，兵士たちはその組織に従わなければならず，つまり組織が行けと命じる場所に行き，命じられたときに命じられたとおりのことをする。敵と戦うためにジャングルへ入れと命じられたら，あなたはどんなに恐怖を感じても，行かなければならない。戦闘の文化，死と破壊，時に精神的ならびに身体的な生き残りのための戦略が必要となるほどの，圧倒される恐怖である。責任を果たすため，そして生存するために行為するまさにその行為によってだけ，成熟のプロセスが加速するような文化である。この言葉によって，「敵」「戦闘地域」「安全地域」「軍のシステム」「戦闘員」と「非戦闘員」「生き残りのための精神的/身体的な戦略」といった概念をまとめていこうと考えている。

この時点ではもう1つ，「自己の変化」と名づけたテーマ/カテゴリーがある。この時点では，このカテゴリーをどうするかということについてははっきりしていないが，戦争体験による内なる漸次的変化について検討しなければならないように思う。愛国心が盛り上がり，熱狂的な人々が動き始めた。その多くは若く，ベトナムで1年以上の戦争の体験をした。中には今回の事例のように，よい方向へと変化する人もいたが，よくない方向へと変化する人も存在した。今回の研究協力者にとっては，ベトナムでの体験は成熟のプロセスであった。彼自身が誰なのかを認識し，将来に向けての計画を立てる際の手助けとなった。他の兵士の中には，もっと違う形で影響を受けた者もいるかもしれず，今後のデータの中でそれについて検討する余地が残されている。研究協力者は「あちら」の人間は彼を殺そうとしていることを知り，急速に成長した。このテーマには，「戦争への経路」「自己の位置づけ」「何かへの足がかりとしての戦争」「戦争中の体験」，そして「生活をうまくやっていく」といったような「戦争直後の体験」が含まれる。

3番目のテーマとして，「戦争が持つ意味の発展」を扱わなければならない。今回の研究対象者も同様だったが，多くの若者は戦争への強い情熱とロマンを膨らませて入隊した。最後には，この戦争による無益さによって失望した。「何も変わらなかった，何も達成されなかった。」この見出しのもとに，「志願すること」「平和のための運動」「沈黙の壁」のような概念を位置づけようと思う。このインタビューを通じて，私は沈黙というものを発見した。元兵士たちはある種の経験について語りたがらない。彼らはこの戦争についての映画を見たり，本を読むということはしない。この沈黙の壁に関するこれまで文献の中で示されてきた理由には，経験そのものの性質，つまり戦闘のいくつかの不道徳さと敵の強靭さと，特に仲間がやられた場合に目にした多くの死体や怪我人に直面したことの落胆などがあげられている。この体験に加え，Isaacs(1997)が明らかにしたように，彼らの犠牲と努力に対する故郷の認識不足があった。そこには何の連帯感もなく，他の戦争のときには行われたような彼らのためのパレードはなかった。実際は，兵士たちは戦争とそこで起こった破壊について責められた。さらに今回の研究協力者のように，兵士の中には，政府自体が実際はあの戦争に全くコミットメントしていなかったと感じている者も存在する。政府は，共産主義に対抗するための戦いというい くばくかのあいまいなイデオロギー上の理由のほかには，明確な目的なしに若者を戦いへと送った。そして，彼らをそこに送った後には，適切な支援をすることはなかった。なぜ敵が戦っているのか理解していなかったし，戦力として彼らを甘くみていた。

メモ 31

2006 年 6 月 14 日

理論的サンプリングのための問いと方向性

このインタビューのコード化を進めることで，理論的サンプリング，あるいは今後のデータ収集の方向づけに有用な一連の問いが浮かんできた。今回の研究協力者は陸軍に所属する「非戦闘員」であった。このインタビューに関するすべての分析を終えた後に，とても重要で最も関連を持ちそうに思える問いが残された。その問いは，戦闘員のパースペクティブからみた戦争はどのようなものだったろうか，というものである。

方法論上のノート

方法論の立場からは，この時点で上述した問いが出てくることが，分析にとって一番重要なことである。これは次のデータ収集を方向づけるような問いなのである。分析は，「戦闘員」と「非戦闘員」という概念が導かれ

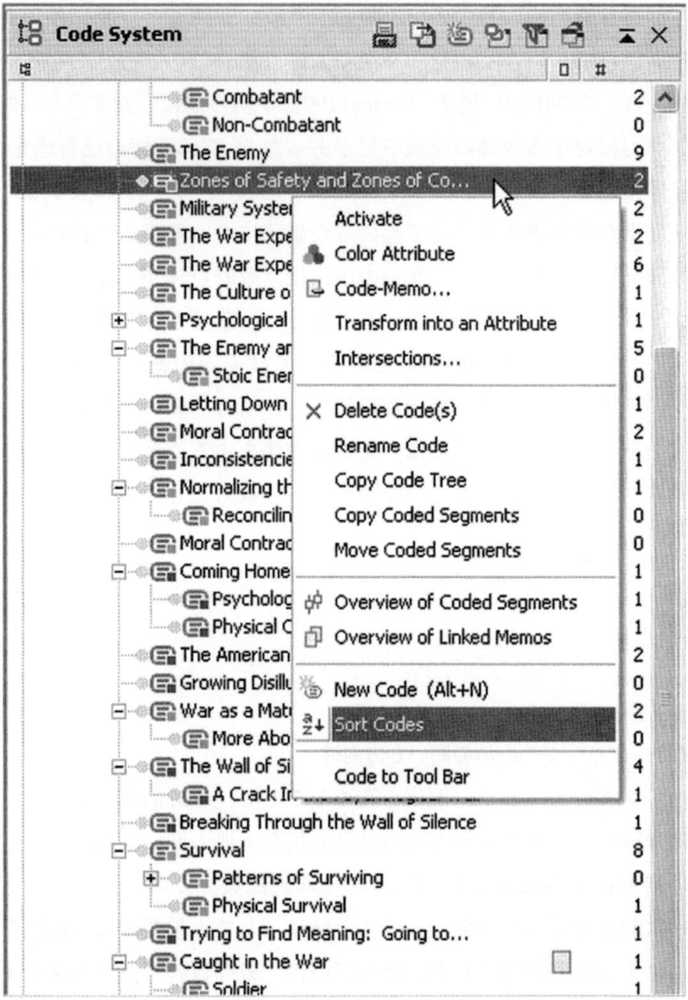

画面例 9

ここにはMAXQDAの中でコードがどのように処理されるのかが示されている。コードは階層的に整理することが可能である。Window Explorerと同じように組織されている。つまり，コードの前に小さい＋マークは，下位概念があることを示している。すべてのコードは，ドラッグとドロップ機能で移動させることができる。コードアイコンの前にある小さい四角形は，研究者が選んだコード色を示している。すべてのコードのストライプがこの色で示され，TextPortrait,

CodeStreamなどのような視覚機能のためにも用いられる。色の選択は，完全に研究者自身が行うものであり，2〜3百種類の中から選べる。各コードの右側の数字は，そのコードにいくつのテキストの断片が割り当てられているかを示している。コード上で右クリックをすると，コンテクストメニューが現れる。そして，コードシステムを処理するために必要なオプションを簡単に見ることができる。

るインタビューから開始された。そのインタビューは非戦闘員とのものであった。分析によって，あの男性の戦争経験は，彼が「それはそんなに悪い経験ではなかった」と語った言葉の意味から私が期待をしていたものとは多くの点で異なっていたことが明らかになった。次のような問いを発するきっかけを作ってくれたのは，まさに「そんなに悪くない」というその経験を記述し，ディメンション化する作業であった。その問いは，戦闘員にとってその経験はどのようなものであったのか，である。兵士たちは今回の協力者と同様の描写をするのだろうか，あるいは違った形で描写するのだろうか？　これは理論的サンプリングがどのようになされるのかを示している。「経験」という概念はディメンションをもっている。今回の場合では「そんなに悪くない」である。私の直感によると，彼がそんなに悪くなかったと考えた理由は，実際に戦う第一線にはいなかったからではないかと思う(1つの仮説で，さらなるデータ収集で実証されるか否認される)。この仮説により，「戦闘員」が彼らの経験を「非戦闘員」と同様に記述するか，それとは異なった記述をするかを確かめるために，戦闘員からデータを収集するよう私を導いた(理論的サンプリング)。これを行うことで，「戦争体験」に対する理解を広げるだけでなく，「戦闘員」「非戦闘員」「戦争体験」の概念がお互いにどのように関係しているのかをみていこうと考えている。

概念/コードのリスト

この時点で私は，概念/コードのリストと，カテゴリー/テーマについてのいくばくかの提言を手にしている。ここにそのリストを掲載する。それによって，次のインタビューの分析を進めるときに，それらを心にとめておくことができる。

1．自己の位置づけ：入隊時
2．志願すること vs. 召集されること vs. 徴兵忌避すること
3．非戦闘員になる vs. 戦闘員になる
4．敵
5．安全地域，戦闘地域，殺戮地域
6．軍のシステム
7．戦争体験および矛盾を遮断し，最小限化するための戦略
8．戦争体験
9．戦争文化とその矛盾
10. 生き残りのための精神的戦略
11. 敵と，生き残りのための精神的戦略(軸足コード化のメモ)
12. 感情面での警戒の解除
13. 戦争の道徳上の葛藤と生存のための精神的戦略(軸足コード化のメモ)
14. 軍システム内の矛盾
15. 状況の正常化：もう１つの生き残り戦略
16. 道徳上の矛盾
17. 故郷に戻り，その体験とともに生活をする
18. 米国の失敗：反戦的な環境
19. 増大する幻滅：戦争の新しい意味
20. 成熟のプロセスとしての戦争：自己の変化(軸足コード化のメモ)
21. 沈黙の壁
22. 沈黙の壁の突破
23. 生き残り
24. 意味を求めて：記念式典への参加

方法論上のノート

ここでこれらの概念の一覧を提示した目的は，次章に進む前に読者に確認をしておきたかったからである。研究者がコンピュータのソフトを使用している場合，概念/コードのリストはすぐ手に入る。しかし，覚えておいてほしい。概念をただ一覧にしただけでは，私たちがしようとしていることにはならない。これらの概念について考え，プロパティとディメンションの視点から発展させていくことが重要なのである。これらのプロパティとディメンションはメモの中で常に詳細に説明されているわけではなく，その言葉の中にあるのである。

要約

本章では初期のコード化について実例を示した。研究者はデータを扱いやすい断片に分解し，そのデータについてメモの中で反映させ，そのデータが指し示していることが何かを考え，概念化することから分析を始めた。データが示していることについて理解するために，データについての問い，比較，多くの内省的な思考を使って，ブレインストーミングを何度も行った。メモのいくつかは，データの断片の詳細やそれに含まれる下位概念を含むような概念によって広がっていった。そこには軸足コード化に着手する意図もいくらかあり，レベルの低い(minor)概念をより広範囲を網羅する概念に関連づけていった。例えば，入隊時に自己を置き直す「自己の位置づけ」のような広いレベルの概念のもとに下位概念を位置づけていった。さらに，この時点では概念はいまだ立証されておらず，未開発のままであったが，2〜3の可能なテーマ/カテゴリーについてはその詳細を検討した。本章で提示した分析のほとんどは，次のデータ収集のための方向性を提示するものである。次のデータ収集の方向は，「戦争体験」に「戦闘員」あるいは「非戦闘員」であることはどのように影響を及ぼすのかという問いである。次章では，まだ分析として取り上げていない箇所，本章の分析をもとに新たなデータセットを用いて分析を行っていく。

課題

1．本章で研究者が分析的にどのようなことを行ったのか，考えなさい。

2．分析プロセス，ならびにそのプロセスから学んだことについての詳細なメモを書きなさい。もしMAXQDAを使っているならば，自分のメモにとって有用なシンボルについて考えなさい。自分のメモが現存するコードのどれかに関係するのであれば，メモとコードをつなげられるようにしなさい。

3．グループ内で自分のメモについて話し合いなさい。その際，上述した分析の実際例から何を学んだのかということに焦点をあてなさい。

4．グループで以下の作業をしなさい。インタビューでも，グループメンバーの誰かあるいは教員が行った観察でもよいので，データの断片を取り上げ，それを分析しなさい。概念をいくつか引き出し，それらの概念について説明し広げるようなメモを書きなさい。MAXQDAを用いるならば，グループの各人の「個人」色を決め，他のコード色は使わないでおきなさい。コード化を終えたら，すべての色を表示し，他のメンバーが行ったコードとの違いを比較しなさい。そしてコード化の違いについて議論しなさい。

補足

1．私たちというよりは私あるいは筆者という表現は，以下の5つの章で用いる。それは，分析はコービンが行い，そのすべての責任をもっているからである。

9 分析の精緻化

研究者にとって，創造的で密度の濃いデータ分析に必要なものは，抜け目のない問いかけ，回答への妥協なき探求，積極的な観察，そして狂いのない回顧である。データを合体し，明確さを目に見える形にし，成果を前例に結びつけ返すプロセスである。推測・証明するプロセスであり，訂正・修正するプロセスであり，支持・防衛するプロセスである(Morse & Field, 1995, p. 125-126)。

表 9-1　用語の定義

軸足コード化 Axial Coding：概念同士を相互に横断させ関係づけること。本章で特に述べていることではないが，1つのメモの中で2つの概念が議論されているとき，本書の第2版では軸足コード化と呼んでいたものを用いていることに注意してほしい。

比較分析 Comparative Analysis：類似と相違からインシデント同士を比較すること。事前にコード化されたインシデントと概念上類似していると思われるインシデントは，同じ概念上のラベルを与えられ，同じコードのもとにおかれる。1つのコードにコード化された新しいインシデントは，そのコードの一般的なプロパティとディメンションを付け加える。そのコードをさらに精緻化し，バリエーションをもたらす。

概念上の飽和 Conceptual Saturation：プロパティとディメンションの点から各カテゴリー/テーマが十分に発展し，バリエーションも説明するほどに十分なデータを得るプロセス。

オープン・コード化 Open Coding：データをバラバラにし，生データの塊が意味する諸概念を識別すること。同時に，プロパティとディメンションの点からそれらの概念を限定していく。

表 9-1　(つづき)

理論的サンプリング Theoretical Sampling：明らかになったストーリーラインに関連すると思われる概念を基に実施していくデータ収集。

はじめに

本章の導入にあたって，筆者は以下のストーリーを続けていきたいと思っている。8章の草稿を仕上げた後，夕食の準備をするために台所へ行った。主菜とサラダを準備している間のあるとき，突然ひらめいた(データ分析に1日費やし没頭しているときによく起こることである)。コンピュータの前に戻り，次のメモを書いた。

メモ1

2006年6月1日

戦争体験に関する方法論上のノート

研究対象者 No.1 とのインタビューに含まれていた主要なアイデアであると私が思っていた重要なカテゴリー/テーマを私は見逃していた。それは「戦争体験」である。そうだ，私は1つの概念として「戦争体験」を定義したが，それ自体を1つのカテゴリー/テーマとして定義するのではなく，「戦争が持つ意味の展開」というカテゴリー/テーマの中に組み込んでしまった。データから離れてみた後に，関連はしているが，この2つの概念は分析上でも異なっていることが明らかになった。さらに，両概念は3番目の概念ともまた異なっている。3番目の概念とは，「戦争の文化」である。「戦争が持つ意味の展開」のカテゴリーは，ベトナムでの個人の体験に基づいた，戦争に対して持っている感覚，感情，姿勢に関係がある。とても主観的なものである。「戦争の文化」は戦争が起こった文脈に関連している。その意味では主観性を欠いており，戦争の目的，戦闘地域や帰郷後に戦争に関連して実際に起こった出来事に関するものである。戦争の規範や戦争での現実が，市民の規範といかに異なっていたのかということについても関連している。さらに，戦争を起こし，続けるために確立された軍のシステムとも関係している。その一方で，「戦争体験」では，それらの実際の出来事についての「認識」と関係している。例えば，戦闘，友人の死，道に沿って積み上げられた死体を見て何を体験したのか。これらもまた文脈の一部となっているが，条件マトリックスのレベルでは，より個人的なレベルのものとなる。次のデータセットを見る前に，私の考えを少し修正し，洗練させた。

上記の短いストーリーの教訓は，分析者はデータを使って作業すればするほど，データの潜在的な意味をつかむための“Aha”体験や突然のひらめきが起こるようになる，ということである。ひらめきはいつでもどこででも起こりうるので，研究者はひらめいたアイデアを忘れないうちに書きとめる用意を常にしておかなければならない。特に分析の初期段階で明らかになった分析枠組みは何度も修正されていく。何度も行われる修正は，決して不安によってなされるべきではない。解釈は固められるものではなく，データが蓄積する中で修正されていくものである。事実，新しいひらめきとそれに伴った分析枠組みの変更は，時に研究の終盤に起こることもある。研究の後半になってから，データを違った視線でもう一度見るのは，初期の分析が間違っていることを指摘しているのではない。理解は発展していくということ，そして以前は見過ごしていた微細な区別もデータと作業することで，意味に取り込めるようになることを指摘しているだけである。

本章では，8章で始めたデータ分析をさらに積み上げていく。この段階での分析でデータ収集を導く問いは，事前のインタビューの分析が基になり，分析者である私が決定するものだが，これはストーリーラインを発展させることに主として関連することである。この分析のこの段階で，データ収集を導く問いには，以下のようなものがある。戦闘員と非戦闘員とではベトナム戦争体験がどのように異なるのであろうか？　言葉を変えると，これは正に「戦闘員」という概念にかかっているのであり，これが分析を導く。研究者は戦闘員と非戦闘員の間での戦争体験の類似と相違がどのような点でみられ，それがなぜなのかということを知りたいと思っている。

データ収集と分析は，次のように進む。戦闘員であった研究協力者からデータを得，そのデータを非戦闘員であった研究協力者 No.1 から得た既存のデータと比較する。比較は概念レベルで行う。特定化するために，データは扱いが可能な塊に再度分けていく。それぞれのデータは綿密に検討される。新しいデータの塊が以前のインタビューで得たデータと概念上同じであったら，同じ概念上の名前を用いてコード化する。しかし今回は，戦争に行くということはどのようなことかを理解するために，さらに広がるような概念について学ぶべきものは他にないかと問う。例えば，2番目のインタビューでのインシデントが入隊時の「自己の位置づけ」とコード化されたら，私はこの研究協力者が自分をどこへ位置づけているのか知りたいと思うだろう。つまり，彼が自分自身のこととして語ってくれた内容は，最初の研究協力者と同じかもしれないし異なるかもしれないということである。彼が何か新しいことを語ってくれれば，プロパティとディメンションのリストに付け加えていく。さらに，研究者は事前のデータにはなかった新しい概念を探し，コードのリストに追加していく。

概念上の比較をする一方で，さらなるデータ収集を導く問いを理論的に問い続ける(**理論的サンプリング**)。研究とは，データ収集，それに引き続いて行われるデータ分析とメモの作成，問いを導きだすこと(さらにこの問いはデータ収集などを導く)などからなる継続的なプロセスである。このアプローチでは，当初の問いは分析中の発見によって何度も修正されていく。このデータ収集と分析の全プロセスは，プロパティとディメンションという点から各カテゴリー/テーマを十分に記述できるほどにデータを入手できたと満足いくまで，またバリエーションを説明できる(**概念上の飽和**)まで，そして何より，筋の通った説明的なストーリーを作ることができるまで，続けられる。

ここで重要な点を指摘しておきたい。分析のこの段階では，重要な概念であると私が考える，「戦闘員」対「非戦闘員」に焦点があてられているが，別の研究者は別の方向へ向かうかもしれない。この概念に焦点をあてることは，自己とか，戦争のイメージなどのような他の概念を無視することを意味しているわけではない。それらもまた，重要なカテゴリーである。自己，戦争のイメージ，戦争の文化，戦争体験，帰郷にみられるであろう差異は，その人が敵と対峙した「最前線の戦闘員」であったかどうかに関連してくると思われたので，これらの分析結果を示した。最初のインタビューの分析開始前，私は一般的で，オープンな問いを1つだけ持っていた。その問いは，「戦争中にベトナムで従軍していた軍関係者にとって，ベトナムでの戦争体験はどのようなものであったか？」であった。この研究がどこに向かっていくのか，何も考えはなかった。次に向かうべき方向は，最初のインタビューから得たデータの解釈に任せていた。

データに研究者を導かせることは，データと作業する1つのやり方であるが，研究者の中にはこのやり方をオープンすぎるとみるものもいる。研究者によっては，当初の問いにとどまることをより好む者もいるが，あえて次のことを言いたい。より経験を積んだ研究者はデータの“流れに身をまかせ”，データに自身を導かせていく。しかしその後，研究を積んだ研究者は何が重要なのかについては，他人にとやかく言われることを好まず，自分の直感を信じようとする。しかし注意していただきたいのは，私は自分の標的集団であるベトナム戦争の退役軍人とともにおり，彼らにとって戦争に行くということがどのようなことなのかについて知りたいと思っている。

軸足コード化

本書のこれまでの版では，**軸足コード化**と呼ばれているものについて言及してきた。第2版では，軸足コード化(概念/カテゴリーをお互いに関連づけていく作業)はオープン・コード化(データの部分への分解と，生データのブロックを表す概念の記述)とは別に行われるものとして別の章で紹介した。8章で示したメモからおそらくお気づきのように，オープン・コード化と軸足コード化は関連しながら一緒に行われる。この2つのタイプのコード化の区別は“人為的な”ものである。つまりこれを分けたのは，いったんはデータを分解し，そのデータを表す形で諸概念を同定するとしても，これらの諸概念を関係づけるために再度一緒にしなければならないことを読者に示すという説明のためだけである。データを使って作業をする場合，結局，関係性はデータから出てくるものなので，分析者は心の中で自動的に関係づけている。例えば，「遮断」は「生き残るための精神的戦略」である，と私がメモしたとき，「遮断」をレベルの低い概念とし，「生き残るための精神的戦略」はより広義な包括的な概念として，2つの概念を関係づけている。「遮断」と「生き残るための精神的戦略」という単語を思いついたとき，このラベルとこの2つの概念のつながりは，研究協力者から得られたデータに基づいていた。そして，「生き残るための精神的戦略」を用いることは，「戦争体験」を「生き抜く」ためには必須なことであるというならば，2つの概念のつながりについて，より抽象度の高い仮説を提示したことになる。そしてこの仮説をデータで確認すべきという直感から，データの中で見出す内容によって，確証されたり，却下されたり，修正されたりするのである。

カテゴリーをつなげていきながら，それらをさらに精緻化していく。「遮断」が「生き残るための精神的戦略」であると分析の中で気づいたとき，それは精神的戦略のもとにおかれる説明的なディスクリプターの1つとなり，人が戦争体験をどのように生き抜くのかを説明し，それによりその概念を精緻化させている。概念間のつながりは，いかなるレベルでも起こる。「遮断」のようなレベルの低い概念を「生き残るための精神的戦略」のようなレベルの高い概念と，そして「精神的戦略」を「戦争体験」とに結びつけるように。これはまるで，興味あるブロックを積み上げてピラミッドを造っていくようなものだ。ピラミッドはその全体の構造を表現しているが，ブロックはブロックであり，それらをどのようにアレンジしていったかが，現在の姿をつくりあげる要素なのである。本章で読者は気づくであろうが，メモのタイトル(これは必須のコードである)には2つ以上の概念が含まれており，これらの概念間のつながりを説明しているメモとともに提示されている。

分析上の戦略

読者には，問いを発することと比較をするという分析上の戦略が，分析を精緻化していく際にも主要な戦略となり続けることを思いだしてもらいたい。例えば，次のインタビューの分析に入る前に，「生き残るための精神的戦略」についてもっと考えてみたいと思った場合，「誰」が生き残るための精神的戦略を用いたのか，「いつ」それらは用いられたのか，「なぜ」，「どのように」，そして，「どのような帰結を伴って」それらは用いられたのか，と問うであろう。最初の研究協力者は戦争体験を生き抜き，彼の周りで起こった戦争中の道徳上の葛藤に対処するのに必要な戦略として，それらを用いたと語ってくれた。そして，他の兵士はこれらの戦略を同じ理由で用いていたのか，それとも異なる理由で用いていたのか，と問うことができる。状況を比較しながら考えていくことは，データの中で探しているものに対する感受性を鋭くすることになる。

本章で用いるインタビュー内容について

本章で用いるインタビューは，8章で用いたものとはやや異なる。前章では，「非構造的インタビュー」と表現されるインタビューを取り上げた。研究協力者には彼が見たとおりに彼のストーリーを語ることが許され，彼が自身のナラティブを話し終えたとき，聞き手がインタビュー中にさらに詳細な内容を精緻化することが必要と感じたポイントについて質問した。次の2つのインタビューは異なるもので，「構造的インタビュー」と呼ばれるものである。なぜなら，分析者が過去のデータから導き出した1組の問いに研究協力者が答えているからである。このような形態でインタビューを実施したのは，選択の余地がなかったからである。私は，非構造的インタビューをすることを好む。しかしこの場合，非構造的インタビューを実施することは不可能であることがわかった。どのように追加のインタビューを得たかということは興味深いことである。最初のインタビューの分析後，理論的サンプリングの一部として，「戦闘員」とのインタビューをしなければならないとわかっていた。残念ながら，インタビューを依頼することができるような元ベトナムの戦闘員を知らなかった。そこで，私はインターネットでベトナムの退役軍人とコンタクトがとれないかどうか，そして研究協力してくれそうな人を何名か見つけ出すことができないかと思い，検索してみた。ベトナム戦争に参加をした人々向けのチャットを見つけ，研究への協力を依頼した。返事があったのは1名だけであった。

はじめは，その人が本書への協力参加の機会を喜んで受け入れてくれたわけではなかったことに失望した。事実，筆者の依頼は非常に冷たく拒絶された。1人の退役軍人は次のように書き送ってきた。「この経験は妻にさえ話していないのに，なぜあなたに話せますか？」これはいい点である！研究協力者 No. 2はインターネットで反応をしてくれ，この研究のためのインタビューに同意をしてくれた人物で，ベトナム戦争について多くの人々に教育をしたいという願望から，彼の体験に関する問いへの回答に喜んで応じてくれた。実際，あの戦争について人々にときどき話をしている。研究協力者 No. 2の回答は短いが，非常に正直であり，力強いものである。

さらに，インターネットを介してインタビューを行ったとき，倫理的規範を守るために対策を講じたことを読者にはきちんと伝えておきたい。そのサイトは会員限定のものであり，参加者は私とコンタクトをとらなければならない。私はメッセージだけをサイトに掲載することができたが，誰ともチャットすることはできなかった。返事を送ってきた2人に対して，インタビューとどの素材を用いるのかということについての理由を明らかにした。インタビューの素材が用いられている章のコピーを研究協力者に送ることもした。それによって彼らは応答や異議申し立てをすることができた。さらに，書面による同意も得て，秘密保持と匿名性の保証のための対策を講じた（Flicker, Haans & Skinner, 2004；Hamilton & Bowers, 2006）。

研究協力者 No. 2のインタビューは2部構成である。このインタビューの全容は付録C(475頁)に掲載している。

メモ1

2006年6月20日

自己の位置づけ：戦争への参加

> 私がベトナムに行ったのは21歳のときでした。私は南部の一般的な家庭の出身です。父は学校の先生で，運動部のコーチならびに部長をしていました。母は専業主婦で，19か月年下の妹が1人いました。私はそれまで結婚も婚約もしたことはありません。父は第二次世界大戦の戦闘員の退役軍人でした。彼はイタリアのトレッタからB-24で50もの飛行任務を果たしました。私の家族は私の選択に対して支援的でした。しかしそれがベトナムである必然性はありませんでした。

「自己の位置づけ」という概念は，このインタビューにもあてはまる。このインタビューでは，この研究協力者の生育歴に関する情報が研究者が提示した直接的な質問への回答として得られた。この研究協力者の「家族背景」は研究協力者No.1と非常に類似している。研究協力者No.2は中流階級の，家族関係が親密で，協力的な家庭から戦争へ行った。彼の父親は第二次世界大戦で従軍していた。両研究協力者がともに，中流階級の，健全な家庭の出身であるという事実は非常に興味深い。なぜなら，ベトナム戦争に従軍した人は，マイノリティか低所得家庭出の者が多いという話をよく耳にしていたからである。ベトナムにおけるマイノリティあるいは低所得という背景を持った者の数はあまりに多かったが，このプロファイルがすべての人にあてはまるとは限らないことは明らかなことである。2名の研究協力者の違いは，研究協力者No.1は看護師として教育を受けていたため戦闘員とはならなかったとみることができる。彼は海軍兵になることを志願しなかった。海軍兵になることは「戦闘員」として，前線に出ることになる。これまでの分析で，「入隊時の自分」という概念に戻って，「年齢」，「教育」と「家族背景」に関連するプロパティを明らかにしている。この事例から，年齢のディメンション(25歳以下)として「若さ」を推定できる。家族背景のディメンションには「中流階級」,「健全な」,「愛国心の」,「義務感」,「協力的な家庭」が含まれる。教育のディメンションは「大学出身」が含まれる。

方法論上のノート

分析している間，研究者の頭の中では，さまざまなアイデアが浮かぶ。コンピュータを概念の一覧表やメモのログの記録をつけるために用いることができる。コンピュータは概念間を行き来したり，メモを取り出したりするうえで研究者を助け，過去の分析内容へのアクセスを簡単にする。その点で，コンピュータは非常にすばらしい分析のための道具であり，すでに示した他の分析のための道具に追加されるものである。しかし，コンピュータは研究を進めるうえで必要となる思考というものは行わない。それは人間だけができるものである。これが，質的調査を行ううえで人間という要素が重要な部分をなす理由である。コンピュータソフトはわくわくするものであり，気がつかなかったディメンションを与えてくれるものではあるが，コンピュータさえ使えば，考えたり，メモを書いたりしなくてすむというようなばかなことを考えるべきではない。自分が気づいた事柄をいくつか述べ，どのように分析を進めていくかについて説明したい。

分析の焦点が「戦争体験」にあたっていた前章を思い出してほしい。私は,「体験」はその人が「戦闘員」か「非戦闘員」かで，かなり異なるに違いないと仮説を立てた。そして私は，意図的に，戦闘員からデータを収集した。ここでのアイデアは，体験に関する記述は全く異なるであろうという自分の勘を確認することであった。比較をするという見地から得られる興味深いことは，2名の研究協力者が入隊時の自己と家族背景という点で共通点が多かったことである。それゆえ，いかなる相違もおそらく「入隊時の自己」とは関係していないだろう。しかし，この点についても今後確認をする必要はある。これらのデータを検討していたときに残っていた問いは，この体験に違いを作り出しているものは何か，そのことは一方が戦闘員で他方が非戦闘員であるという事実と関係しているのかを決定することである。この章を進めていく中で，読者は私が分析をする際，「私たちが」，「私たちを」，「私たちの」という言葉を頻繁に使っていることに気づくだろう。この言葉は読者と私自身を指している。なぜなら私は読者とともに分析の旅に出ているからである。

メモ 2

2006 年 6 月 20 日

志願する

> 1964 年に入隊したとき，海兵隊員全員がそうであったように，私も志願しました。ベトナムでは，召集兵とは一緒に仕事はしませんでした。

繰り返しになるが，この研究協力者は「志願兵」である。彼は，兵隊のすべてが志願兵からなる海兵隊に勤務していた。そこに入隊した者は「エリート」で「よく訓練された」者と思われていた。自身のことを「俗にいう 6 週間の奇跡」と表現していた研究協力者 No.1 とは，全く正反対の位置にある。彼は海兵隊に入隊したのは，1964 年だったと述べている。戦争の視点からみてみると，これは重要なことである。なぜならば，彼が志願した当時，ベトナムに派遣されていた米国軍人は軍事顧問だけだったからである。彼らの仕事は南ベトナム軍を訓練し，支援することであった。このことは，研究協力者がベトナムに行くことを目的にわざわざ海兵隊に入隊したわけではないということを物語っている。彼は偶然ベトナムに行くことになったのだ。本質的に，このことは彼が海軍に魅力を感じる「原因」とはなっておらず，海兵隊が何のために戦うのか，つまり国の防衛と憲法によって守られている国民の権利を保護するということが，海軍に魅力を感じる原因となっていた。ここで研究協力者 No.1 と対照的な点がいくつか存在する。研究協力者 No.1 は徴兵されるよりも一歩先んじて，軍の看護師団に志願した。米国はベトナムへの派兵を増強してきており，研究協力者 No.1 はおそらくベトナムに行くことになるであろうことはわかっていた。彼はそのことについて気にしてはいなかった。なぜならば，「その当時」彼は，国が「ベトナムに侵出をする権利を当然もっており」,「やるべき正しいこと」であると思っていたからである。もし研究協力者 No. 1 が徴兵されるであろうことを知らなかったならば，おそらく軍隊に志願しなかったであろう。その一方で，研究協力者 No. 2 はすでに海軍に入隊しており，戦争がひどくなっていったためにベトナムに行くことになった。「戦争への経路」は異なっているが，両者とも結局同じ場所，ベトナムに行くことになったのである。

メモ 3

2006 年 6 月 20 日

戦闘員になる

> 私は海軍の戦闘要員であり，ライフル銃兵でした。また 3.5 インチのロケット弾発射の資格をもっていました。

さて，私たちは問題の核心にきた。この研究協力者は「戦闘員」であった。事実，彼はそのように自分のことを語っている。「敵」と最前線で戦う兵士であった。これは，負傷した敵とのみ接点をもった研究協力者 No. 1 とは，対照的である。このデータを追跡していくことは興味深いことになるだろう。彼が「戦闘員になる」ことがその体験に関する私たちの理解をどのように形作っていくのかをメモに残そう。

メモ 4

2006 年 6 月 20 日

敵，戦争体験，戦争の文化

> ベトコンは非常に訓練された，規律正しい軍隊でした。テロ行為，殺人，拷問によって地方の村に足がかりを作っていました。

これは興味深いコメントである。「戦争体験」が，戦う相手である「敵」

を用いて部分的ではあるが定義されている。この研究対象者は敵を「よく訓練された」「規律正しい」と表現している(この研究協力者が定義しているように，これらは「敵」という概念のプロパティである)。敵は「よく訓練された」と述べることで，規律正しさと訓練を説明し，そのディメンションを提示してくれている。彼は「敵」についてさらに述べている。彼は，しばしば「テロ活動」によって「村から村へと制覇している」と言っている。村民たちの意思とは反対に，「敵」に聖域と支援を提供しつつ，一般の人々が「戦争で捕らえられる」というのは，「戦争の文化」の一部である。このことは兵士にとって，誰が「敵」なのか判断することを難しくする。なぜならば，すべての市民(男性，女性，そして子ども)が潜在的な「敵」であったからである。そこで，戦闘員は「よく訓練された」敵に出会うだけでなく，さらに村人たちとも戦わなければならなかった。その村人たちは，兵士の安寧を脅かす存在であった。

方法論上のノート

潜在的な関係性に関する上述の言明で，一貫してみられる，あるいは関連し合っている概念/カテゴリーが存在していることに注意してほしい。これらの関係性は新しいデータに照らし合わされて確認され，今後の分析によって受け入れられ，修正され，あるいは消去されていくであろう。次のメモでは，一貫してみられている概念について述べている。私たちがいまだオープン・コード化を行っていることに気づくことも，同じように重要なことである。「敵」という概念について語りながら，「よく訓練された」「規律正しい」という表現によって，それを限定して述べている。そして，敵とは誰なのかを問うとき，私たちが受け取った回答は「誰でも」敵になりうるというものである。

メモ5

2006年6月20日

戦争体験，軍のシステム，戦争の文化

> 私自身のような海兵隊員は，なぜという問いも，その状況における政治に対する疑問も抱かずに，徹底的に指示に従うよう訓練されていました。仕事として，何のためらいもなく人を殺すこともできたでしょう。ただそうするようにと訓練を受けたのです。負傷したり殺された友人たちの列を見るのに，そんなに時間はかかりませんでした。時間が経つにつれ，自分が生き残るためには，人殺しは習慣となり，自己防衛となっていきました。海兵隊員は，他の海軍や海軍以外の軍のために戦いました。理由は必要ありませんでした。

少なくとも誰がこの集団の戦闘員で「あり」「何が」彼らの仕事であったのかを私たちに説明をしてくれる中で，海兵隊員であった「戦闘員」とは，命令に従うよう「徹底的に訓練された」者たちなのだということに，ここで気づくべきである。「戦争の文化」は「殺し」の文化であり，これはこの男性の「仕事」であった。このことは，いわば非戦闘員とは違い，「戦闘員」を構成しているものを限定しているように思う。彼らは「敵」と接触を持つだけでなく，その「敵」を「殺す」よう訓練を受けてきている。殺すか殺されるかという考えは，「戦闘員」としての日々の「体験」の大部分であった。殺人が当たり前であるという事実に，いちいちショックを受けてはいられなかった。あなたは人を殺すことは好まないかもしれない。しかし，この研究協力者が述べているように，兵士としては「生き残る」ためにしなければならないことを行うのである。死亡兵や負傷した同僚兵へのこの研究協力者の反応は，私にとって興味あるところである。人の死を「当たり前の景色のように」本当にみることができるのか？　あるいは，「当たり前の景色のように」は，生き残るために必要な「遮断」あるいは「生き残るための精神的戦略」の１つなのか？　「原因」そのものには関係なく戦っていたという点は，この研究協力者が提示した別のポイントである。闘争に巻き込まれたとき,「原因」という表現は抽象的すぎ，その現場から遠いものとなる。「闘争では，兵士たちは自分自身の命と同僚の命のために戦っている。」これが基本である。

メモ6

2006年6月20日

戦争に巻き込まれる

軍務についているときは，常に支援されていました。ベトナムに行くことを望んでいなかった人は私たちの中にも数名いましたが，もし選択権が与えられているならば，あの生活を続けること，戦闘において死と直結している状況での生活は誰も望まなかったでしょう。

彼が述べているように，戦争に行くこと，人に撃たれること，あるいは人を撃つことを望んでいる人はほとんどいない。問題は，若者たちが軍に入るにはさまざまな理由があるということ。自身のイデオロギーによって軍に入る者，冒険をしてみたいと思って軍に入る者，技術を身につけたい，訓練を受けたい，あるいは家から出たいといったような理由で軍に入る者がいる。戦争に巻き込まれるということが，必然的にどのような意味を持つのかを考えなければならなくなったときのことは何も考えていない。戦争の現実にぶちあたったとき，基本的におだやかな人間関係の中流階級出身の若者にとって，これはかなりなショックを引き起こす原因となるに違いない。

メモ7

2006年6月20日

米国の失敗と自己への影響

反戦運動に関心が向けられている限り，それは米兵が戦う理由の１つになっていました。言論の権利，抗議の権利，生きる権利が認められています。しかしながら，国に仕え続けるという彼らの選択のために米兵が反戦運動から攻撃をされてしまっていたとき，彼らのことを「赤ん坊殺し(baby killers)」と呼び，ただその名前を呼ぶことで，どうであっても彼らがこの国に決して仕えないようにしました。ただ1つの例外は，それまでほとんど，あるいは決して知られていない情報について，彼らが話すことは許されました。私は，この日々を死ぬまで憎みます。ご存知とは思いますが，そのような集団が米国の失墜になっていくのです。反戦運動は，恥ずべき平和と，市民権のために最も高い代価を払いながらも尊敬すらされない58,000名の米国人を得た以外，何もなし得なかったのです。ベトナム戦争の米兵は，その時代の学生や反戦争運動活動家からは反逆者として扱われています。このようなことは，米兵に二度と起こってはならないことです。

社会全体として，ベトナム戦争中，戦争後，私たちは兵士たちを確かに裏切った。自分自身が分析に入り込んでしまうことはわかっているのだが，どうすることもできない。これがこのデータに対する私の反応である。抗議者たちは，戦争を道徳的に間違っているものとみていた。自国の政府によって戦争で戦うよう強制させられた兵士たちにとっての戦争と，政府を是認している社会にとっての戦争とを区別することをしなかった。戦争と兵士という2つの概念は，常に一緒にみられるものではあるが，全く別のものである。兵士たちに「つばをかけ」「赤ん坊殺し」と呼んだとしても，抗議者たちが嫌っているのは「個々の兵士」ではなかったと信じたい。彼らが反応しているのは，「兵士」という言葉で示されている象徴である。

この研究協力者が私たちに伝えようとしていることは，以下の内容なのではないかと思う。私たちは自由を得ている。この自由を守り擁護するために軍に仕えようとする男女が存在するのである。しかし，抗議者たちの言論の自由を守るために戦闘地域であるベトナムにでかけていったまさにその兵士たちを攻撃するために，抗議者たちはこの自由を使い，兵士たちの命を犠牲にした。これは全く皮肉なものだ。もちろん，そこには真の平和主義者もいる。彼らは周囲の状況に関係なく，すべての戦争は間違っていると信じている。しかし，このような人々は数的には少ないのではないかと推測している。自国が攻撃されていたとしても，彼らはおそらく何らかの活動に従事したいという思いがあったのだろう。多くの米国人は，正当な理由のない攻撃に対する防御として，軍を保有することは重要であると信じている。しかし，軍を保有することと戦争をすることとは，全く別のことである。戦争を開始したのは，軍ではなかった。選ばれた官僚たちであった。社会として私たちが失敗したことは，若者たちを戦わせるために戦地に送っておきながら，彼らがベトナムで責務を果たしたことに対して責めたことであった。Isaacs(1997)は，優れた指摘をしている。第一次大戦と第二次大戦後，帰還兵たちはヒーローのように扱われた。パレードがあり，彼らの犠牲について認められていた。この認識による効果は，戦争の結果として起こったあらゆる残虐行為への罪の意識をある意味共同体として共有したことであった。ベトナム戦争に従軍した兵士たちは，帰郷した際，彼らの勇気を認めてもらうことはなかった。むしろ，これまで戦争に行ったことはなく，戦争という状況についてほとんど理解していない人々から戦争責任について問われた。58,000名が殺された。ベトナム戦争メモリアルで，彼らの犠牲が認められるまでに何年もかかった。もう1つ記しておきたい。この研究協力者にとっての"戦争の意味"は"恥ずべき平和"である。彼にとって，恥ずべき平和に甘んずることは，58,000名の命を失ったことを正当化するものではない。

メモ8

2006年6月20日

重荷を負う

> すべての戦闘員の退役軍人と，戦闘員ではなかった退役軍人の何人かは，殺人，虐殺，友人や家族を失ったことで，人生に影響を受けています。なかには，他の人よりも影響による負担が軽い人もいるでしょう。ともかく，外見上はみんな影響を受けています。

ここで研究協力者は，重荷について明確に述べてくれている。殺人と虐殺は，戦闘員たちに彼らの人生を通して負わなければならない重荷を負わせた。「重荷を負う」は，インビボ・コードである。ベトナム戦争で戦った男性は，結局戦争により“重荷を負う”ことになった。同僚の多くが生き残れなかった中で，彼らは生き残りをかけて戦った。そして，この日々が多くの者にとって，戦争で失ったものに対する「重荷」となった。元兵士たちの中には，彼らが被った喪失と戦争体験について言葉にすることができるようになっていた者がいた。おそらく，それは彼らが多くの「生き残るための精神的戦略」を持っていたから，そして今でも持っているからであろう。あるいはその重荷のいくらかを解放するために，それについて語る，語り続けることができているからであろう。私にとって後遺症としての怒りとベトナムの退役軍人たちがかかえている「沈黙の壁」を説明することに役立つので，「重荷を負う」という概念には注目をしたいと思う。

メモ 9

2006 年 6 月 20 日

志願兵となる動機となった愛国心：戦後体験と戦争の意味

結論として，私は州立大学を出てから，自分の意思で海軍に入隊しました。その当時，ベトナムには顧問団しかいませんでした。私の隊全体と同じように私も，特にベトナムの大義のために部隊に加わったわけではなかったのです。ジョン・ケネディが「あなたの国があなたのために何かできるのかということは問うな。あなたが国のために何ができるのかを問え」と言っていたので，私は入隊したんです。自分が愛している国や人々のために何かをしたかった。人々に選ばれたこの国のリーダーが，私たちをベトナムの大義のために派遣すると決めたとき，私や何千という人々は同じ船に乗り，ベトナムに向かいました。私は米国への真の愛国心を持っており，入隊することを選んだ者，入隊することを望まれた者は，ただ名誉なこととしてそれに従うべきであると信じています。私たちの任務のゆえに，私たちを攻撃することを決めた者，他の国に逃亡した者は，この国の建国の礎となっていません。このような風潮を多くの人々が現在まで持ち越してきています。このことは，アメリカ人が決して許容したり，容赦すべきことではありません。第二次世界大戦，第一次世界大戦と比較して，ベトナム戦争の違いは，私たちが外国の軍隊から攻撃されなかったことです。これらの時代のすべての米兵は米国に対しての任務上，なんら違いはありません。ただ原因が違っていたのです。

この研究対象者も，彼と同様に多くの者たちがそうであったように，イデオロギーが理由で軍に入隊した。彼らは“国のために仕える”という海軍の規範を受け入れた。彼は海軍に5年間おり，軍曹の地位を得た。5年間のうち何年間，ベトナムに滞在していたのかはわからない。ベトナムでの通常の任務期間は13か月であったと思う。そうだ，誤りが戦争で起り，罪のない市民が殺された。しかし，彼が言っているように，兵士のほとんどは名誉を表彰された。彼らの義務を果たし，その多くの者は負傷し，あるいは殺されたのである。戦争について振り返るとき，その違いの原因となるものは，個人と社会が戦争に与える“意味”である。この戦争は社会からは“間違い”として，しかし多くの退役軍人からは“恥ずべき平和”としてみなされるに至った。悲しむべきことは，社会が“間違い”だとしたことによって兵士たちが傷ついたことである。退役軍人の中にはその当時のことがフラッシュバックでよみがえり，今日に至ってもその傷はいえておらず，むしろひどくなっている者もいる。研究協力者No.2にとっては，戦争に行くよりも国から逃げた若者の方が恥ずべき者である。なぜならば，彼らは戦争中に自国から逃げ出したのだから。後に，カーター大統領は彼らを赦免した。この赦免は，退役軍人たちに別のダメージとなった。彼らは彼らが“正しいこと”であると思っていたことをし，彼らの命で償った。ベトナムの退役軍人が戦争について語るのが困難な別の理由は，社会がベトナム戦争に巻き込まれたことが罪であると感じていることなのではないかと思う。

メモ10

2006年6月20日

要約メモ

この日まで彼が心の中で負ってきた「戦争の重荷」に，私は動けなくなった。重荷とともにあるのは，未解決の怒りである。充実させてきているカテゴリーリストに「重荷を負う」を入れた。さらに，「戦争の意味」という概念と同じように，いくつかの概念をさらに発展させてきている。この男性にとって，ベトナム戦争は「恥ずべき平和」としてみられるに至っている。戦争に勝つことが名誉であり，撤退することではその名誉は得られないと認識している。彼に関する限り，交渉による解決を受け入れ，その命を失った58,000名と，負傷をしたおおよそ30万名の犠牲のもと，米国は撤退した。

研究者として，これらの素材を使って作業することは非常に困難なことである。これらの人々の痛みを私は感じる。彼らだけが，この体験を「言葉にする」ことができているのだということは承知している。上述の言葉の中に含まれた感情の深さを上手には伝えきれていないと感じている。研究者として，彼らのストーリーを正確に公平に提示することは，自身のストーリーを，私を信頼して語ってくれた人たちに対する深い責任であると感じている。この研究でとらえたいと思っているのは，彼らの側からみたストーリーである。彼らの体験の複雑さを取り上げるために，平和行進を含めた，その当時あったすべての文脈の中にストーリーを入れ込まなければならない。

方法論上のノート

研究対象者No.2の言明に関する分析をもとに，彼には追加の質問を行った。その質問を次に提示する。

メモ11　インタビューの第2部

2006年6月10日

戦争の精神面への余波

R：最初のインタビュー(研究対象者No.1を対象としたもの)から，いくつかのテーマが明らかになりました。それらについて，あなたから答えをいただけないかと思っています。もっと話したいことがあるけれど，どこか迷ってらっしゃるのではないか，と思っています。1つは「戦争の文化」についてです。通常の私たちの行動との矛盾がどのようなものなのか，ということです。この矛盾があるからこそ，その当時，私の友人は自分が見たこと，したことを意識することで苦痛を感じていました。敵を「敵」として見て，自分を殺そうとする人がいることを知り，人格を取り除き彼らとの距離を保つために「gook」と呼んだり，ベトナムについては話をしないというような行動をとっていました。これは生き残るための唯一の方法であり，それによってこのような矛盾を脇におしやっていたのです。事実，彼はインタビューを受けるまで，戦中，戦後を通じて，誰にもベトナムのことを話しませんでした。すべての反戦運動やキャンパスでの討論を避け，除隊後，大学での生活に溶け込んでいきました。その当時，あるいはその後，この従軍体験はあなたにとりついていましたか？　あなたはそれにどう対処していましたか？

P：私の日々の生活の中で，いつもとりついていました。その年代について何も覚えていないのは，ただ日々が過ぎ去ったからではありません。90 年代後半になるまで 37 年間，私の妻も含めて，誰にもベトナムのことについて話をすることはありませんでした。

これはとても力強い言葉である。この研究協力者は，誰も殺してはおらず，同僚の兵士が殺されるのを見ておらず，したがってその体験から痛手を受けることを免れていることを明らかにしている。そこには自分の生活とともにある痛み，良心の呵責，後悔，悲惨な記憶がある。日々の生活の中で自分をうまく働かせる 1 つの方法は，「自己」の内側深くにそれらの記憶を埋めてしまい，その痛みや傷をよみがえらさせるものを避けることである。しかし，ベトナムでの個人の体験について口を閉ざす理由の一部が，話を聞いた他者が理解してくれず，自分の行為に対する判断をすることを恐れているからではないだろうかとも思っている。体験をしてきたこと，あなたにとりついている幻，あなたがしなければならなかったこと，あの晩に引き戻る恐れをどのように説明するか？　何年もの間その体験を負ってきたこと，そしてその体験を解放することができずにいることは，実際，その体験の深さといつまでも続く影響の深さを意味している。最も愛しい人と一緒にいたとしても，痛みは感覚をほぼ麻痺させ，話をすることを困難にする。

メモ12

2006年6月20日

生き残り：運の問題

R：生き残るための体験であったと思っているとあなたが言ったことを私は理解しつつあると思っています。しかし，あなたはどのような戦略を使い，生き残ることができたのですか？

> P：戦争で生き残ることは，単に運の問題でした。まさにそのときに，誤った場所にたまたまいなかっただけのことです。これはまさに幸運だったのです。注意深いか，臆病者か，武装して軍の後方にい続ける努力をしなければ，戦争で生き残ることはできませんでした。イバラによる引っかき傷さえ負わずに，戦闘任務を終えた人たちを知っています。その一方で，ベトナムには30日もいなかった人々も知っています。彼らの半数近くは地雷にやられたのです。

研究協力者はここで，「身体的生き残り」について話をしている。彼はこれは「運の問題」として述べている。敵は「よく訓練され」「非常に規律正し」かったし，狡猾であると描写されていたので，戦争は高い死亡率と傷害率をもたらした。事実，Moore & Galloway(1992)は，「その訪問から1つの教訓を持ち帰った：死とは不屈の敵を過小評価した，あなたが支払う代価である(p. 49)」と述べている。私の読書からの知見であるが，敵はしばしば村に隠れていて，海兵隊の通過経路を知ったうえで地雷や偽装爆弾を仕掛けた。村人たちも同じ経路を通過したが，彼らは地雷が埋められている場所について知っていたようで，傷害を受けることはなかった(Anderson, 1981)。兵士が負傷すると，敵は彼をおとりとして使った。なぜならば海兵隊員は，他の隊員が死亡しても負傷しても，決して後には残してはいかないことを知っていたからである(Waugh, 2004)。敵は木に隠れて狙撃した。群葉で彼らがどこにいるのかを見つけるのは困難であった。そのため，オレンジ剤の枯葉剤をまいた。敵や仕掛けを見つけることができなかったら，「生き残りは脅かされる」。そして，ナパームで焼きつくすか，オレンジ剤をたらすかして群葉を取り除かねばならない。軍の観点からみると，納得のいくことである。不幸にも，戦争に巻き込まれてしまった罪のない村人たちがこの軍の戦略によって被害を受けるという帰結をもたらしたのである。

メモ 13

2006 年 6 月 20 日

生き残るための精神的戦略

R：あなたは周りで起こった死に，どのように対処していましたか？

P：死や四肢の切断は，戦争であればそこいらじゅうに起こっており，それは受容と習慣の問題となっていきました。すべての虐殺から精神的に自分自身を引き離すための努力をし，自分の心を違う場所，違う時へと運ぶのです。自分の心は家族や愛する者とともに，暖かい，乾いた，清潔で安全なベッドの中で，何時間も過ごすのです。これは私の意見ですが，大虐殺にどのように対処するかという点においては，海軍は他のどの軍よりもよく訓練されていたと思います。元々優れていたというのではなく，ただ訓練によって，互いに緊密になっていったのです。

死，破壊，四肢の切断は“戦争の文化を創っていく”。“戦争を生き残ろう”とするならば，その“現実”を受け入れなければならず，殺人と死をあきらめて受け入れなければならない。この研究協力者が話してくれたことが，研究協力者 No. 1 が私たちに話してくれたことと非常に似ていたのは，興味深いことだ。一番目の研究協力者は“将来のことを先んじて計画すること”と“その場面から精神的に自分を消し去ること”が，彼を生き残らせるうえで役立ったと述べていた。彼は軍を除隊したら何をしようかと空想していた。この研究協力者もまた，安全な温かいベッド，家族のもとに戻ったときのことを考え，自分を故郷に投影していた。私は“将来について考えること”，故郷について考えることは，精神的な回避となっているだけではなく，流血や苦境にもかかわらず，やっていけるための“精神的はがね”を与えることにもなっているのだと考えている。この生き残るための精神的戦略を“精神的回避”とコード化するが，このラベルはこのことの複雑性あるいは深刻さを正当化するものではない。この引用は，戦闘員も非戦闘員も自分自身を保つためには，生き残るための精神的戦略を使わなければならなかったことを私たちに物語っている。

メモ 14

2006年6月20日

さらなる精神的戦略：精神的な自己撤去

R：あなたはどのように，それをやりすごすことができたのですか？

> P：私は精神的にその大虐殺から自分自身を引き離すことができました。私がもしそのことについて考え続け，エネルギーを使い果たしてしまったら，隣人を攻撃していたのではないかと感じていました。

この短い引用は，精神的戦略の役割に関する上述の仮説を裏付けており，すべてを言い当てている。その場で起こっていることから，自分自身を精神的に切り離なさなければならない。現在に焦点を当てすぎてしまうことは，「戦争体験」から精神的に，身体的に生き抜くための自己の能力に激しく影響を与えることになる。

メモ 15

2006年6月20日

癒し：要約メモ

ここまでの2名の研究協力者からも，さまざまな回顧録にみられる知見からもほとんど聞いていない内容が1つある。それは“癒し”である。ある者にとっては“癒し”などほとんどなく，“癒され”た者にとってはそれは語る必要のないことだったからだと思っている。このような深い体験をした後に，どのように，いつ癒しが起こったのか，あるいは癒しそのものは起こったのか？　それはどの程度なのか？　そして，癒されなかった場合，何が起こったのか？　痛み，喪失，記憶は憤り，怒り，うつをもたらしたのか？　これらは興味深い問いである。次のデータ収集時には，これらの問いを追跡していく必要がある。

メモ16

2006年6月20日

余波：未解決の怒り，憤り，うつ

R：時々？

> P：ベトナムから今まで，私は友人や家族，愛する者と一緒にいるときには，私の心からそのことは完全に消し去っています。沢山のお酒を飲むことは，激怒，怒りやうつといった最も生々しい精神的な部分への攻撃が起こるので，これまで一切していません。今日，新兵訓練キャンプとベトナムを通じてのある友人が40年経って私を探し出してくれて，すべての思い出が私の心に洪水のように戻って来ました。その友人以外とは誰にも戦争の話をしてこなかったのです。一緒に任務についていた仲間と話をすることは簡単ですが，その他一般の人々とは無理です。その友人は同じ小隊の砲兵隊員だった。今や私たちは定期的に会い，お互いにすべての思い出を語り合う仲です。これは，ドラッグに手をだすようなものです。私は自分の人生において，この話題を決して押しつけてこず，決して質問せず，悪夢を見ているときは静かに私のことを抱きしめ，確固たる支えとなってくれている女性に出会えたことは，本当に幸せです。

ベトナムについて，彼と他者との間には“沈黙の壁”が存在するだけでなく，ベトナムの記憶や感覚を消し去るために“自己の中に設置した壁”が存在する。アルコールはこのような防衛を減弱させ，憤り，怒り，うつを一気に噴出させる。ベトナム退役軍人の中には，記憶を消し去るためにアルコールに向かっていってしまう者もいる。繰り返しになるが，このことは“癒し”に関する問いに立ち返る。研究協力者 No. 2 は，この隠された怒りと憤りについて語ってくれている。研究協力者 No. 1 からは直接的には表現されていなかったが，研究協力者 No. 2 とは同じ程度ではないにせよ，未解決問題を多く彼もまた抱えていることを感じざるを得ない。私は，この違いは“戦闘員”であったことと関連していたに違いないと仮説を立てている。そうではあっても，ベトナムの記憶を埋め，良心の呵責を感じ，すなわち今日まで“重荷”として負ってきているが，この点において研究協力者 No. 1 と No. 2 では，概念上の類似性がみられている。

研究協力者 No. 1 は，それほどよくない記憶に入り混じってよい記憶も持っている。研究協力者 No. 2 は，何もよい記憶などはないように思える。そのような激しい感覚を作り上げるのは，戦争体験のどのようなことなのだろうか？　かつて読んだ，ベトナムの退役軍人の回顧録には，戦いの残忍さと彼らが認識している不道徳さゆえに，敵に対して多くの憤りがみられる。自分の同僚の死や四肢の切断を見たことによる憤り，そして復讐への強い願望がある（Waugh, 2004）。事実，Bird（1981）は「戦いによる災難は私たちにふりかかってきており，私たちの生活を根こそぎうばった。誰かが襲撃され，殺されたとき，それはまた戦いを駆り立て，復讐を求めたさらなる怒りを引き起こすのである」（p. 43）と述べている。ここで表現されている憤りはまた，平和行進の参加者にもみられるもののように思える。彼らこそが，米国政府に“恥ずべき平和”を受け入れさせた張本人なのだと多くの退役軍人が感じている（Sar Desai, 2005）。結局，その数年間の記憶はいまだ生々しく，現実のことのように悪夢でうなされているのは，驚くべきことである。市民は自分たちの戦後の生活を営んでいる一方で，兵士たちの生活は永遠に影響を受け続けるようにみえる。この研究協力者が，元海兵隊員の“親しい男性”と話すことで，いくらかの慰めを得ていることは好ましいことである。また，愛すべき，支えとなっている妻がいることも，好ましいことである。両者は“帰郷”の際に，過去の記憶に対処できるための条件である。

メモ 17

2006年6月20日

接点を持ち続けること：治癒のための戦略

R：あなたのウェブサイトの名前“n. g. a.”に私は非常に興味を持ちました。

P：n. g. a. は，あなたが考えておられるように，戦争やベトナムの幽霊に関連しているものです。この名前は1966年に思いつき，ベトナム任務から31年後，30名ほどのベトナムの退役軍人がウェブサイトを使って集うということをしていました。このウェブサイトは，退役軍人やベトナムとは一切関連のなかったある婦人とベトナムの退役軍人が起こしたものです。何年も経ち，彼女では対処できないほどに広がっていきました。そこで私は自分の部隊に敬意を払おうとチャットルームとウェブサイトを起こし，ここ数年の間に出会った多くのベトナムの退役軍人と連絡を取り続けています。その多くは海兵隊員の戦闘員の退役軍人ですが，空軍，陸軍，海軍を含めたほかの軍出身の人々も毎週参加しています。私たちはしっかりと結びついた集団で，そこでは私たちが私たちのままでいれるのです。オンライン上での集いでは，ベトナムの幽霊の話題は極力避けます。なので，このサイトの名前は，n. g. a. なのです。

これらの人々を結びつけている絆は，“戦闘”という共通の体験と関連している。研究協力者のように同じ経験をもっている男女の集団の友情の中に何か癒しがあり，これまでどのような体験をくぐりぬけてきたのか，そして今もその体験が続いているということを理解してもらえるのである。詳細のすべてを持ち出さすとも語りあえる親しい仲間がいるという点において，この集団は治療的効果をもっているに違いない。彼らが幽霊がなぜ掘り起こされないでいてほしいと思っているのか，理解できる。死は常に彼らについてまわっているのである。

メモ18

2006年6月20日

脳裏から去ることがない幽霊

R：敵と直面したことはありますか？　もしそうであれば，それはどのようなものでしたか？

> P：私が敵と出会うときは，瀕死の状態か死んでいました。私は死の直前の最後の息を見取りました。そのときのことを今でも1人1人思い出すことができます。私たちは頻回に私たちを負かしたベトコン，敵であるARVN(ベトナム人民共和国の海軍)と連絡をとります。人々が気にしない限り，ベトナムの友人と敵との間に差別はないのです。彼らは異なる文化や宗教を持っていましたが，やはり人間なのです。私は友人や敵を極悪人や人間以外の者としてみたことは，決してありません。

これらの文章は非常に力強い。後々になってからこのときの年月のことを考えるために，彼は友人の死と同様に，瀕死あるいは死んだ敵に直面したときの場面を今でも視覚化できている。脳裏から離れることのない“幽霊”である。負傷したり，瀕死の状態となったなら，友人も敵も同じである。彼らは血を流し，痛みを訴え，傷ついている。そして，彼らもまた，死を恐れている。多くのベトナムの友人と敵を戦争で失った。これは，記憶にとどめておくべき重要な事実である。

メモ19

2006年6月20日

すべての者が敵である

> あなたの友達の衛生兵のように，友人であれ敵であれ，ベトナム人であれば誰も信頼していませんでした。前日とは全く違う姿となる彼らが何なのか，私たちが知ることはなかったのです。殺され，拷問にかけられることが正し

いとされる中で，月曜日の友は火曜日には敵となっていたのです。ただ敵であったとしても，彼らは人間なのです。信頼したのは，あなたと同じ祖国からきた仲間の米兵だけなのです。

研究協力者にとって，敵とは自分が信頼することができない人であり，戦争で戦わなければならない人である。ベトナムに関する悲しいことの1つは，南ベトナムの市民は拷問と家族が殺されるという恐怖から“敵”になることを強制されていたことである。自国の“大義”あるいは統一を信じていたがゆえに，“敵”となった村人もいたと思う。誰が友人で，誰が敵かをはっきりさせる術がないので，“生き残る”ためには，すべてのベトナム人を敵として扱わなければならない。自分が信じることができたのは，同僚の兵士だけであった。

メモ20

2006年6月20日

戦争の意味

R：戦争はあなたの心を頑なにしましたか，戦争に対してよりセンシティブになったり，感情的になったり，幻滅したりしませんでしたか？

P：不幸にも，互いに，あるいはすべての人々を殺そうとする文化が存在するので，戦争は世界というものにとって避けえない悪魔となったのでしょう。私はまさにその風土において戦争に反対はしないし，ベトナムは確かに私を平和主義者にはしませんでした。ベトナムに行く前の私は鼻っぱしらの強い現実主義者であったと思います。事実7歳のときには，初めて拳銃をもちました。9歳には1人で狩りをしていました。今だったら，両親は牢屋行きです。ベトナムは私に，多くの米国人が持つ神と自国に対する本当の思いを示してくれました。彼らは自分たちのことしか考えておらず，自分の思うとおりに，あるいは自分が考えている社会という力によって同じ米国人をも殺すのだということを学びました。このような人々に訴えようとしていたことは，この古き米兵たちが人生において距離を十分とることができるようにすることが必要だということです。心を頑なにしたかどうかを気にするのであれば，私は心を頑なにしていたといえるでしょう。この国で選ばれた指導者は，いたしかたのない場合でなければ，米兵をひどい目にあわせる場所へ送るべきではないと私は思っています。第二次世界大戦は，苦肉の策でした。ベトナム，朝鮮，イラクについてはよくわからないといわざるをえません。平均的なアメリカ人は，指導者が戦争を決意するために手にしている情報と同じ情報を持ってはいません。これらの第二次世界大戦後の戦争が世界に何か違いをもたらしたのか，あるいは米国に安寧をもたらしたのかどうかは，歴史が証明することです。その答えを知るために，私はここに居続けたいです。ベトナムに行く前，そして今，虐待，虐殺，殺人をみることを私は憎んでいます。国民として祝福されていると思っています，それによって他者を助けようという思いの中に自分たちをおくのです。これは戦争を正当化することになるのか？　わかりませんが，その答えのすべてを手にしているわけではありません。

この長い引用の中には多くのことが含まれているが，それは今日までこの男性がもがき苦しんできたものを指し示している。戦争は正当化されるのか？　おそらく，これは人が誕生して以来，論争されてきた課題である。彼は，本土を脅かす攻撃者がいた第二次世界大戦とベトナム/イラクでの戦争との違いを示している。後者については，これらの戦争の意味を自問し，そこに違いがあったのかどうか，説明は歴史に任せている。この男性は，研究協力者 No. 1 のように，自国や戦争に幻滅を感じてはいない。彼が感じている裏切りは，国によって裏切られたことではなく，米国が神聖なるものとして掲げてきた理想のために戦った男女を非難した市民に対する幻滅であった。

メモ 21

2006 年 6 月 20 日

精神的壁の割れ目

R：戦争記念式典に，これまで参加したことがありますか？　それはあなたに何か影響を与えましたか？

P：はい，かつて一度，1 人で参加したことがあります。高校や大学時代の

> 友人と同様に，自分が仕えた多くの米兵の58,000人もの名前を見たことがどうような影響を私に与えたのか，それを説明するすべを持ち合わせていません。あのような思いを再びしたくないと，あえて言っておきましょう。

名前のそれぞれが1人の人間を表しているので，壁に刻まれた名前を見ることは深い悲嘆の感覚が伴う。記念式典への参加は，研究協力者No.1にとっても困難なことであった。彼に影響を与えた喪失だけでなく，その壁に行ったことが「戦争の体験」そのものを思い出させることになるのだと私は思っている。それは，「沈黙の壁」を突破することであり，彼らの「脳裏から離れなかった」「幽霊」を解放するのである。

メモ22

2006年6月20日

沈黙の壁を守り続ける

> コービンさん。あなたはご存知ないと思い，忠告をしておきます。このような質問をベトナム戦争の退役軍人にすることは，攻撃的な反応を引き起こしかねず，私のウェブサイトを後援してくれている人々も含めて，言語的に攻撃を受けることもあります。彼らの多くがそのことを事実として問題としているのです。私はメッセージボードに掲載されたメッセージを一切編集しないことを選択しました。そのことを彼らは知っています。従軍をした私たち以外のすべての米兵と同様に，私たちには言論の自由が与えられています。誰も言論の自由を止めることはできないのですから。私もかつてあなたのように，何年もの間，教員や生徒にわからせようとしてきました。戦争に従事したことのない人に多くの視点からそのことをみることができるようにと，特にベトナム戦争に従事した人々の視点を理解させる，かすかな試みとして彼らの視点から見ることができるようにと，試みてきました。もし，誰かがおまえなんか消えうせろと言ったとしても，1人で取り合ってはいけません。

この研究協力者は“沈黙の壁”を邪魔しないほうがよいということを私に伝えている。これらの退役軍人たちが感じている傷は，深いものであるに違いない。体験を語ることは，古い記憶を蘇らせ，あの整理しきれていない怒りを引き戻す。しかし，私はいまだ理解できていないことなのだが，戦争が終わってからも，なぜそんなに長い間，憤りを持ち続けることができるのか？　これは特定の人間や物に対してのものでなく，不特定の拡散した怒りのように思える。そのような悲惨な記憶であるのはなぜか？　そして，米兵たちがその記憶や怒りを解放できないのはなぜか？　そこには戦争についての何があるのか？　これらの問いは将来検討される必要があり，したがってここから理論的サンプリングが導かれる。退役軍人たちには戦争について話さなくてもよいという権利があることを，確認しておきたい。ともあれ，彼らのその権利は当然のものなのである。

メモ 23

2006 年 6 月 20 日
要約のメモ

インタビューのこの部分から私が理解したことは，戦争の余波はある程度継続的に続くということと，退役軍人の中にはほとんど癒されていない人がいるということであった。“戦争の幽霊”は戦闘員として働いていた人々，そして後方支援の業務をしていた人々にとってもおそらく同じように，その脳裏を離れることはない。その幽霊は，死者の幽霊以上のものであるに違いない。その幽霊は戦闘，騒音，恐れ，混乱の記憶も含んでいる。多くの退役軍人は普通の生活を送っているが，もし何かあると怒りが爆発する火山をその表面下に抱え込んでいるかのような人々もいる。O’Shea (2003) は Ling とともに，これを“内に秘めた野獣”と呼んでいる。彼いわく，彼の人生のよいことをすべてはぎとってしまう野獣である。

方法論上のノート

各インタビューで，この戦争経験を生き抜いてきた人々のパースペクティブからその体験についての知識と理解が広がっていることに気づいてほしい。このインタビューをコーディングする中で，私はいくつかの新しい概念とおそらく新しいカテゴリーとなる“重荷を負う”を思いついた。さらに，この分析が，将来の分析を導く今後のデータ収集を方向づける問いを導いていることに気づいてほしい。このことが，データ分析は多様なデータ収集と同時に実施するべきであると私が強く信じている理由である。常にできるわけではないことはわかっているが，可能なときは，そのプロセスは結果をかなり豊かなものとする。研究者は研究開始時点では，問うべき質問のすべてはわかっていない。データとの相互作用を通じて，関連する重要な問いは表れてくるのである。“怒り”，“戦争”，“癒し”といった発展しつつある概念に基づいた問いは，データから出てくるのである。時に，こういった問いへ答える唯一の方法は，フィールドに戻り，データをさらに集めることのみという場合がある。

ここで，述べておくべきもう1つの方法論上の重要なポイントがある。メモが1つの概念が持ついくつものプロパティやディメンションについて特別に言明していなくても，その情報自体はメモの中にある。例えば，“戦闘員”と“非戦闘員”は兵士の“タイプ”のディメンションである，とは言明されてはいない。しかし多様なディメンションとして，“将校”から“徴兵者”（“歩兵”と一般的には呼ばれる）までに及ぶディメンションを持つ階級があることを研究協力者 No. 1から学んでいる。言葉を変えると，研究者はメモの中で必ずしもいつも「これ」が「あれ」がプロパティ/ディメンションであるという書き方をするわけではない。しかし，その情報はメモの中にあるのである。

分析は理論的サンプリング，あるいはデータから引き出された概念に基づいたサンプリングを導く。理論的サンプリングを行うという考えはかなり複雑に聞こえるが，そうではない。これは，論理的思考に従ってサンプリングを行うことである。例えば，私は“後遺症としての怒り”という概念に引っかかっている。これについてもっと学びたいと思う。幸運にも，研究協力者 No. 3と呼ぶ，新しい協力者にこのことについて問うことができた。

研究協力者 No. 3

研究協力者 No. 2 とのインタビューを終えてから数か月後，同じウェブサイトに登録をしている別の海兵隊員からメールを受け取った。彼は私に喜んで話をすると書き送ってきた。彼はベトナムには行っていないが，ボスニアとグレナダで従軍していた。私は彼に問うた。なぜ怒りがあるのか？

メモ 1

2006 年 6 月 21 日

後遺症としての怒りと帰郷

怒りは，いくつもの場所から出てきます。それは新兵訓練基地に始まります。そこでは自らを守り，敵から防護し，必要なときには人を殺すことを訓練します。

まともな人間なら決してさせないようなことを彼らは新兵たちに要求するので，彼らは欲求不満を起こし，威嚇し，いらいらしています。そして戦争に行き，それを体験するならば，まるで原子爆弾のように怒りは爆発し，熱を発生するのです。怒りは爆発しやすいものです。自身の生き方を防御するため，自国を守るために，自国の女性や子どもの神聖なる生存権のために，どこかに派兵されるんです。米国人であるというだけで敵から嫌われるそのわけを理解できず，あなたは気が狂ってきます。子どものように何度も言い聞かされたことのすべては，守らなければならないということだったので，あなたの中で狂気が次第に増大していくのです。それが取り除かれてしまうことを心配するようになります。これは怒りにつけ加わります。あたなはあなたの仕事をします。勝利し故郷に戻り，すべての人々は守られたのです。私が守っている間，誰もがゆっくり眠れていたわけです。

あなたが帰郷しても，誰も自分たちのために戦ってくれことを気にもとめてくれません。彼らは困難を感じなかったし，飛び回っている鉛，銃弾，死の臭い，ディーゼル燃料の臭い，ナパーム，火薬，兵士たちの脳が焼け焦げる臭いなど感じたことはない。彼らは戦争を体験しなかったから，自分たちの自由が危うくなっていることを実際には感じることがなかったので，自分たちのためにあなたが何かをしたとは思っていないのです。そして，彼らの目の前では，彼らの自由は決して変わることはなかったので，過剰な反応をしたのです。こういった恩知らずな人々の反応は，怒りをもたらします。怒りは絶え間なく増していく。あなたはまだ若く，対処技術も持っていないことを思い出してください。なぜならばとても多くのことが一度に起こり，対処技術はそのプロセスの中でショートしてしまっているからです。

今やあなたは，あれは時間の無駄であったと，あなたの同僚は無駄死にをしたと，自分は何のために撃たれたのか？　と思い始めることになるのです。原子爆弾の原子が爆発するように，あなたはさらなる怒りを覚えるのです。これはとどまることのない反応です。この爆発寸前の混合物にアルコールが追加されたのです。まさに地獄です。理解することはできません。自分は正しいことをしていました。海兵隊で，米国を敵から防御したんです。命じられた通りのことを実行しました。なのになぜ私の生活がそれほどまでに傷つけられるのか？　なぜここにはもういたくないと思ったのか？　目の前に起こっているこの事態をうまく統合できるような論理的思考パターンなんて存在しないので，きっとあなたはどういうことなのか考えることができないでしょう。ホルモン，ドーパミン，エピネフィリンが増えている。これは，感情的な安定を維持するために脳内に流れるホルモンがしぼり出され，高いままとなるので興奮と恐怖を常に感じている一定の状態に置かれていたためです。もし望んだとしても，前に進むことはできないのです。

怒りは，実際に出来事の鎖の中にあり，これが脳内の化学的反応を引き起こし，そこにジャックダニエルが加わった。この鎖が破綻しない限り，怒りが消え去ることはないのです。これが「帰郷」するまでに何年もかかった理由です。

この回答があなたの質問に答えるものになっていることを願っています。この情報を取り上げ，多くの退役軍人が「帰郷」できるよう手を貸してください。あなたが私たちの皆が自宅に戻れるよう助けてくださることを願っています。

これはかなり重い内容である。彼が述べた理由が戦闘に従事する若者すべてをどれほど代表しているものかどうかは，私にはよくわからない。この研究協力者が表現していることは，他者にも同様に関係していることであると確信している。なぜならば，彼は多くの情報を彼らと共有しているからである。彼に関するリストには，自分の同僚が殺されたり，負傷するのをみたことから出てきた“感覚の喪失”を加えておこう。私は，いったい何人の退役軍人が心的外傷後ストレス障害(PTSD)と診断されたのか？と，思う。これは，私がこれから追跡していかなければならない別の筋道である。退役軍人病院での自分の経験から，入院治療を受けている退役軍人の多くがドラッグやアルコール離脱病棟にいたことを知っている。私は，彼のように怒りを1つのプロセスとして表現するやり方は的を射ていると思う。その怒りは新兵訓練基地で始まり，戦争体験とともに増していった。多くの若い兵士は新兵訓練基地で訓練を受けるが，彼ら全員が怒りを感じているわけではない。これまでの知識に基づく私の推測であるが，怒りの主要な条件は激しいプレッシャーと戦争体験によるストレスである。これに加えるならば，戦闘員が帰郷したとき，社会の一部における彼らの体験への無関心さが明らかなことである。一般市民が気にかけていないとはいっていないが，彼らは自分たちの生活に埋没しているのである。“帰郷する”という「インビボ・コード」が私は好きだ。“市民生活に再適応”するという点からみて“身体的な帰郷”と同じように重要なのは，“精神的な帰郷”である。そして，これは時間のかかるプロセスなのである。退役軍人が絆を求めているとは考えていないが，ただ彼らが体験をしてきたことについての理解や敬意の念が少ないと考えている。

しかし，“帰郷”は問題が生じたときの時間のように思える。戦闘の真っ只中にいるときは，周りで何が起こっているのかを考えるには忙しすぎる。考えることは将来についてであり，除隊後には何をしようかと夢をみるのである。しかし，彼らが自宅に戻るときは，戦争体験がフラッシュバックのように蘇り，記憶(幽霊)が彼らの脳裏にこびりつくのである。

メモ2

2006年6月20日

帰郷：新しいカテゴリー

私は“帰郷”という概念が好きであり，これはカテゴリーとなるべきものだと考えている。それは，市民生活への移行を示している。帰郷に際して，多くの退役軍人はフラッシュバック，嫌な記憶，そして怒りとして明示されている“重荷を負っている”。なかには，再び満足な生活を取り戻すことで，その“重荷”を解放できている者もいる。それができていない退役軍人は，今日までベトナムの重荷を負っているように思われる。私は“帰郷“を1つのプロセスとしてとらえている。つまりそれは，個々人によって，おそらく若者かどうか，戦闘員として任務にあたったかどうか，そして戦争における体験に左右されながら，異なる速度，異なる程度で起こるものなのである。これは物理的に戻ってくること以上のことである。精神的に“戦争の重荷”を“解放する”ことをしていかなければならず，もし可能であるならば，いったん彼らの脳裏にやきついたらしばらくの間そのままとりついてしまう“幽霊”を“葬り去る”ことが必要となる。新兵訓練基地で怒りは始まっているが，その基地での体験だけではあれほどまでの怒りが湧き上がるには不十分である。多くの若者たちが新兵訓練基地での体験をしているが，その多くが軍に対する怒りをもったわけではない。新兵訓練基地での体験はその個人の“戦争体験”と混ざりあい，つながりをもっていったに違いない。“癒し”と嫌な記憶と怒りの“解放”の程度は，帰郷した際に持つことができるサポートシステムと関連しているようだ(研究者が提示する仮説の一部であり，新たなデータと照らし合わせ確認することが必要)。

方法論上のノート

この時点において，“帰郷”と“解放”という概念について，さらなる理論的サンプリングが必要であることが指摘されている。そこで，研究協力者 No. 3 に，なぜ，その怒りを“解放”すること，精神的に“帰郷”することが難しい退役軍人がいるのか？　と問うた。以下が彼からの返事である。

メモ3

2006年6月20日

後遺症としての怒り

私が真実だとわかってきたことは，退役軍人は悲嘆のプロセス，つまり否認，取引，怒り，そして受容を体験するということです。「恐怖のインプリント」がなされた後，その恐怖の出来事の映像は，兵士の記憶に埋め込まれるのです。コーピングスキルを訓練し，インプリントされたことが消えていくまで，その映像は何度もリプレイされるのです。怒りは根源的な感情として存在し続けます。人生を失ったことへの怒り，無垢さを失ったことへの怒り，「楽しい年月」を失ったことへの怒り，力を失ったことへの怒り，多くの物事を失ったことへの怒り，このように怒りとはすべてが動かなくなっている場所だからです。従軍していた男性はおおよそ18歳から25歳でした。この頃の年月について何を覚えているのか？　そして，なぜそれを覚えているのか？　大学，春休み，友人，徹夜など，これらは退役軍人にとっての戦争とは対照的な楽しい思い出です。あなた方は大学で「クリティカル・シンキング」を習ったかもしれないが，退役軍人たちはコーピングスキルを学習する機会がないためにそれを知らず，したがってそのスキルの習得は非常に困難なのです。感情的には，退役軍人はコーピングスキルを用いるまでは，感情あるいは認知的な年齢は上がることはない。思考，ホルモンのアンバランスなどにより，とまってしまっているのです。なかにはカウンセリングだけでなく，精神的なバランスを維持するのに服薬が必要な人もいます。服薬，カウンセリング，他の退役軍人によるサポートネットワーク，そして妻から，コーピングスキルをどのように用いるべきかを学びました。これが，通常の年齢よりも15年もあとになって，私が最終的に大学に戻ることができた理由です。後悔は，別の問題です。本当に自分がするとは思っていなかったことで，後悔をするようなことがこれまでにありますか？　後悔は感情的な混乱を起こし，その結果として怒りをもたらすものです。自分がそのサイクルを断ち切るまで，これは続くのです。

研究協力者No.3は1つの事例にすぎないが，彼の言葉はなぜ怒りがそのように長期間続いたのかということへのひらめきを多く与えてくれている。戦争での体験だけでなく，自分の従軍中にも市民生活は全く通常になされていた，という事実も指摘されていた。若い男性(女性)が戦争にいっている間は，このことを考えるには忙しすぎる。しかし故郷に戻ってくると，そこには彼らが決して取り戻すことができない「失った時間」と「失った経験」が存在する。その喪失に加え，悲惨な記憶，夜甦る恐怖，ホルモンバランス(アドレナリンや他のストレスホルモンの量が多くなる？)と市民の一部による配慮のない対応についての認識が存在する。そして,「若さ」がある。若いということは，通常，身体的には強いが，必ずしも精神的に強いということは意味していない。何らかの介入によって「怒りのサイクル」が断ち切られるまで，怒りは続いていくのである。

メモ 4

2006 年 6 月 20 日

要約メモ

これら 2 つのインタビューの分析から得たことは以下の内容である。まず最初に，“戦闘員”という概念が何であるかということの理解と，それらのプロパティとディメンションの同定という点において，本概念は非常に発展した。これらの 2 名の研究協力者たちは，“戦闘員”としての彼らにとってその経験がどのようなものであったのか，多くを私に語ってくれた(研究協力者 No. 3 へのインタビューに関する分析はすべてを含めてはいないが，付録 D として，研究協力者 No. 3 へのインタビューはすべて載せてある。ご参照のこと)。戦闘員，特に海兵隊員は，よく訓練をされ規律正しい兵士である。彼らの仕事は，戦争に従事し人を殺すことである。戦闘中は，大儀のために戦ったのではなく，生き残るために戦った。彼ら自身の生存のため，そして彼らの同僚の兵士(彼らが本当に信頼できる唯一の存在)の生存のためであった。戦闘員の焦点のすべては生存に当てられており，その中から彼ら自身が生存できるよう精神的/身体的戦略を数々開発していたといえる。2 つ目に，“戦う”という経験は戦闘員を変え，彼らの残りの人生をかけて負い続ける重荷を彼らに与えた。

戦闘員は人を殺す訓練を受けるが，殺人はその人が成長する中で身につけた道徳観のすべてに逆らうことである。良心への呵責だけでなく，そうしなければならない地位に強制的に置かれたことに対する多大なる怒りが残るだけである。3つ目として，帰郷に際して体験しなければならない適応がある。戦闘区域に入っていくときにしなければならなかった主な適応と同様のものである。しかしこれらの戦闘員たちの脳裏にこびりついている幽霊のために，除隊後のこの適応は簡単にはいかない。ベトナムの退役軍人にとってさらにこのことを困難にしているのは，帰郷した際に彼らが受けた反響であった。戦闘員たちがどのような体験をしてきたのか，誰も理解していなかった。帰郷に際し，一度も戦争にいったことのない男女から，“不当な戦争”や“不名誉な平和”という重荷を負わされた。新兵訓練基地で始まった激怒はベトナム(敵に怒りをもつことは，彼らを簡単に殺させるという意味である)ではぐくまれることとなり，“帰郷”により強化された。

“戦闘員”という私の概念は，この分析によってかなり発展した。さらに，帰郷に際しての“怒り”，認識不足，非難などについてもかなりのことを知ることができた。しかし，私にはベトナムで何があったのか？　という問いが残っている。そうだ，殺人が起こっていた。しかし戦闘において何が起こったのか？　戦闘員は戦いの中でどのように感じていたのか？　どのように行動し，考えたのか？　戦闘はどのように，なぜ怒りをはぐくむことになったのか？　ここで，私は今後の理論的サンプリングの方向性を見出した。私には，“戦闘”という概念，あるいはちょっと言い方を変えると，“戦闘”の中にいるということはどのようなことなのか？　に関するデータを探すべく道が示されている。

方法論上のノート

戦闘員か非戦闘員かで戦争体験には大きな違いがみられるという結論を下しながら，それでは「戦闘員とは何か？」，という点に，今や関心を持っている。この概念についてさらに学び，その概念のプロパティとディメンションをあぶり出したいと思っている。これまでの私の知識からいえることは，“戦闘”には，敵との直接交戦もあれば爆弾発射のミッションを受けたパイロットが地上から撃たれる場合など，多様なものがあるということである。“戦闘”の主なるディスクリプターは，敵との交戦であると思う。分析を続けるためにはさらなるデータが必要である。インターネットを通じ，あるいは人づてに，さらなる退役軍人との接触を試みることができたが，この時点で私には時間があまりなかった。インタビューを受けてくれる人物を捜すよりも，まずは本書を世に出さねばならない。そこでこの問いへの答えを見つけるために，別の方法を考えることとした。

戦いという概念の検討

さらなるデータが必要であり，答えを見出すためにどこにいったらよいのかわからないまま，私はベトナムの退役軍人が書いた回顧録に戻った。回顧録は情報の宝の山であった。こういった回顧録を書いた退役軍人たちはおそらく自分の考えを表現できる人だったのであり，すべての退役軍人の代表ではなかった。しかし，彼らは洞察力があり，私の目的にとっては最も有用なものとなった。多くの人がベトナム戦争がどのようなものであったのかを説明するためだけでなく，彼らの脳裏にとりついている幽霊を葬り去る助けとして回顧録を書いたのだと思う。この回顧録を読み，分析する中で，私は以前の分析から導きだされた問いをフォローアップするための理論的サンプリングを行っている。戦闘とは何か，どのような感情が引き出されるのか，それにどう戦闘員は対応するのか，どのように記述するのか，ということを知りたい。

回顧録をコード化する場合でも，分析プロセスはインタビューデータで行ったのと全く同じであることを指摘することは，方法論上重要なことである。読者からみて重要なことは，研究者がどのようにこの素材を理論的サンプリングしていくのか，そしてこれまでの分析から出てきた分析上の問いをどのようにフォローアップしていくのかを示すことである。私がコード化した最初の回顧録は，元海兵隊員の Ray Hildreth が書いた“Hill 488”というタイトルのものであった。本書の共同執筆者は Charles W. Sasser という小説家である。この本は Pocket Books 社から 2003 年に出版されたもので，その本の名前にもなった戦いについては，Hildreth による説明が載せられている。Hildreth とともに戦いに参与した者たちには，名誉賞を受けたものが1名いた。4名が海軍殊勲賞を受けた。13名が米陸軍銀星勲章を，18名が名誉負傷賞を授与された。なかには死後，勲章を与えられた者もいた。この本の中で記述されている出来事の中には強調するために脚色されている部分もあるが，そのほとんどの部分は誠実に事実に基づいて書かれている。これまで私が読んだベトナムに関する他の回顧録とトーンにおいては似ている。直接的な引用を使うよりも，むしろ Hildreth による記述をわかりやすく言い換えていく。

戦いを記述することは，その体験をした者にとってでさえ簡単なことではない。間接的にこの体験を把握しようとしている研究者にとって，さらに難しいことである。しかしながら，若い兵士にこのように深く，長く続く影響を戦争体験がなぜ与えているかを理解するためには，戦いで何があったのかを知ることは重要なことである。この経験を立体的に理解できるようになりたいと思う。

メモ1

2006年6月21日

偵察のミッション

偵察の途中で，偵察隊は敵にかなりやられていたある村までやってきた。通常村は，男性，女性，そして子どもたちであふれている。しかし，この村の住人の構成は，いつもとは異なっていた。敵の作戦本部の基地が置かれているようであった。偵察隊はこの情報を本部にもって返り，すぐに米国空軍がこの村を襲撃した。爆撃にもかかわらず続行する敵の活動に関する情報をさらに収集するという任務のため，隊は偵察を続行した。

コメント：回顧録のこのセクションでは，敵は村や村人たちを利用し，そこを拠点として戦ったということが語られている。さらに，そこにいたのがベトコンと米国の「板ばさみになった」民間人であったにもかかわらず，なぜ村が爆撃されたのか，説明している。爆撃が始まっても敵は撤退したり，逃げ出したりせず，彼らの作戦を続けたことは興味深い。さらに，この情報の興味深さの1つは，戦闘員の中には偵察任務を続ける者がいることである。軍の攻撃のために敵を発見するという仕事である。しかしながら，基地を出てしまうと，森の中では小隊であり，そのことは彼ら自身が攻撃を受けやすい状態であるといえる。そして通常彼らは移動をし続けるので，装備品は軽くしていることからも，脆弱な状態である。

メモ2

2006年6月21日

発見と待機

偵察隊の軍曹のひとりが，偵察にあたっていたグリーンベレー部隊員(陸軍特殊部隊員)と南ベトナムの軍隊(彼らもまたその領域に居合わせていた)との間でなされた無線電話の会話を盗み聞きしなかったならば，たまたまそこに居合わせた敵の攻撃でその偵察隊は驚かされることになっただろう。敵の集団は同じ場所におり，何か，誰かを探しているように思われたので，細心の注意を払わなければならなかった。Hildreth(2003)の偵察隊は，メッセージを聞いて次のように認識していた。自分たちはベトコンに見つけられており，おそらくは敵のターゲットになっている，と。彼らにとって不幸だったのは，周囲はすでに暗く，脱出のためのヘリコプターを依頼するには遅すぎた。偵察隊はその場でとどまり，朝まで救助を待たなければならなかった。身軽に動き回れるよう，重い大砲などは持っていなかった。防御のために，彼らが携帯していたものはライフル銃，若干の弾薬，そして数個の手榴弾だけであった。可能性のある急襲への備えとして，2人一組のチームを作り，その丘の防御線沿いに位置につかせた。身を隠すためのものは，丈の高い草だけであった。

コメント：この文章では，戦闘員は常に「戦闘」の態勢にあるのではないということが語られている。時に，襲撃され，それから逃れることができない。幸運にも，偵察隊は彼らが盗み聞きした無線による会話でその予告を知り，ある程度の備えをすることができた。つらい戦闘を戦うのに必要な重い装備はなかった。しかしながら，この時点で，何名の「敵の戦闘員」がそこにいるのか，その攻撃がどれほど激しいものになるかについては知らなかった。

メモ3

2006年6月21日

襲撃の開始

彼らはやってくる敵を待っていた。最終的に，兵士の1人が何かが動くのを見，その方向に銃を発射した。これを合図に戦闘は始まり，Hildrethは次のように言った。「僕はその場に氷ついてしまった。予想外にも，完全に死を恐れた」(Hildreth, 2003, p. 197)。米兵が1人負傷した。彼の叫び声が夜の空気を貫いていた。Hildrethは，その叫びは自分の気力を失わせるものだと感じていた。その後，衛生兵が到着し，負傷兵にモルヒネの注射をした。叫び声は静まった。しかし，戦闘は開始したばかりであり，彼は最初の負傷兵だった。これはこの偵察隊にとって初めての戦闘体験であった。この体験について，Hildreth(2003)は「戦闘を初めて体験するときは，それが何なのかを理解するのは難しい」と述べている(p. 199)。無線電話を使い，その小隊は空軍の支援を要請した。しかしながら，周りは非常に暗く，敵はすぐそこまで近づいていたので，米軍にとって爆弾を投下するために飛行機を飛ばすことは，危険すぎることであった。けれども飛行機は照明弾を落としたので，米兵にとっては丈の高い草の中に隠れている敵を襲撃しやすくなった。Hildrethは彼の隣にいた男性が殺されるのを見た。親しい同僚の死は，彼に強い精神的影響を与えたと彼は述べている。その影響はこれほどまでに簡単に彼にも起こることなのだということを彼は認識した。

コメント：Hildrethは，私たちに戦闘において何か起きるのかということについてのいくつかのひらめきを与えてくれている。戦闘のための訓練を受けたにもかかわらず，兵士はどのように反応してよいのか，わかっていない。Hildrethの戦闘における最初の反応は，恐怖であり，その場に氷ついてしまった。研究協力者 No. 2 が私たちに語ってくれたように，何もしないことは，戦闘員が生き残ろうと思っているのであれば，よい戦略ではない。傷害あるいは死の危険性を高める状況に身をおくことになる。それでも私は，戦闘の最初の数秒の間に起こる恐怖と混乱を想像することができる。何が起こっているのか，何をしなければならないのかについて戦闘員がわからなくなる数秒間，まさに混乱を考えなければならないのである。上記のデータはさらに，「戦闘」の間，戦闘員にとって死は決して遠くの出来事なのではないことが語られている。生き残ることは，それはスキルであると同時に，単に運の問題なのである。

メモ 4

2006 年 6 月 22 日

2 回目の襲撃

数では敵の兵士がまさっていたにもかかわらず，偵察隊は一時的には敵を追い払うことができた。しかしながら米兵は，敵が集結して次の攻撃の計画をしていることを見抜いていた。Hildreth (2003) は「待つことほど嫌なことは何もない」と言っている (p. 213)。最後には，丘の上の兵士たちは竹がカチッと鳴る音を聞き (敵がお互いにコミュニケーションをとる方法である)，2 回目の襲撃がまさに起きようとしていることを知った。2 回目の襲撃は強烈であった。多くの死傷者が出た。死亡者や負傷者を助けだそうとヘリコプターが戦闘区域に着陸しようと試みたが，襲撃され，操縦士は殺された。その区域まで飛んできた他の救助のヘリコプターは，ミッションを放棄した。その状況は絶望的に思えた。敵は 50 口径 (0.50 インチ) の機関銃を運び入れていた。Hildreth は，銃が発射されたとき，丘全体が切り開かれていくように感じたと述べている。その小隊の軍曹は負傷した。しかも，負傷していようといなかろうと，生きて戦えるすべての者は，戦い続けた。この時点で，Hildreth は彼にとって，戦闘は超現実的な性質をもつものであると述べている。彼はすべての者が殺されるであろうと確信していた。その後，Hildreth (2003) は「僕の隣にいた男性の頭が飛ばされて，死んでしまったので，僕は動くことができなかった。埋められることなく放置されていた死体の中で横たわっていた…」(p. 307)。彼らが優勢だったにもかかわらず，敵は再び追い払われた。

コメント：戦闘の訓練が実際の戦闘の中でどのような役割をとるのかについて書かれており，興味深い。最初は恐怖で無秩序を呈したが，彼らは次第に何をすべきか訓練をされた通りに実行するモードへと戻っていった。つまり，戦い返すということだ。彼らを揺り動かしたのは，生き残りたいという本能である。Hildreth が私たちに語っているが，自分の周りの人々が死んだとまさに同じように，自分も死ぬかもしれないという感覚が存在する。最も興味深かったのは，彼らが用いた戦略である。精神的な回避，現実を超越したものとして戦闘ととらえるということである。つまり，自分以外のすべての人間はそれに巻き込まれているのにもかかわらず，その行為とは関係のないところに立ち，起こっていることを見ていることととらえるのである。私は，これは戦闘の恐怖から生き残るのにはとても重要な戦略であると思う。恐怖，憎悪，そして死のにおいは，退役軍人が戦闘のときだけでなく，その後の人生においても，心の深くに埋めてしまいたいことである。この体験は「悪夢」であるが，完全には抜け出すことができない体験であり，まさに戦闘と同じようなものである。

メモ 5

2006 年 6 月 22 日

戦闘における転換点

3 回目の襲撃への準備をしながら，敵は「海兵隊，おまえたちは今晩死ぬんだよ」と叫びだしていた(Hildreth, 2003, p. 61)。海兵隊の士気をくじくよりもむしろ，敵の叫びは私たちを怒らせ，活気づけた。海兵隊はベトコンに叫び返し始めた。これは，まだ生存し戦うことができる海兵隊がこの状況のばかばかしさに気づくまで，しばらくの間続けられた。戦闘のど真ん中で敵と叫び競った。しかし，なぜか叫ぶという行為は絶望的になっていた私たちの意気を引き上げ，生き残りたいという私たちの意思を新たにしたのである。Hildreth(2003)は,「戦闘中の転換点であった」(p. 263)と述べている。最終的には戦術的航空支援から援助を受けることで，海兵隊は態勢を立て直すことができた。戦闘は激しく，周囲がまだ暗い中でも，米国の砲兵も到着し，敵に爆弾を落とし始めた。その爆撃は敵を思いとどまらせることはなかった。彼らは戦いを続けた。海兵隊もまた戦い続けることができた。戦闘が終わったのは，昼になってからだった。海兵隊はまだ丘にいた。しかし偵察隊が払った犠牲は大きかった。その小隊の18名中6名は殺され，12名は負傷した。負傷した者のうち，助けなしで歩けた者は3名だけだった。この経験について，Hildreth(2003)は,「僕たちのうち誰も19歳に戻ることはできない…」(p. 324)と語っている。死者や重傷者が救助されるのを待ちつつ，Hildrethは「ベトコンの死体の中に動きを発見し，僕は疾走し，狂ったように襲撃し始めた…」(p. 325)と言っている。彼はさらに「下りていき，自分が殺したgooksを見た。アダムス(彼のチームメンバーの名前)を殺したやつだった。彼らを見ても何も感じなかった。再び，何かを感じることができるようになれるのかどうか，わからなかった…」(p. 325)。この時点で，彼は「僕はひとりの病人だった，混乱を起こしている海兵隊だった。ショックと恐怖で頭がおかしくなっていた」と述べている(p. 265)。

コメント:「戦闘員になる」ことは，戦争体験を非常に明確な方法で定義をすることのように思える。数時間，この場合だと夜という空間の中で，1人の若者が青年からやや年を重ねた成人へと変化した。では「戦闘」とは何か？　戦闘とは,「生き残りをかけた強烈な戦い」としかいうことができない。おそらく軍隊では異なるように定義されるであろうが(例えば，大義という点からの定義)。しかし「生き残りをかけた戦い」は，本研究の研究協力者が戦争について定義をした内容である。戦闘の中にいるということは，感情をある範囲で変化させるもののように思われる。恐れ，恐怖，悲しみ，絶望，ショック，激怒，そして，生きるという決意。戦闘の中にいることは，人を「おかしく」させる。Hildrethが「おかしくなった」といった言葉の意味は，精神的に混乱をし，呆然とし，いかに簡単に殺し/殺されるのかということを理解することを避け，すべてのことに怒っているということだったと思う。おそらく，激怒は，人を殺すということに対する人々の制裁の中に積み上げられたものを克服するのに必要な感情である。「殺す」には，激怒が必要である。すでに書いたことだが，激怒すると，アドレナリンが分泌し始め，鎮静させるのは難しくなる。激怒は，戦闘員たちが冷静なときであれば，良心にはばまれてできないような行為をさせてしまう。

方法論上のポイント

ここまでで，いくつかのインタビューと回顧録を分析してきた。回顧録を読み続けていくと，筆者はHildreth(2003)が表現した言葉が，他の地上兵，海兵隊，パイロットたちの回顧録の中でも繰り返されていることが理解できた。特記すべき点は多少なりともあるが，ベトナムで戦った，あるいは飛行させられた者たちは，同じ，共通した，生き残りのストーリーを語っているようにみえる。筆者が分析をした回顧録には，Alvarez & Pitch (1989)，Bell(1993)，Caputo(1977)，Downs(1993)，Foster(1992)，Herr (1991)，Marrett(2003)，Moore & Galloway(1992)，Nhu Tang(1986)，Rasimus(2003)，Santoli(1981 & 1985)，Terry(1984)，Trotti(1984)，そしてYarborough(2002)が含まれている。

回顧録は私のインタビューを検証し，またそれはベトナムで任についた男性(そして女性)たちが多くのものをかかえて戦争から帰郷し，数年後にはそれについて執筆をする必要性を感じたことを実証している。分析のこの時点では，分析から引き出されたより多くの問いがあり，回答をまっている。この敵とは正確には誰なのか？　なぜ彼らはそれほどまでに不屈な敵であったのか？　遠く離れたベトナムで，なぜ米国は戦争に関与することになったのか？　Hildreth(2003)のような男性たちが戦わなければならなかった条件(政治的，社会的，環境的条件)は何だったのか？　これらの問いが，文脈と関連をしている問いであることはわかっている。それは，戦闘の中で戦った戦闘員のパースペクティブから戦争をさらに理解したいと思ったとしたら，私の調査を広げる必要があり，広義の，さらにマクロ的な，問題を検討しなければならないことを意味している。すでに，私が手にしているカテゴリーの中には，よりマクロ的な文脈に関連する要因がいくつか含まれている。例えば，「入隊」から「帰郷」そして「その後」までの「自己における変化」と，「生き残るための精神的戦略」。分析上のこの重大な時点で足りないものは，より大きな社会政治的な背景であり，戦闘体験へのその影響である。次のデータ収集と分析では，マクロ的な問題へと転じていく。

要約

本章では，「戦闘」という考えを含めて「戦闘員」という概念を広げながら，その概念を探求し発展させた。戦闘員という概念を探求，発展させることは分析の主たる焦点ではあったが，「脳裏にとりついた幽霊」，「帰郷」，「重荷を負う」といった新しい概念も新たなデータから引き出された。この章から読者に学びとってもらいたい最も重要な点は，分析のためのメモの重要性である。記憶力が非常によい研究者はそれほど多くなく，本章の中で探求したアイデアを頭の中で展開させ続けるためには，あるいは回顧録のさらなる理論的サンプリングを通して分析上重要な問いをフォローアップし続けるためには，メモの活用が不可欠であることはすでに理解できたことだろう。分析は非常に複雑となり，概念の発展が非常に大きな部分を占めていくので，自分の思考を書きとめずに進めることはできない。さらに，コンピュータは分析には非常に有用ではあるが，コンピュータを使うときであっても，分析を機械的にしようとしてはならない。研究者が持つ，考えることの自由，自分の気持ちを変える能力，アイデアをチェックする能力，そしてデータの足跡をたどる能力こそが，質的研究から引き出された結果を，人をひきつけるものとし，重要なものとするのである。そしてそこにいきつくプロセスは，わくわくするような発見の航海のようなものである。

練習問題

1．本章に書かれていたメモを取り上げ，検討しなさい。分析的に何が取り上げられているのか考えなさい。つまり，どのように概念は広げられ，発展しているのか？　概念間の関係はどのように導きだされているのか？　について考えなさい。MAXQDA を使っているのであれば，あなたの考えを視覚的に表現するために MAXMaps を活用しなさい。

2．分析における研究者の役割について考えなさい。研究者が異なる場合，分析がどのように違ってみえるのか，考えなさい。同じデータを自分ならどのように分析するか？　そこから何を考えるか？

3．あなたの考えを書きとめなさい。それについてクラスでディスカッションしなさい。

4．すでに気づいていると思うが，私は本章の最後に概念の一覧表を掲載していない。練習問題の一部として，今一度本章を読み，新しいコード(概念)のリストを作りなさい。そしてそれを8章のリストの一覧表に加えなさい。8章と9章のフィールドノートとメモを読み，概念がカテゴリーを形づくるためにどのように統合していくのかを考えなさい。主たる新しいテーマは何か？　MAXQDA を使っているのであれば，コードシステムにあなたの新しい定義した概念を書き入れなさい。Teamwarok Export と Teamwork Import を活用して，チーム内であなたの変更点について共有しなさい。

10 文脈に基づくデータ分析

ベトナムにおける米国の惨敗は，反乱の理由に対する誤った分析にその原因の一端があった。反共産主義の葛藤は，反ジェム(Ngho Dinh Diem)，後には反キ(Nguyen Cao Ky)，反チュー(Nguyen Van Thieu)の葛藤と同じではなかった。彼らはみな，切望された政治的/社会―経済的な諸改革の実行実践に失敗したのである。……この葛藤はおそらく，国家再統一への強い渇望を満たすためには，軍事的解決ではなく，政治的な解決を求めていたのである(Sar Desai, 2005, p. 120)。

表 10-1　用語の定義

条件/帰結マトリックス Conditional/Consequential Matrix：文脈に組み込まれて得る条件と帰結を可能な限り広くとらえる思考を，促進させるための分析用具。

文脈 Context：一連の諸条件をいうが，その場合の諸条件とは，諸個人が行為/相互行為/感情という手段によって反応する問題や周囲の状況を作り上げている諸条件である。文脈は，マクロからミクロまでの広範な諸条件から生じるものである。

パラダイム Paradigm：プロセスによって構造を統合するための1つのモデル。

プロセス Process：文脈から発生した問題や状況に対する，進行しつつある諸反応。反応は，行為/相互行為/感情という形をとる。また反応は，状況が変われば変化しうるものである。

はじめに

前章で，ベトナムにおける戦闘員にとっての主たる課題が「生き残り」

であったことを明らかにした。そして，戦争は，精神的な安寧と道徳上の統合も含めて，戦闘員のまさに存在を脅かすものであると言うことができよう。しかし，生き残りに対する脅威は一体どこからくるのだろうか？「生き残り」という概念をより深く理解するために，研究者として私たちは2つの分析上の課題に直面している。第1の課題は，戦争が戦われたその**文脈**を探究するというものである。その理由は，これが，生き残りへの脅威を示す問題や状況を明らかにするものだからである。文脈は2つの部分に分けることができる。1つは，よりミクロな条件であり，この研究の中で戦闘員が日々直面している身近な諸条件である。2つ目は，マクロな条件，つまり，より広範囲な社会的/政治的/歴史的諸条件であり，これはより「身近な」諸条件を導くものである。2つ目の分析上の課題は，諸個人が行為/相互行為/感情によって生命の脅威という条件に反応していくそのプロセスを探求することである。プロセスについては，11章で扱う。

方法論上のノート

「生き残りの文脈」を探究する前に，少しの間方法論上のノートを見てほしい。通常，調査研究の最後には，分析の成果は一連の結果として提示される。研究者がそれらの結果にたどり着くまでのプロセスについての言及は，ほとんどなされない。私は本書を書きながら，単なる手順にとどまらない何かを伝えたいと考えている。私の希望は，読者も分析の全プロセスに入り込んでもらいたいということである。これから，9章と10章で書いた私のメモに話を移していく。その意図は，私の分析の旅に何らかのひらめきを持ってもらう点にある。

メモ1

2006年6月21日

理論的感受性

　この研究プロジェクトの開始以来，どれほど自分が変化したのかに気づくのは興味深いことである。研究開始時に比べ，インタビューや目を通した回顧録はどれも多彩であったからということではなく，それらが語っていることに対して自分の感受性がよりいっそう豊かになっていくという，そのことについてである。そこに語られている意義に気づくには，しばしのとき，その素材の中に自身を埋め込むことが必要である。感受性はデータに曝露されることでとぎすまされる。データの分析は，タマネギの皮をむくようなものといえるかもしれない。一皮一皮むいていくことで，あなたをその中核へと近づけていくのである。これは，データに埋め込まれている意味と波長が合っているという，「理論的感受性」が意味していることである。

データに対する感性を増すことに加え，私が発見した興味深いことは，プロジェクト開始後に自分の中で生じた変化である。私は読み進める中でどうしようもなく，戦争のストーリーに心動かされた。あの戦争に関する映画も観たし書籍も読んでいた。しかし，そこには分析中に分析者とデータの間で生じる相互作用についての何かがあった。そしてその分析は，戦闘員に対する私の考え方/感じ方を，変更させるものであった。兵士になるということは一体どのようなことなのかを一時であっても感じること，他者の役割を取得することが必要なのである。ベトナム以外のあらゆる戦争の退役軍人を同じような方法でみることなどできないことはわかっている。データを扱う中で，私は次のようなことに気がついた。若者がベトナムの戦場へ送られねばならなかった状況に対する怒りと，彼らが戦うことを困難にした交戦規定に対する怒りである。戦争中そして戦争後も背負い続けている苦しみに触れたとき，私は悲しかった。そして同時に，敵の兵士や一般の市民にも，同情の念を覚えた。彼らは，「戦争へ巻き込まれていた」のである。誰にとっても苦難の時代だったのである。同時に私は，自分の感情を研究という方法に持ち込むことはできないことはわかっている。感じることはかまわないが同時にその一方で，私は研究協力者の語るストーリーを公平に扱う能力を保持していなければならない。そして怒りやその他の感情で軽率に動いてしまうことは，分析者として不適切なことになるのである。

ベトナムでの戦闘員にとって事態はどのようなものであったのか，という点については，まだまだ理解できないことだらけである。問題をより深く理解するためには，経験を形作っている文脈上の諸要因を，徹底的に調べなければならない。つまり，政治的/社会的/歴史的な条件であり，それはベトナム戦争以前/最中/以降のすべてにつながるものである。それは研究が私を導いてくれる今後の方向性である。研究のこの段階で，分析の原動力となる問いは次のようなものである。戦闘員たちはどのような条件のもとで戦わねばならなかったのか？　そのような条件を導いていたのはどのような歴史的/政治的/社会的な要因だったのか？　私自身のためにも，研究のためにも，私はこのようなことを知りたいと考えている。

「戦争の文化」と「生き残り」のつながり

分析に戻ろう。分析の初期段階で導き出された概念の1つは,「戦争の文化」であった。この「戦争の文化」は，戦闘員が軍事行動するその文脈，言い換えるならば，実際の彼らの戦争の経験の文脈を記述するものであった。文脈に即してデータを検討していきながら，現在「戦争の文化」という概念の「入口」に立っている。つまり，その文脈を形作っているものを明らかにし，同時に，文脈と生き残りの行動(次章で扱う)の関係性を示すことによって,「戦争の文化」を「生き残り」という概念につなげるのである。私は，戦闘員の生き残りを脅かす諸条件を明らかにするために，ベトナムのデータに戻りたい。彼らが狙われていたことは明らかだ。しかしそれ以外に，戦闘のどんな条件が彼らを危険にさらし，身体的/精神的/道徳的な存在である彼らを脅かしていたのか？　＃3とのインタビューの分析の後，生き残りを脅かし，それが主要な課題となっているものを求めて，回顧録を調べていった。非常に示唆に富む回顧録の1つは，Philip Caputo の *A Rumor of War*(1977)であった。その理由は，この問題が非常に明快に述べられていたからである。Caputo は自身の本を「戦争についてのストーリー」,「戦争で人々が行ったこと」,「戦争が人々に行ったこと」と言っている(Caputo, 1977, p. xii)。言い換えればこれは,「戦争の文化」と「生き残り経験」という2つの概念の関連を発見したいという私たちの目的に非常に適ったものだ。

Caputo は1963年に海兵隊に入隊した。1965年3月8日にベトナムに派遣され，中尉として，13か月任務に就いた。彼はまた，10年後の1975年，ジャーナリストとしてサイゴン陥落を報道するために再度ベトナムに赴いている。戦闘員/ジャーナリストという両方のパースペクティブからその本を書いているという点で，彼は非常に貴重な情報提供者となっている。特に，脆弱性を増し生き残りを脅かすような条件を探しながらデータを読み進めていった。こういった条件は，一連の問題の形で提示されていたが，それはいかに戦闘員がそれを体験し，またそれについて語っていたのかを表している。

メモ1

2006年6月23日

問題1：理想主義と若さ

> 私たちは幻想を抱いて海を渡った。その当時の雰囲気に酔いしれていたことは，若さゆえのことだったといえる（Caputo, 1977, p. xiii & xiv）。

愛国心と理想を抱く青年たちが自国を守るという志をもって入隊した。志願した者も徴兵された者もいた。戦争に対する彼らの理解はそのほとんどが映画によるものであったため，ベトナム到着後に目にする流血の惨事，苦しみ，苛酷さといったものへの備えはほとんどできていなかった。戦争の「現実」の衝撃は大きく，生き残るためには彼らは自分たちの態度と行動を根底から変化させることが求められた。その状況からはロマンチックなものは取り去られた。いったんこの状況を「受け入れる」のなら，その代わりに，少なくとも「戦争は殺すか殺されるかなのだ」という認識，兵士は流血や死に対する耐性を持たねばならず，また生き残るために必死にならねばならないのだ，という認識に置き換えられていった。

メモ2

2006年6月23日

問題2：無力であるという感覚

> 多くの男たちが傷つき殺された。先週もその前の週も戦闘が行われたその同じ場所へ，私たちのパトロール隊は戦うために出ていき続けていた。状況は何も変わらなかった（Caputo, 1977, p. 182）。

さまざまな戦争の回顧録を読み進める中で，特にCaputoの回顧録により，私は戦闘員たちの無力さ（自分自身がそこにいるとわかっている状況の条件を変えることができないという無力感）についての一般的な感覚に気づくことができた。ベトナム戦争当時，徴兵はずっと継続されていた。初期の戦闘員，特に海兵隊員は志願兵で構成されていたが，時間の経過とともに増大した兵士の需要には志願兵だけでは対応することができなくなり，徴兵による補充が徐々に増えていった。彼らは，基本的な軍事訓練を受けただけで最前線に投入された。しかも，敵の行動の卓越性に直面した「戦闘員たち」であった。だから，もっとも大きな被害を受けたのも彼らだったのである。彼ら最前線の兵士たちに与えられた名前は「Grunts」，ブーブー文句を言う者たちという意味の言葉であった。Grunts たちは「殺人という汚い仕事」をし，軍の階層では底辺におかれ，自分自身が存在している軍事上の状況をコントロールする力はほとんど持っていなかった。自分がどこへ投入されるか，あるいは何を行うのかということに対するコントロール力はほとんど持っていなかったし，達成感は何も感じていなかった。なぜなら，彼らはどこへも向かっていないように感じていたからである。

分析上，無力さという考えは興味深いものである。おそらく，退役兵たちが戦後抱えることになったある種の怒りを説明するものになるだろう。少なくとも，これを仮説化し，あとから検討することができる。最前線の兵士たちには，行けと言われたところへ行き，やれと言われたことを実行する以外なんの選択肢もない。そのことがたとえ彼の腑に落ちなくても，そして自分の命が最前線に置かれているということを知っていたとしても。

メモ 3

2006 年 6 月 23 日

問題 3：交戦規定の混乱

この戦争を規定していた「交戦規定」は，最大の混乱と呼ぶことができるものである。Caputo が言わずにはいられなかった言葉をみてみたい。

> これらの交戦規定によれば，「非武装ベトナム人でも逃走する者を撃つのは道義的に正当なことである。しかし，立っていたり歩いている者を撃つことは間違っている。また，近距離から敵の捕虜を撃つことは，間違っており，…」(Caputo, 1977, p. 218)

若く経験を積んでいない戦闘員たちが，どのように「交戦規定」と称される規則にまつわる明示暗示のルールの束の混乱の中から自分たちの生き方を見出すのか？　殺人が是認される場合とそうでない場合がある中で，彼らはどのように「正悪」の感覚を持ち続けるのだろうか？　間違いなくこれは若者たちを混乱させ幻滅させるものであり，彼らが日にし実行したもの，これまでならするべきではないとされていたことを実行することによって彼らをかき乱すものであった。そればかりか，自分の生命が危険に直面していることを認識した場合であっても，立ち止まっていわゆる「交戦規定」を思い出し，あるいは物事の道徳に疑問を呈するだろうか？　それともそのまま行動してしまうのだろうか？

メモ4

2006年6月24日

問題4：他国の戦争を戦うこと

Caputoが初めてベトナムに着いたとき，自分たちはダナン空軍基地の警備のために送られたのであり，北ベトナム軍との交戦のためではないと聞かされた。1965年初頭，それでもこの戦争はベトナム戦争と規定されていた。到着したときにCaputoが耳にした言葉である。

> オッケー，よく聞くんだ。簡潔に言う。われわれの使命は，防衛のみだ(Caputo, 1977, p. 35)。

しかしそのときすでに，南ベトナム陸軍だけでは北ベトナム兵の侵入を阻止することができなくなっており，ベトナムにおけるアメリカ軍の目的は変わっていたのである。北ベトナム軍の越境に備えて，偵察を提供し，主たる戦力を訓練し支援するということから，戦闘における主要な戦闘力となりつつあった。Caputoは1977年に次のように言っている。「この戦争はもはや『彼らの戦争』だけとはいえず，われわれの戦争でもあるのだ。つまり，連帯してこの企てに参加しているのだ」(Caputo, 1977, p. 68)。しかし，故郷から何千マイルも遠く離れた若者にとって，自分が戦うその目的を理解することは困難であった。特に，他国の漠然とした共産主義との戦いだからなおさらだった。

メモ5

2006年6月24日

問題5：生死を分かつ前線へ

米軍がベトナムでの主たる戦闘力となったとき，彼らは「生死を分かつ前線」と呼ばれる世界へ入っていった。戦闘地域では，死傷の危険は常に存在した。訓練がどれほど優れたものであったとしても，戦闘のための「訓練」と「戦闘していること」とは，全く別物であった。そのような経験を「生き抜く」ことでのみ獲得できるような膨大な学習があるのである。ある兵士が生き残る機会を得るためには，できる限り早く「新兵」から「ベテラン」にならねばならなかった。Caputoは「ベテラン」のプロパティのいくつかを提示し，その帰結もある程度記述している。

Caputoの説明は次のようなものである。

> われわれは変わり始めた。自分たちがベトナムへ持ってきた少年っぽいぎこちなさは失われた。プロとなり，引き締まりタフになっていった。心臓には毛が生え，それは衝撃や一連のあわれみを和らげる一種の防弾服となった(Caputo, 1977, p. 90)。

メモ6

2006年6月24日

問題6：決然とした，そして経験を積んだ敵と戦うこと

米軍がベトナムでの戦闘を引き継いだとき，自軍の「優位」が認められていたので，短期の紛争と信じていた。これは誤解に基づく前提であった。北ベトナム軍はよく訓練されており，強い動機づけがあった。彼らは，地形を有利に使う術を知っていた。手作業でトンネルを掘り，物資の供給を行った。そこは，居住空間ばかりか医療設備をも備えていた。偽装爆弾や地雷を村の周囲や小道に沿って仕掛けた。中国とソ連から厚い軍事支援を受けていた。そればかりか，米兵の射程外である，カンボジアやラオスを抜ける供給路をも確保していたのであった。米国は確かに軍事テクノロジーを持っていたかもしれないが，北ベトナムは技術と動機を持っていたのである。

メモ7

2006年6月25日

問題7：荒れ果てた地形

この戦争で戦わねばならない相手は，ベトコンだけではなかった。米兵はある程度のジャングルの訓練は受けていた。しかしそれは，彼らがベトナムで出会った地形に対してほとんど役に立たなかった。彼らは，暑さと雨の中を長時間行軍せねばならず，深い藪やジャングルの中を歩き野営せねばならなかった。藪蚊やヒル，ジャングルの腐敗物や熱帯の皮膚病にも悩まされた。まさに「荒れ果てた」環境としか表現できないところであったのである。

メモ8

2006年6月25日

問題8：明確な指示が見えない戦争

ワシントンで決定される「政策」と「交戦規定」は，敵の殲滅を許可するそのやり方において，軍事力を抑制する以外の何物でもなかった。北ベトナム兵は米兵を襲撃した後，カンボジアやラオスといった安全地帯や北ベトナム領へ逃げ帰っていった。彼らは，米兵がそこまで追ってこないことを知っていたのである(これらの地域まで戦闘機が極秘使命により飛ばされたが，それでも米兵の戦争における軍事力は制限されていたのである)。もう1つの課題は，恒久的な安全地帯の確保にあまり関心がなかったことである。米兵はある戦闘を戦い，その戦闘が終了すると自軍の基地に戻っていった。あんなに大変な思いをして戦った領域を，敵が取り戻すことができるように彼らを野放しにしてしまうのだった。時には再度兵士たちはその場所へ戻り，その領域で再び戦わねばならないこともあったのである。自分たちが行っていることの目的が見えない若い兵士たちは，当惑するばかりであった。パイロットたちも同様であった。かなりの危険を冒して同じ場所を何度も爆撃しなければならない理由がわからなかったからである。最初の爆撃のあと，敵は戦闘機に対する準備をし待ち構えていた。戦闘員からみれば，これは戦略計画の欠如としか思えなかった。戦果を実感できぬままに多数の兵士たちが死傷してゆき，士気は失われていった。Caputo は言う。「人々は死んでゆくが，それがなんのためになっているのか。」(Caputo, 1977, p. 213)

メモ 9

2006 年 6 月 26 日

問題 9：遺体数による戦果の測定

ベトナム戦争に適用された米国の戦争政策は，敵の士気を崩壊させて共産主義者ベトコンと北ベトナム正規軍を北ベトナムまで追い返すことであった。軍事上の課題は，「偵察」し「殲滅」することであった。戦闘における成功は，「遺体数」で測定された。戦闘が終わるごとに，兵士たちは周囲を見回り，敵味方双方の死傷者数を数えねばならなかった。

メモ 10

2006 年 6 月 26 日

問題 10：文化の分裂

この戦争を戦った若者たちは，ベトナムの文化や歴史についてほとんど何も知らなかった。若い兵士の多くが，ベトナムへ行くまでそれがどこにあるのかさえ知らなかったのである。兵士たちは，ベトナムの村人たちは，彼らが求められたように状況に応じて対応するものだと期待していた。村落において，米国が期待した通りの行動がみられなかった場合には，人間以下とでもいいうるような扱いが行われることとなった。ベトナムの人々を敵と同じように非人格化することで，残虐行為に対する弁明が容易になった。あるパトロールで，Caputo の部隊は焼き払われた村に遭遇した。Caputo は真っ先に，別の米兵がやったことに対し，恥ずかしく感じたといった。その村を通り過ぎながら彼は，村人たちが兵士たちに対するある種の感情(憎悪や怒り)を表出することを予期していた。しかしながら，村人たちは表面上何の感情も出さなかった。この感情の欠如は，Caputo の持っていた憐みが軽蔑へと変わる原因となった。村人たちがこのような反応をしていたその理由を理解できるようになったのは，何年も後になってからであった。Caputo は言っている。「彼らがどんなに傷ついていたことか。終わりのない戦争，不作，病。彼らには受け入れ耐える以外の術はなかったのだ」(Caputo, 1977, pp. 124–125)。

メモ 11

2006 年 6 月 26 日

問題 11：恒常的な隊員の交替

ベトナム戦争中，戦闘員としての服務期間は所属部署に応じて 1 年前後であった。パイロットの中には，ベトナムでの任期が 1 年と規定されている者もいた。しかし中には，100 回任務をこなすことで，義務を全うする者もいた。海兵隊員たちにとって，ベトナムでの服務期間は 13 か月であったが，陸軍は 12 か月だった。通常の服務期間は 1 年あるいは 1 年を少し超えるものであったが，頻繁な交替が意味することは，「ベテラン」となり自身や仲間を守れるようになった頃に，その任期が終わるということである。彼の代わりにくるのは，部隊の助けになるどころか足を引っ張る存在となる「新兵」であった。この通常のローテーション計画に加えて，ベトナムでは死傷率が高かったために，補充の需要も高かった。ここでも，「新兵」つまり未経験者が補充されるのである。「新兵」であること自体，ある種の欠点であった。彼らは生き残るための技術を身につけていなかったために敵の攻撃で命を落とす危険が高かった。そればかりか，「友軍からの誤射」

の危険さえ高くなるのだった。

メモ12

2006年6月26日

問題12：復讐願望

戦争は何も，恐れと怒りだけをもたらすものではない。場合によっては復讐の願望をもたらすこともある。部隊長として数か月を戦場で過ごしたのち，Caputoは前線を離れて司令部に転属された。彼の新しい任務は，来る日も来る日も敵味方双方の死傷者数を記録することであった。この任務を数か月務めたのち，彼は悪夢にうなされるようになっていた。自分が正気を失っていくことにおびえ，彼は自分から志願して死傷の危険が高い戦闘員に戻っていった。自分が耐えた苦しみのいくらかを，敵に負わせることを彼は望んだのであった。

メモ13

2006年6月26日

問題13：常に変化し続ける戦争

時間の経過とともに，戦いはより激しくなっていった。Caputoが最初にベトナムについたときに比べて，戦闘はより残忍になり回数も増えていた。彼が前線に戻って気づいたことは，自分がいない間に戦争の本質が変わってしまったということであった。南ベトナムでは，あまり訓練を受けていなかったベトコンとは対照的に，北ベトナム正規軍の部隊が増加していた。北ベトナム軍はホーチミン・ルートを通って南へ侵入してきた。北ベトナム兵は，中国とロシアから供給されたAK47，手榴弾，地雷などを持っていた。Caputoは戦闘員として任務に戻ったとき，気づいた。「もはやゲリラ戦などではない」(Caputo, 1977, p. 207)。

メモ 14

2006 年 6 月 26 日

問題 14：身体的疲弊

戦争の激化に伴って，米兵たちは，「偵察」して「殲滅」するためにより頻繁にパトロールに出るようになった。ジャングルへの出撃と出撃の間の休息は，どんどん少なくなっていった。長い行軍は，高温，質のよい睡眠の欠如，毎日同じ食事，ストレス，緊張と恐れ，の中で行われた。兵士たちに身体的な被害が出るようになり，直面する危険も増大した。Caputo は「私たちの中隊は，ひと月に 200 回ものパトロールに出ており，自分もその一端を担っているが，そのすべてが夜間に前線で行われていた。わたしたちは常に極度の疲労状態に置かれていた」(Caputo, 1977, p. 237)。

メモ 15

2006 年 6 月 26 日

問題 15：精神上/道徳上の崩壊

完全な極度の疲労状態であったとしても，Caputo たちは何度も何度も敵の偵察を命じられた。ある日，Caputo らの隊は，ベトコンの拠点と想定されるある村に遭遇した。隊がその村に近づいていくと，ベトコン兵が米兵に攻撃してきた。怒りに燃えた兵士の前に村人たちを残し，ベトコンは逃走した。自分たちが到着したとき，ベトコンはすでにいなかったと Caputo は述べている。米兵らは興奮しながら 1 軒 1 軒の建物ごとに銃口を向けていたが，村人たちは恐怖に慄いていた。彼は，仲間を止めることも自分を止めることもできなかったと述べている。村を焼き払いながら，それは「ほとんど感情のなせるまま」のようにみえ，数か月にわたる恐怖，不満，緊張を解放するための手段のようであった。「私たちは自分たちの痛みを他者に押し付けることでその痛みから解放されるほかなかったのだ」(Caputo, 1977, p. 288)。

メモ16

2006年6月26日

ハイリスクという文脈の中での生き残り

これまでのことはすべて，私たちの分析にとってどのような意味を持っているのだろうか？　戦争の文化は，個人や集団の生き残りに対する多くの脅威によって規定されていた。脅威は，一連の問題の形で提示されていた。それは，戦闘員たちが，身体的に生存し，心理的にも損害を免れ，また道徳的にも完全さを保ちながら，生き残ることを求めるのであれば，克服せねばならなかった問題なのである。日々戦闘員として従軍することは，領土という点でなんの戦果もなく，戦争の確たる目的も見えず，戦闘への展望もなく，そして自分を殺す準備を整えた敵の戦闘員は次々に補充されてゆくならば，除隊するまで願わくば生きながらえること以外，そんな戦闘員たちに許されることは何もないのである。

構造としての文脈

ここで問題となっている問いは，ほかではなくなぜこの条件や問いであったのか？　というものである。この戦争をもたらしたものは何なのか，そして特にベトナムで戦闘員たちが経験した条件はどのようなものなのか？　これは何も，ベトナム以外の戦闘員たちはこれと同じ状況を経験することはないなどと言っているわけではない。むしろ，国全体への脅威が幾分曖昧(共産主義)であった点とそれが実際それほど緊急なものではなかった，という点で，ベトナムは違いを持っていたといいたかったのである。その一方で，交戦規定と戦争の継続によって戦闘員個人に対する脅威はとても高かったのである。構造あるいは文脈について語る場合，それは背景となる素材として歴史的な出来事を引用しながら1章を書く以上のものになることを意味する。私たちが興味を持つものは，戦闘員が直面した問題が，どのようにこの戦争のトーンと政策を規定した歴史的/政治的/社会的な条件の基礎となっているのかということである。ワシントンとハノイという，比喩的にも実際にも距離がある場所でなされた意思決定の基礎にあったのは，彼ら自身の個人的/集合的な野心，過去の出来事に対する理解，そしてこの戦争に関する文化を確立し，双方の戦闘員たちが従わねばならなかった諸条件を作り上げた国家レベルの関心事であった。言い換えれば，これまでに問題として提示した諸条件のすべては，歴史的/社会的/政治的な出来事の中にその足跡をたどることが可能なのである。この作業は，戦闘員たちがこの方向性がなく終わりのない戦争に巻き込まれてしまったことをどのように発見したのかを理解するのを助けるものである。

私たちが行う社会的/政治的/歴史的な事柄に関するこの分析は，メモの形をとることになる。それらは「戦争の文化」という概念に関して，なぜ/誰が/何を/どこで，という問いへの回答を提示してくれると同時に，その概念に関する探究の最終的な仕上げとなるのである。

方法論上のポイント

私は，本章のための分析が壁にぶつかっていたことを，正直に認めなければならない。私の頭を悩ませるベトナム戦争の素材は山のようにある。私はまるで過剰飽和状態にあったように感じていた。そしていったんこのプロジェクトを脇に置いたら見えてきたことがある。それは，自分がデータの記述的側面にとらわれすぎていたということと，本来すべきであった概念的な思考ができていなかったことであった。すでに知っている細かなことにとらわれずに概念に焦点を当て直すことで，再度プロジェクトを進めることができる。ここで，文脈に基づく形で扱うデータは，以下の文献に基づいている。Ellsberg, 2003；Isaacs, 1997；Langguth, 2002；McMaster, 1997；McNamara, Blight, Brigham, Bierstaker, & Schandler, 1999；Nhu Tang, 1986；Santoli, 1985；Sar Desai, 2005；Sheeham, 1998；Sallah & Weiss, 2006；Summers, 1999；Tucker, 1998。

メモ1

2006年6月27日

戦争の文化

「戦争の文化」は，身体的リスク，精神的リスク，そして道徳上のリスクを伴うものである。こういったリスクは，戦闘体験および生き残りに対する脅威という問題の中から現れてくる。なぜこのような問題なのか，そしてなぜこのようなリスクなのか，と問うためには，次の事柄に立ち戻り，検討しなければならない。誰が米国をあの戦争に投入したのか？　なぜあのタイミングとあの場所だったのか？　誰があの戦争に関する政策を策定したのか？　誰が敵だったのか？　交戦規定による制限とは何だったのか？　なぜあの戦争はあんなに長期化してしまったのか？　何があの戦争を終結させたのか？　歴史書を読み込むべきときがきたといえる。

戦闘の条件の説明は，長いがしかし重要なストーリである。なぜベトナムが米国の戦争になったのか？　なぜ部隊は(当時，米国とは全く異なる文化であった)ベトナムで戦っていたのか？　なぜ米国は，獲得領土ではなく遺体数によって戦果を測定していたのか？　なぜそして誰が，交戦規定を策定されたのか，そしてその規則の中でなぜ敵をあのように規定したのか？　これらを網羅するにはまだまだ資料が少なすぎるが，これらすべてをここで教授することは，本章の課題ではない。

なぜ米国の戦闘員たちがベトナムで戦っていたのか？　長い間，ベトナムはフランスの植民地だった。ベトナム人による対仏反乱はやがて1954年のフランスの敗北と強いナショナリズムの高揚をもたらした。フランスが撤退しても，国家は統一できなかった。ジュネーブ協定に基づく17度線で，ベトナムは共産主義による北と非共産主義による南に分けられた。ジュネーブ協定によれば，2年以内の自由選挙によって，再統一の問題は解決するはずであった。しかしながら，米国の力を背景とした南ベトナム政府はこのジュネーブ協定の批准を拒否した。その背景には，仮に自由選挙が行われたならば，国家の統治が北に移ってしまうかもしれないという危惧があった。仮に南ベトナムが負けた場合には，カンボジア，ラオス，その他東南アジア諸国にある種の「ドミノ効果」(Sar Desai, p. 68)が現実化してしまうかもしれない，というのが米国の危惧したことであった。この共産主義と「ドミノ効果」の脅威こそが，米国がベトナムに介入する状況を設定したのであった。

その一方で，南ベトナムは自身の政治的問題を抱えていた。1954年，ナゴ・ディン・ディエムが南ベトナム大統領に指名された。彼はもともとは北部の出身で，伝統的に仏教地域である南部にやってきたカトリック教徒であった。発足当初から，ディエムは宗教面と政治面双方で軍隊を使って戦わねばならなかった。国の再建を図るために，米国からの経済支援を活用するよりも，彼はその資金を，自軍の創設およびその装備に投入した。彼は，サイゴンの閣僚ポストや地方の行政ポストを近親者や友人で固め，何世紀も続いてきた仏教徒の伝統を崩壊させていった。南ベトナム政府の腐敗からの解放は，ベトコンが請け負う形となった。多くの村人たちがベトコンに共感的であり，米軍に反抗的あるいは非協力的な理由はここにある。彼らからみれば，米国はあの腐敗した政府を助長している存在だったのである。国家が分断されたとき，多くの共産主義者たちは北に渡っていった。それでも，数千人もの共産主義者たち(ベトコン)が依然南に残り，最終的な統一に向けて準備を行っていた。ディエム体制が崩れたとき，政治的な均衡が崩壊した。軍事力を背景とした多くのリーダーたちが覇権を争った。リーダーシップの空白は，ベトコンを支援する北ベトナム軍に侵入の機会を与えるものとなった。北ベトナムの部隊や物資は，ホーチミン・ルートを通って南に運ばれた。このルートのかなりの部分は，中立を保っていたカンボジアとラオスを通っていた。したがってそこは，米国と南ベトナム軍の手出しできない地域と思われていたのである。

ケネディ大統領は，南ベトナム軍へ軍事顧問団を派遣した。この決定の基礎にあったのは次のような考えだった。仮に米国が軍事顧問団を派遣し，南ベトナム軍に訓練・支援・情報を提供すれば，ベトコンは簡単に殲滅できるだろう，というものである。1963年にケネディが暗殺されジョンソンが大統領に就任したとき，ジョンソンは大統領としてのアジェンダを持っていたが，ベトナムで何をどのようにすべきか，という点については不透明なままであった。彼は，自分を導くものとして，ケネディの政策を踏襲した。

ケネディ体制から残留していた若き補佐官の1人であったマクナマラが，ベトナム戦争に関する「計画立案」の責任者に就任した。彼は軍事的な背景を持たない人物であった。むしろ彼は，大統領補佐官になるまでは，フォード社で働いていたのであって，彼のビジネスセンスが買われてこの戦争のために登用されたのであった。ベトナム問題に関するマクナマラの計画は，北に対するいわゆる「累進圧力」の適応で構成されていた。この計画では，大規模攻撃は想定されていない。むしろ，北に対する統制され限定された軍事行動(爆撃)によって徐々に圧力をかけてゆくものであった。爆撃の目的は，北ベトナムのインフラを無能化することで，そうすることで南に有利な形で北側が和平に応じるようにすることが意図されていた。マクナマラの計画は，開始から綻びが出ていた。第1に，これは「封じ込み」の計画であり，決して勝利するための計画ではなかった点があげられる。戦争に対する一般市民の理解や戦争がどのように実施されるべきかということに基礎をおくものであって，軍事戦略や作戦行動に基礎をおくものではなかったのである。各軍事行動案はすべてその実施前に，中継を経てワシントンに伝えられ承認を得なければならなかった。その結果，戦略上優位なタイミングを逸して，軍事行動そのものが遅れることもしばしばだった。言い換えれば，戦争遂行に対して責任を持つ統合参謀本部は，どのように戦うべきか，といった点に関しほとんど影響力を行使する機会を持っていなかった。そればかりか，彼らには，勝利を許すようなやり方で戦争を行う自由も与えられていなかった。結果として，いわゆる無力感をもたらすような事態となってしまったのである。第2に，封じ込みと爆撃戦略からなるマクマナラの計画では，北ベトナムには攻撃すべきインフラがほとんどなかったという事実が無視されていた。北ベトナムは工業化された社会ではなかった。彼らの武器弾薬のほとんどはソ連か中国のいずれかから来たものであり，場合によっては捕獲した南ベトナム軍のもの(アメリカが供給したもの)であった。第3は，ジュネーブ協定が作られたときに組み込まれていた，北ベトナムの国家統一の決意を考慮しなかった点である。最後は，この計画が，ベトナム国民の上に爆撃を行うということの影響を配慮することに失敗している点である。敵の戦意をくじくよりもむしろそれを増長してしまった。経費にかかわらず戦う決意を強めてしまい，敵を決定的な敵にしてしまったのである（McMaster, 1997, pp. 323-334）。

初期には，いたとしてもほんの少しの戦闘部隊しかベトナムには駐留していなかった。1965年，米国の支援がなければ南ベトナム軍はベトコンに対峙できないことがますます明らかになった。これにより，生死を分かつ最前線に米軍部隊が投入され，米国の戦争となったのである。多くの部隊がベトナムに派遣されることを米国民が警戒しないように，派遣は少しずつ行われ，時間をかけてその数を増していった。18,000名からなる最初の兵士が南ベトナムに派遣されたが，それはベトコンの攻撃にさらされていた米軍基地を守るためのものであった。1968年，テト攻勢が起きた。軍事的にはベトコンの完敗であった（ほとんどが殲滅された）。しかし政治的にみれば，攻撃が持つ残酷さと大胆さが注目を集め米国世論が反戦へと転換した点で，北ベトナムの勝利であった。北ベトナムは米国の反戦の機運を煽り，またベトナムにいる米国兵の士気を低下させるために，米国兵の死傷をプロパガンダとして利用した（Nhu Tang with Chanoff and Van Toai, 1986）。それでも米国は，戦闘の準備はしているが，文化の理解や交戦規定の混乱への対処はなされぬまま，この荒れ果てた地への派兵を継続した。

メモ2

2006年6月27日

敵

敵は誰なのか，そしてこの敵はなぜあのように決然と戦うことができるのか？　簡潔にまとめると，数千年にわたって，中国から始まり，ベトナムは自国の独立とアイデンティティを守るために戦い続けてきた。最後に支配していたのはフランスであった。フランスからの独立の願いが，強力なナショナリズムの動きを生んだ。中国革命に刺激を受け，共産主義者かそうでないかにかかわらず，多くの若いベトナム人たちが，フランスを打倒するために，革命家としての訓練を受けに中国へ渡っていった。この革命の熱気を背景とした刺激は共産主義にも影響を与えたが，ナショナリズムのときほどのものではなかった。ホー・チ・ミンも含めて，ベトナム人にとっては「第一はナショナリズム，共産主義はその次」(Sar Desai, 2005, p. 53)であったのだ。このナショナリズムの感覚こそが，彼らを敵として手ごわい存在にしているものなのである。

戦闘員とは誰だったのか？　1960年代初頭は，ケネディの時代と考えられており，国家と人類への貢献といった理想主義に特徴づけられた時代であった。同時に，キューバ危機とならんで，米国の生活を脅かす恐れのある共産主義の脅威が，現実感をもつものとして存在した時代でもあった。それればかりか，第二次世界大戦後世代は移り，戦争イメージのほとんどが，死や破壊よりも英雄に焦点を当てた映画などに基づく，現実の戦争を知らずに作り上げられたものとなっていた。したがって，国に貢献する志，つまり共産主義と闘うという意志を持った多くの若者が存在したのである。彼らは愛国心を持ち，戦争に対してまだシニカルではなかった。後に戦争が泥沼にはまり，その進展がみられなくなると，部隊にも国にも士気の低下がみられるようになるのである。

戦闘はどこで行われていたのか？　それはベトナムであり，そこは当時の米国人のほとんどが知らない国であった。気候と地形は米国とは全く異なる国であった。戦闘員たちは高温多雨の悪条件のもと，ジャングルで戦った。彼らは，寄生虫，藪蚊，その他健康を害する疾病の媒介となる生物に直面した。それればかりか彼らは，敵を援助する住民が住む村の中で戦っている自分にはたと気づくことがあった。時には，大義よりも恐怖が勝ることさえあった。兵士たちは誰が敵で誰が敵でないのか，混乱することもしばしばだったのである。

ベトナムへの米国の関与はどのように終結したのであろうか？　最終的には，米国世論がもう沢山だと感じ，平和行進を行い，戦争を終結させるためのさまざまな方策が講じられた。和平協議は1974年にパリで行われ，米軍の撤退と勝利なき戦争の終結という結末を迎えた。撤退に続いて，北ベトナム軍は南ベトナム軍に対する積極的な軍事行動をとった。1975年のサイゴン陥落で，共産主義者の接収は完成した。特記すべき興味深い点は，南ベトナムの米国に激しく抵抗していた南ベトナム民族解放戦線(National Liberation Front)の非共産党員たちの多くが，戦後自分たちの信条を曲げた点である。何千もの南ベトナム人が迫害を受けたり本国送還のキャンプへ送られた。そんな国からうまく逃げることができた者たちは，愛し戦い抜いた祖国から遠く離れた，フランスやその他の国で元愛国者として現在生活している。結局勝利した者は誰もいなかったように思える。次にあげる言葉は，Nhu Tang with Chanoff & Van Toai の *A Viet Cong Memoir* (1986)への献辞として使われていたものである。

わが母と父へ
そしてわが裏切りの同志へ
彼らは彼らを信じ
自分自身を犠牲にしたのだった
彼ら人民の自由のために

上記の社会的/政治的/歴史的諸条件は，**条件/帰結マトリックス**のさまざまなレベルを表すものであり，誰が/何を/どこで/いつ/どのように，という問いに答えるものである。すべての条件を提示できたわけではないが，なぜ戦闘員たちがベトナムで戦うことになったのか，なぜ彼らはあのような条件あるいは問題に直面せねばならなかったのか，という点を理解するには十分な背景知識である。問題には次のものが含まれている：理想主義と若さ，無力感，交戦規定の混乱，他国の戦争を戦うこと，生死を分かつ前線へ行くこと，決然とした経験を積んだ敵，荒れ果てた地形，遺体数で戦果を測定された，方向性のなかった戦争，分断された文化，部隊の絶えざる交替，増大する復讐心，常に変化している戦況，身体的疲弊，精神的道徳的崩壊の危険。こういった問題のすべては，「戦争の文化」を特徴づけている。もしもワシントンやハノイが何か違う決定を下していたとしたならば，もしも別の政策や交戦規定が制定されていたとしたら，もしも敵がそこまで責務を全うしなければ，もしも個人的なアジェンダが判断にそれほど持ち込まれなかったならば，戦争は起きなかったかもしれない。あるいは，そうなったとしても，戦闘員のパースペクティブからは多くの点で異なったものとしてみえていたに違いない。分析上の立脚点からみた次の問い，つまり，理論的サンプリングと分析の次の行うラウンドを示す問いは，次のものとなる。どのように戦闘員たちはこの障害を克服し，問題に対処し，生き残りの機会を広げてきたのか？

方法論上のノート

私は分析の中でこの点に決して簡単にたどりついたわけではない。多くを読み，考え，メモを何度も書き直してきた。私が伝えたいもっとも大切な点の1つは，考える時間を確保することの重要性である。若い研究者たちはしばしば，時間と仕事に追われている。日々の教授活動や雑務から離れることができるベテラン研究者のような，恵まれた助成を受けることができないのである。質的研究は急いでできるものではない，といくら強調しても強調しすぎることにはならないだろう。質的研究を行う者には，感受性を磨き思考を進化させるための時間が必要なのである。本書に出てくるようなタイプの細かな分析は作業が多すぎるので好まない，と学生たちが言うのを聞いて，私は残念に思っている。彼らは手っ取り早く簡単な方法でできる質的研究を求めているのである。最後に，研究を際立たせ，結果に意義と新鮮さをもたらすような質的作業こそが，研究の「質」なのである。研究を行うとき，研究者たる者はデータ，研究協力者，同業者，そして自分自身をごまかすべきではないのである。

要約

本章の目的は，実際の戦闘経験という文脈を明らかにすることであり，そうするなかで,「戦争の文化」という概念を手にし発展させ，同時に，この概念を「生き残り」という概念につなげることであった。戦闘員としての経験は，ベトナム戦争特有の社会的/政治的/歴史的な諸条件の足跡をたどることが可能となった諸問題によって特徴づけられている。戦闘員たちの前に立ち現れるこの諸問題は，身体的/精神的/道徳的な危険を高めるものであった。「戦争の文化」という概念に手をつけそれを発展させながら，分析は進められていった。そのなかで，戦闘の中で直面した諸条件/諸問題に対して戦闘員たちが利用した戦略を理論的サンプリングという次の理論上のステップにつなげていく。

課題

1．本章を1つのモデルとして，文脈を理解していくことが戦闘経験の理解をどのように深めたのか，説明しなさい。MAXQDA を使っているのであれば,「文脈」と「経験」の関係を考察するために，MAXMaps を活用しなさい。

2．分析をよく見たうえで，著者がどのように「戦争の文化」という概念を広げ精緻化してきたのか，明らかにしなさい。

3．自分のアイデアを書きとめ,それをもちよってグループ・ディスカッションをしなさい。

4．自分自身の概念リストに，本章からいくつかの概念を新たに取り出して加えなさい。何か新たなカテゴリー/テーマは浮上してきましたか？MAXQDA を使っているのなら，この新しい概念をコードシステムにコードとして組み込みなさい。そのコードをもとに，グループ・ディスカッションをしなさい。

11 分析へのプロセスの取り込み

飛行機はシナ海上空で機体を傾けた。死の抱擁の地から自由が待つ沖縄へと向かっていた。私たちの中には誰一人ヒーローはいない。歓声を上げる人々，パレード，壮大な教会の鐘の除幕式，こういったもののために戻るのではない。私たちは試練に耐えただけである。私たちは生き残った。そしてそれは，私たちのたった1つの勝利だった(Caputo, 1977, p. 320)。

表 11-1　用語の定義

プロセス Process：出来事や問題に対応する形で，あるいは目標に到達することの一部として，現に行われつつある行為/相互行為/感情の流れ。出来事，問題あるいは目標は，構造的な諸条件と，結果や帰結(今回の事例では生き残りである)を導き出す行為/相互行為/感情的な反応から発生する。構造的条件の変化は，生き残りを促進させるための活動，相互行為，感情的反応の調整を引き起こすことがある。行為/相互行為/感情は，戦略的，ルチーン的，無作為的，新規な，自動的，あるいは意図的に，行われることもある。

はじめに

ここでもう一度，ベトナムの事例を取り上げ，「生き残り」という概念をより深く探求し精緻化することで，分析をさらに進めていきたい。ここでは，戦闘員としての経験を生き残るために，戦闘員たちによって行われた行為/相互行為/感情的な諸反応を，特に詳しくみていきたい。「生き残り」という概念は，どのインタビューや回顧録でもみることができる。愛国心，冒険心，パイロットや海兵隊への憧れ，こういったものをよそに，結局はベトナム戦争へ派兵されてもそこを「生き残り」たいと希望することになる。私が読んだどの回顧録も，その本質は「生き残りのストーリー」であった。その理由は，書き手自身がそのことを伝えるために生きていたからである。パイロットたちは，出撃命令のたびに感じた，生き残りのリスクについて語っている。地上部隊の兵士たちは，生き残りをかけた戦闘について述べている。自分が「生き残り」に関し何を知っているのか，腰を落ち着けて考えてみた。そして，自分の頭の中であまりに多くの情報があふれかえっており，プロセスを分析に取り込む準備が整ったのだ，ということがわかった。しかし，あらゆるデータをすべてプロセスとしてまとめるのは，経験を積んだ分析者にとっても決して簡単なこととはいえない。

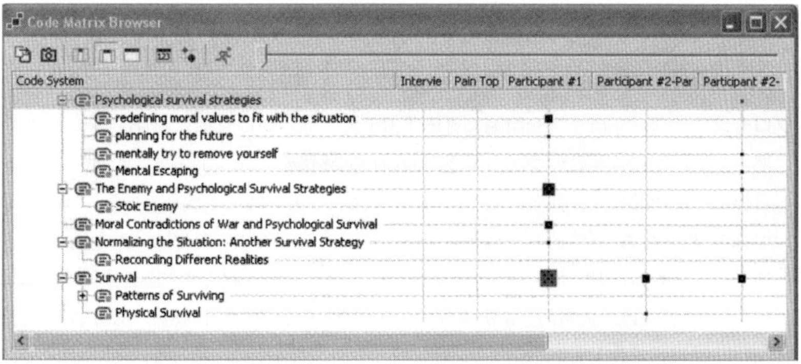

画面例 10

この画像は，MAXQDA のビジュアルツールの 1 つを示している。The Code-Matrix-Browser は，「生き残り（survival）」の概要を明確にはっきりと示すことができ，また異なるインタビューの中でその概念に関する言明がどこに位置しているのかを明確に示すことができる。例えば，研究協力者＃1は，このトピック（survival）については研究協力者＃2よりも多く語っている，などが示されている。また，四角の色と大きさはコード化された断片の数を示しており，マウスを四角の上に持っていくことで，そこに関連するコード化された断片の数が示される。シンボルは，四角から数字に変わることもある。表はエクセルなどの表計算ソフトに読み込ませることも可能である。

プロセスとしての生き残り

プロセスを見ていくために私が行った最初のステップは，これまでの分析のメモを読み直すことであった。自分がデータを扱う間，目の前から離れなかった主たる課題から目を離さないようにして，この読み直しをもとに要約メモを書いていった。通常研究者は，分析もこの段階まででくると，プロセスはどんなものなのか，といった直観をもつようになってくる。しかし，**プロセス**(行為/相互行為/感情)がどのように構造にフィットしているのか，という仮説を立てるために，視野の広い全体像について，後戻りして考えるのである。本書は研究報告書ではなく方法論に関する書物なので，一連のメモの形で自分の思考を提示していく。

メモ1

2006年6月8日

要約メモ

戦闘員たちは生き残りたかった。しかし生き残りは，身体的/社会的/精神的/道徳的なリスクの存在によって簡単ではなかった。リスクはそれ自体，一連の問題の形で，言い換えれば一連の生き残るうえでの障害の形で，存在していた。これら問題や障害には，戦闘員としての準備ができていないあるいは「経験を積んでいない」戦闘員たちに残っている若さや理想主義が含まれている。彼らが戦闘に従事せねばならなくしている諸条件(そこには，敵の殲滅を阻害する交戦規定も含まれる)に対する無力感も含まれた。ベトナムに着いたなら，戦闘員たちは，荒れ果てた地形の中で決然とした敵に対して「誰かの戦争」を生死を分ける最前線で戦っている自分を見つけるだけであった。しばらくして，何の方針もなく，ただ「遺体数」のみで戦果を測られる，そんな戦争を自分たちが戦っていることに気づくのが関の山であった。これはゲリラ戦であって，田園地帯ばかりか，文化の全く異なる村落も戦場となっていた。したがって，敵と味方を見分けることも，また自分たちも戦争に巻き込まれてしまった市民たちの行動の中から恐れや行動を理解することも，困難であった。リスク因子を増やしているのは，「新兵」による絶え間ない部隊の交替であった。そしてこれは，ホーチミン・ルートを通って南下してきた北ベトナム正規軍の数が増えるにつれ，戦闘はより残酷なものとなりその激しさを増していき，結果として高い死傷率を残したこの戦いに参戦している者にとっての感覚では，絶えず変動する戦況がそこにはあった。吹き飛ばされ大怪我をする友人を目にすることは，復讐心を伴う怒りを蓄積させていった。このような条件のもとで生きるか死ぬかのストレスに絶えずさらされながら戦闘を続けていると，身体的に消耗し，士気は低下し，精神的道徳的崩壊をきたすことになった。しかしながら，生き残りはその帰結であったのだ。戦闘員の中には，身体的なリスクの中で生き残りに成功しながらも，精神的，道徳的に深い傷を負ったまま故郷へ帰った者がいた。帰還した元戦闘員の中には，PTSDを発症した者がいた一方，診断を受けることはなかったが，市民生活へ適応することに困難を覚え，悪夢や戦争の亡霊から逃れるためにアルコールやドラッグに手を染める者がいた。

データの中で注意すべきものとなったのは，単に生き残りの戦略をレパートリーとして手にしているだけでは，そのまま生き残れることの保障にはならなかったことである。ここで戦略を手にしていることと同様に重要なのは，それらを活用する能力，効果的に活用する能力である。例えば，高度に訓練され，敵に対して即座に反撃できるように銃を携行した戦闘員であっても，砲火の中で体が硬直してしまえば，戦闘を生き残るチャンスは減少してしまう。したがって，生き残りの状況に入り込んでくる，いわゆる一連の「介入条件」となるものについて考えねばならない。これらは，生き残りの可能性を高めたり減少させたりするものである。

介入条件は，生き残りの戦術を活用する能力を高めるものを含んでいる。例えば，ベテラン兵であること，仲間の兵士との強い絆を持つこと，チームの一員として働くこと，優れたリーダーシップを持つこと，戦闘中であっても集中力を保持し続けること，適切な装備や武器を十分手入れして所持していること，困難な場面での援護支援を受けられること，などである。こういった「介入変数」はどれも重要なものなのだが，なかでも最も重要と思われる2つのものは,「ベテラン兵であること」と「優れたリーダーシップを持つこと」であった。ベテラン兵であるということは，戦闘員に，強迫的な場面であっても瞬時に状況を読み，即座に決然と行動できる能力を付与するものである。優れたリーダーを得ることは基本である。なぜなら，優れたリーダーは士気を高め，指示と規律を保ち(強迫的な状況下では特にこれらを維持することは非常に重要である)，統制された行動をとらせることができる。このことが個人と部隊双方の生き残りの機会を高めるのである。

防衛的な戦術を活用する能力の障害となるものには，次のようなものが含まれる。戦闘において「初心者」であること，戦闘の真っ最中での恐怖とストレスをコントロールすることができなくなること，不適格なリーダー，支援物資の不足，時間とともに起きる「疲弊」である。特に，士気の低下と一時的な精神的・道徳的な崩壊に伴っているような疲労困憊である。障害の中でもおそらく最も重要なものに，「不適格なリーダーシップ」と「疲弊」が含まれるであろう。身体的な疲弊は，危険を察知し即座に行動する能力を低下させ，不適格なリーダーシップは，実際に戦闘員たちにより多くの犠牲を強いることになりかねない。

生き残りについて語るとき，生き残りが持つ相互行為的な側面や集合的な側面に触れずに語ることは不可能である。生き残りはなにも，個人の行為だけで完結するものではない。チームとして活動すること，あるいは他者の生き残りを可能にするために他者のために行動すること，こういったことも必要となるのである。英雄，衛生兵，救援パイロットだけでなく，医師や看護師などの後方スタッフ，エンジニア，技術者，そして物資供給スタッフたちの中にも，しばしばこういったことがみられる。たとえ戦闘であっても，敵を倒すために兵士たちは共同して戦わねばならない。兵士の中には，危険を顧みることなく，傷ついた仲間を助けるために砲火の真っただ中に出ていく者もいる。陸軍海軍にかかわらず衛生兵も(海軍の衛生兵は海兵隊のユニットに配属されていた。海兵隊独自の衛生兵はいなかった)も戦闘員とともに戦闘地域まで進み，同じことをした。危険がそれほど大きくなければ，衛生兵はともに行軍する兵士であった。敵はしばしば，負傷した仲間を助ける兵士を狙い撃つ機会をうかがっていた。パイロットたちの中には，ベトナムでの主要な任務は，敵側に墜落したパイロットやそこに取り残された部隊の救助のためや，実際の地上戦で待ち伏せされているかもしれない地上部隊の後方支援を行うために，敵地の裏側へ飛行するという任務に就いていた者もいたのである。

方法論上のノート

「ベテラン兵であること」と「優れたリーダーシップ」は，生き残りに対して重要なものであり，「疲弊」は障害の主たるものであった。これらの概念について追加のメモが書かれている。

メモ 2

2006 年 7 月 9 日

ベテラン兵であること

「ベテラン兵であること」に関して，もう少し詳しくみてみたい。ベテラン兵であることは，生き残りを保証するものではないが，それを助けることは確かである。「ベテランであること」とはどういう意味をもつのか？ベテランであることは，秀でて優れたエキスパートであることと等価のものである必要はない。兵士は生き残ることについてはベテランになっていくかもしれないが，戦争を行うことにおいては優れていないこともありうる。これまで述べてきた「ベテランの戦闘員」であることのプロパティがいくつかある。

これは，生き残りを脅かすさまざまな問題を解決したり，それに対処するための戦略やスキルを戦闘員に求めることを意味している。この戦略やスキルの獲得は，そのような場にどれほど曝露したか，困難な状況にどれほど成功裏に対処してきたかで，違ってくる。ベテランであることには，次のものが必要である。戦闘員なら戦争に対するファンタジーのイメージを棄て，もっと現実的な視点，つまり，「機会さえあれば，私を殺そうと狙っている敵がそこらじゅうにいるのだ」という視点を受け入れることである。これは，敵と己の力をわきまえることができるようになり，必要なら防衛的な行動をどのようにとればよいのかがわかっている，ということを指している。さらにそれは，戦闘員たちが状況を読む直感を研ぎ澄まし環境の中で兆しを読み取る学習をしていること，そしてまた，自分の健康を守ることをルチーン化し，わが身を託す武器の整備をルチーン化していることを，示している。そればかりか，戦闘員たちが，精神的身体的に可能な限り強くなり，また死や破壊に対して過剰に感情が動かされないようになっていたことを意味している。さらに，ベテランであることは，戦闘員が恐怖を抑えて強迫されても行動し続けることを学ばなければならないことを意味している。最後にベテランであることは，兵士が，砲火の中で自分の力量を発揮し，自分が男であるという視点を獲得してきたのだ，ということも含んでいる。ベテランになるとは１つの変容であって，これは最初の戦闘のときに急激に起こることもある。しかし一方で，それに必要な時間は，個人ごとに，そして直面した経験のタイプによって，多様である。

メモ3

2006年7月8日

疲弊

生き残りに直接関係があると思われるもう１つの概念は，「疲弊」である。これは，身体的・感情的な消耗を引き起こしモラルの破綻をもたらすものである。「疲弊」は時間の経過とともに生じるものである。恐怖，ストレス，環境要因，敵の砲火といった諸状況に常にさらされていることの，そして戦闘条件にさらされ続けることへの反応として，生じるものである。これは，抑えることのできない敵への怒り，復讐心，そして諸条件によって生じた士気の低下の感覚によって特徴づけられている。またこれには，次のものが含まれている。休憩では取ることのできないどうしようもない疲労，正悪の判断ができなくなること，動くことができなくなるほどの恐怖，何が起きても誰にも関心を向けることができなくなること，さまざまな原因による肉体的な病(下痢，腫脹など)，そして，空虚なまなざしや虚空をみつめること。

メモ4

2006年7月8日

リーダーシップ

メモの中ではリーダーシップについてそれほど多く言及されてきたわけではないが，回顧録を読み進める中で，これが生き残りにおける非常に重要な要因であるということが明らかになった。優れたリーダーたちは，規律と秩序を維持する。部隊の士気を高め，チームワークを促す。彼らは，戦闘というプレッシャーの中で個人的にどのように反応すべきかを知っている。彼らは，仲間を導き，支援するためには誰を頼りにし，誰を信頼してはいけないのか，そして，問題解決の方法と困難な状況を最小限の損害で切り抜ける術を，知っているのである。彼らは何かをすることができ，それにより仲間からの尊敬を勝ち取り，彼らを従わせることができる。不適格なリーダーは，仲間を危険にさらすというミスを犯してしまう。彼らは，規律と秩序を維持しあるいは部隊の士気を保つ能力に欠けている。不適格なリーダーの下では，そしてプレッシャーの下では，チームワークではなくカオスが生じてしまい，個人/集団ともに危険が増してしまう。

方法論上のノート

プロセスを発展的に，あるいはプロセスを「心理社会的プロセス」としてとらえることに慣れている人にとっては，これ以降のセクションは奇異に映るかもしれない。それは，既述のように，ここでいう「生き残り」のプロセスは発展的な形式をとっていないからである。私は「生き残れる人になること」や，ましてや「ベテラン兵になること」を研究していたのではない。データの中に現れた主たる課題あるいはテーマは「生き残り」であり，生き残ることは日常的に行われる事柄なのであった。戦闘員たちがベトナムで直面した問題や障害はどれも，生きてベトナムから帰る機会を高めるための個人的/集合的行為によって，解決/打開されねばならないものなのであった。

メモ 5

2006 年 7 月 8 日

生き残りのパターン

生き残りに関係させながらプロセスを概念化するにはどうすればよいのかを考えた結果,「生き残り」のパターンを用いることを決心した。ここでいうパターンとは，次のことを意味している。戦闘員がベトナムで直面し彼らの生き残りの可能性を脅かしたさまざまな問題に対する，行為的/相互行為的/感情的な反応のあり方であり，それは，ルチーンな反応と新規な反応の両者を含んでいる。明らかに，戦争であっても，既知のリスクに対する対応のために多くのルチーンが確立している。

Strauss(1993)は，次のように言っている。

> 反復的で目的志向的な行為には，その都度，個人的/集合的な行為を創造する必要のない，行為のパターン化が不可欠である。ある状況に直面したときには，行為者が即座に標準的な定義でその状況の多くを分類できなければ，その行為者は疑いなく疲れ果てることになるだろう(p. 195)。

それでも，計画されていた行為は偶然性(状況に対して想定外のもの，あるいは，条件における変化)によって中断される可能性があり，あるいは，パターン化された行為のあり方は特定の問題を解決しないかもしれないので，新しい行為が求められるのである。Strauss は続けている。

> 状況が若干異なって，新たに，あるいは通常でない形で，定義される場合

> には，ルチーン化された行為の適切なパターンは呼び出されはするものの，新規な行為で補われるか，ルチーン化された行為を若干適用するということになるだろう。かなり革新的な行為の場合であっても，ルチーンのレパートリーが無視されることはない。少なくとも，多くの場合は，新規なものとの組み合わせの形で活用されることになる(p. 195)。

ベトナムにおける戦闘員たちは，生き残りの機会を高めるために，このルチーン/新規なもの双方の戦略を活用していた。2つの異なるパターンが，偶然性に対して新規であったり適応的な反応を示しているとしても，次に記述する2つのパターンは，以下のような，行為が持つルチーンなやり方を示している。第1のパターンは，「ルチーン化され個人化されたパターン」である。このパターンには，ベトナムにいることあるいは戦争地域にいることの美徳によって提起された，「日常的な問題」への反応時にとられる諸戦略が含まれている。この戦略は，個人的に行われたものであり，肉体的な生き残りの機会を高め，精神とモラルの平衡を保つために，戦闘員たち個人によって日々とられていたルチーンの一部であった。

「生き残り戦略」の第2のパターンは，「制度化されたパターン」として示されている。戦争におけるリスクの中には既知のものが多く，それには，制度化された諸手順や全体の利益のために協働する諸個人をうまく配置することによって，対応することが可能なのである。

第3の生き残り戦略のパターンは，「救援パターン」と呼ばれた偶然性への対応のパターンである。救援作戦は危険を伴う作戦であり，計画に沿って行われることはまれであった。救援作戦は個人や集団を危険が大きな状況から助け出すものであり，救援を実行するために多くの個人が新規な方法で協働して行動することが求められていた。

第4のパターンは，「脱出と回避」と呼ばれるパターンである。これは，個人や小グループが意図して敵の背後に回ったり，待ち伏せや敵の背後で，気づかれずに罠を仕掛けたりするものである。彼らは誰にも救援してもらえない。生き残るためには，自分の抜け目なさに賭け，新規な行動で切り抜けるしかないのである。しかしながら，以下の例で注意してほしいのだが，過去のどのような経験と訓練がそのような状況から生還する能力に寄与しているのだろうか。

すべての戦略がこれらのパターンの中で言及されているわけではない。注意してもらいたい重要なことは，戦争地域にいることに伴う特定の問題が存在すること，戦闘員はこれらの問題を克服するために積極的に役割を果たしていること，そして，多様な身体的，精神的，道徳的な戦略を用いることで生き残りの機会を高めていたという点である。

メモ6

2006年7月8日

生き残りの，個人化されルチーン化されたパターン

戦争地域はリスクに満ちている。次の戦闘や作戦を生き残ろうと思っても，戦闘員たちは，いつどこで次の敵の攻撃が行われるのか，あるいは，何が，自分の死をもたらすかもしれない道徳的/精神的/感情的な反応を引き起こすきっかけになるのか，知ることはない。時間がたち戦争経験を積むことで兵士たちは「ベテラン」になることができるが，時間の経過に伴い「疲弊」の可能性は常に存在している。それというのも，リスクは絶えることはなく，感情と道徳の要求は高いままだからである。比較的安全な地域とされている基地にいるときでさえ，戦闘員たちは本当の意味での「安全の感覚」を得ることはできなかった。毎晩のような奇襲があったからであり，特に敵に近い小規模の基地ではなおさらであった。基地の周辺は，狙撃兵たちが待ち構えていた。雑菌，藪蚊，汚水，暑さ，降雨，湿度などといった環境の厳しさもリスク源となっていた。基地外へ出なければならないパトロール，藪で夜を明かすこと，地雷が埋まった小道，叩き切らねば進めないようなジャングルもあった。そして，目の前で仲間が殺されたり，作戦の途中で帰還できなくなったときには，そんな状況にうまく対処するのはそれほど簡単なことではなかった。

「未経験な問題の克服」，具体的には，決然とした敵との戦闘，荒れ果てた環境，交戦規定による混乱，無力感など(これらの問題はすべて「戦争の文化」を規定する)の克服があげられるが，その際に求められるのは，問題の処理や危険の軽減を目的とした,「個人化されルチーン化」された戦略的な行為/相互行為/感情的な反応のパターンである。この諸戦略は，一方で作戦を展開する中で繰り返し生じるという性質により特徴づけられた。さらに(確かに諸戦略はしばしば制度化されてはいるが)，それら諸戦略を，いつ/どこで/どのように実行するかという個人化という事実によっても，特徴づけられた。それ以外の特徴として，諸戦略が，身体上の健康と並んで精神的な健康と道徳的な統合をもめざすというものであるという点も付け加えておきたい。

高温多湿の気候の中で生きることで生じる身体的なリスクを減少させるための戦略と戦術としては，次のようなものがあげられる。抗マラリア錠剤の服用，汚れた水を浄化するためのヨウ素錠剤の使用，真菌を警戒しての定期的な足の検査，藪を進む際の予備の靴下の携帯，身体的衰弱をする前の衛生兵への報告，水筒をきれいな水で満たしておくこと，適切な水分補給の維持，ヘルメットの着用，日光から身を守るための衣服の着用，武器の整理整頓(これにより，必要なときに必要なものをすぐに使うことができる)，常に警戒を怠らないこと，そして，避難命令にすぐに対応できること，である。パトロールや戦闘飛行の途中では特に，戦闘員たちは自分の身を守るのみならず仲間の兵士やパイロット(もし戦闘パイロットであれば)のためにも，危険の徴候を見落とさないようにし，警戒を怠ることはできないのである。

心理的ストレスと戦争に伴う重圧に対処するためのさらに必要となる戦略には，次のようなものもある。ポジティブな戦略としては，戦闘に勝ったときや任務を遂行したときに感じる誇りや仲間との絆などがあげられる。しかしながら，あらゆる戦略が建設的なわけではない。もしかしたら心理的に助けとなるものであっても，身体的健康を害するものもあった。例えば，戦闘員の中には，戦争の現実に対し無感覚になるために，ドラッグやアルコールに溺れていった者もいた。このような行動は,「現実」を一時忘れさせてはくれるが，身を滅ぼし依存症に向かうものである。いつも限度を超えたわけではないが，そのリラックス効果と社会的統合の効果ゆえに，アルコールはしばしば社交の中心となるものとなった。回顧録には時折，海岸や兵舎(士官たちに与えられている住居)やパーティーでリラックスする際のアルコールに触れられている。また，パイロットたちは，敵に撃たれた仲間を救助したときには，彼らを救助したパイロットのために彼ら全員にいきわたるアルコールを振る舞うという伝統をもっていた。任務を遂行したパイロットたちは，生き残ったことを祝福してパーティーを開いたが，通常そこにはアルコールはつきものであった。休暇には，戦闘員たちはしばしば，パーティーと売春婦を求めて町へ繰り出した。彼らは，自分の生活を少しでも「正常化(真っ当に)」し，ストレスを解消させてくれるかもしれないものを求めて，こういった行動をとっていた。

必ずしもすべての兵士やパイロットがアルコールやドラッグ，売春婦に走ったわけではない。多くは非番のときには，スポーツをしたり，家族に手紙を書いたり，カードゲームをするなどの社交をしたり，読書や勉強をしたり，あるいは村落へいって慈善事業をしたりして，次の任務に備えて休息を取っていた。それ以外に行われていた心理的戦略としては，ベトナムから自己を引き離すために，故郷のガールフレンドのことを思ったり，除隊後の計画を想像することがあった。やがて多くの戦闘員たちは，戦争の光景を目にしその音を耳にしても，戦争の持つ最悪の部分を自分の精神の背後に少なくとも「一時的に」置いておくことで，自分自身を強くしておくことができるようになった。よく用いられた戦略としては，敵を貶めて考えるというものがあった。つまり，敵を「gook」という蔑称で呼び，差別的な言葉を使ったが，それは心理的に敵がもたらす恐怖をいくらか緩和するものであった。

道徳上のジレンマへの対処，つまり「良心の呵責」，目にしてしまった残虐行為への対処として，戦闘員たちはしばしば，生じてしまった出来事の枠組みを変えたり，そのネガティブな出来事を「戦争の本質」であるとした。礼拝もあった。戦闘員たちは礼拝に出て，生まれ変わり慰めを得ることができた。自分自身が人間であるという感覚を保つために，医療従事者や戦闘員の中には，孤児院で働いたり，自分の携帯食料をベトナムの村民や南ベトナム兵たちと分け合ったり，ジェスチャーによって村民と友好な関係を築く者もいたのである。

メモ7

2006年7月8日

制度化された生き残りのためのパターン

長年にわたり，軍隊というものは戦闘にかかわるリスクの増大に対処するための戦略を「制度化」して築き上げてきた。これら諸戦略は，しばしば政策や手順という形をとっており，多様なレベルやタイプの個人の間の分業の中で実際にそれは執り行われている。かなりの量の訓練はしばしば，いつでもどこでもそれら諸戦略が使えるように，個人を鍛えるものとなっていた。

戦争で実際に使われている「制度化」された戦略のパターンの事例は沢山あるが，これら諸戦略が持つ複雑な性質は，パイロットが任務を受けて飛行する際の行動にみることができる。職務における「チームという性質」と，「行為の連携」の必要性という点に注意してほしい。任務を成功裏に遂行するためには，これらが不可欠となってくる。

荒れ果てた地形に出撃し，ベトナムから遠く離れた場所の人間が作った交戦規定に縛られながら決然とした敵と戦うために，パイロットはベトナムへ向かう前に何年にもわたって高性能機の訓練を積まねばならなかった。彼らはまた，ジャングルでの生き残りのための訓練も受けなくてはならなかった。場合によっては撃ち落とされることもあるからである。そして任務を実行する段になると，軍の上層部から各搭乗員に，任務ごとに綿密に練り上げられた計画が伝えられた。パイロットにとっては，夜明け前の詳細なブリーフィング(誰がどの飛行機に乗るのか・どこへ・どの位置で・何を搭載して)で1日が始まる。朝食後，いわゆる「正装」が開始される。正装は，高い飛行高度と速度による危険に対して不可欠のものである(Trotti, 1984, pp. 22-25)。パイロットが何よりも身につけねばならないのは，飛行服である。これは，仮に撃ち落とされたときでもジャングルでパイロットの身を守ることができるような素材でできている。飛行服の一番上には，Gスーツを着用する。これは，膨張性のガードルで，腹部・大腿部・ふくらはぎの脆弱な部分を覆うものであり，パイロットの失神を防ぐものである。その上から，ハーネスを装着する。これは，作戦行動中にコクピット内でパイロットが振り回されないように，そして緊急脱出の際のショックを和らげるように，考案されている。最後にパイロットは，サバイバルベストを身につける。その目的は，仮に撃ち落とされたときに生き残るために必要な装備をパイロットに提供することにある。そこには，拳銃・ナイフ・暗号表・地図・鮫撃退装置・ロープ・無線機・水筒・1ポンドの米・魚釣りの糸・痛み止めのモルヒネなどが入っている。

これらすべての装備を装着して初めて，パイロットは飛行機に乗る準備ができたことになる。いったん飛行機に乗れば，あとは制度化された諸手順が執り行われる。まずパイロットは，足をベルトでシートに固定しなければならない。緊急脱出の際，足がシートから外れないようにするためである。次に，酸素マスクとヘルメットを被り，Gスーツにつなげる。もちろん，任務と任務の間に，飛行機は制度化された一連のチェックを受けている。飛行機は，任務の終了ごとに被弾跡などの損傷を完全にチェックされた。飛行機にはそれぞれ担当者がおり，その機の飛行性能を維持し給油し，いつでも飛び立てる状態にしておくことを任務としていた。離陸前，離陸時には1つ1つ順を追って手順が決まっており，それに則ってパイロットは機を進めるが，これら諸手順が持つ目的は，飛行管理と稼働中のコミュニケーションシステムを確実にすることにあった。

ベトナムでのパイロットたちは，しばしばリーダー・パイロットとウイングマン(僚機)パイロットという組み合わせで飛行した。敵地上空を飛行するときには，リーダー・パイロットがターゲットに照準を合わせていたら，彼は敵の砲火を見落としてまう可能性がある。ウイングマンの役割は，リーダーが爆撃をする間，彼を援護することである。その後，ウイングマンが爆弾を落とす間はリーダーがその援護をするのである。任務中，上空での連携は不可欠であり，違う基地の飛行機同士(それぞれがその任務中で異なる役割を担いながら)でも，また燃料補給に際しても，うまく連携できるよう手順が準備されている。仮に1人でもパイロットが休んだりすると，すべてのパイロットにその影響が及んで，任務そのものが危険にさらされてしまう。戦闘機は多くの燃料を必要としている。1回の任務で1回ないし2回燃料補給を行うこともあるが，これもまた安全を考慮して手順化されている。爆撃目的地に差し掛かると，ローリング，旋回，パイロットたちが言う「身をかわす」，高度や方向をわざと変える，といった作戦戦略を数分ごとに使うが，これは敵の砲撃を交わすためである。上記の行為/相互行為はすべて，1つの任務を遂行するために必要なものである。2名の兵士を乗せていた機が撃墜されて破壊されたハノイへの任務を終えたのちに(彼らは救出された)，Trotti は次のように言った。

> つまりこういうことだった。1つのターゲットをめぐる15秒間のために，100人の人間が何時間も働いた。10エーカーの土地に6トンの爆弾を投下するために，3万ポンドの燃料と250万ドルの飛行機を投入した。そしてその対価を支払って受け取ることができたものは，その爆撃以上のもはなかったのかもしれない(Trotti, 1984)。

メモ8

2006年7月9日

救助作戦のパターン

救助作戦は，その苛烈さと行為の連携の必要性で特徴づけられており，敵の待ち伏せに遭った戦闘員に対する空からの支援，戦闘地域からの負傷兵の奪還，敵地域に墜落したパイロットの救助，などを目的とするものである。救助には制度化された手順が整備されているが，生存者が発見された場合，救助はしばしば，「現場での問題解決」と呼ばれる偶然性により込み入ったものとなった。おそらくベトナム戦争での最もドラマティックな救助作戦の1つは，敵地後方に墜落した米国人パイロットの奪還のためのものだった。こういった状況での救助作戦は，計画はされていても，しばしば計画通りにはいかなかった。たいていは，救助は偶然性によって込み入ったものとなっていた。救助の特徴を明確にするには，新たなタイプの行為の「連携」が必要となった。救助作戦には，ともにこの問題を解決しようとする人々１人１人が高度な訓練を受けていることが不可欠であった。通常，救助する側もされる側も含め，作戦に参加するどの部隊(個人)にもそれなりのリスクが存在した。諸活動の順番と，救助作戦が持つ協同的な相互行為という特徴は，これから述べる事例の中にもみられる救助者が直面する問題の多様さと，「現場での」問題解決と新規な行為をどのように用いるのか，という点に注意してほしい。

ベトナム戦争の期間中，救助を専門とするチームが存在していた。チームの１つは，敵地(普通は北ベトナム，カンボジア，ラオス)に墜落したパイロットを救助するために編成されたものであった。特別に救助用とされていた飛行機はスカイライダーであった。これは，単発のプロペラ機で，第二次世界大戦時代の年代物の飛行機であった。通常の手順を説明する。2機のスカイライダーが，墜落したパイロットからのコールにより発進する。隊長機と僚機である。スカイライダーのパイロットは，実際の「救助」そのものは行わない。それはヘリコプターの任務である。むしろスカイライダーの役割は，墜落したパイロットと救助用ヘリコプターを援護することであり，それによって救助がうまくいくのであった。スカイライダーを操縦する空軍パイロットは，Sandyとして知られ，コールサインも「Sandy」だった。救助活動にかかわるもう１つの機体はヘリコプターだったが，そちらはJolly Greenとして知られていた。その乗務員たちは「Jolly」と呼ばれていた。

スカイライダーのパイロットであったMarrett(2003, pp. 156-161)は，救助のときの話を次のように述べている。1機のF4ファントムが，爆撃作戦中にラオス領内のホーチミンルート上空で撃墜された。この飛行機には2名のパイロットが乗務していた。1名は無事脱出に成功したが，もう1名(機長)は機体とともに墜落してしまった。生き残ったパイロットは脱出の際に多発骨折を負っていたが，無線を使って基地に自分の位置を知らせるだけの意識は残っていた。

F4が撃墜されてすぐ，スカイライダーのパイロット2名とヘリコプターの乗務員たちが救助遂行のために派遣された。飛行機が目的地に近づいたとき，スカイライダー1機が撃墜されてしまったが，パイロットは無事脱出に成功した。いまや2名のパイロット(もともとのパイロットと救助機のパイロット)が敵地に取り残されていることになった。あたりは暗くなり始めてきたので，翌朝まで作戦は延期されることとなった。

夜明けとともに，2機のスカイライダーとJollyが救助を完了するために新たに派遣された。重傷を負った最初のパイロットは救助された。もう1人はいまだに森の中で北ベトナム兵たちに囲まれて(しかし発見はされていなかった)取り残されていた。2人目のパイロットの位置を確認後，しかしまだ救助が完了するまでの間に，さらに1機のスカイライダーが撃墜されてしまった。そのパイロットは墜落で死亡してしまった。敵地で救助を待つパイロットはまだ敵に発見されていなかった。ここへ，第3の救助チームが送り込まれ，位置を確認し，救助の降下の準備を行った。パイロットをヘリコプターに引き上げている最中に，小規模な銃撃戦が起こった。ヘリコプター乗務員の1人が，敵を撃ちやすいように機体後方へ移動した。ヘリコプターが引き上げているときのことだった。敵砲火から機を守る任務を負った機銃担当乗務員(敵をヘリコプター後方の広場から撃っていた)が，足に重傷を負ってしまい，機体にも損傷が生じた。もとのパイロットはすでに機内に収容されており，いまや注意は大量出血をしている機銃担当乗務員への介抱に移っていた。しかし，ヘリコプターは地面に激突した。幸い，怪我をした兵士や救助されたパイロットも含め6名全員，命に別条はなかった(これが，あのパイロットにとっては2日間で2度目の墜落である)。新たなヘリコプターが彼ら6名を救助するために派遣され，最終的には全員が無事基地に帰還した。

生き残りに求められるのは，多様な資源ばかりでなく，その遂行には，いくつもの行為の再調整あるいは偶然性に対するマネージメントが不可欠なのである。1つの計画がとん挫したときには，即座に予備のプランを投入できなければならない。救助作戦を保証するのは，装備や人員やコミュニケーションの調整であり，直面した問題を解決するためのこれまでにとらわれない新規な戦略的行為/相互行為の活用なのである。

メモ 9

2006 年 7 月 9 日

脱出と回避のパターン

ベトナムでは戦闘員たちは「極度に危険」な状況に置かれるときがあった。例えば，敵戦線の背後へ送り込まれたり，待ち伏せに遭遇したり，気づいたときには敵戦線の後方に取り残され，友軍が自分たちの位置や安否すらわからない場合など，である。脱出と回避のパターンを特徴づけるのは，直面する条件やリスクに対処する新たな戦略を思いつくように，過去の経験と知識を利用することである。誰かに救助をしてもらう救助作戦とは違い，脱出と回避では，当事者自身が自らを助けなければならないのである。ここでは，敵からの脱出と敵の回避のためにとられた決然として並外れた戦略的な行為の事例を，1 つだけあげておきたい。

このストーリーは，Specialist 4 James Young of Alpha Company，1st Battalion，5th Calvary についてであり，Moore & Galloway(1992)によって語られたものである。パトロールの途上で，彼らは敵の待ち伏せに遭遇した。すさまじい戦闘が起きた。その戦闘で，マシンガンが敵に奪われ，アメリカ兵に向かって火を噴いた。Specialist Young は，空爆を要請できるようにその隊の安全な場所から離れ，マシンガンの位置を確認しにいくことを志願した。背の高い草の中を進んでいる途中で，Young は頭部に被弾した。負傷した彼は，自分の部隊に戻ろうとしたが，部隊から遠く離れてしまったこと，そしてその部隊が敵に包囲されていることを発見しただけだった。Young は，自分が負傷していること，そして自分が部隊から取り残されてしまっていること知った。身の回りにあるものといえば，ほんの少しの弾薬と手榴弾，ライフル 1 丁，水筒 2 つ，そして小さな鏡 1 つだけだった。自分がどこにいるのか，そしてどこへ向かうべきなのかわからないなか，Young は，自分の部隊がもといた場所を思い出し，そこへたどり着こうと考えた。樹上に潜むスナイパーを撃ち，敵の砲火から身を守りながら逃れるために，残り少ない手榴弾を草の中に投げ込みジグザグに進んでいった。自分を追いかけてくる敵の話声も聞こえた。追跡者たちの裏をかくために，Youngは子供時代に狩りをしたときに学習した技術を思い出した。川に着いたら，流れの中を上流に向かって歩いていったのである。流れの中で後のことを考えて水筒を満たし，自分も持ちこたえられるように水を飲んだ。岩場で流れから上がり，仲間が追ってこられるように小道を外れないようにしたかった。彼はある谷に到着した。そこは，自分がやってきた小道に対してよく見通せる場所だった。夜になってきた。岩の間に避難した。自分の日記を取り出し，もし自分が戻らなかったときにこのメッセージが発見されれば，と願い，家族に手紙を書いた。頭部の怪我はひどく，何か飲もうとしても嘔吐してしまった。

夜じゅう，Youngは覚醒したまま横になり，ときたまほんの少し眠っただけだった。明け方になって，彼は上空を飛ぶヘリコプターの音を聞きそれが米軍のものに違いないと思った。鏡を使ってヘリコプターに信号を送ろうとしたがうまくゆかなかった。自分の脱出のために，その飛行経路をたどっていった。この戦略は，米軍の戦線に自分を近づけるものとなった。そしてそこはいまだに戦闘が激しいところでもあった。Youngは大きな木の幹の背後に隠れ，戦闘が収まるのを待った。米軍機が敵を追い払うためにその地域に爆弾を投下し始めた。友軍の砲火でやられるかもしれないという恐怖の中で，Youngは安全な背丈のある草を探した。再び暗くなってきた。この暗がりの中で仲間と自分の間に横たわるこの藪を横切ってゆけば，味方からも敵からも撃たれてしまうかもしれないことはわかっていた。そこで彼は藪の中でもう一晩過ごすことにした。暖かさを保つために藪の中に身を沈めた。戦闘は夜中続いていた。夜明けとともに，Youngは米軍の陣地へ注意深く近づいていった。最後の米軍が空路撤退するまさにその直前に，彼は米軍の陣地へ戻ることができたのである（Galloway & Moore, 1992, pp. 318-321）。

生き残るために，Youngは少年時代に学習した生き残りの技術をレパートリーとして引き出し，それをベトナムの地形と問題に適用したのであった。彼の技術は生き残ろうとする強い動機とともに，敵の領域からの脱出と回避を可能にし，最終的には陣地への生還をやってのけることができたのである。

方法論上のノート

ここで分析をいったん止めたい。私はプロセスと文脈を分析に取り込んだが，ある種の研究プロジェクトではこれで十分なこともある。しかし，分析者の１人として，私自身はこれで満足するものではない。ここには「自己の変化」，「戦争のイメージ」そして「帰郷」という，まだ言及されていないカテゴリーが残っている。さらなる分析作業の手段は，これらを全体のストーリーに組み込むことである。いま私がもつ問いは，これらすべてをどのようにまとめればよいのか？　である。12 章は統合に照準を合わせるものとなる。

要約

本章では，生き残りという概念の探求を行ったが，そこでは，プロセスと構造を分析に組み込んでいった。研究者は，戦闘員たちが生き残りをかけて，直面した問題や恐怖を克服するようにどのようにマネージメントしたのか，という点を明らかにするために，実際の戦略的行為/相互行為/感情のパターンをみてきた。パターンはプロセスを概念化し，プロセスを構造へと結びつけていく１つの方法である。パターンはデータから現れてくるものだが，研究者によって認知されねばならない。プロセスを概念化するにはいくつものやり方がある。研究者はプロセスを，局面，ステージ，レベル，程度，目的への進捗具合，行為の順序，などから考える。今回の事例ではプロセスは，生き残りの機会を高めようと，日々，現実には刻一刻と執り行われていく活動であった。データからプロセスを見つけ出す手品など存在しない。研究者はメモと生データを調べ，時系列の中でどのように主たる課題や問題が処理/対処されているのかを探し出すしかないのである。いったんデータからプロセスを見出すことができたら，対象となるその経験を理解する助けとなる概念図を描くことは可能である。

課題

1．ここまでの議論を踏まえて，自分がプロセスについて何を学んだのか，考えなさい。このプロセスに関して何か新たに考えたことはありますか？

2．プロセスがどのように分析を豊かにし，また理解を深めるのか，確認できたか？　MAXQDA を使っているのであれば，プロセスのインパクトを視覚化するために，MAXMaps を使いなさい。

3．プロセスと文脈を一緒にするための，別のやり方を知っていますか？

4．本章に登場した諸概念を，自分が今コード化しているリストに追加しなさい。いくつかの概念をより高次のレベルのカテゴリーにグループ化することは，どのように始めればよいのか，考えなさい。おそらく皆さんがもっている理論枠組みは私とは異なる。MAXQDA の利用者は，コードシステムを組み直すために，コードのコピーと移動という機能を使ってみなさい。自分のコードシステムに対する見方を，ヒエラルキーから線形的なリストへ切り替えてみなさい。仲間たちと，コードシステムをヒエラルキー構造から離してみるという選択肢について，議論しなさい。

5．ここまでの各章を読み進めてきた中で，私が見落としてしまった何か別のパターンがあるか？　MAXQDA を使っているのであれば，パターンを調べる助けとして，語彙検索を使ってみなさい。

12 カテゴリーの統合

残ったものは悲しみ，計り知れない悲しみ，生き残ってしまったことの悲しみ。戦争の悲しみであった(Ninh, 1993, p. 192)。

表 12-1 用語の定義

統合 Integration：1つの核となるカテゴリーの周りにいくつものカテゴリーを関連づけていくプロセス。また，最終的な理論的構築物を精製し仕上げていくプロセス。
ネガティブな事例 Negative Case：ネガティブな事例を探すために，研究者がデータ収集を続けることができるとしてだが，そのネガティブな事例の発見は，分析者の概念化を必ずしも否定するものではない。しばしばネガティブな事例は，ディメンション上の極限あるいはデータ概念化におけるバリエーションを示すものである。
理論的飽和 Theoretical Saturation：プロパティ/ディメンション/バリエーションという点からみて，あらゆるカテゴリーが十分に発展している，という分析上のポイント。バリエーションは発見されるかもしれないが，さらなるデータ収集と分析を行っても概念化そのものにほとんど新たなものを加えることはない状態をいう。

はじめに

本書ではじめから言い続けているように，必ずしもすべての研究者が理論の発展に関心を持っているわけではない。しかしながら研究者の中には私も含めて，理論構築が重要な目標である者もいる。本章は理論構築に関心を持つ読者に向けて書かれたものだが，次にあげるような理由でそれ以外の読者もこの機会に興味を持ってくれるかもしれない。ベトナムにおける戦闘員の分析が進み，興味深いストーリーが文脈とプロセスを伴って完全に浮上してきたとしても，私からみればまだまだ十分だとはいえないし，実際未完成なのである。おそらくこれは，グラウンデッド・セオリーを用いる研究者としてのこれまでの私の訓練とバイアスによるものだろう。もしかしたら，多様な分析の糸口をすべてまとめねばならないという私の要求によるのかもしれないが，私はまだ分析を続けていこうと感じている。私は，最終的な**統合**というポイントに到達したいと思っている。分析から引き出された主たるテーマあるいは現象は生き残りであるようにみえるが，まだまだストーリー全体は語り終わってないというネガティブな感覚は依然残されたままなのである，というコメントで前章は終了した。あの説明には，まだ何かが欠けているような気がする。本章の目的は，この足りないピースを探し出すことであり，その中で，ベトナムにおける戦闘員の経験に対するしっかりとした説明枠組みを構築するために，あらゆる研究の糸口を統合していくのである。再度いうが，研究を論理的な帰結に導くために用いたフォーマットは，メモなのである。ここでいうメモは，説明メモというよりも要約に近いものである，ということだけは忘れないでほしい。これらが，多様なアイデアをまとめてくれるのである。

統合メモ 1

2005 年 7 月 23 日

記述的なストーリー

私は近頃，本研究の中心的な概念について考え続けている。データの中で私が関心を持ち続けている中心的なテーマは，「生き残り」である。例えば戦闘員にとってのベトナム経験とは何なのか，と質問をしたとしたら，しばらくの間ベトナムにいた後，特に敵と戦闘で実際に交戦した後，「生き残りの１つ」という基本的ストーリーに至ったと答えるだろう。ベトナムから生還した者はすべて生還者(サバイバー)であり，戦闘員にとっての当地での主たる目標は，生き残ることであった。しかし生き残ることは，これは研究の中心なのだが，ストーリーすべてを語るものではない。「自己」の変化，「戦争のイメージ」の変化と「帰郷」もある。これらは，多かれ少なかれ生き残りに影響を与え，あるいは生き残りの帰結となった。私が言いたいことは，戦争にいったことの結果として，人々が徹底的に変化してしまったということである。帰郷したとき，彼らは出征前とは別人となっていた。市民としての感覚で持っていた戦争のイメージは，根底から覆され変化した。この変化は，後々まで続くものとなった。立ち戻ってすべてのメモを読み返すうちに，ここで展開されている「生き残り」以上に，もっと深いものがあるように思われる。それは次のようなものだと私は考えている。例えばエベレスト登頂を目指している登山者がいるとしよう。登山者はもちろん生き残りたいと思うだろう。しかし，生き残るという営為(明示的に顕在化しないかもしれないが)の中で，「夢の実現」や「何かの証」のために登頂するという考えが深められていく。ベトナム戦争のデータの中では，生き残りは何にもまして最優先事項である。これが結局基本となっている。しかし，生き残りは，生き残りの諸戦略を単に利用する以上に，もっと深い何かに依拠しているように思われる。若者は，自己を適応させていかねばならない。戦争のイメージに対しても同様である。そうしなければ戦争のリスクに直面することはできない。つまり，必要であれば敵を撃つのだが，しかし同時に，精神的なバランスと道徳の統合を維持するために，内面の勇気と強さを利用するのである。

市民としての標準，価値，活動が持つ市民の文化から，若者たちは戦争へ出ていく。これこそ，彼らの生活を作り上げた「現実」であった。いったんベトナムに着けば，若い兵士たちはこれまでと全く異なる「現実」が取り巻く中で戦闘員としての役割に直面させられる。この「現実」は，一連の問題，あるいは身体的/精神的/道徳的なリスクに満ちあふれている状況で構成されている。つまり，どのように状況を認識あるいは定義するのかに依存しているのであり，そこでは全く新たな標準，価値，活動の求めにさらされている自分を発見するのである。直面した問題を正確に定義し適切に行動できるためには，上手にこの２つの現実の調停をしなければならない。戦闘員が市民生活から戦闘地域への適応ができなければ，彼らは生き残りに必要な諸戦略を活用することができないがゆえに，生き残りの機会を減少させてしまうのである。しかしながら，人間はこんなにも遠いところへでも行くことはできるのであり，そこで自身の戦争における「現実」〔*Tiger Force*(Sallah & Weiss, 2006)に記述されているように〕を作り上げることができるものなのである。任務が完了すれば，戦闘員たち(今は退役軍人たち)は，ベトナムでの経験を脇におき，再び市民生活に適応していかねばならない。しかし，ベトナムでの経験の影響により，彼らはもはや故郷を発ったときの彼らとは別の人間になっている。

さらに，ベトナム退役軍人は，何年間かそこにいなかったという以上に何か違うものになって社会に戻ってきた。彼らは戦争に行った結果として変わっているのだが，社会もまた戦争の結果として変化していた。戦争，国家，愛国心に対する態度を新たにしつつあったのである。この時点で私が考えたのは，自分の中核となる概念が次の要素をもたねばならないということである。身体的/精神的/道徳的な生き残りという考えを含んでいることと，ベトナムでの成長とその後の帰還を通じて，市民生活から戦闘員の生活を取り出せるものでなければならない。さらに，退役軍人の誰もが持つトータルな経験を作り上げるためにまとめあげられる多様な現実を調停する能力も含まれねばならない。

「自己の変化」，「戦争イメージの切り換え」，「戦争の文化」，「帰郷」―私はこういったものからいくつかの主要なテーマを取り出した。そのどれもがしっかりと探究されたわけではないが，初期のメモの中の１つ(研究協力者＃１の分析の最中に書いたメモ)の中で，私は自分が言いたいことにぴったりはまる概念をすでに手にしていたことに気がついた。その概念は，「多元的な諸現実の調停」であった。自分にとって，この概念は実際，生き残りに含まれる積極的な構成要素と，戦闘員が生き残るために耐えねばならない深い変化に，重点を置くものである。「自己の変化」と「戦争イメージの切り替え」そして「戦争の経験」といったその他の諸概念は，すべてこの概念のもとに統合され得る。私が興味を持っているのは，その定義そのものからして，「調停」には自己における変化と戦争のイメージの切り替えが不可欠である，という点である。あえていえば，「生き残り」は，多様な現実(戦争前/戦争中/戦争後)および戦争がどのように調停されたのか，ということとかかわりを持っていなければならないのである。「現実」とは，戦争それ自体の出来事を指すのではなく，戦争にかかわった多様な諸個人によるそれらの出来事の認識の仕方や定義の仕方を意味している。私が中核となるカテゴリーとして選択した概念は，「生き残り：多元的な諸現実の調停」である。この拡張された概念は，ベトナムへいく前/戦争中/帰還後，および戦闘員であることに，焦点化して経験を全体として説明するものであると，考えている。これは，ストラウス(1987, p. 36)に明記された中核となるカテゴリーの規準に合致し，人生の中で困難な状況に適応しなければならない人々を対象とした他の研究に対しても，何らかの示唆を提起している。私の考えでは，戦争をある種独特なものにしているのは，身体的リスク以外に精神的リスクと道徳上のリスクが存在していることである。

理論的ノート

ここでコメントを行うことは重要である。研究者の中には「基本的社会/心理的プロセス」の観点からだけ考えている者もいるが，1つの中核となるカテゴリーは，1つの現象，研究の主たるテーマ，を表している。こういった観点から考えることは，社会学者や心理学者にとっては問題がないことなのだが，教育・法律・ビジネスマネージメント・建築問題などに関心を持っている人には，フィットするものではない。したがって，私は，まず第一に基本的社会プロセスとしての中核カテゴリーに重点を置くことを，嫌っている。本書に対する初期の書評の1つが指摘していたのは，基本的社会プロセスはプロセスというものであれば何であれ，その主たるテーマに組み込まれた形で発見される一方で，中核カテゴリーが研究の主たるテーマあるいは現象を表している，という点である。生き残りのような現象が存在し，そしてプロセス(法律的，教育的，心理的，など，どんなプロセスであれその研究に適するものであれば何でも)が存在するのである。だから，プロセスは現象を説明するし，それがどのように働いているのかを記述する。出来事，問題，状況が発生し，人々はそれに反応する。研究者がどのように中核カテゴリーを定義するのかは，自分自身がどのように強調したいのかによって決まるのである。

本研究を進める中で，私はどのように統合のポイントに到達したのか？私がいわなければならないのは，私はこの研究について深く考え，自分の直感に注意を払ってきた，ということである。私は，「生き残り」だけでこれまで読んできたベトナムのストーリーすべてを説明することに，満足できなかった。その理由は，この概念があまりに身体的な生き残りを志向しすぎていたからである。私は何度も何度もメモを読み返した。じっくりと腰を落ち着けて考えた。歩きながら考えた。私は，身体的な生き残りはストーリーすべてを語り尽くしてはいない，という考えを忘れないようにしてきた。なぜか私は，戦争に本来つきまとう身体的/精神的/社会的/道徳上の諸問題を取り出す方法を，そして，人々が戦争中および帰還後にそれら諸問題に対して反応するそのやり方を，必要としていた。いったん，初期の概念「生き残り：多元的な諸現実の調停」にたどり着くと，自分が何らかのものに対する回答を手にしているのだということが理解できた。中核となる概念とその他の諸概念が，データから引き出された。しかし，「理論」はなく，まさに構築中である。結局のところそれは，研究協力者によって提示されたデータに基づいて，分析者が作り上げる構築物なのである。

記述から概念化へ

今や自分が，ベトナムにおける戦闘員の生き残り経験について妥当な説明を提示できる中核カテゴリーを手にしているということについて，満足している。私は，その他のカテゴリーがどのようにこれと関連を作っていくのか，調べる準備が整っている。したがって，ベトナムのストーリーを語り直すことによって，これを行っていきたい。今回は，理論的構造の基礎として，主要なカテゴリーとサブカテゴリーを使っていく。

統合メモ 2

2005 年 7 月 24 日

分析上のストーリー

「戦争の経験」は，1つの「悲劇」として，あるいは，時間を超えて広がる成り行きとして，考えられうる。そのことに踏み込んでいくと，戦争の経験は，実際に個人が戦争にいくずっと前から始まる「戦争のイメージ」である。人々は，親類/近隣/映画を含むメディアの中でそれまでに見聞きしてきたことをもとにして(何らかの形で軍人との接点があればそこから)，「態度」を選び「イメージ」を形作っている。したがって(変化する仮説)，若者が入隊すると，「新人キャンプ」でのトレーニングに基づいて，新たに，しかし決して「現実」ではない戦争のイメージを作り始める。「新人キャンプ」は厳しく「戦争に似ている」かもしれないが，「戦争」ではない。戦争が意味する「現実」が始まるのは，戦闘員として実際にベトナムにいき，実際の戦闘を経験してからなのである。そこには，軍に入隊した若者という「自己」も存在する。良いことも悪いことも含めて，彼らはそれまでの人生の経験をすべて持ったうえで，入隊した。中流階級で愛国心のある安定した家庭からやってくる者もいた。貧困やその他困難な背景をもって，あるいは，戦争にいく前から精神的に不安定な者もいた。多くは，家族や故郷を超えての人生の経験が浅く，ベトナムやそこに暮らす人々については無知であった。それでも，彼らが生き残りの機会を得ようと思うならば，「戦闘地域」に存在すること/「生存しにくい環境」に適応するように変化していく能力が求められるのである。彼らが自分のすべてを捨てなければならないといっているのではない。いったんベトナムにきてしまったら，生き残るために必要なことを行うために，技術，態度，経験，精神の安定，道徳の強固さを鍛えることが不可欠なのである。「戦争の経験」を生き残ることは，「市民の文化」と「戦争の文化」間の「多元的な諸現実の調停」にかかわることである。そして，「帰郷」の際に，再び市民の文化に適応していくのである。調停は一度きりの出来事ではなく，現在に至るまでずっと繰り返されているものである。「調停」には次のものが含まれている。

1. 自己の変化　これは専門的な軍事技術，感情的な強さ，道徳の強固さ，「戦争にかかわる問題とリスク」の克服に不可欠の社会的資源を発展させていくことによって，「新人」から「ベテラン戦闘員」になっていくことを内包している。ちょうど，戦争の経験を生き残るために必要なものとしての自己の変化が存在するように，生き残った結果としての自己という帰結がある。戦争の経験をする中から得た自己という帰結の1つは，実際の年齢以上に「歳をとっていく」ことである。それは，自己について学び，新しい専門的技術と社会的技術を学び，自分や他者に対して(そして自分がとるどのような行為に対しても)責任を取りうる存在であるという感覚を得ていくことによるものなのである。戦争にいくことによって「自己」に生じる変化の帰結としてそれ以外に考えられることは，「解決できない怒り」，あるいはまた，戦闘員が生き抜いてきた世界をなんら知らない社会からの「疎外感」である。

2. 戦争のイメージの変化　ベトナムに来たら，戦闘員は映画からの「ロマンティック」な戦争のイメージから離れ，そこで繰り広げられている戦争すべてが物語っているより「現実的な」見方にイメージを切り替えねばならなかった。現実的なイメージは，敵対者としての「敵」の認識というイメージ，仮に同意しがたいと思っていたとしても「リーダーシップ」と「交戦規定」を認め受け入れるというイメージ，として定義される。その他変化しなければならないイメージの中には，「許可された殺人」という考えが含まれているが，船外に逃げ出したり，無差別殺人をしないように十分な良識も持ち続けなければならない。戦闘員は，戦争における「道徳の矛盾」が存在すること，そして正悪を分けるのは細いラインである，ということを受け入れねばならないばかりか，そのラインを越えるのも道徳上の逸脱も許されてはいないということを，受け入れねばならなかった。強いリーダーシップを持っていることは，若者を統制するために不可欠である。「現実」はそれぞれの個人が誰であるのか，過去の経験，精神状態，戦争における役割，現地での出来事の認知に依存するので，ベトナムの「現

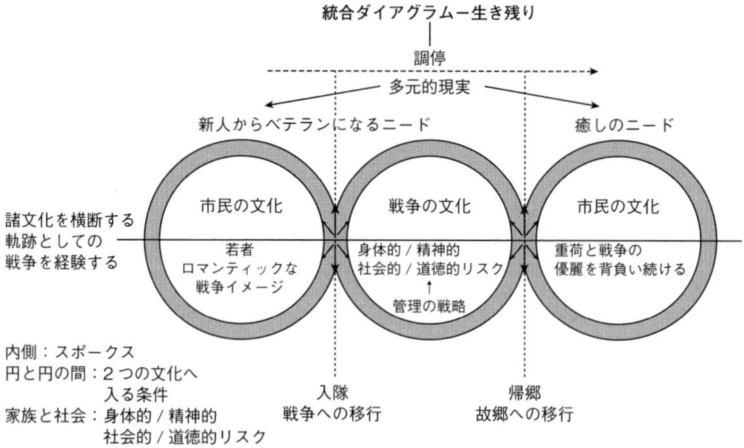

図 12-1　生き残り，多元的な諸現実の調停

実」は1人1人異なっている。戦争の経験を生き残った帰結の中には，「後遺症としての怒り」と「戦争の恐怖のイメージ(戦争の幽霊を含む)」を故郷に持ち帰ることが含まれている。「帰郷」に際しては，市民活動家とぶつかりしばしば「悪いこと」とされたことがベトナムでは「正しいこと」にみえ，置いてきぼりにされ「戦争の本質」を理解することに失敗してしまった人々，さらにはまずい方向へ向かう物事に対して，怒りを感じていた。故郷に残っている人の視点からみえる「戦争の現実」は，ベトナムで戦闘した人の「現実」とは全く異なるものであった。多くの退役軍人たちが「帰郷」の際に経験したパースペクティブの衝突は，戦争と政府からの，そして社会のその他の成員への「幻滅」を促した。戦闘員にとっては，そこへ行き，彼らがしたことを経験した人だけが，理解できるのである。

3. 戦争の文化　これは，集合的な戦争経験と並んで，兵士各人が経験した文脈を提示するものである。戦争の文化は，政治的/社会的/歴史的条件の組み合わせから引き出されたものである。そしてこの諸条件が組み合わさって，戦闘員たちが戦闘地域で直面した生き残りに立ちはだかる問題や障害を形作っていた。ベトナムにおける戦争の文化に加えて，「故郷における戦争の文化」の存在があった。これは，戦争に対する暗黙の支持から始まり，やがて平和運動へと至り，そして戦争の道徳に関して国が二分した。集合的な運動は，帰還兵たちにとってはかなりの意味合いをもつものであった。戦争の文化は2つの異なる文化，つまり，戦争にいく前の「市民の文化」と，戦争から帰ってきた後の「市民の文化」の間に位置づけられており，後者は時間の経過とともに変化さえしていた。戦争の経験は，ベトナムに着いたばかりの新兵の目から，そしてベトナムを離れた後の退役軍人のパースペクティブから，双方に組み込まれていたのである。

4. 生き残りの戦略　これは，生き残りを妨げる障害に対する，行為的/相互行為的/感情的な反応を提示するものであった。しかし，こういった諸戦略の活用は，「自己および戦争のイメージと，現実の戦争との間を調停する」，戦闘員の能力に依存していた。戦闘員によって用いられた生き残りの戦略は，手近な問題に合うように調整されたが，これは，「個人的」，「制度的」，「集合的あるいは救助の」そして「脱出と回避」といったパターンに分類できる。誰が帰還でき誰ができなかったのかという点については，確かにチャンスが大きな役割をもっていたが，生き残りを切望するという積極的な要素と必要なことを行おうという意志は，生き残りと帰郷のチャンスを手にするために欠かせないものであった。時には，身体的/精神的/道徳的な面で自己を「休息」させ「回復」させる戦略がうまく働かず，戦闘員たちは「疲弊」してしまうか，あるいは，戦争による終わりのないストレスと緊張によって疲れきって士気がくじけてしまうのだった。

ここに，研究者が書いた仮説がある。戦争の経験の一部として，身体的に生き残るために調整をする戦闘員たちが，まだ感情的には無傷で，道徳の統合が保たれているとき，彼らは「自分自身と戦争の現実の調停」をせねばならなかった。つまり，自己における完全な身体的/精神的/道徳上の変化，および新兵からベテラン兵へとなっていき，身体的な傷害から自身を守るのみならず，身体的/精神的/道徳的に自身を回復させるための諸戦略を活用しながら，戦争のイメージに耐えねばならない。

5. 帰郷　これは，戦争地域から離れることを意味している。再度いうが，現在退役している戦闘員たちは，市民生活の「現実」に合わせるために，自己および戦争のイメージについて，根底的に変化させなければならなかった。市民生活との「調停」は，多くの退役軍人たちにとってそれほど簡単なことではなかった。その理由は，彼らの多くが「戦争の重荷を引きずって帰郷した」からであり，それらは，「後遺症としての怒り」，「良心の痛み」，「出没する幽霊」，「社会からの疎外感」といったかたちで現れていた。そしてそれらは，政府，社会，場合によっては自己に対しての「幻滅」を伴うものであって，多くの場合，かなりの「怒り」を伴っていた。退役軍人たちが帰郷のときに背負ってきた重荷は，「癒し」を求めていた。「癒し」は，友人，家族，セラピーグループの現在も続いている支援により，怒り，罪，後悔，恐怖からの解放を必要としている。ベトナム後の「癒し」は，ベトナム戦争に対する関心と支援を社会が忘れてしまったことによって，さらに困難な状況になっていた。退役軍人の多くは帰郷に際して，戦争の現実から市民のそれへ戻る際に経験する矛盾から自身を守るため，自分の心の中に自身と他者とを分ける「沈黙の壁」を立ち上げた。彼らは，戦争の経験を自分の心の奥に埋めた。時とともに，そして多くの支援を得て，退役軍人の中には，決して忘れることはなかったのだが，過去の自分と現在の自分を「調停」し，市民生活に再び適応できた者もいた。戦争の経験が持つネガティブな側面と折り合いをつけつつ成熟しながら，彼らは自分の生活を歩むことができ，成功することができた。それ以外の人々にとっては，「癒し」は困難なものであった。なかには今日に至るまで，「沈黙の壁」を保っている人もいる。彼らは，怒り，幻滅，そして広い範囲で疎外されたままである。PTSD であったり，また，経験した恐怖を消し去るのを助けるために，アルコールやドラッグ漬けの生活になってしまった者もいる。

結論として，戦争の経験は，激しく，力強い，人生を変える「生き残り」の出来事として記述できる。そしてそれは，多くの「多元的な諸現実」を含むものであり，「戦闘員が生き残ろうと思えば」，それらの諸現実は「調停」されねばならないものである。戦闘員がベトナムから帰ってきたときに戦争が必ずしも終わるわけではなく，退役軍人の中には，残りの人生を苦しみ続ける人もいる。看護師，医師，技術者などの支援的役割を担い，自分自身は戦闘員ではなかった退役軍人の多くにも，戦争にいった結果として，同様の経路での衝撃が起こっているのである。

戦没者を祈念して慰霊碑が建てられたが，それは生き残った人々の痛みも抱えている。私は，帰還兵たちが自分の周りに張りめぐらせていた「沈黙の壁」によって，初期のインタビューが暗礁に乗り上げてしまったことを思い出した。今なら理解できる。これは，彼らが自分の「戦争の経験」という「現実」と生きていくことを可能にするための重要な防衛機能となっているのである。

方法論上のノート

上記のメモは，生き残りと帰郷のストーリーを語るために，分析から引き出された諸概念(「」で印をつけてある)を用いている。もしかしたらよりよい説明もあるかもしれないが，「生き残り：多元的な諸現実の調停」としての戦争の経験の概念化は，データにフィットしているようにみえ，また，研究してきたすべての可能な解釈の1つを提示している。主要なカテゴリーはより上位の枠組みに，論理的にフィットしている。この枠組みは，生き残りができなかったその理由に関しては何も語っていないのだが(戦死者に関する実際のデータは持っていない)，戦闘員にとっての「戦争の経験」がどのようなものであったのか，そして，なぜ生き残ることができたのか，については，ある程度のひらめきを提示している。

この研究を開始したとき，どこへ向かうのか皆目見当がつかなかった。私は，データが示すままに任せてきた。しかしながら，私は決して受け身でデータに接していたのではない。分析の間中，データと相互行為を行ってきた。そしてその相互行為から浮上した疑問が，私を先へ進めてきたのである。分析とデータの間の相互作用は常に継続してきた。

理論の精製

仮にこれが「実際の」研究であれば，今や自分の一般的な枠組みを取り上げ，(a)論理的なギャップをチェックし，ギャップが生じそうな領域で再び作業を行い，(b)これまで書き，すべての主要なカテゴリーの情報を充足するために分類されてきたすべてのメモを使い始めるときである。

論理的なギャップのチェック

私はここで，それをしようとは思わない。これは，読者個人が自宅で，あるいはグループセッションの一部としてグループで行うのに，よい演習となる。

充足

中核となるカテゴリーは，「生き残り：多元的な諸現実の調停」であった。多元的な諸現実の調停は，戦闘員たちの「戦争の経験」を表している。これは，彼らが身体的/精神的/道徳的に生き残るために，実行しなければならなかったことである。この中核となるカテゴリーのもとに，他の主要なカテゴリー(「自己の変化」，「戦争のイメージの変化」，「戦争の文化」，「生き残りの戦略」，「帰郷」)が位置づけられていた。自己の変化と戦争のイメージの変化は，戦争の文化および帰郷に際して提起された挑戦に戦闘員が正面から直面したとき，調停を行っていくために生じさせる必要がある変化を表している。そして「調停」は，戦闘員自身が戦争中身体的に生き残り，精神的安定性を保ち，道徳的な統合を保持することを可能にするような諸戦略を活用するために，そして帰郷後自身を癒すために不可欠のものであった。

主要な概念ばかりでなくそれ以外の概念についても書かれた多様なメモはすべて分類され，概念同士のつながりを表す多様な言明のもとに，その詳細を充足させるために活用されてきた。充足する場合私は，自己と戦争のイメージにおける変化を通じて調停がどのように行われるのかを説明してきた。まずは，戦争にいく前，誰が戦闘員だったのかということからスタートし，彼がどのように新兵からベテラン兵士に変化していったのか，そしてベテラン兵士になるということが，戦争期間中に直面した多様な問題を解決するために彼らが生き残りの戦略を活用するのをどのように可能にしてきたのか，また帰郷に際して自己を癒すために，どのように可能にしてきたのか，検討してきた。私はさらに，その他の兵士たちと同様に調停をすることができなかった戦闘員の経緯(結果として道徳が崩壊し，士気が挫かれ，身体的/精神的/道徳的に疲弊してしまった経緯)を記述することで，バリエーションを組み込んだ。これらは「疲弊」した兵士たちであり，これは，なぜ他者と同じように帰郷に際して癒すことをしなかったのか，そして適応に苦慮し中にはPTSDを患うものもいるのだ，という点を説明するものである。

この研究は終わったわけではないということを付け加えておかねばならない。戦闘員のパースペクティブからベトナム戦争の経験をより深く理解するためには，追加のそしてより多様なタイプのデータの収集が重要となってくるだろう。本書の焦点は方法論にあってベトナム戦争の研究ではないので，これは本書の射程をはるかに超えるものである。この研究は，教育目的に限定している。しかしながら，私がこの研究を続けるべきであるとするならば，私は戦闘員たちとの非構成的なインタビューを実際に行いたいし，多様な軍務についていた人々(例えば，海軍快速艇の操縦士，現在のデータを代表していないようなグループなど)とのインタビューも行いたい。私はさらに，直接戦闘に従事したわけではなく間接的ではあるが戦闘の経験を共有している，医師，技術者，軍事指導者，政治家，といった人々からのデータの収集も重要であると考えている。

さらに，ベトナムで部隊と行動をともにした多くのジャーナリストたちがいた。そして彼らのパースペクティブと戦争の経験に関する情報を得ることは興味深いことであろう。彼らは自分の経験とイメージを通じて人々にその経験を提示するのだが，彼らがどのように戦争のアウトカムを形作るのか，興味深いことである。さらに，「敵」のパースペクティブからの「戦争の経験」へのひらめきを手に入れることは，重要なことである。そして，故郷では平和運動がそのまま存在していた。本研究の一部として，故郷における市民のイメージは時間の経過の中でどのように作られ，また作り直されてきたのかについて，またそれは誰(何)によって行われてきたのか，またその運動の役割が戦争終結の起点となってもいたのだが，それらについてもさらなる情報がほしいと思う。北ベトナム，南ベトナム，米国をまたぐ舞台裏の活動，そして，戦争の終結をめぐる交渉の可能性に影響を与えた事柄の射程が，存在した。こういった追加素材が重要なものとなるためには，戦闘員の持つ戦争の経験に関連づけられねばならない。その理由は，まさにこの研究で焦点となっているのが彼らだったのだから。したがって，やり残したことは沢山ある。

ほとんどの調査研究は戦争における戦闘員の研究のように複雑で込み入ったものではない。覚えておいてほしい重要な点は，プロジェクトの射程にかかわらず，1つのトピックや事柄に関して実行可能な限り多様なパースペクティブを含むべきということである。多元的なパースペクティブは，ひらめき，豊かさ，深さ，そしてバリエーションをもたらす。また，議論に文脈を組み込むことも重要である。研究トピックに影響を与えるであろう文脈上の要素のすべてにたどりつくのは不可能である。しかし，文脈がどのように状況に入り込んでいるのか，またそれがどのように状況を定義し作り出すのを助けているのかを知ること，そしてそういった状況にどのように文脈が反応しているのかを知ることは，説明に深さと妥当性を付与する。ここでの道徳は，限られた時間，エネルギー，資金の中で仕事をするべきということだが，プロジェクトの先を急ぎすぎてあわててはならないということである。自分の仕事の質と貢献度は，探求の深さと幅に依存するのである。

理論的枠組みの妥当性の検証

これは「実際の」研究ではないので，この検証はここでの主要な課題ではない。しかしながら，私が自分の理論的枠組みの妥当性を確かめるために行ってきたいくつかのことがある。私は3名の研究協力者にコメントをもらうために，自分の初期の分析を送った。それほど多くはない量のコメントがあり，批判はなかった。私が結果にたどりつくそのプロセスを，彼らは興味深いものと考えていた。また，自分の理論的枠組みにたどりついたのち，いくつかの優れた回顧録に立ち返り，それを再度読み直した。この枠組みはその吟味に耐えられると感じた。偶然出会ったベトナム退役軍人と話をしたこともある。彼らは，この枠組みはうまくいっているとみていた。私は**ネガティブな事例**を探してはいない。それというのも，ベトナムの研究は本書の焦点ではなく，例示のための1事例にすぎないからである。しかしながら，このトピックは私をとらえてやまず，私はさらに先に進めたいと考えている。

要約

統合は，理論構築を研究目的とする研究者にとって，分析の最終段階である。おそらく統合は，分析を実行する際の最も難しい部分である。その理由は，あらゆるメモを用いて入れ替えや分類をすること，また，あらゆるカテゴリーがうまくまとまりフィットさせるやり方のきっかけを探すことが，求められるからである。メモの再読，ストーリーラインの創造，ダイアグラムの実行，そして平常心での思考，こういったものは分析者が最終的な統合へたどり着くことを助けるものとして使用できるテクニックである。覚えておいてほしいのだが，質的分析を行うことは，科学であると同時にアートなのであり，このことは分析のほかの段階ではなく，この最後の統合の段階でしか明らかとはならないのである。統合のきっかけは，本章で例示したようにデータの中に見出されるべきである。アートが現れるところは，データに基づいて「理論的枠組みを働かせる」能力と，データから得られるひらめきの中である。研究者は，その理論的枠組みがうまく働かない場合(論理的な過誤の存在)にはそれを認識しなければならず，また，それが生じたときには，その枠組みから離れ，分析上のストーリーがうまくおさまり「これでよしと感じる」まで，何度もやり直すべきである。

問題

1．論理のギャップあるいは断絶を探し，どうすればそれを直せるのか，説明しなさい。

2．私が考えもしなかったような，新たな中核となるカテゴリーを考えなさい。そして，それをめぐってどのようにその他のカテゴリーが統合されていくのかを示す要約メモを書きなさい。もし MAXQDA を使っているのであれば，探索操作として Add-on MAXDictio を使いなさい。そこから何か新たなアイデアを得るのであれば，MAXDicitio に単語頻度のリストを作らせ，それを調べなさい。自分たちのグループで，その結論について議論しなさい。

3．自分の要約メモをフィードバックとしてグループに提示しなさい。

13 学位論文とモノグラフの執筆，研究発表

ひらめきが起こるのは，読んだり書いたりという行為をしている最中だ。書くという作業には，発見的なそして解釈的な意義を見出すことができるテキスト素材が必要である。研究データが解釈されるとともに手にすることができるのは，まさにこの書くというプロセスにおいてであり，研究上の問いの本質的特徴が認識されるのも，同様にこのプロセスにおいてである（Van Manen, 2006, p. 715）。

はじめに

分析を終えた後には，結果を論文，学位論文，モノグラフ，口頭発表という形態で発表するときがくる。文章に書いたり，発表することの興味深い特徴の1つとして，その作業を通して考えが明確になったり，論理上のほころびを解明できることがあげられる。私たちのかつての教え子の1人，Paul Alexander は，1996年9月19日付のメモで次のようなことを書いている。

書くという作業は私の目を理論全体に向けさせ，うまく適合していない箇所を際立たせてくれた。…そのため私はデータに立ち戻っていった…理論のさまざまな側面をこのように構築し，確認していく作業は執筆のプロセスで，

特に理論のさまざまな領域間の関係を特定する作業においてずっと続いた。

執筆や発表について議論を始める前に，いくつか前置きしておきたいことがある。いったい，どうして出版したり，発表したりするのか？　それには，さまざまな理由がある。数々の動機づけ(自分自身のプライド，業績，研究対象となった人々の生活の改善や啓発に貢献したいという希望など)以外にも，そこには同業者との交流という重要な義務がある。執筆，発表というこれらの義務を果たすことなくしては，研究から得られたどんな専門的知識の蓄積も不可能であり，また実践と理論への含意は，出版と発表という作業を通じて知られない限り，展開していくことはないのである。経験を積んだ研究者たちは，これまでにこの義務を自分の精神の中にたたきこんできている。研究経験の少ない者，特に大学院生で初めて研究を行った者は，出版への動機づけが欠けているだけでなく，自分の研究をしばしば過小評価しており，どんなことであっても何か批評されることをおそれている。

本章の目的は，すべての研究プロジェクトに関連してくる，発表と執筆に関して避けて通ることができない，以下にあげる疑問について述べていくことである。いつから書き始めればよいのか？　研究を印刷物としてまとめる，あるいは発表できる段階にあるということをどのようにして知るのか？　何について書けばよいのか，話せばよいのか？　どのような形式で書くべきか，論文か，モノグラフか，それとも他の形式か？　論文を書くことは，モノグラフを書くことや口頭発表をすることとどのような要素が違っているのか？　出版するための努力をすべきか？　どこから出版すべきか？　(学位論文を書いている場合も含めて)誰を読者あるいは聴衆として想定して書くのか？　どのようなスタイルで書くべきか？　執筆や発表のための実際のアウトラインをどのように書き始めればよいのか？　内容が，出版のために提出をしてもよいほどに適切なものとなっていることをどのように知るのか？

本章は3つのセクションに分かれている。最初のセクションは口頭発表について，2番目はモノグラフと学位論文，そして最後にはさまざまなタイプの論文について述べる。執筆に関しては，質的研究の執筆について非常によく述べられている，Becker(1986b)とWolcott(2001)による2冊のよいテキストがある。Wolcott(2002)が書いた論文も参照してほしい。Morse & Field(1995, pp. 171-194)とSilverman(2005, pp. 355-370)も，自分の質的研究を出版したいと思っている将来の著者に対する有用な助言をしている。

口頭発表

研究者たちは，出版を試みる前に，時として眼前にいる聴衆が自分の研究発表に対してどのような反応を示すかをみるために，自分の素材について口頭発表を行う。事実，研究対象者は時々，直接的あるいは間接的に次の質問を研究者につきつけてくる。「あなたは何を見出したのか？　せめて，予備的な結果あるいはその解釈を私たちに示すことはできないのか？」というものである。多くの調査者は，彼らの好奇心を満足させるために，あるいは同僚たちからのフィードバックを得るために，出版前に口頭発表を行う。彼らは，研究がかなり初期の段階であっても口頭発表を行う。質的研究では，比較的初期の段階から結果を報告することができる。なぜなら，研究プロジェクトが開始した時点から分析が開始されるからである。研究対象者が語った魅惑的なストーリーで聞き手を満足させるのを，分析が終わるまで待つ必要はない。

大学関係の聴衆は抽象度の高いレベルでの発表でも理解することができ，研究の戦略や経験に話題の多くが割かれていても理解できるであろう。他の聴衆は，彼らの興味を引くような記述的な語りや事例そのものが多く含まれているような，興味深いカテゴリーやテーマに関するストーリーや論議にもよく反応をする。研究者はさらに，それぞれの聴衆に適しているレベルの言葉を注意深く選択する必要がある。専門用語の使いすぎなどのように言葉の選択が悪いと，聴衆の興味は消えうせる。単純すぎる発表は，同僚を退屈にさせる。重要なことは，研究者は聴衆にとって価値ある何かを話すことである。つまり，深みのある質的研究の質を伝えることを意味する(14章を参照のこと)。

これらの助言は，おそらく確信を新たにさせるものかもしれないが，もしかしたら当たり前であると感じるかもしれない。話やスピーチのトピックを実際にどのように決定するのかという，実践的な問いについてはどうであろうか？　話の内容はできうる限り聴衆に合わせるべきであるということを心にとどめながら，上記の質問への答えを提示していこう。まずは，一般的にいって，特に，理論を開発した場合は，短い発表で結果のすべてを提示することは好まれない。聴衆を圧倒してしまう危険性がある。理論的枠組みの全体を20分という時間制限の中で明快に提示するには，発表者の高い技術が求められるのであり，うまくできた場合には，聴衆は会場を離れた後でもそのことを理解し，記憶にとどめておくことができるだろう。当然ながら，研究者は興味を引く特徴の1つを念入りに検討することにとりかかる前に，主軸となるストーリーの記述を作る作業にとりかかることが可能である。しかしながら，口頭発表はかなり効果的なものであり，1つか2つのキャッチーなカテゴリーに焦点を絞ることにより，多くの記述例を盛り込むことができ，あるいは研究協力者の1人か2人のストーリーを話すことができることによって，確かに理解され，記憶に残るものとなるだろう。

ベトナムの退役軍人の研究に戻り，生き残りに関する，2つの重要な下位概念に焦点をあてて発表を行いたいと思っているとしよう。つまり，「ベテランの兵士になること」と「疲弊」であり，これらの多くの例をデータから引用することになる。この発表の準備のために，これらのカテゴリー/テーマに関するすべてのメモを読み返すことになる。ガイドとしてメモを活用し，この発表の中の主要なポイントとしたい内容についての短い要約の文章をまずは書くだろう。この要約には，発表の論理を含め，次のようなものになるであろう。生き残りは，戦闘員たちの主要な焦点である。戦争にいった若者は，身体的に生き残り，心理的にしっかりとし続け，道徳上健全であろうとするならば，身体的，心理的，そして道徳的にも戦争の現実に適応しなければならない。時間の経過と戦場での曝露によって，戦闘員は「ベテラン」になっていく。このことは，彼が直面する問題に対処するために必要な一連の戦略を開発していくことを意味している。しかしながら，時間の経過とともに，戦略が不十分であり，ストレスと緊張が過剰となった場合，戦闘員は「疲弊」していき，彼らの「現実感はぼんやりしたものとなり，混乱が起こる」。戦闘員たちの身体上の生き残りは危険にさらされ，心理的安寧や道徳上の健全も脅威にさらされることとなる。

発表のガイドとなる眼前の言明を参考に，次に，「生き残り：多元的な諸現実の調停」という主要なストーリーに関する数行を含めた，明確なアウトラインを作るであろう。そうすることで，文脈の中で語りたい概念を選択していくことが可能となる。この作業をとても複雑なものにしたり，必要以上の時間をかけるつもりはないが，複数の現実についていくらかは描写し，調整するための能力がなぜ生き残りに重要なのかという理由について述べることとなる。そして，「ベテランの兵士になる」と「疲弊」という主要な2つの下位概念へと話を移していく。最初に，ベテランになるということの意味を記述し，「ベテランの兵士になる」ことを促す条件のいくつかについて解説する。最後に，途中に多くの記述的なデータを示しながら，ベテランになることがどのように生き残りに関与しているのかを説明するだろう。次に，「疲弊」について論議する。それは何か，なぜそれが生じるのか，そして生き残りへの影響の可能性についてである。この発表は「ベテランになる」ことの発展過程がどのように促進されるのか，「疲弊」がどのように認識されるのか，そしてそれにどのように対処するのかということに関する数行の文章で終えることになるだろう。研究者が全体のストーリーの中のいくつかの側面についてのみ発表していることを聴衆にきちんと示すことは重要なことである。

モノグラフや学位論文の執筆

研究プロジェクトのこれまでの経過を通して，研究者は研究対象に対する感性が鋭くなってきている。さらに研究者は調査をしている問題について具体的に詳しく学習してきている。これら両方が，執筆段階に重要な役割を果たすことになるのである。もちろんこれ以外に，研究者には，いかに文章を構成するか，またどのようにして明確に考えを提示するかというセンスのような，ある種の技術も必要となる。不幸にして，執筆者自身が執筆者の最大の敵となることもありうる。文章力が稚拙であることに加えて，書き方の参考書にある常套句を使う研究者もいるかもしれない(Becker, 1986b；Lamott, 1994 も参照)。幸いにも，執筆というプロジェクトに取りかかるときまでには，研究者は執筆のベースとなるメモとダイアグラムの蓄えがある。執筆には次のものが必要となる。

1．論理が明確になっている分析上のストーリー

2．執筆者が伝えたいと願っているのはストーリーのどの部分なのか，というセンス

3．詳細なアウトライン

4．アウトラインの詳細を説明していくためのメモの山

手順

研究プロジェクトの結果を書くことを考え始める際には，研究者は主要な分析上のストーリーがはっきりするまで，最新版の統合ダイアグラムを見直し，メモを分類し続けるべきである。この見直しは，アウトラインの詳細について書くための素材を十分に手に入れたという確信を得るまで，メモの分類を伴いながら続けられる。分類を行うことで，分析上のストーリーについての疑問が生じたり，論理のほころびが指摘されたりするかもしれない。もしそうだとしても，研究者は落胆してはならない。最悪の事態が起こっても，分析上のストーリーの質は高まり，それによってさらに改善されるのである。いずれにしても，ストーリーは包括的なアウトラインへと転換されていかねばならない。なかには，この詳細なアウトラインを上手に作りあげることができない者がいる。しかし，私たち自身の経験と学生の経験から，次のような助言をしたい。少なくとも，全体にわたる

論理的なアウトラインのスケッチをしてみることである。それを抜かすと，提示する全体のストーリーにギャップが生じてしまう場合もある。

分析とアウトラインの橋渡しを可能にする手順は，ほかにもいくつかある。1つ目は，ストーリーが伝えようとしている論理について脇目もふらずに考えることである。どの研究のモノグラフ(実際には，すべての研究論文であるが)の中にも，このような内在的な論理がある。時に研究者自身がそのことに気づいていないように見えることもあるが，どんな論文にも，著者の基礎となっている論理を示す，鍵となる数行の文章や段落がある(Glaser, 1978, pp. 129-130)。いずれの出版物(あるいは，学位論文)においても，内容の中心を示すシグナルは，しばしば最初の段落あるいは最初の数ページにみられ，最後のページにも再度出てくるものである。原稿では，たとえ初稿であったとしても，分析上のストーリーのエッセンスは明確に示しておくべきである。学位論文あるいはモノグラフを書く場合，口頭発表や研究論文の執筆とは異なり，分析上のストーリー全体を説明するものでなければならない。

分析を執筆という作業へ変換していく2つ目の手順は，利用可能なアウトラインを集め，それぞれのセクションをつなぎあわせる言明を書くことである。そうすることで執筆者は，理論的なストーリー展開の進行について迷うことを回避できる。各セクションとサブセクションに含まれるべき内容について考えることによって，各章のアウトラインは詳細になり，整理されていく。このとき，章の各部分と本全体との関係について心にとめておくことを忘れてはならない。繰り返しになるが，これらの決定に不可欠なものは，関連があるものとそうでないものをうまく分類することである。執筆の段階になっても，研究者は細かな部分を確認したり，ひらめきを得るために，頻回にメモに立ち返ることになる。序文あるいは初めの章では，その原稿の目的が説明され，場合によっては，分析上のストーリーが要約されることもある。つまり，この学位論文あるいはモノグラフが何について書かれたものかという説明である。この言明は，アウトライン同様，調査者が将来必要と思えば，書き直すことができるものである。

3つ目の手順には，執筆する原稿の構造，つまり著者が本や学位論文の中に含めたいと思っている概念上の骨格を視覚化することが含まれる。構造の視覚化は，一種の空間的なメタファーを創出することと比較できる。例をあげる。『終わりのない業務とケア』(Corbin & Strauss, 1988)の執筆の際，私たちは次のようなメタファーを自分たちの心の中に持っていた。1軒の家に入って行くところを想像してほしい。まず，訪問者が1人車寄せから入り，そこを通り抜けていく。その後ロビーを抜け，2つに分かれている大きな部屋に入る。そして裏口から抜けて，その家を後にする。訪問者は家の周囲をゆっくりと歩きながら，いくつかの窓からメインルームをのぞく。しかし，今度は部屋の中に置かれていたさまざまな物の関係について注意深く観察をしていく，というものである。私たちが原稿を書き終えたとき，その形式はこの空間的なメタファーに対応していた。つまり，序文，序章，3つの章からなる広範囲の理論的な内容の部分があり，先に提示した理論的公式から導きだされたものについて考察をしている，いくつかの章を含んだ長いセクションが続いていた。

もし学位論文の執筆に直面しているのであれば，研究者はこの3番目の手順(視覚化)を用いるのは難しいと思うかもしれない。結局，ほとんどの学部では，学位論文に対して，たとえそれが質的研究であっても，かなり標準化された形式を用いることを要求している。通常，それは序章によって始められており，その後文献レビューの章が続き，結果(2〜3章)，最後に要約/結論/提言の章が続くという形式をとる。この場合でも，学位論文の執筆者は中間の章(内容に関して述べる章)について，建築物をイメージさせるように視覚化することを考えることができるかもしれない。いずれにせよ，質的研究に基づいて1つの学位論文を作り上げていくときには，研究者は上記で述べた初めの2つの手順を活用すべきである。つまり，(a)ダイアグラムとメモを分類することによって明確な分析上のストーリーを発展させること，(b)そのストーリーの重要な構成要素のすべてに十分一体化するような主要なアウトラインを作り上げることである。

何を書くのか？

質的研究者は時として，自分の結果について何を書くべきかという決定を下すとき，困難な問題に出会う。研究プロセス全体を通じて生成されるデータの非常に複雑な塊が，その問題の原因である。そこで生じる大きな疑問は次のようなものである。この分析のすべての中のいったい何を含めるべきか？　これらの結果のすべてを，どうやってたった数章分の文章に圧縮することができるのか？　結局，学位論文を書く際の標準化された形式には，実際のところ多くの内容を記述するゆとりは残されていない。言い換えると，研究を報告する場合，どこまで掘り下げていけばよいのか，ということである。答えは，執筆者はまず主要な分析上のメッセージとなるであろう内容を決定しなければならないということである。その後に，執筆者は読者にこのメッセージを伝えるために十分な程度の詳細さで，概念を示さなければならない。論文の中心となる章の実際の形式は，分析上のメッセージとその構成要素との調和がとられたものでなければならない。

にもかかわらず，この答えは，学位論文を書くにせよ，モノグラフを書くにせよ，概念の詳細をどの程度扱うのか，どの概念についての詳細を含めるべきか，そしてどれを除外すべきかについては明らかにしていない。このことを明らかにするためには，「この研究は何について行われたのか？」と「情報提供者が直面していた主たる課題，問題は何であったのか？」という問いに答えを出すところまで立ち返る必要がある。そして，読者がこれらについて包括的に理解するのに必要なくらい，詳細な概念と記述的な引用をのせるようにすべきである。研究協力者や理論に精通をしている専門家にも満足してもらえるように，ストーリーは語られ，理解されるものでなければならない。

モノグラフのアウトライン例

ベトナム戦争の退役軍人の生き残りという経験についてモノグラフを書くとしたら，アウトラインは次のようなものになるだろう。アウトラインをつなげていく中で，結果についての私の理解が，統合を扱った章の中で見いだされたもの以上にどのように発展してきているかに注目してほしい。研究者が分析を結論づけ，執筆を開始するときに，分析がより洗練されたものになっているのはまれなことである。結局，研究者はそのことについて考えるために多くの時間を費やさなければならないのである。ここでは広く，一般的なアウトラインのみを提示する。研究者が，その詳細を埋めるためにメモを活用していることを理解してほしい。

第1章　序

戦争経験は1つの軌跡であるが，戦争前経験，戦争中あるいは「戦闘員としての経験」，そして戦後経験あるいは「帰郷後」の期間に分けることができる。いったん個人が戦闘員経験をすると，戦争は「生き残り経験」として考えられるようになる。なぜなら，身体的，心理的，道徳的リスクの中を「生き残ること」は，戦闘中，さらには帰郷後に直面する主たる課題，問題となるからである。戦争という軌跡を絡まりあって貫通する2本の糸があるが，それは「自己」そして「戦争のイメージ」である。これらのどちらも，もし個人が生き抜こうとしたならば，変化していかなければならないものである。この変化は「調停」というプロセスを通じてなしとげられる。これは，個人が現在の状況をしっかりと把握し，身体的，心理的，道徳上の一連の戦略を用いてさまざまなリスクに対処していくなかで起こるプロセスである。また，これらの戦略は，彼らを「ベテラン兵士」へと変化させるものであり，また「疲弊」を予防するうえで有用なものである。

第2章　戦争前

自己　戦争前の時期には,「自己」は，若さ/理想主義/戦争未経験などで特徴づけられる。この時期は，家族/文化価値と信念/教育/その他の経験などに影響を受けながら自己を形成していく期間が含まれている。若者の中には，理想主義者，愛国主義者，冒険好きな者や宗教熱心な者もいた。なかには心の病をかかえている者もいた。虐待家庭出身者，あるいは法律上問題を起こした者もいた。義務や名誉という感覚から入隊した者もいれば，刑務所行きの判決から逃げ，家出をして入隊した者もいた。それ以外には徴兵され，そこにくることを望んではいなかった者がいた。文化的な信念や道徳と並んで，こういった背景は戦闘員体験とともに戦争に持ち込まれ，生存，心理的強固さ，道徳的な健全さを保つために必要な能力に影響を与えるものである。

戦争のイメージ　戦争前の時期にも，戦争のイメージは形成される。このイメージは，主に戦争映画やテレビ，第二次世界大戦以来語りつがれている話から引き出されたものである。メディアの多くでは，戦争はロマンティックな感覚で描かれている，あるいは描かれてきた。そこには常に，すべてを国と同僚の兵士になげうっている無私の英雄たちがいる。米国は無敵の国として提示され，いったんは被害にあい後退したとしても，常に勝利国として登場している(これは，後に退役軍人たちが戦争に負けたことについてどのように感じるのかに影響を与える重要なポイントである)。こういったイメージは，若者たちがベトナムまで持ってきた期待を作り上げ，また，戦争には必ず勝利するし，この戦争はすぐに終わるし，これは一種の冒険なのだ，という信念を作り上げる。いったん入隊したならば，若者たちは新兵訓練基地に送られる。そこでは，ジャングルでの生き残り訓練に時間を費やすことでおそらく兵士になっていくだろうと思われていた。上級教育や特別な才能を持った者たちは，しばしば将校候補生学校，スナイパー養成学校や操縦訓練学校のような特別な学校へと入ることができた。新兵訓練基地にいる間に,「自己」と「戦争のイメージ」が変化する種が植えつけられた。新兵訓練基地での訓練は若者たちにとって戦争への準備や，生き残りに必要な人間間のつながりを作るうえで有用ではあったが，そこには敵に直面したときの恐怖や自分を殺すために彼がそこにいることを知る恐怖，血や死の臭いはまだなかった。

第3章　戦争中，あるいは戦闘員経験

ベトナムに到着し，最初の戦闘を経験すると，それまでの自己と戦争のイメージは粉砕される。恐怖，血，死が「現実」のものとなるのである。

1．戦争にやってきた理想主義や冒険好きな若者たちは，今や彼らのまさに生き残りを脅威にさらす多くの問題に直面している。生き残ることが，戦争経験の主たる焦点となる。

2．問題は変幻自在の文脈から生じる。この文脈は，国家の歴史的/政治的/社会文化的条件，戦争の政策/条件を決定している人物たちの個人的なイデオロギー/信念などを含む多側面から構成されている。

3．問題は状況から生じ，そして問題は，生き残りを脅威にさらす一連の認知されたリスクとして示された。このリスクには，身体的，心理的，道徳的なものが含まれていたが，それぞれの状況は異なっていた。つまり，行為/相互行為/感情的反応という形式においての対応を決定するものは，リスクに関する個人の認識と心理的なありようであった。

4．問題を克服し，リスクを減じるために，次のことが確実に生じる必要があった。つまり，兵士たちは「ベテラン」になるよう自己を変えなければならず，「疲弊」を避けなければならなかった。「ベテラン」になることと，「疲弊」を避けることは，「過去の自分と戦争のイメージを調停」し，「現状の現実」に適応していくうえでは不可欠であった。戦闘員はリスクという観点から現実的に状況を定義し，防御行為をとる能力を身につけておかなければならなかった。

5．生き残りのための行為は，個人的/組織的/集合的な戦略という形をとった。それらは状況によって変化し，死や傷害を避け，健康を維持し，心理的な安寧を保つ努力をし，道徳的健全さを維持することを目的として

いた。その中でも特に，有能で経験豊富なリーダーの存在は大きいものであった。

6．しかし，戦略は生き残りをかけて活用され，実行されなければならなかった。それらの活用を可能としていたのは，生き残りを「促進するもの」であった。その活用を制限することは，運命という要素も含め，生き残りの「障壁」であった。

7．成功裏に調停ができた戦闘員は，「ベテラン兵士」となった。彼らは自己を守り，疲弊しすぎないよう戦略を活用する能力を身につけていた。そして，多くの運に恵まれ，生き残った。運に恵まれなかった者は，生き残らなかった。

第4章　戦後，あるいは帰郷

生き残ったとしても，それ自体の問題が残っていた。

1．まず，とりつかれた幽霊，罪悪感，悪夢，そして戦争に行き生き残ったことへの恐怖が存在した。戦後経験は，しばしば，PTSD を引き起こした。なかには，重い傷害を負い，永久的に障害者となった退役軍人もいた。それらを癒すためには，心理的なものだけでなく，集中的に身体的に介入することが必要だった。退役軍人の中には，戦争による傷をいまだ抱いたままであっても，回復でき，戦争経験は「そんなに悪いもの」じゃなく，「成長させて」もらったものとして回顧できる者もいた。

2．社会の変化もあった。戦争を支持していた国民(少なくとも，黙認していた)は，あるときあからさまにそれに反対する立場に変わった。反戦争デモ，徴兵忌避，国旗を焼くという行為がみられた。退役軍人は，あざけ笑われ，ほんのいくつかの行為で恥ずべき存在であると感じさせられた。どのように，なぜ雰囲気が変化してしまったのか，特に 58,000 人の死者とそれ以上の傷害を受けた者，永久的な障害を受けた者が出たのに，なぜ自宅にとどまった若者たちが，自分たちが国家のために行った犠牲について理解してくれないのか，退役軍人は理解することができなかった。

3．帰郷した際に退役軍人たちがみた社会的文脈は，自己と戦争の新たな「調停」を必要としていた。この調停は「回復」するために必要なものであった。

4．退役軍人の中には「自己」と「戦争のイメージ」の調整ができる者もおり，完全にではなくても，少なくとも部分的に「癒された」者がいた。

5．それ以外の退役軍人は，調停あるいは「癒される」ことはなかった。生き残るために，彼らは幽霊，恐怖，家族，社会に対して「沈黙の壁」を作り上げている。これによって彼らは何とか，身体的/心理的/道徳的に彼らをやっとつなぎとめている脆弱な安定性が，壊され破壊されることから守られているのである。ドラッグとアルコールは，しばしば戦争，恐怖，悪夢の思いを抹消し，幽霊を追いやるために用いられる。何名かの退役軍人にとっては，社会の中で機能するためにはこの方法以外ありえないのである。30余年の年月が経過している今日に至っても，退役軍人の中にはいまだ怒りを持ち，沈黙の壁の後ろに戦争への思いや自身を隠し続けている者がいる。痛み，アルコール，ドラッグの世界の中で記憶を失っている者もいる。

第5章　結論と展望

今日，若い男女への戦争の影響についての知識はかなり存在し，戦闘員が戦争から故郷の生活へと転換をしていくのを助けるために作られたプログラムもある。映画でさえもが今日では戦争に関してはロマンティックな部分が減り，より現実的な内容となっている。しかし，復員した戦闘員たち(軍隊からでも，一般の人々からでも)のためのカウンセリングやサポート体制は，今もって十分ではない。この研究から得られた最も重要なことの1つは，戦闘員のパースペクティブから戦争経験を理解することである。その経験は，日々のもがきなのであり，それは身体的な生き残りだけでなく，心理的/道徳的な生き残りをも求めてのもがきなのである。

1．最も効果的な解決策は，完全に戦争を回避することであろう。

2．それが不可能であれば，軍と社会は若い男女に「自己」と「戦争のイメージ」を「調停」するために，さらに異なる現実つまり戦争とともに生きるために必要な支援と技術を与えることが必須のことである。それにより，彼らは「癒し」のために必要な調停における次のステップを歩みだすことが可能となる。

自信にまつわる問題

かなり特定化された執筆作業であってもそれが仕上がっていくとともに，研究者は次第に楽に作業を行えるようになる。結局のところ，このことは研究者自身の分析力や文章能力に対する自信の問題と関係している。この点は非常に重要であり，正当なものである。理解が増し続け，結果が引き出されるようになってからは，特に重要である。経験の少ない研究者が体験するであろう内容について簡単に述べた，次の引用を使う。引用文では，執筆よりも分析に関して多く述べられているが，執筆それ自体では，すでに私たちが述べたように2つの技術が多いに関係している。

> この不安と苦悩は，少なくとも真剣に時間をかけて取り組む必要のある大きな論文執筆の前であれば，論文を1〜2本書いてみることでいくらか和らぐであろう。出版を許可されるような論文を1〜2本書くことができたということは，個人の研究能力に関する揺れ動く自信やぐずぐずした態度に対するかなりの後ろ盾を得ることになる(Strauss, 1987, pp. 259-260)。

研究者は自分が書き始めるとき，行き詰まりを感じるかもしれない。もし自分の分析に自信がもてないままでいると，執筆作業中，1人取り残されたように感じてしまう。「私がやっていることは正しいことか？　重要なことを見落としてきているのではないか？」と問うかもしれない。理論を執筆している者にとって，さらに自問する次の問いがある。「中核となるカテゴリーを本当に見出したのか？」そして，もし見出せたとしても，「それに関して，概念上の緻密さにおいて十分なものか？」と問うであろう。

おそらく答えは，イエスかノーか，あるいはたぶん！　だろう。しかし，ここでの問題は，分析が適切かつ十分に行われてきているのかということではない。上記の問いに対する答えを実際はわかっているのだ，という自信の問題なのだ。経験を積んだ研究者でさえ，論理上のほころびがどこにあるのかを正確に知るためには，しばし鉛筆を止め，十分熟考しない限り，わからない。あるいは，見直しを終えた後であっても，自分たちの分析には重要な欠点はないのだという確信を持つことはできないのかもしれない。経験を積んだ研究者であれ，あまり経験のない研究者であれ，不確かさを取り去る共通の戦術は，やってみることである。他の人々や個人，あるいは集団を相手に公的にも非公的にも結果をぶつけてみることである。

理論がまだ初期の段階であっても，ほぼ最終の形式となっていても，教室でのセミナーは発表者に分析についての自信を与える。好意的に受け入れられたならば，交わされる会話は分析の有効性をさらに高めるものとなるだろうし，読みやすい文章という意味での効果的な内省となる。にもかかわらず，どのようにしようかと悩んでいるとき，あるいは執筆期間中でも，研究の発表は効果的なものになるのであろうかという，かなりの不安を常に感じている。結局，何人かの研究者は完全主義者であり，理想とした出来ばえにならない限り，我慢することができない。もちろん，このことは全く成果が出ていない，あるいは成果が出るのが遅すぎることを意味しかねない。それ以外に，一般的に自分自身で自信を持つ手段をもっていない人々がいるが，彼らはこの種の特定の課題を達成する能力が自分にはないのではないかと，自信をなくしてしまっている。

手放すこと

おそらくこれが最終稿となるであろう原稿の校正を終えたとき，研究者はその原稿を手放すことに難しさを感じる。手放すことができないのは，自信がないからというよりも(それが原因のこともあるが)，一時的な臆病さが原因である。私は最新の詳細まで含めたか？　それらは正しいか？　こうした疑問は，概念上や編集上で新たな詳細の発見と，原稿を書き直すたびに生じる文章の入れ替えや書き直しによって起こる。研究者として執筆者として成熟していく中には，完全に終えた論文など存在しないことを理解することが含まれる。もし好運にも個人的な，職場から言われた，あるいは出版社が提示する締切がなかったら，編集ならびに分析上の間隔を自分の研究との間にとるために，数週から数か月の間，最終の草稿を見ずにいることが効を奏するかもしれない。さらに，その原稿の一部あるいは全部を何名かの同僚に読んでもらい，建設的なフィードバックがもらえるかもしれない。それでも結局いつかは，原稿は完成するだろうという確信をもって，手放さなければならない。研究者は，出版社や論文審査委員会に原稿が渡ったならば，通常は論文をさらによいものとするためのフィードバックを得ることができると確信をもってよいだろう。手放すことの論理は，次のようなものである。執筆は伝えようとするアイデアが蓄積されて流されていくその一部なのであって，執筆者はその論文や後の論文で，批評と言う形でその流れに立ち戻ることもできるのである。自分自身の批評を論文の中に盛り込むことは，他の人々からの批評に応答することとなんら違いはない。

しかしながら，手放すときの心理はもっと複雑である。基本的に，完璧な原稿を作るという幻想の罠を避けて，代わりに，新しいプロジェクト，新しい考え，そして新しいデータに対して研究者自身をオープンにするよう腹をくくるのである。自分の益となる草稿の書き直し作業と，原稿を手放すことの間のバランスを考慮に入れることは重要である。これをどのように行ったらよいのか，伝えるのは難しい。もちろん，調査の仕事に精通している，経験を積んだ研究者がこの問題に手を貸してくれるかもしれないが，最終的には各執筆者が正しいと判断し，終了させようとする自分自身の感覚に頼るしかない。

もし仮に研究者が博士論文を執筆中で，好運にもある程度形式にこだわらないで論文を書くことが許されている部門で研究を行っているのであれば，論文審査委員や部門内の教員対象ではなく，より一般の読者を対象に執筆することが可能となる。さらに，出版の可能性を求めて送られてくる学位論文を編集者が断ることが多いのは，出版では学位論文のスタイルとは違った発表スタイルが好まれるからである。したがってモノグラフに近いスタイルで学位論文の執筆が許されているのであれば，そのときは出版の可能性があると思われる。

聴衆や読者

学位論文の読者に関する執筆者の考えにも，問題が存在する。おそらく，この問題は，他の出版の形式(後述する)やスピーチほど複雑ではないが，多くの学生を苦しめている問題である。結局，学位論文の当面の読者は論文の指導教員であり，論文審査委員たちである。もし彼らがその論文を承認しなかったとしたら，その研究のこれまでの一連の作業は個人的な災難としかいえなくなってしまう。もし博士論文審査委員会がその審議を行うために必要な規準についてあまりにも意見が異なる教員で構成されている場合，学生たちは彼らの方法論に関する意見の食い違いによって被害を受けることになるであろう。もし運がよく，抜け目のない学生であれば，自分の博士論文を承認してもらうために，たとえ修正を求められることになったとしても，望む規準と形式に関して意見が一致している教員を審査委員として選ぶであろう。この多様な状況をどのように対処するかという助言をするための，信頼でき，かつ真実の法則はない。私からの最もよい助言は，もし可能であれば，批判は厳しくても，サポートしてくれるような指導教官を選ぶことであり，できるだけよい論文を書くことである。もし学生がしっかりとした研究成果を提出すれば，論文審査委員の中に質的研究に対して懐疑的な人がいない限りは，問題なく学位を取得することができるだろう。もし学位取得が確実であれば，学生は反対意見をする可能性のある委員を委員会に最低限の数，残しておくべきである。

これまでモノグラフと学位論文との違いを曖昧にしてきたが，両者には決定的な違いがいくつかある。その違いの主たるものは，モノグラフで行われる考察は概念的に十分なものでなければならないという点である。つまり，よく深く，より詳細に考察を行っていく必要がある。モノグラフでは，学位論文を執筆するときよりも多くの枚数を許され，また執筆上の制約が少ないので，著者は分析上のメッセージを自由に発展させることができる。さらに，モノグラフは学位論文より複雑なものとなりうる。諸カテゴリーとそれらの関係を広範囲にわたって発展させるのに付け加え，具体的な素材をより多く提示することができる。具体的な素材には，事例研究やインタビュー，フィールドノートや文書類などからの長い引用が含まれる。執筆者は，時として，モノグラフの主目的とずれない範囲ではあるが，あまり重要でなさそうな事柄についての考察を加えながら，脇道にそれることを選択するかもしれない。さらに，学位論文のように制約が厳しい形式の場合には削られる事柄や，博士論文のときには十分に結果を出すことができなかった事柄についても，モノグラフの中では探究できることがある。学位論文を急いで書く際に知らず知らずのうちに冒してしまう矛盾は，モノグラフでは是正されるべきである。博士論文審査委員会は結果を強調する傾向にあるが，その一方，モノグラフの読者は研究の素材に関する幅広い考察と同様に，分析上で基礎となった論点について深く読み進めること，少なくともそれらを受け入れることを好むであろう。

発表スタイルの選択において，モノグラフの著者はさらに大きな自由裁量をもっている。ある部分では，スタイルの選択は著者のメッセージが反映されるべきものであるが，その一方でメッセージが伝えられる相手である聴衆を考慮に入れるべきである。その際，考慮すべき問いには以下にあげるものが含まれる。その学問分野，あるいは研究者としての同僚に読者を限定すべきか？　あるいはその中でもさらに限定された人たちのみに絞り込むべきか？　実践者を含めた，いくつかの分野の人々に読んでもらいたいと望んでいるか？　一般の読者層はどうか？　モノグラフの効果を最大限のものとするためには，著者は次の問いを自問しなければならない。「各読者に私が伝えたいことは何か？」あるいは，いくつかの異なる分野での読者が想定される場合，「それぞれの読者に伝わるためにはどのようなスタイルを用いることができるのか？」通常，その理論を生き生きさせ，明確なものとするためには，多くの細かな記述と理論をブレンドする。端的にいうと，発表のスタイルや形式は対象となる想定される読者の感性に訴えるものであり，彼らを考慮したものとなるべきである。

著者が，学問上の同僚と一般の読者の両方に向けて執筆することを想定してほしい。自分が伝えたいことを両者に理解してもらうためには，語彙，用語法，事例の素材，全体の雰囲気，その他書き方といった側面をどうするかをかなり考慮に入れることが求められる。社会学者によって発表された多くのモノグラフは，学問上の同僚と非専門家が対象読者となることを想定して書かれている(このようなモノグラフには，Biernacki, 1986；Broadhead, 1983；Charmaz, 1991a；Davis, 1963；Denzin, 1987；Fagerhaugh & Strauss, 1977；Rosenbaum, 1981；Shibutani, 1966；Star, 1989；Whyte, 1955 などがある)。時に，対象となる読者が非専門家，例えば，患者やその家族となる場合がある。Schneider & Conrad (1983) によって書かれた，てんかんに関する著作は，患者とその家族向けのものである。時に，モノグラフは一般の読者，同僚，そして専門家向けに書かれる。そして，離婚後の再婚についての著作(Cauhape, 1983)のように，一般書として発行されるものもある。

多様な読者層に向けて執筆することは，一般に，大学の同僚を対象として書く場合よりも複雑なことである。それでも，多くの研究者は科学者や専門的立場の読者だけでなく，もっと多くの人々に向けて書くことを熱望しており，またそのような意識を義務として感じていることがある。時々，彼らは自分の研究をモノグラフ以外の本を書くための１つのたたき台として使うことだってある。その１つとして，研究で得た情報とおそらく専門家からの知識による情報ではあるが，議論をのせつつ，政策的な課題について述べるというものである(Strauss & Corbin, 1988)。あるいは，研究に根ざした情報を満載にし，実践者向けに本を書くこともできる(例 Strauss, Scharzman, Bucher, Ehrlich & Sabshin, 1964)。

学位論文からモノグラフへの書き換え

どのようにして学位論文はモノグラフに書き変えられるのか？　このガイドラインについては，これまでも本章の中で触れてきている。しかしながら，博士論文の著者が直面する重要な問いは，次に，モノグラフの形式で書くべきかどうか，ということである。この決定に関する疑問のいくつかは，注意深く考えていくべきものであり，できれば次にあげる順番で考えていくことが望ましい。

1．学位論文の中で提示された具体的な素材，結果，あるいは理論的公式は，自分の時間や労力を使って，より多くの読者のために書き直す価値があるほどに十分に興味深いものか？　いくつかの学位論文は，そのような発表の対象として自然に候補にあがってくる。博士論文の中には，同僚たちがいかに重要なものだと認めようが，モノグラフの候補にはならないものがある。そこで使われた素材の一部が記事として発表されたり，後々広く引用されたりすることがあったとしてもである。

2．書き変えることが非常に重要なことだとしたら，モノグラフに含めるに際し，最も適切なトピックや概念化をどのように決めたらよいのか？

3．自分には学位論文をモノグラフに書き換えるための十分な時間とエネルギーがあるか？　この主題に本当に興味を今でも持っているか？　自分自身が研究に没頭しているか，あるいは飽きてしまったか？　興味を持ち続けているか？　それは私が得意としている内容か？　あるいは，より興味を持った他のトピックスや領域へと移るべきか？　もちろん，うまく書き換えることに興味を十分に持っているならば，個人的に大きな満足感を得ることができるだろう。この作業への取り組み，その結果得られる満足感の一部は，研究を通じて発見したことを知ることになる読者へのある種の義務によってもたらされるものであるかもしれない。

4．これ以外にも，将来の多くのモノグラフの著者が考慮に入れるべき問いがある。ある程度の興味があり，十分な時間とエネルギーがあるならば，業績を積むためにモノグラフを執筆することは価値あることか？　ある分野では，モノグラフ(または本を基盤としたほかのタイプの研究報告書)を書くことは特別重要なことではない。多くの人々が引用するような専門雑誌に発表された論文のほうが，より名声をもたらす。しかしながら，社会科学の分野も含めた多くの分野の研究者は(特に教員候補者を探しているとき，あるいは研究者自身の昇進を考えているとき)，モノグラフがしばしば論文よりも重要なものとして評価されることを知っている。

これらの問いの1つ1つを考慮に入れつつ，指導教官，友人，研究指導者，あるいは親しい人に相談することは，時として妨げや混乱を引き起こすことになるが，調査者は依然として学位論文をモノグラフへとどのように書き換えるかという問いに直面したままである。事実，この問いに答えることは，書き換え自体多くの時間とエネルギーが必要なものなので，モノグラフを書くか，書かないかという決定に影響を与えるものとなるであろう。学位論文の実際の書き換えについては，これまで触れてきた内容を考慮することによって，注意深く導かれるだろう。執筆者は，対象となる読者について注意深く考えなければならない。また，どのトピックス，概念あるいは理論的公式が，各読者の大いに興味をひき，価値あるものとなるであろうかということについても同じように注意深く考える必要がある。これらについて考慮することが，スタイルに関する課題を導く。例えば，次のような問いである。どのような形式を用いるべきか？　モノグラフでは主として理論的公式に焦点をあて，具体的な素材を副次的に扱うべきか？　あるいは両者のバランスを保つべきか？　現存する理論的公式を用いて，主題は真正面から議論されるべきなのか？　あるいはあまり強調せず，それとなく議論するという形を維持するべきなのか？　当然，スタイルについて考慮をすることは，使用される語彙の種類とレベル，データの中から選んだ素材の発表の仕方，モノグラフ全体の雰囲気などについて，ある程度決定することになる。

これまでにも述べたとおり，概念の発展については学位論文のオリジナルの発表に加えられなければならない。メモの中ですでに発展させたが，学位論文からは省いてしまった理論的な素材を含めることで，このことは実現できる。また，不明点，曖昧さ，不完全さ，あるいは矛盾が残されたままになっていた理論的公式の諸側面を考えることによって，実現される。さらに，モノグラフにおいても，今後の研究への展望と，おそらく実践者や政策決定者への提言と同様に，理論的な文献との関連で自分の研究がもつ意味についてもある程度詳しく検討したいと思うであろう。多くの研究者は，モノグラフのための書き直しという経験は大きな価値あることであると理解している。それ以外の研究者は自分の業績の充実のため，個人的な評判のため，(文字通り)金銭的な投資をして益をうることを目的としつつ，学位論文をモノグラフに書き換えている。

共同執筆

プロジェクトに2人以上の研究者が関与する場合，常に，出版物をどのように書くかという問いが生じる。理解できることではあるが，この答はチームメンバー間の関係性，メンバーそれぞれの能力と興味，責任，そして各人が研究に費やすことができた時間の量などによって,異なってくる。いくつかの出版物では,そのプロジェクトの主任研究者によって,他のチームメンバーからのさまざまな意見が反映されつつ，書かれている。ほかには，単に共同研究をしたということ以上に，文章を書くことに関しても本当に共同作業をしたいという場合もある。チームで研究を行ったものを基盤に論文を書く場合も，同様である。

投稿論文の書き方

研究を基盤とした発表の4番目の方法は，これまでのものとは異なっている。論文のタイプにはさまざまな選択肢があり，それらの可能性から以下の3つに分類し，かなり具体的に助言していく。

1．同僚を対象とした場合，理論的，具体的，論争的，そして方法論的な内容のどれかに焦点をあてて論文を書くことになるだろう。

2．実践者を対象とした場合，クライエントを理解し，よりよくクライエントのために機能するための理論的枠組み，具体的な結果，よりよい手順のための実践上の提言，現存する実践を改善するための提言，そして広範囲にわたる政策上の提言を含める論文となるだろう。

3．一般読者を対象とした場合，具体的な結果，現存の実践や政策の改善への提言，実践者や施設からよりよいサービスを受けるための自助的なガイドラインあるいは戦術，そして誰かの経験(離婚や養子縁組の経験など)を読者も共有できるよう配慮した内容が含まれるのが適切な論文となるであろう。

論文のもつ多様な選択肢は，目的，強調点，スタイルの違い，そしてもちろん異なる販路につながる。そうではあっても，研究結果こそが論文のこれらすべてのタイプを書く際のゆるぎない基盤となるものである。質的研究は，理論的分析，具体的な研究内容，そして自信を与えるものである。研究をやり遂げることで，調査者はその問題あるいは聴衆や読者，そして関係者や施設の利点・欠点に対する感性を，相当量得るに違いない。質的研究者は，何について書くのか，誰に対して書くのか，そしてどのように書くのかということに関する意思決定を下す場合にも，この知識を活用するであろう。これらの問題に関する決定は，本章を通じて検討してきたこととさほど違わない理由や手順に依拠するものである。さほど重要ではない相違について簡潔に述べるので，読者は簡単に理解できるだろう。論文がどのように書かれ，誰に向けて書かれ，そして，特定の論文が書かれるのか否かへ直接影響を及ぼすいくつかの条件についてここでは述べる。

1．すでに述べたように，研究者は研究プロセスの比較的早い段階であっても，論文の出版を決意するかもしれない。その理由は，さまざまである。例えば，予備調査で明らかになった結果を発表するため，研究指導者を満足させあるいは指導者に好印象を持ってもらうため，別の課題に興味を持っており，今なら簡単に書き上げることができるが今後もっと忙しくなったら書くことができないだろうと思うから，など。

2．時に，研究者は決められたトピックスについて出版をしなければならないという義務感を感じているため，あるいは出版せよというプレッシャーを受けているために論文を書くことがある。もちろん，このことも研究者が何をどのように書くかということに影響を与える動機となる。

3．さらに研究者は一定の領域で研究をしていることが知られているので，雑誌の特集号や論文選集に特定の話題についての論文を投稿してほしいと依頼されるかもしれない。口頭発表での聴衆からの反響を聞きつけ，それを論文に書き変えてもらいたいと催促され，その気になる場合もある。

4．論文を書くことに影響を与えるその他の条件として，編集者に完成した作品を届ける締切の存在がある。どんな締切にもひるんでしまう人がいる一方で，研究者の中には締切が1つのきっかけとして作用する人もいる。

5．編集者から許されたページ数も，論文を書くかどうかに影響を与える。少なくとも，その特定の出版物を書くかどうか，何について書くか，どのように書くかに影響を与える。

6．編集者から依頼されない限り，手元の論文を掲載してくれる可能性のある雑誌としてどの雑誌を選択するかは，重要な決定である。雑誌の性質と論文の内容とを一致させなければならない。そうでないと，論文を却下されるまでに無駄な時間がかかり，あるいはよりいっそう悪い場合には，雑誌が掲載してくれたとしても適切な読者には出会えないかもしれない。研究者が雑誌のことをよく知っているならば，適切な雑誌を選ぶことは簡単なことであろう。しかし，雑誌のことをよく知らないのであれば，注意深く吟味すべきである。特定の専門雑誌についてよく知っている人に相談をするのもよいだろう。このことは社会科学者がソーシャルワークの雑誌に書くとか，医学雑誌に書く場合などのように，その雑誌の読者が自分の専門外の分野であるときには，特に現実的な問題となる。

ここまで述べてきたこれらの条件は，時に執筆を抑制するものであり，また時に刺激を与えるものになるが，私はここで，論文を書くことに関する別の問題について検討する。考慮に入れるべき最も重要なことは，目的と読者との間の相互関係についてである。これまでに目的と読者の多様性については述べてきたが，論文を書くことに直面している研究者にとって，このことが主要な問題であることは理解できるであろう（このことは論文執筆を依頼された場合にもあてはまる）。執筆者は何を読者に伝えるべきなのか？　論文の中には，研究プロセスの途上でむしろ自然に現れてきたと思われるトピックがある。例えば，慢性疾患患者とその配偶者に関する研究（Corbin & Strauss, 1988）では，著者はカップル間の疾病管理へのアプローチにおける違いに衝撃を受けた。非常に協力し合っている関係から，かなり意見が矛盾しあっている特徴がみられるカップルまで，その違いには幅がみられた。そして，研究の比較的早い段階で，このトピックについての論文を書いた(Corbin & Strauss, 1984)。いくつかの論文が，研究プロジェクトの初期あるいはなかばに執筆について俎上に上がったが，結局プロジェクトの後半になるまで手がつけられなかった，あるいはアイデアがモノグラフの中に取り込まれたものもあった。

論文のためのアイデアの中には，形になるまで多くの時間を要したものもあった。それはおそらく，これらのトピックについて研究者が苦なく安心して書くためには，現象をより深く理解する必要があり，理論的洗練さがよりいっそう必要となるからである。研究者が観察対象について十分悩みきるまで，彼らが改善という役割にコミットメントをしない，あるいは改善案の方向性が彼らにとってまだ明確になっていないので，改善点を提言する論文の執筆は遅れることがある。理論的公式が明確に作りあげられた後には，1つの長編論文でその全体の枠組みを提示したいという誘惑にかられる。すでに述べたことだが，その枠組みは非常に複雑で概念化において緻密なものになるので，それを実現することは困難が伴う課題である。私は，この課題を論文で試みようとしてはならないと助言したい。執筆者がそれを選択するならば，いずれ発刊されるモノグラフを参照してもらうことにして，簡潔なバージョンを準備するべきである。例えば，ストラウスとその同僚が，病院における「医療業務」と「安全を目指した業務」/「快適さを目指した業務」との関係についての論文を書いた(Strauss, Fagerhaugh, Suczek & Wiener, 1985)。そして他の論文で，この研究チームは「安全を目指した業務」，特に潜在的に危険な医療機器を常に扱う仕事との関連性について書いた(Wiener, Fagerhaugh, Strauss & Suczek, 1979)。

それ以外では，方法論上の問題や政策の問題にまつわる内容で論文を書くこともできるだろう。そして，理論的な素材は従属的な立場のままであるが，考察の主要な流れに色あいを提供する。方法論に焦点があてられた論文には，読者が理解できるように，具体的例示と理論的例示の両方が必要となるかもしれない。政策論争に関する論文では，データによって強化されるだけでなく，明示的にも暗示的にも理論枠組みによって主張が支えられていなければならない。例えば，私たち(ストラウスとコービン)は，米国医療システムの改善のための論争と提言を行ったことがある(Strauss

& Corbin, 1988)。今日の慢性疾患の流行，さまざまなタイプのケアが必要とされる多種多様な段階がある疾患があるにもかかわらず，医療従事者とその組織は圧倒的に急性期ケア中心であることへの批判がその基盤にあった。

理論志向の論文では，検討されるカテゴリーやアイデアの数を制限せよという私たちの提言に戻ろう。いつも疑問としてあがってくるのは，どのようにして考察を発展させていけばよいのか？　ということである。これに対する一般的な答えは，モノグラフの章を執筆する箇所で触れているものと同じであるが，これは論文の目的に応じて修正する必要がある。第1に，著者が焦点をあてたい内容を決定する。執筆者が伝えたいと思っている理論的ストーリーは何か？　この決定は，研究が進んでいく中で生じてくるかもしれない。あるいは，実際には最後の統合ダイアグラムを考えることで，あるいはメモの分類によって促されるかもしれない。ベトナム研究についていえば，私は，生き残りのリスクのタイプ，それらのリスクを調整するために用いられる戦略，そして戦略の活用を促進あるいは抑制する条件を詳しく述べながら，戦争における生き残りについて書きたいと思うかもしれない。語られるストーリー全体と論文の論理を心にとめながら，論文のアウトラインを構築するときがやってくる。モノグラフのアウトラインを書くときと同じように，メモを集め，読み，執筆者が断片をストーリーへとし始めたなら，論文を興味深くするためにまた，理論的アイデアをより具体的にするために，さらに広い範囲の読者に読んでもらうために，豊富な例示のための記述が物語の中に含められる。一般的な現象として「生き残り：多元的な諸現実の調停」についての論文を書くことに興味を持っているが，通常，研究プロジェクトの結果として書かれる最初の論文は，やや理論的要素が弱いものとなる。これらは，そのトピックについて同僚や，おそらく一般の読者への啓蒙という考えから書かれるであろう。より公的な理論を導きだすという考えは，後にとっておくことができる。

論文を執筆している際に生じる危険は，あまりに詳細にこだわりすぎて，思考が洪水のように押しよせるままにしてしまうことである。論文の少ないスペースに多くの結果を詰め込もうとすることは，研究者自身を落胆させてしまうか，少なくとも説明に関する明確さを欠くものとなってしまうだろう。ここで論文に何を書き，何を削るかということに関する作業のためのガイドラインは，気のりせず，あるいは残酷にもそうすることを強制されるかもしれないのだが，次の２つの問いの形で表現できる。つまり，分析のための考察の明確さを最大限にするために，この詳細な内容は必要なのか？　そして，具体的な理解を最大限にするために，その詳細な内容は必要なのか？　という問いである。第１の問いは，分析それ自体にかかわることであり，第２の問いは主に引用や事例の素材という形でデータを含めることに関連している。

モノグラフや学位論文では，結果の共有のために草稿を友人や同僚に，試験的な意味で渡すことができる。またその中で用いた研究素材と関連があるのであれば，好意的な実践者や一般読者と共有することもできる。繰り返しになるが，執筆者が幸運にも共同執筆グループや学生の研究グループに所属しているのであれば，彼らにその草稿を吟味してもらってもよい。執筆者は自分の研究と関連のある文献を含めなければならない。理論的な論文であれば，著者は政策や実践の変化を促すために，論文の意義を考えたいと願うかもしれない。そして，最終的に論文が完成したとき，そして最終的な出版にこぎつけることができたときであっても，研究者は次の出版物について考え，アウトラインを書き，執筆を始める準備を自分なりにしておくべきなのである。

要約

研究結果を口頭発表すること，報告書として出版することは，研究者にとって別の意味での，新たな挑戦となる。利用可能な複雑な素材を前に，何について，誰を対象に，どのように発表するかということについてどのように決定を下しているのだろうか？　一般的に，口頭発表あるいは論文での発表においては，概念(カテゴリー/テーマ)を１つか２つ選び，関連するものとしてその他の概念を１つか２つ織り込みながら，詳細に提示することが好まれる。モノグラフの執筆では，研究者はもう少し広い可能性を持っているが，ここでも詳細なアウトラインを作る前に，素材の論理や順番を注意深く考えるべきである。博士論文は，標準化された形式に従わなければならないので，独自の問題がある。繰り返しになるが，執筆者は流れと連続性を維持させながら，詳細をどれほど含めるか，概念枠組みの最も重要な側面を提示するためにどの程度詳細を含めるか，また資料をどのように提示すべきかということを注意深く考えなければならない。覚えておいてほしい重要な点は，深い分析を終えた研究者は，今後数か月かけて執筆をするための興味深い多くの素材と，これらの執筆物を読んでもらう目の高い読者を手にすることになるのである。

問題

1．あなたが現在取り組んでいる研究プロジェクトか，過去に終わってしまったものについて考えなさい。論文を執筆する，口頭発表ができると思われる概念はどんなものか？　論文あるいは口頭発表のためのアウトラインを書きなさい。

2．ベトナムの退役軍人の調査から概念を1つあるいは2つ取り出しなさい。論文のためのアウトラインを書きなさい。想定している読者と，投稿しようと考えている雑誌について考えなさい。

3．あなたが書いたアウトラインをグループメンバーに見せ，発表しなさい。彼らにフィードバックをしてもらいなさい。彼らのコメントのどこに同意をするか？　あるいは同意をしないか？　あなたのアウトラインは修正されるのか？　それによって改善されるのか？

4．質的研究プロジェクトの結果を発表している雑誌の何冊かに目を通しなさい。あなたがよく書けていると思われる論文と，非常に表面的であり情報が少ないと思われる論文の2つを取り上げなさい。その論文をグループメンバーに見せ，すぐれた執筆のために必要だと思うさまざまなプロパティにそって，それらを比較しなさい。

記

1．本章は，本書の第2版で出版されたものに若干の修正を加えたものである。本トピックスに関するストラウスとコービンの両著者の考えを反映させている。しかしながら, ストラウスが数年前になくなっていることを知っている読者を混乱させないために,「私」という代名詞を用いている。

14 評価のための規準

質・優れていること(quality)とはとらえにくいものであり，それを説明するのは難しい。しかし私たちは，それを見ればそれとわかると，しばしば感じている。この点を大切にすれば，研究とはサイエンス以上にアートなのである(Seale, 2002, p. 102)。

はじめに

私はSealeに同意する。質的研究における質とは，見ればそれと認識できる何かである。しかしながら，それが何なのか，あるいは，どうすればそれを手に入れられるのか，といった説明は，かなり難しい。これまでに何度か質に関して研究してきたが(Corbin, 2002, 2003)，それでも評価を扱う本章の執筆は難しい。どこから始めるべきか，何を書くべきか，皆目見当がつかず，無力感に苛まれる。文献を調べると，誰もが評価規準の必要性については同意しているが，評価規準の構成要素をどうするべきか？という点については，ほとんど一致するところが見出せない。質の評価(qualitative evaluation)をする際には，「妥当性(validity)」についての評価を下すべきなのか，あるいは「厳密さ(rigor)」(Mays & Pope, 1995)，「真実さ(truthfulness)」，それとも「優良さ(goodness)」(Emden & Sandelowski, 1999)という用語を使うほうが適切か，あるいはいわゆる「統合(integrity)」(Watson & Girad, 2004)と呼ばれる用語を使うべきなのか？ ここで1つの問いが存在する。あらゆる形式の質的研究に適応できるような一連の規準はあり得るものだろうか？　私たちのやり方のうちのいくつかのものが持つ誤謬を指摘するポストモダニストと構成主義者の前では，研究の質を判断するという考えは，明解のように見える。そこで私が疑問に思うのは，結果が構築物であり真実が「幻想」だったとしたら，評価規準も構築物であり，したがって議論の対象となるのではないだろうか，という点である。Flick(2002)が言うように，質的研究をどのように査定するかという問題は，まだ解決されていない(p. 218)。私はSparkesの論文(2001)の「神話94：医療に関わる質的研究者たちは妥当性について合意するだろう」(p. 538)という皮肉たっぷりのタイトルを楽しんでいる。

分析者としての魂の奥深くで私を悩ませ，深く考えさせた，この問題をめぐる議論と混乱はあるのだが，それでも私は次のことを確信している。質的研究は「創造的」で「芸術的」であると同時に「科学的」(Morse, 1999)な営為たりえるものであり，Sealeが指摘したように，最終報告(結果)の質は，こういった諸側面を反映するものである(1999, 2002)。Whittemore, Chase & Mandle(2001)が言うように，「エレガントでイノベイティブな思考は，理性的な主張，証拠の提示，方法の批判的適応の間でのバランスがとられている」(p. 527)。本章の目的は，質的研究の「質(quality)」をめぐる問題を探求すること，そして本書で提示する方法論に基づく研究評価のための規準を提示することである。

いくつかの文献

関連文献のレビューが，本章のスターティングポイントとして望ましいと考える。しばしば言及されてきたのが妥当性である。質的研究における「妥当性」についてはおそらく最も引用されている人物はHammersley(1987)であろう。彼は，研究報告が「現象の諸特徴を正確に表しており，記述，説明，あるいは理論化を意図している」(p. 67)のであれば，妥当性を考慮されることになるだろう，と述べている。Winter(2000)は真実の多義性についてのFoucault(1974)の定義に基づいて，次のように述べている。「妥当性は，そのプロセスが最もうまく示せるような真実の体系への研究方法論の充当に含まれているように見える」(p. 67)。こういった「エキスパートたち」がある種の「真実」と「妥当性」を関連づけていることは明らかだが，その際の真実は伝統的な意味での真実よりももっと多元的なものなのである。

実際，Silverman(2005)が主張するところでは，「妥当性」は「真実」とは別の言葉である。彼は，結果の妥当性を高めるための戦略を5つ提示している。その5つとは次のものである。「論駁可能性の原則(refutability principle)」つまり，研究を進める中で，研究者としてデータによって前提を論駁可能であること。「絶えざる比較法(constant comparative method)」の活用，つまり，少なくとももう1つの事例と突き合わせることで，暫定的な仮説を検討すること。「包括的なデータ処理(comprehensive data treatment)」の実行，あらゆる事例を分析に組み込むこと。「想定外の事例の探求(searching for deviant cases)」，パターンに合致しないような事例を含め議論すること。「適切な集計の作成(making appropriate tabulation)」。これは，量的な図表の活用に関するものであり，あらゆる事例を分析に組み込むことをいうが，ミックス法デザインに際しては理にかなっているものである。Silverman(2005)によれば，信頼性(reliability)とは，時間はかかるかもしれないが，インタビューのあらゆる側面をすべて文字起こしするなんてことを研究者が選択したのだとしたら，カテゴリーを積み上げることでできあがるものである(pp. 209-226)。

Morse, Barret, Mayan, Olson & Spiers(2002)は次のようにいう。「当該プロジェクトが完成したことを外部の査読者から，称賛よりも，検証(verifications)によって信頼性と妥当性が積極的に達成されるのである」(p. 9)。言い換えれば，研究者は妥当性と信頼性を保証することを常に心にとめて，戦略的な行動をとるべきなのである。Morseらは，研究に「厳密さ」を組み込むためのいくつかの戦略を提示している。「調査員の応答性，方法論上の一貫性，理論的サンプリングとサンプリングの適切性，分析における積極的な姿勢と飽和」(p. 9)。これら諸戦略の活用は理にかなっており，多くのタイプの質的研究で利用される可能性がある。しかしこれらが，質的研究の実行の「科学的」側面を志向しているのであれば，これは研究の創造的な側面を見落とすものになりかねない。

Creswell (1998) と Creswell & Miller (2000) は，Lincoln & Guba (1985) が結果の「信憑性(credibility)」と「信頼できること(trustworthness)」と呼んだものへ到達するための戦略として，次の８つをあげている。「フィールドにおける長期の取り組みと粘り強い観察」，「トライアンギュレーション」，「仲間のレビューとフィードバックの活用」，「ネガティブな事例の分析」，「研究者のバイアスを明確にすること」，「メンバー間でのチェック」，「豊かで考え抜かれた記述」，「外部の監査」(Creswell, 1988, pp. 201-203)。再度言うが，こういった規準はどちらかというと，質的研究の創造性の面というよりも，その実行の妥当性の側面に照準が当てられている。

Chiovitti & Piran (2003) は，グラウンデッド・セオリーによる研究において，厳密さを達成するために必要な規準のリストを提示している。それには次のようなものが含まれる。研究協力者にプロセスのガイドをしてもらうこと，現象に対して研究協力者が持つ意味と，理論的に構成されたものをつき合わせてチェックすること，研究協力者が使っている実際の言葉を理論に用いること，探求している現象に対する研究者自身の個人的見解やひらめきを明らかにすること，研究者の思考に組み込まれている規準を特定化することである。さらに，その研究協力者がどのように/なぜ選ばれたのか特定し，研究の射程を詳述し，理論の中で浮上してきた各カテゴリーに，どのように文献が関連づけられているのかを記述すること，が含まれる。明らかに，このような諸手順を踏むことは，厳密さをもたらしてくれるだろう。しかしここには，文脈/プロセス/密度/バリエーション/有用性についてはリストアップされていない。それればかりか，妥当性の規準として Whittemore et al. によってあげられた「生き生きとしていること，創造性，綿密さ，調和，感受性」(2001, p. 531) については，なんら触れられてもいない。

Charmaz(2006, pp. 182-183)は，構成主義的グラウンデッド・セオリーを評価するための規準のリストをあげている。これまで読んだ中で，これは最も包括的なものとなっている。その理由は，これが質的研究の科学的側面と創造的側面の両者に配慮しているものだからである。Charmazは自身の規準を4つに分けている。信憑性，独創性(originality)，共鳴性(resonance)，有用性である。このリストはきわめて実質的であり，ここでその内容を再現するつもりはない。そのかわり，研究者自身で自問すべきいくつかの問いをあげておきたい。例えば，信憑性について彼女は，「カテゴリーは実際の観察を幅広くカバーしているか？　収集されたデータと自分自身の議論/分析の間には，しっかりとした論理的な関連があるか？」と言う。同様に独創性のもとでは，「あなたのカテゴリーは新鮮か？　そのカテゴリーは新たなひらめきを与えてくれたか？」，共鳴性については，「カテゴリーは研究した経験の豊かさを伝えているか？」，そして有用性については，「あなたの分析は，人々が日常の世界で使うことのできる解釈を提示しているか？」と述べている。ここでの問題(批判ではなくコメントである)は，私がCharmazによって提示された評価規準を使ってみることができるということである。これらは，研究の最中および研究後における自己評価を求めているが，自己評価はトリッキーなものである。自分自身の研究を正確に評価するには，ある程度のソフィスティケーション(高い知性)と経験が求められるものなのである。それでも，自分のバイアスから逃れることは難しいのである。

次に移る前に，この議論に関して重要と思われる文献をあと1つあげておきたい。グレイザーとストラウスは初期の著作(Glaser & Strauss, 1967)で，次のような言明を行っている。「多くのフィールド研究者が言っているように，探究の終了間際には，研究者が持つ自らの理論に対する確信を揺るがすのは難しくなる。この確信は，自分の分析がそのデータから引き出されうる唯一の説得力ある分析であるということを意味するものではない。そうではなくそれはただ，彼がその信憑性において高い信頼を持っているにすぎない…」(p. 225)。(注意：グレイザーとストラウスが「信憑性」と言うときには，「妥当性」や「真実にかかわるすべての問題に対してうまく対処する」というよりも，「信用できること(believable)」という意味である)この信頼の理由として彼らがあげているものは，探究している社会的世界に研究者が没頭するほどに，「説得力ある」説明をなし得るという，その事実である。彼らは，研究の「信憑性」の判断規準として，次のものをあげている。理論構築を目指す研究を行ったのだとしても，それが，より記述的な形式の研究にとってもまた重要なものとなるような，そんな規準である。

第1は，十分な細かさと記述があることで，読者はまるでフィールドに行ったかのような感覚を持つことができる，ということ(したがって，読者が自分で判断できるということ)。第2は，データ収集/分析の方法につく十分な根拠が示されるべき(それによって読者は，どのように研究者がその結果や結論に達したのかを判断することができる)，ということ。グレイザーとストラウスは，多元的に比較する諸集団が理論の信憑性を増すことについて言明している(その理由は，結果は複数の集団に基礎づけられるからである)。最後に，研究者は自分の解釈が依拠しているデータを特定化すること，である(pp. 223-235)。「信憑性」に加えて，Glaser & Strauss (1967)は，「適応可能性(applicability)」を取り上げ，これに対しても規準を提示している。私の立場からは，質に対する要求を持つ研究ならどんなものでも，「適応されうる」ものであり，したがって私は，Glaser & Strauss (1967)の規準に対して言及したいと考えている。適応可能性の規準には，理論はそれが引き出された領域にもそれが適用される領域にも「適合」すべきである，理論は市井の人にも専門家にも直ちに「理解可能」であるべきである，理論は多様な状況や母集団にも十分「一般的に」適応可能であるべきである，そして最後に，使用者が状況を変化させようとしたときに十分コントロールできるようになっているべきである，というものが含まれている(pp. 237-250)。

読み直してみて気づいたことがある。それは，グレイザーとストラウスが主として理論構築を目指す研究について議論しているときであっても，彼らは何か別のことを言おうとしていたのだ，という点である。もっといえば，彼らが理論構築を目指す研究に関して言ってきたことは，それと並んで記述を目指す研究にも適応できるに違いないということである。研究結果が「信憑性がある」のであるなら，それは信頼できるものあるいはもっともらしいもの(plausible)であり，そして次のような場合には「適応可能」なのである。つまり，望んでいる変化をもたらす多様な状況や母集団を伴っている，ひらめき/理解/仕掛けを結果が提示しているという理由で，その結果が直ちに利用可能であるといえるときである。だから私には，「真実」「妥当性」「信頼性」にかかわるあらゆる哲学的論争は余分なもののように見えてしまう。言い換えれば，「論より証拠」である。もしこれが「適合」し，物事を説明あるいは記述するという意味で「有用」であるなら，厳密さとかその他といったことへの関心は何なのだろうか？　厳密さは研究プロセスに組み込まれねばならない。さもなければ，結果は厳密な吟味に耐えることができず，あるいは同様の状況に適合せず，そしてその実践を妥当なものとすることができなくなってしまうのである。

質に関するいくつかの一般的考え方

私にとっては，質と妥当性は決して同義語ではない，という結論に達しているように思う。質の高い結果は，革新的で思慮深く，そして創造的な構成要素を備えている。ここで，Agar(1991)を引用しておきたい。その文献において，コンピュータソフトの活用がどのように分析を助けながら同時にそれを窒息させていくのか，について語られているのだが，引用部分は，思考と創造性がどのように分析プロセスに組み込まれているのか，という点をはからずも明らかにしている。さらに，分析のこれらの諸側面が，さまざまな方法でコンピュータではなしえない，質的研究の豊かさと審美さをもたらすのである。

> 問題は，コンピュータ・ソフトが問題と状況に対するものの見方，素材の収集を導くようなトップダウンの枠組みの頂点，そして研究上のカテゴリーの発展とそれらの関係づけの認識を，規定してしまうことである。批判的な

> もののの見方は，少なくとも私の経験では，データの小片について数え切れぬほど何度も考え抜き，直観も予想もできないような不安定な中から，やってくる…(Agar, 1991, p. 193)。

私コービンも，「妥当性」と「信頼性」といった用語を質的研究の議論の際に用いることに，居心地の悪さを感じる。これらは，量的な意味合いをあまりに含みすぎている(個人的バイアスかもしれないが)。「真実」などといった用語も，「真実」がどのように定義されようとも，その用語が持つある種の教条主義の匂いを感じ，立ち止まってしまう。それよりも私は，質的研究について語る際には，「信憑性」(Glaser & Strauss, 1967；Lincoln & Guba, 1985)を使いたい。私にとっては，「信憑性」という用語は次のことを示す。その現象に関する研究協力者/研究者/読者の経験を反映するという点で，その結果は信用してもよいものであり，信じることができるものである。しかし，同時にその説明は，そのデータから可能な「もっともらしい」解釈がいくつもある中のたった1つでしかない。最後に，私はRolfe (2006)に同意する。多様な質的研究論にわたって適応できる判断規準はあり得ないと信じている。各方法論にはそれぞれの判断規準があっておかしくない。

「質」とは何か，そのプロパティは何か？

質的研究に適応する際の「質」をどのように記述すればよいのだろうか？質の高い質的研究は，読者あるいは聴衆が立ち上がって次のような言葉を口にする研究である。「うわぉ！」，「感動した」，「そういうことだったのか」，「パワーがある」，「まさに研究協力者と同じ経験をしたようだ」，「その領域に関して今まで知らなかったような細かなことまで目が行き届いた深みのある研究である」，「自分の生活や実践の中で私が活用できる何かがある」。言い換えれば，質の高い質的研究は，読者と研究協力者に生活経験という点で共感を呼び起こすものなのである。興味深く，明快で，論理的で，読者を考えさせもっと読みたいと思わせるような，そんな研究である。

内容があり，ひらめきを与え，感受性を示し，「ありふれた」何かの単なる繰り返しではなく，また，新聞を見れば出ているような類いのものでない，そんな研究である。読者が，データから自分の結論に至ることができるように，そして研究者が行ったデータとその分析の信憑性を判断できるように，十分詳細な記述と概念化されたものとが織り交ぜられている研究である。創造的な概念化を行いながらも，データに根ざした研究である。トピックに関して，議論およびさらなる研究を促進させる研究である。

「質の高い」研究の構築を促す条件は何か？

質の高さは偶然生じるものではない。それに向け努力せねばならず，また，それを促すようなある種の研究状況あるいは研究条件が存在する。

第1の条件は，「方法論上の一貫性」(Flick, 2002, p. 219；Morse et al., 2002)である。自分は特定の方法を用いるつもりだ，というとしたら，その研究者は，計画通りに重要な諸手順のすべてを用いながらその方法に従っていく。でもこれは，分析戦略や特定の手順の使用方法において研究者が創造性を発揮しえない，などということをいっているのではない。しかしもし，Baker, Wuest & Stern(1992)がいう「方法の混濁」つまり，哲学的立場を異にする質的分析方法同士の混同を研究者が行うとしたら，あるいはもし，1つの方法の部分にすぎない主要な手順だけをあるいはその手順の中のほんの一部分だけを使うのだとしたら，それはその方法が持つ信憑性を失うことになりかねない。

方法論は，ある一定の物事を成し遂げるためにデザインされており，当初のデザイン通りの方法で使用されてはじめて，一定の「信憑性」を得るようになっている。何種類かの方法論を組み合わせる場合，あるいは方法論の中からある手順だけを取り出して使う場合，信憑性は脅かされる。例えば，多様な版の「グラウンデッド・セオリー」があるが，どれにも共通しているのは，分析における「継続的比較」法，概念とその発展の利用，理論的サンプリング，飽和といったものである。そして，理論構築を望む研究者にとっては，輪郭がはっきりと描かれた構成が必要である。したがって，いくつもの手順の中から1つか2つだけを使ってみる，あるいは理論構築を求めない，そういった研究者なら，グラウンデッド・セオリーを用いたと主張することはできない。「これこれの」研究を行うためにグラウンデッド・セオリーと関連した手順の一部を使っている，ともっと正確にいう必要があろう。

第2の条件は，研究者が明確な目的を持っていることである。着手の段階から，これが記述を目的とする研究なのか理論構築を目的とする研究なのか，研究者は明確にしておくべきである。もし研究者が記述と理論の間で迷っているのだとしたら，質の高い研究を行うことは難しい。結果は大抵混乱した形で姿を現すものであり，それを記述か理論のどちらかに適する形ですくい上げるのは難しい。理論か記述かで，ある研究の質の高さと価値が決まるのではない。Sandelowski (2000)が説明するように，「質的記述」は看護研究の中に立場を得ており，それに付け加えれば，他の領域でも同様である。どんな研究でもその価値は，引き出された成果の持つ内容/深さ/革新さにあるのである。

第3の条件は，自己認識(self-awareness)(Hall & Callery, 2001)を持つことである。研究者(解釈者)自身が研究のプロセスと結果双方の統合的な部分の一部であるので，自分のバイアスと前提を意識し続けることは重要である。データ収集と分析の間，日誌をつけること，あるいは，自分自身の反応や感覚についてメモを書くことは，研究者がその研究に与えている影響を認識させることになる。しかしそれと同時に大切なことなのだが，研究が研究者に与えている影響をも認識することになる。

第4の条件は，研究者が質的研究の訓練を受けるべきであるということである。能力/経験/パースペクティブ/基礎となる哲学的志向といった点からみて，研究者が何を分析に持ち込むのかは，結果の質において大きな違いをもたらすことになる。誰でも，実際の質的研究行為に一役買いたいと思っているし，今日そのように見受けられる。1つの帰結として，作り出される作品の質が非常に多様化している。つまり，研究というよりも浅薄なジャーナリズムに近いようなものまで出てきている。問題の1つは，多くの研究者が，質的研究は簡単，誰でもできる，と考えていることにあると思われる。これは真実ではない。誰でもデータからいくつかのテーマを引き出すぐらいはできるだろう。しかし，それを十分に発展したテーマにまで作り上げ，厚みのある豊かな記述にまで高めるにはどうすればよいか，あるいは，徹底的に掘り下げたナラティブを構成するにはどうすればよいのか，これは，誰もが知っていることではない。理論の構築の仕方となれば，なおさらである。質的研究の実践には，方法/データ収集/分析に関するしっかりとした教育上の基礎が不可欠なのである(この点は量的研究と変わらない)。

第5の条件は，研究者が，トピック/研究協力者/研究に対する「感覚」と感受性を持っていることである。優れた分析を行うためには，「研究協力者の立場に立ち」，「身体レベルで」感じることが求められる。それができなければ，データが持つ豊かさと奥深さのある部分をつかみ損ねることになる。冷静で距離をとるタイプの研究者なら，質的研究の「妥当性」を高めることはできるかもしれない。しかしそんな研究者は，研究協力者の視点を正確に捉えるために必要な，感受性/共感/慎重さ/敬意/誠実さ(Davies & Dodd, 2002)を深めることから研究者を遠ざけてしまい，「信憑性」を損なうことになりかねない。

第6の条件は，ともかく研究者が一生懸命その作業に取り組むことである。質的研究の実践は，何ごとにも代え難い貴重な努力である。それをまさに成し遂げるためには，何度も何度も繰り返し，多くの時間/思考/意思が必要となる。メモを書くための時間，そして，質的研究についてまわるその他の課題すべてを行うための時間が必要となる。「質の高い」質的研究の実践に近道はない。それは，記述を目指すものだろうと理論構築を目指すものだろうと同じである。

第7の条件は，リラックスし，自分自身の中の創造的な部分に触れようとする意欲である。概念上のマンネリ(Wicker, 1985)を打破するとは，ブレインストーム/物事を逆さにして考えてみること/理論的比較/物事を斬新な視点でながめ直すこと，こういったことを行う意欲を持っていることを意味する。質的研究者は，研究協力者が伝えようとすることの本質や意味をつかむためには，新しいアイデアに対してオープンでなければならず，また，研究戦略を柔軟に創造的に用いなければならない。実際，Hunter, Lusardi, Zucker, Jacelon & Chandler たちは，その論文「Making Meaning：The Creative Component in Qualitative Research」(2002)の中で，質的研究においていかに創造性が重要であるのか，例示している。

第 8 の条件は，Seale (2002, p. 108) からの引用だが，「方法論的意識 (methodological awareness)」である。これは，研究プロセスの途上で自分が下した意思決定の含意(影響範囲)に，研究者は意識を持つべきである，ということを意味している。方法論的意識は，潜在的な批判を予期し，生じてくる方法論上の問題に対応しながら，信憑性に貢献する方法でデータ収集と分析を進めていくことを求めている。

第 9 の条件は，自分のために研究を行いたいという欲求である。質的研究の質においてこれほどまでに多様性があることの理由は，修士課程や大学において研究を行うことを強要しているからであると信じている。「研究を行う」ことはなぜか「最も重要なこと」あるいは教育を受けた人間の証であるというある種神秘的な解釈が存在している。しかし，なかには他の者よりもすぐれた教育者あるいは実践者である人たちがいる。そして，他の者よりもすぐれた研究者もいるのである。専門職として，人々が最善を尽くしていること(実践であれ，教育であれ，研究であれ)に正当な評価を与え，すべての人々が研究をしなければならないと思わないのであれば，質的研究の質はそんなに問題にならないのであろうと，私は信じている。

本方法を用いる研究の質を判断する規準

いま触れてきた諸条件を満たすことが研究の質を保証するものである，などというつもりはない。結局，重要なのは結果の質であり，他者によって判断される質なのである。しかしながら，本節での私の考えは，「研究結果が語るに任せる」に近いものであり，もっとよいのは，Charmaz (2006), Creswell (1998), Guba & Lincoln (1985), Hammersley (1987), Morse et al. (2002), Silverman (2005), Wolcott (1994) を参照する，あるいは，使用されている方法論に従って他の研究者の著作を参照することである。それでも，本書で詳細に説明するこの方法論を使った研究結果の質を判断する際の規準のリストを提示するという責任を逃れることはできない点は，わかっている。私が思うに，この規準は，あらゆる質的研究に適応される必要はなく，もっといえば，他のグラウンデッド・セオリーにすら適応される必要もない。質的研究の質に関する判断は難しい。その理由は，研究者/研究の目的/用いた方法に，非常に大きく依存するものだからである。以下は，研究結果の「質」を評価する際に用いられうる一般的な規準である。これらは，本章でもこれまでに引用してきたいくつかの文献など，いくつかのものを基礎としている。その多くは，他の質的研究者によって提起されてきたものと同様のものである。

第1の規準は適合(fit)である。研究を企図した専門職者，そして研究の一部である研究協力者，双方の経験に，結果は共鳴/適合しているか？　研究協力者は，細かな部分では違いがあったとしても，ストーリーの中に自分を位置づけることができているだろうか？　彼らが「ああわかる」と感じられるものか(Lomberg & Kirkevold, 2003)？　彼らは，感情的かつ専門的に結果に対して反応を示しているか？

第2の規準は研究結果の適用性あるいは利便性である。結果は，新たな説明あるいは洞察を示しているか？　結果は，政策の発展，実践の変更，専門職者の基礎となる知識の補強に有用か？

第3の規準は概念である。概念は，共通の理解を築きあげるために，そして専門家同士で話し合うために，不可欠のものであり，したがって研究の結果が概念/テーマを中心に組織化されていることが期待される。結果の提示のされ方は，重要なことではない。重要なのは，結果が内容を持っていること，あるいは，読者がこれから読みとかずにすむように，手つかずのデータの固まり以上のものとなっていることである。そしてもちろん，概念はプロパティとディメンションという点から展開されるべきであり，それによって密度とバリエーションを備えることができるのである。

第4の規準は，概念の文脈付け(contextualization of concepts)である。文脈が欠けている結果は，たとえていえばジャムなしのジャム入りドーナッツのようなものである。私がいいたいのは，文脈なしの結果は，完全なものだとはいえないということである。その出来事がなぜ起こったのか/なぜ他でもなくその意味でその出来事は理解されているのか/なぜ他ではなくそのように経験されたのか，文脈を伴わなければ，研究の読者はこのようなことを十分理解することは不可能である。戦争を導いた歴史的な諸要素，あるいは戦闘の在り方を規定していた政策決定。これらに関する知識を抜きにして，ベトナムにおける戦闘員たちの経験を理解することを考えてみてほしい。読者は，ストーリーから何か本質が失われていると感じるであろう。

第5の規準は，論理である。アイデアの論理的な流れが書かれているか？　結果の「意味は通じる」か？　あるいは，読者を混乱させ，あるいは全く正しくないという意味で，論理のギャップあるいは理論のつながりにおける断絶はあるか？　読者がデータ収集方法と分析の適切さを判断することができるよう，方法論上の決定は明確になされているか？

第6の規準は深さである。概念は，議論の際の共通言語でありかつ結果を組織化する際の構造を提供するものなのだが，豊かさとバリエーションを与え，ありきたりな見方では見えない結果を引き出すものこそ，詳細な記述なのである。薄っぺらで興味をひかない結果と，政策や実践に変更をもたらす可能性を秘めたような結果との違いは，実体を伴った深さなのである。

第7の規準は，バリエーションである。結果にはバリエーションは組み込まれているか，つまりパターンに適合しないような事例は存在するか？　あるいは，特定のディメンションとプロパティにおける違いを示すような事例は存在するか？　ということを示している。バリエーションを含める際は，研究者は人間の生活の複雑性を例示する。アンセルム・ストラウスは，生活とは複雑なものであるということ，そして，実施されたどんな研究でも，バリエーションを組み込むという形で可能な限り複雑性を取り込むべきである，ということを，強固に主張し続けていた。

第8の規準は創造性である。結果は創造的で革新的な形で提示されているか？　研究者は何か新たなことを言っているか，あるいは新しい方法で既存のものを組み合わせているか？　聞いたことがあることをもう一度聞きたいと思う者はいない。トピックが新しい必要はない。そうではなく，そのトピックに対する新しい理解が提示されていることが必要なのである。そのためには，教条的ではなくむしろ一貫して，創造的に，そして柔軟に，手順が用いられることが必要なのである。

第9の規準は，感受性である。研究者は研究協力者とデータに対する感受性を明示したか？　データ収集を導く問いは分析を通じてもたらされたか？　概念と問いはデータ収集の前に形作られていたか？　言い換えれば，分析は研究を駆動していたか，データを型にはめてしまうような先入的な考えや前提によって研究が駆動されていたか？　後者については問題となる場合とそうでない場合がある。それは，研究者がどのくらい注意深く自分のバイアスを脇に置き，そしてどのくらい誠実に自分の前提とデータとの矛盾を見出そうとしたのか，ということによるのである。

第10の規準は，メモによる証拠である。最終的な，そして本当に最も重要な規準となるものは，メモの証拠である。研究者が，分析途上のすべての洞察/問い/思考の深さを思い起こすことなどおそらく不可能なので，メモはあらゆる手順の中で最も不可欠なものなのである。研究の推移とともに，メモの深さと抽象度は高まるべきである。したがって，最終的な報告の中では，メモによる証拠と議論をいくらか含めておくべきである。

研究の質を評価する際のさらなる規準

本書で説明された研究プロセスを用いて得られた記述的な結果や構築された理論の「信憑性」を評価する際に必要な，追加の規準がある。研究の信憑性を判断する際に，研究の「実行者」も「査読者」もともに，研究プロセスの中のいくつかの構成要素について判断を下すことができるべきである。通常の論文よりも長めのモノグラフであっても，仮に研究プロセスを示す指標がなかったとしたら，どのようにデータを集め分析を行ったのか，読者は正確に判断できない。これを回避するためには，研究者が以下の諸規準に耐えうるある種の情報を提示することが有用である。詳細はそれほど書き込まれる必要はないが(モノグラフでも)，研究プロセスそれ自体の適切性を判断するための筋の通った基礎となるものが示されていれば十分なのである。この規準のオリジナルは，Corbin & Strauss(1990)である。

規準1　最初の標本はどのように収集されたのか？　その後サンプリングはどのように行われたのか？

規準2　主たるカテゴリーとして浮上してきたものは何か？

規準3　その主たるカテゴリーを指し示す出来事/インシデント/行為(指標)は何だったか？

規準4　どのカテゴリーに基づいて，理論的サンプリングは行われたのか？　つまり，理論的公式はどのようにデータ収集を導いたのか？　理論的公式はどのようにデータ収集を導いたのか？　理論的サンプリングが行われた後，カテゴリーがデータについて代表しているかをどのように証明したのか？

規準5　分析を通じて，どのような関係を表す言明が作り上げられたのか？　そして何に基づいて公式化され妥当性を根拠づけたのか？

規準6　データの中で生じていることを，関係を表す言明が説明できないときの事例(ネガティブな事例)は含まれているか？　この食い違いはどのように説明されたのか？　関係を表す言明は変更されたのか？

規準7　コアカテゴリー(適用される場合)はどのように，なぜ，選ばれたのか？　最終的な分析上の判断は何を根拠に下されたのか？

規準 8　概念同士は体系的に関係づけられているか？　理論を手にするためには，現象の理論的説明を形成する諸概念とこれらの概念の関係づけの体系的な発展が不可欠である。キーワードは，理論が説明するということである。これは単なる記述とは別のものである。これが起こったのは「なぜ」，「どのように」，「いつ」なのか，そして「どんなふうに」それは起こったのか？　こういった問いに答えねばならないのである。関係づけは仮説や命題のリストで提示される。あるいはこれは，テキスト本体の中に見えにくい形で編み込まれているかもしれない。研究者がこれを明示すると，読者は大いに助かるものである。

規準 9　理論にはバリエーションは組み込まれているか？　バリエーションは重要である。その理由は，1つの概念が既に多様な一連の条件のもとで検討されており，また一定のディメンションの範囲を横断している，ということをバリエーションは意味しているからである。質的研究の中には，たった1つの現象についてだけ報告し，それが生じた条件をほんの少しだけ展開させ，また，それを特徴づける行為/相互行為もほんの少しだけ特定し，帰結についても限られた範囲でのみ触れているようなものがある。対照的に，この方法論を用いるのであれば，かなりのバリエーションを理論に組み込むべきである。報告書では，触れることのできるバリエーションの範囲は限られるかもしれないが，そんな場合には，触れることができなかった詳細を扱っている他の著作についての言及をしておくべきである。

規準 10　研究には，条件と帰結が組み込まれ，説明されているか？　バリエーションの説明はどんなものでも，それが見出された条件と，行為的/相互行為的/感情的反応の帰結について，含めるべきである。条件は，別の独立した章の中で背景情報として単に列挙されるのではなく，データの中の出来事や行為に対して条件が実際にどのような影響を与えているのかデータで説明しながら，実際の分析に織り込まれるべきである。条件は，経済要因，組織の政策，支配と統制，社会運動，トレンド，文化，社会的価値，言語，専門家の価値，標準，などを含むが，これらに限定されるものではない。

規準11　プロセスは考慮されているか？　条件が変わる中での行為を理論の利用者が説明することが可能となるので，研究においてプロセスを同定することは重要である。プロセスを説明するのに用いられる概念的スキーマは，それを分析に用いる試みほど重要ではない。

規準12　理論上の結果は，意味があるものに見えるか，そしてそれはどの程度意味あるものなのか？　意味のある結果を生み出さなくてもよいのであれば，研究あるいは調査研究を統合する理論を完成させることは，まったくもって可能なことではあるが，それが意味ある結果を生みだすものであるかどうかはまた別の話である。研究者が，データが何を語っているのかという点に対する積極的なひらめきや創造性に欠ける動機づけで研究に向かったなら，意味ある結果を失うリスクを背負うことになる。これは，研究が新たな情報の提示，新たなひらめき/説明の提供に失敗することを意味している。忘れないでほしいのは，データと研究者の相互作用の存在であり，また，相互作用さえすれば創造性がもたらされるなどと保証できる方法などない，ということである。これは研究者の特性(分析能力/理論的感受性/多様な方法でデータについて考える能力/結果を伝達できる執筆能力)に左右される問題である。もちろん，創造的な相互作用は収集された(あるいは手元にある)データの質に依存する。創造性に欠ける分析は，技術的な点から見れば適切にデータに根差したものであったとしても，理論上の目的から見たら限界がある。これはつまり，データ源を十分に活用し尽くしておらず，また，さらなるデータ収集の推進に失敗しているからである。

規準 13　結果は，議論の一部となったか，関係する社会集団あるいは専門職集団の中で新たに受け入れられた考えの一部となったか？　結果は，時間/空間において限定されたものである。しかしながら，主要な概念はしばしば有用性を示し続けている。スティグマ，分業，不確実さ，ストレス，交渉，こういった概念を考えてほしい。これらは，時間の中でそれらの概念に関連する結果は変更され変化したとしても，それ自体の有用性はずっと証明し続けている。

おわりに

読者は，評価規準に関する次の 3 つの追加コメントを忘れないでほしい。第 1 に，規準は，研究者にとっても他者の研究を判断する読者にとっても，強固で揺るがしようのないルールとすべきでない。規準はガイドラインとしての意味を持つ。ある調査では，その研究環境に合うように修正された調査手順と調査評価規準が必要となるかもしれない。珍しい，あるいは創造的なトピック/分析素材と格闘する，想像力豊かな研究者は，ある種の標準的な研究のやり方あるいは分析の仕方から離れていくことになるだろう。こういった事例では，伝統的なやり方からどのように/なぜ離れていったのか，研究者は正確に知っておくべきであり(それを書いておくべきであり)，結果の信憑性の判断は読者に任せるべきである。

第 2 に，研究者は，自分の研究手順の概要を簡潔に提示するべきである(特に長編の出版物の場合)。これは読者が，分析論理の判断と，研究プロセス全般の適切さと信憑性判断の際の助けとなる。さらに読者は，当該研究が他の方法によって実施された質的研究とどのように違うのかについても，より認識を高めてくれるものとなる。この種の情報を特定していくことは，どんな操作が行われたのか，そしてそれらの潜在的な不適切性についてさえ，読者に正確に知らせることになる。言い換えれば，研究者は，当該研究の利点と不可避の限界を，明らかにし読者に伝えるべきなのである。

最後に，出版に際しては，研究における自分のパースペクティブと研究プロセスに対する反応に関する簡潔な説明を含めることは，研究者にとって有益である。これによって読者は，個人の反応がどのように調査とデータの解釈に影響を与えているのかを判断することが可能となる。研究プロセスの途上での内省的メモは，研究者がこれをできるようにするための1つのやり方といえる(Rodgers & Cowles, 1993)。

評価とコンピュータソフト

分析にコンピュータを使う際には，Agar(1991)と同様，自分は「憂慮しながらの」支持者であることを，認めねばならない。何を心配しているかといえばそれは，分析にコンピュータを用いるとなぜか創造性を抑圧し，分析プロセスを機械化してしまうことである，そしてさらに悪いことは，Ager(1991)や Fielding & Lee(1998)らが心配する点であるが，コンピュータが利用者を「技術的決定論」の前に屈伏させ，自分で分析を構築するのではなくコンピュータプログラムのままに分析するよう誘導されるというパスへと導いてしまうことである。それでも，周りを見回し，コンピュータに関して「有能な」10歳児を目の前にすると，質的研究の未来におけるコンピュータの占める場を認めるべきときがきたのだということを，知るのである。コンピュータソフトが助けてくれるのは，データの整理/蓄積/入れ替え，そしてメモという場面のみではない。評価の場面でも重要な役割を演じる。自分の意思決定の確実な記録を残せるので，コンピュータは実際，「方法論上の意識」(Seale, 2002, p. 108)を高める。実際研究者の眼前にあるイメージは，論理の流れ/発展不十分な概念/不十分な概念化を映し出す鏡としてである。まさに「データ」不在の中で，研究者は「飽和」や「概念上の密度」に到達してもいないのに，到達したふりをすることなどできない。コンピュータソフトは「監査証跡(audit trail)」(Guba & Lincoln, 1985 の用語を使えば)を残すという意味では完璧である。なぜなら，研究者の作業の記録は，アクセス可能であり，それほどの努力をしなくても再構築されうるものだからである。

コンピュータソフトが思考をすることはなく，またメモを書くこともない(単に蓄積するだけである)。しかしこういった限界にもかかわらず，コンピュータソフトは分析の創造性を高めることができる。その理由は，これによって研究者は，まず1つのやり方にトライし，ダメなら別のやり方にトライし，というように，代わりの説明を探し求めることができるからである。Dey(1993)はいう。「コンピュータは，多様なやり方でのデータ分析を試みやすくしてくれるという点で，私たちがより効果的にデータに立ち向かえるよう助けてくれる」(p. 227)。それでも私が心配なのは，イライラ，不毛な結果の産出，その他コンピュータソフトを分析に用いる際に考えられうるすべての落とし穴である。しかしながら，私自身，ある年齢に達してからコンピュータを使い始めたということを承知している。大人になってからコンピュータの世界に触れた研究者たちは，今日疑いなく，コンピュータソフトを創造的に使う便利さを享受しており，自分の研究の質と信憑性を高めるようなやり方でそれを使っている。そして，コンピュータソフトが将来何を蓄積していくのかについて誰が知っているのか。研究におけるコンピュータソフトの利用について，またその他の論点についての議論は，下記文献を参照のこと。Bong(2002), Bazeley & Richards(2000), Fielding & Lee(1991), Flick(2002, pp. 250-261), Kelle(1997), Roberts & Wilson(2002), Weitzman & Miles(1995)。

むすび

手稿段階で，ベトナムの研究を評価規準の部分でも引き続き用いるべきである，とのコメントを受けた。しかしベトナム研究は事例でしかなく，また完成した研究となっていないので，公平さに欠けるものとなる。12章で述べたように，この研究を終了させるために収集せねばならないデータはまだまだある。カテゴリーはもっと発展し得るし，さらに多くのバリエーションも組み込むことが可能であり，他の概念化をも含めたより幅広い説明が可能であろう。この点で，私が研究者として自身に求める「質」を満たしてはいないのである。これまでに到達した結果は，「信憑性」には到達しているものではあるが。あの研究を題材に評価をしたり論理の流れを検討するのは，学生や本書の読者の興味をひくであろうことはわかっている。したがって，課題の中にそれを含めたいと考えている。

要約

質は，質的研究でしばしば見落とされている。その理由は通常，研究者が十分教育されていなかったこと，急ぎすぎたこと，あるいは自分や他者の研究の質の評価方法をちゃんと知らなかったこと，などである。本章では，質を満たすためそのプロパティと条件を検討しながら，「質」の考えについて探求した。その中で，結果の「信憑性」と「もっともらしさ」を判断する規準も示唆された。質的研究に適用される「質」の考えは真剣に扱われねばならないと強く思いながらも，ここで提示した規準はガイドラインとしての意味しかなさない。それでも私が思うのは，結果それ自体が「語る」のであり，私たちが優れたものを見ればそれはわかるのである。さらに，研究を実行するためには多用なアプローチおよび多様な判断の標準が必要となるような，特別な研究環境が存在することはわかっている。こういった状況下では，なぜ/何を行ったのか，という点の細目を説明し，結果の判断を読者に任せることが研究者にとって重要となってくる。

課題

1．自分がこれまでに読んだ調査研究について考えなさい。その中から，「質」が高いと思われるものを１つ取り上げなさい。あなたにそう判断させた特徴は何ですか？

2．上記の研究を「信憑性」「もっともらしさ」「信頼できること」という点から記述できますか？　それはなぜか？

3．1人あるいはグループで，本章で提示された質と信憑性の規準を取り上げ，それを本書で提示したベトナム研究に適応しなさい。あの研究の強みと限界について議論し，質と信憑性をより高めるために必要なものは何か，議論しなさい。

15 質問と答え

しかしながら芸術家や作家が提示するのは単一の事例だけかもしれないし，科学的文献(有名な文献ですら)を無視したり，「真実」とか「現実」とはかけ離れた場合だってあるかもしれない。でもそれはおかしなことではないだろう。研究者にはそのような自由はないのであって，誠実に研究の「実行」を期待してくれている研究協力者に対する責任から逃れることはできないのである。繰り返しいうが，近道はないのである(Morse, 2004, p. 888)。

はじめに

今回の改訂作業を進めるにあたり，内容が古くなったかもしれないと考え，まず，本章の執筆に取り組んだ。そしてわかったことは，本章で提示されていた質問の数々は今でも重要なものであるということ，そして本章は時間が経過してもその価値は色あせてはいないということであった。この章はそもそも，教室やコンサルテーション，あるいは発表の後に学生たちから寄せられた質問に対して答える中で書き進めたものである。質問はさまざまな関心事から寄せられている。ある種の手順やテクニックが不明瞭に見えてしまったり，両義的であったり，慣習的な調査方法とぶつかってしまうことで，学生たちは迷っている。学生の中には，指導者/論文審査委員/友人からの批判にどのように返答すればよいのか，知りたい者もいる。以下にあげるいくつかの問いは，反応とともにしばしば尋ねられるものである。本章は，冒頭ではなく本書全体の最後に位置づけられているが，それには理由がある。それは，この章が本書全体で提起された主たる論点を要約するものとなっているからである。

質問1：「分析を手助けしてくれる，非常に優れたコンピュータ・ソフトがあると聞いたのですが，何かご存知ですか。また，その使い心地についても教えていただけませんか？」

答え：1962年，Douglas C. Engelbartと名乗る男性は，スタンフォード研究所(メンロパーク，カリフォルニア)の米空軍科学研究部門へ1つのサマリーレポートを提出した。最近，ウェブ上でこのレポートのコピーを発見した。書かれた当時を考えれば，その予言的な言葉に魅了される。次の引用を見てほしい。

自分の作業記録を速やかに柔軟に変えることができれば，自分のアイデアをもっと簡単に統合することができ，その結果，自分の創造性を保持し続けておくことができるのである。思考や環境の展開が記された作業記録のどの部分であろうと，簡単にアップデートできるのであれば，自分自身の方法にもっと複雑な手順を組み込むことはより容易になるだろう。これはおそらく，作業に伴うより多くのものを引き受ける余地を与えてくれるものとなるだろう。例えば，ファイルの内容が目下の作業に寄与し同時にその作業で活用されている，そういった特別のファイルを，保持しかつ利用することがあげられる。翻ってそれは，自分が置かれた状況の中で持てるものをより高めるために，かなり複雑な手順であってもそれを工夫し利用するためのものなのである(Engelbart, 1962, p. 5)。

Engelbartがレポートの中で目指していたのは，多くの努力を要する細かな飽き飽きするような作業を代行することによって人々の知力を高めるという(つまり，ユーザーは自由になった分，創造性と思考に集中できる)，コンピュータの持つ能力であった。そしてこれこそまさに，質的分析に対してコンピュータ・ソフトができることそのものなのである。コンピュータは，雑用の多く(データをずらしたり分類したり)から研究者を解放し，「質の高い」分析に不可欠な熟考の時間を研究者に与えている。コンピュータ・ソフトを使うことは，「優れた」質的研究を行ううえで必ずしも必要なものではない。私たちのフィールドで非常に広く受け入れられている古典的な質的研究の多くは，コンピュータ・ソフトを使わないものである。アンセルム・ストラウスは，ATLAS/ti や Nvivo（かつての Nudist）といったものを中心に，いくつものソフトを試していたが，その理由はこういったソフトに魅力を感じていたからであった。しかしながら，実際の研究の段となると，彼は執筆とメモの分類のためにはコンピュータを使いながらも，実際の分析には部分的にも使わなかった。もしストラウスが今日生きていたなら，事態は変わっていたと思う。彼はコンピュータ・ソフトがデータ分析に際して持つ長所を活かし，またそれを活用して，すでに持っていた多産で創造的な自らの知性を，さらに高めていたことだろう。

Engelbart が，コンピュータがその使い手の代わりに思考する，といったわけではない点は注意が必要である。残念ながら，コンピュータはまだ完成の域には達していない。最も精緻にできている質的分析用のソフトであっても，ユーザーが命じたことしか行えない。しかし，そのできることはかなりのものである。研究者にとってソフトが何ができるかについて述べる前に，注意が必要だということはいわせていただきたい。研究の初学者は分析へのアプローチには細心の注意を払う傾向をもっている。彼らは自分も研究プロセスも信じておらず，したがってライフラインとして，方法論上の手順やソフトを握って離さないのである。私が思うに，質的研究者の中に，コンピュータ・ソフトを使いたがらない者がいたり，あるいは学生にそれを使わせたがらない者がいる理由の一端はここにあるように思う。彼らは，学生たちがコンピュータ・ソフトに注意を向けすぎて自分自身で自由に考えなくなってしまうのではないかと，心配しているのである。

しかしながら私は確信しているのだが，コンピュータを用いた質的データ分析は，将来において，質的データ分析の主流になっていくであろう。なぜか。その理由は，現在の，そして次世代の質的研究者の多くが，自分たちの知的身体的能力をより高めるために，コンピュータ・ソフトをおそらく使うだろうし，あるいはすでに使っているからである。分析用のソフトは，まさに自分を拡張するものである。私は唯，将来のデータ分析用ソフトの能力について夢を描くことしかできない。しかし今は，いくつかのソフトの使い勝手について，レビューをしてみたい。

私のパースペクティブからみて，質的データ分析へのソフトの最も重要な貢献は，次のようなものである。データの検索/整理に膨大な時間を使うことなく，まずは「これで」次に「あれで」と関係性をみることで，研究者がさまざまな軸(アクシャル)から何度もデータをながめ直すことを可能にしたという点で，創造性に貢献しているといえる。研究者が思索に集中しているときに，コンピュータは検索とレイアウトを行う。ソフトを使えば，研究者は自分が行った分析ステップをいつでもたどり直すことが可能なので，研究プロセスは自分にも他者にも透明なものになり，指先1つで軌跡をたどることは可能となる。そればかりか研究者は，ひと月前のメモで何を考えていたのか，あるいは何を書いたのかといったことを，推測する必要がなくなる。こういったことは瞬時にデータバンクから取り出され，分析はより一貫したものになり，結果はより信用性を高めていく。私はこのコードをすでに使っただろうか？　もし使ったんだったらどうやって？こんなことを自問する必要はない。研究者がやるべきことといったら，コードのリストを見て，生データおよびその主題について書かれたすべてにメモに立ち戻ることだけである。ダイアグラムを使いたいだろうか？　難しいことではない。ソフトの中のグラフィックを使えばよい。私の立場からみて最も重要なことは，コンピュータ・ソフトの価値は研究を書く段に決まる，というものである。例えば次のことは非常に簡単に行うことができるのである。コードへのアクセス/事例や引用のための生データへの立ち戻り/メモの検索/ダイアグラムの実行/間違いの修正/論理的ギャップの発見/書き直し。

ソフトの中には，特に優れたものがある。また使うのが難しいものもある。私のアドバイスは，いろいろなソフトを使ってみる，ということである。多くは限られた期間の試用とはなるがインターネット上でダウンロードできるようになっている。その中から自分にとって最も適したものを選び出すのである。しかし次のことは忘れてはならない。ソフトの学習と利用に夢中になるあまり，研究が二の次になったりプロセスの中で迷子になったりしないように気をつけることである。挑戦すべきは研究の実行のほうであって，ソフトの学習ではない。間違っても，コンピュータ・ソフトに研究を導いてもらおうなどと期待してはならない。ここで私が言いたいのは，次のことである。データについてのアイデアを蓄積/検索/まとめるために自己の拡張として柔軟にソフトを活用していくことをせずに，ソフトで示された箱や窓を後追いするのは簡単なことであり，そうなれば，ソフトが示すがままに研究プロセスを進めることになってしまう，ということなのである。分析は，思考にかかわるものであり，思考はコンピュータがなし得ないことなのである。

質問 2：心理学者に囲まれて仕事をする人類学者の Stephan は，次のように言う。「『数値はどこだ？』といつも聞かれます」これは，論文審査委員，特に量的な研究者からよく聞かれる質問である。

答え：質的研究者の中には，自分のデータを量化する者もいるが，通常は，プロセスや社会の仕組みを同定しようとする場合，質的研究者は，あまり数値に関心を持たないのが普通である。彼らは有意味な概念を同定し，そういった概念同士の関係性を探求していこうと試みている。彼らは，仮説の検証よりも，何が起きているのかを理解することに関心を持っている。論文審査委員が数値を要求してきたときには，学生は何らかの測定用具を用いて量的な内容をその研究に付加することが可能である。これで論文審査委員は納得し，しばしば，自分の興味関心に対して新たな発見をもたらすことになる。

質問 3：「数値でないとしたら，分析は何に焦点を置くのですか？」

答え：この問いは，「数値はどれか？」の形を変えたものである。疑いを持つ人は，サンプリングと分析の統計学的手法を用いなければ結論に達することができないと，決め込んでいる。私たちから見れば，分析の単位は*概念*である。7 章で説明したように，サンプリングの手順は，諸概念があるディメンションの範囲内でどのように変化しているのかをとらえることができるように，デザインされている。決して，ある概念のディメンション上に諸個人がどのように分布しているのかを測定するためのものではない。したがって研究者は，ある概念の潜在的なバリエーションが最大化するであろう場所/個人/物事から，データ収集を行う。例えば，本書で提示したベトナムの研究では，研究協力者 1(彼は「非戦闘員」で，自分のベトナムでの経験を「それほど悪いものではなかった」と記述していた)の分析の後，私は「経験」の記述上のディメンション(「それほど悪いものではなかった」)をフォローすることにした。同じベトナム戦争の「戦闘員」のサンプル，他の看護師としての「非戦闘員」さえも探し求めた。それは，自分たちの経験を彼らがどのように記述するのかを明らかにするためであった。私が探していたものは,「経験」のバリエーションであり,戦闘員と非戦闘員がともにデータ源になっていた。概念に基づいてサンプリングを行う能力は,非常に重要なものである。その理由は,この能力が研究者に,分析の糸をたどる柔軟性を与え,それを行っていく中でバリエーションと深さを結果に組み込む柔軟性を与えるからである。

あとになってもしも研究者が自分の結果のある側面を,クラスター分析/相関分析/あるいは他の統計的な分析手法によって検証しようと思ったとしたら,そうするかもしれない。忘れてならないのは,質的研究を行う第一の目的は発見なのであり,仮説検証ではないということである。研究の開始時には,どの変数が重要なのか,そのプロパティは何か,どのようなディメンションで変化するのか,分析者は知ることはない。だからサンプリングは,概念に導かれ,また現象に関して概念が伝えているものに導かれるものであって,現象を量化する数値に導かれるものではない。

質問 4:「すでに収集済みのデータを使うことは可能ですか？　データはすべてコード化しなければならないのでしょうか？　サンプリングはランダムに行うべきでしょうか？　サンプリング方法はほかにもありますか？」学生の多くがセミナーにくる前にあるいは分析を開始する前に,すでにデータを収集しているため,こういった質問があがってくる。時には,彼らの関心は,次のような形に現れることもある。「理論的サンプリングではデータ収集とデータ分析はともに手順に編み込まれているといっているが,この理論的サンプリングの手順を壊さないために,最初からデータ収集をやり直さなければならないのでしょうか？」また時には,次のようなこともある。「無限の時間があるわけではない中で,どのようにこの膨大な素材を扱えばよいのでしょうか？」

答え:最初の問いへの答えは次のようなものである。元来,収集済みのデータを扱うことは(もしかしたらかなりたってからかもしれないが),自分のあるいは他者のデータを二次分析することと違いはない。また,収集済みのデータにまつわる問題は,膨大な量の文書資料や回顧録などを発見し,それを分析しようと考えた場合の問題と,非常に類似する。違いの主たるものは,おそらく,個人的に収集したものであれば研究者がその素材を知らないものではない,ということであろう。

研究者は,自分自身で収集したデータと全く同じように,収集済みのデータ,二次資料や古文書,あるいは回顧録に臨むべきである。こういったデータを扱うためには,研究者は手始めに,初期のインタビュー,フィールドノート,意味のあるハプニングやイベントにかかわる文書類の検討から始める。まず最初に,データにざっと目を通し,関心をひく部分を見つけ出し,そのうえで注意深く最初のコーディングを行っていく。同じように，概念に基づくサンプリングを行った後には，その概念に関連をもつ事例を探し出し分析するために，収集済みの既存のデータを理論的にサンプリング(インタビュー/観察/ビデオなどを分類しながら調べていく)することが可能である。収集済みのデータあるいは二次資料を扱う場合には，分析上の問題が時に生じる。例えば，カテゴリーを飽和させたいと考えていた場合，あるいはプロパティやディメンションのバリエーションを発見したいと考えていた場合，不十分で不完全なデータに直面し，ただ失望を見出すことになってしまう。こういった状況に陥った場合には，分析者はさらなるデータを収集するためにフィールドに戻るか，理論上のギャップを認める以外方法はない。

第2の質問に対する答えは，「そうではない，どんなデータの小片もすべて『微視的に』分析しなければならない，ということではない」というものである。しかしながら，本書のはじめですでに述べているとおり，研究プロセスの初期段階におけるデータに対する緻密な検討は，豊かで深みのある記述ときっちりと統合された理論を構築するためには不可欠のものである。通常，微視的分析は，カテゴリーの輪郭を描き出す目的で，初期のインタビューや観察の分析に用いられるものである。カテゴリーは，充実され，相互に関連づけられ，展開され，そしてその後収集される多くのデータと分析によって妥当なものとされねばならない。研究の初期段階におけるインテンシブなコーディングには，これ以外の方法はない。いったん分析上のストーリーの基礎ができあがれば，研究者は多少リラックスして自分独自のやり方を進めることができる。

ランダムサンプリングは，7章で理由も示した通り，質的研究よりも量的研究に適している。すでに述べたように，質的研究者は変数の統制を行おうと思わないが，しかしそれの発見に努めている。概念を同定し，定義し，それがなぜ/どのようにあるプロパティのディメンション上を変化しているのか，説明したいと考えている。したがって，ランダムサンプリングが可能であったとしても，それは，分析の糸を手繰っていこうとする，あるいは探し求める答えを発見しようとする分析者を阻害するという理由で，有害なものとなりうるのである。

他のタイプのサンプリングについては，どんなタイプの質的研究であろうと，「雪だるま式サンプリング」やネットワークなどを利用したラッキーな観察などを大いに利用して，最初のデータは収集される。幸運な研究者とは，現場へのアクセスが無制限であって，いつどこにいけば，自分が手にしている概念を展開させ精緻化させてくれる適切な状況に出会えるのかを，わかっているような人物である。時に，概念の変化の仕方の説明を見出すためには，誰/どこへいけばよいのか，研究者自身わからないこともある。そんなときは，期待するバリエーションに出会えることを願いつつ，「聡明な論理」によって，あるいは「便宜的な」やりかたで，標本を集めてみる。バリエーションは，必ず存在する。なぜなら，全く同じ2つの部署/状況/出来事などありえないからである。状況はそれぞれ，現象が持つ多様な特徴を提示する潜在的可能性を持っている。研究者がインタビューや観察を行うにつれ，データの中には概念上のバリエーションが発見されていくことになるだろう。

質問5：Valerie と Stephan（心理学者と人類学者）は次のように言った。「心理学者は，頭の中から『ミニ理論』を考え出し，それがうまく働くかどうか検討するよう教育されている。これはあなたのやり方のちょうど逆のように見えるのだが」

答え：こういった「ミニ理論」は，本質的には仮説であり，おそらく心理学の研究者が持つ経験や知識にある程度は基礎づけられたものである。しかしながら，こういった仮説は，体系的なデータ分析によって導き出されたものではなく，また研究プロセスの中で妥当なものとされたわけでもない。特に，問題的な状況を扱うための知識を必要としているような実践家にとっては，実践的という点で，ミニ理論はメリットをもっている。当然，そのミニ理論がどのように導き出されたのかをより深く見ていく必要がある。その結果として，基礎づけが不十分であったなら，そのミニ理論は誤解を招くおそれがある。

質問6：「質的研究者は，多くの記述を行い，あるいはインタビューやフィールドノートからの記述的な引用を沢山行うのでしょうか？　研究報告の中には，分析よりも引用ばかりが目立つものが見受けられます」

答え：研究者あるいは分野によっては，分析よりも引用に重きを置き，解釈は読者に任せるような傾向をもつものが見受けられる。それはすべて，使っている方法と，研究者が持つ哲学的志向性の問題といえる。引用に対する本書の立場は，それが研究報告をより魅力的なものにしてくれるとしても，それは報告を理解するための枠組みを読者に提供するものではない，というものである。さらにまた，ほかでもないその引用が選択された理由，そして研究者がそこ（概念上のメッセージや理解）を強調したいと意図する理由が説明されてもいないのである。つまり引用は，興味関心を与え，疑い深い人への証拠を提供する。したがって，研究報告の中に引用を適度にばらつかせることが重要となってくる。例えば，Strauss, Schatzman, Bucher, Ehrlich, & Sabshin は *Psychiatric Ideologies and Institutions*（1964, pp. 228-261）の中で，精神科の専門病院で働く精神科の助手がもつ信念に関する素材を提示した。その素材によって示されたポイントの1つは，助手たちが，精神科の原理を教育されたのではないにもかかわらず，自分自身を患者にとって「良いことをしている」，と考えていた点である。彼らは看護師と医師の専門職的活動を認識していた。しかし時として，ある種の患者に対しては，精神科の考え方を身につけている専門職者よりも，自分たちのほうがよりよいことを行っていると考えていた。潜在的に疑い深い読者を納得させるために，助手たちとのインタビューが長めに引用されたのであった。しかしながら，著者たちが通常行っていることは，記述と引用のバランスをとりながら概念上の説明を行うということである。質的研究者たちはそれぞれ引用の問題へ多様な形で対応しているから，学生たちには，バリエーションのアイデアを手にするためには数多くのモノグラフと論文を読むということを，示唆しておきたい。

質問7：Krystofの質問は次のようなものである。「私は日本のある工場で，組織に関する研究を行った。そのとき同僚から『このたった1事例の調査から，どのように他の日本の工場へと一般化できるのか？』と質問されました」

答え：この問いに対する答えは，非常に込み入ったものとなる。実際，たった1つの工場の事例からあらゆる工場へと一般化することは不可能である。しかし，一般化は質的研究の目的ではない。質的研究の背景となる考えは，ある現象に関する理解を得るというものであり，研究者は，たった1つであってもその工場や組織の研究からある現象について多くのことを学習することができる。忘れないでほしいのだが，研究者として私たちが分析をしているのは，概念およびそれらの関係を明らかにするためなのである。概念は，この1事例の中で100回以上も発現するかもしれない。例えば，病院における研究の中でコービンとストラウスは，重要なものとして「業務の流れ」という概念を明らかにした。そこで問われた問いは次のようなものであった。「業務を『流れる』ようにしているものは何か？　あるいは，日常の中でそれを維持しているものは何か？　流れが止まってしまったときには何が起きるか？　それはなぜなのか？」。1つの組織の研究であっても，業務の流れに関して学ぶべきものはたくさんある。しかしながら，1つの事例から業務の流れに関して知る価値があるすべてのこと(個人/家族/工場/組織/コミュニティ/国家)を学ぶのは不可能である。単一の事例を基礎とした説明は，多少限定され，そこで発見された概念に関してさらに精緻化するためには，他の組織についても研究しなければならなくなる。文脈(特定の現象［概念］が位置づけられている一連の条件)を特定化することで，私たちにいえることは，業務がどのようにここで維持されているのかという理由である。もしも別の組織で同様の諸条件が存在していたならば，業務の流れに関してこれまでに学んだ多くのことが，その組織で起こっていることの理解を手助けしてくれるかもしれない。あるいは少なくとも，研究を行っている組織に当てはめるときには，業務の流れという概念に関して考えるよう刺激してくれるはずである。

したがって，誰かが研究者に「この事例はすべての事例を代表しているのか？」と質問した場合の答えはおそらく，伝統的な「代表性」という意味からいえば「No」となるだろう。しかしながら同じ誰かが，次のように質問したとしよう。「この事例から，他の組織における業務の流れ方と流れる理由について，何か洞察や理解を与えてくれるような学ぶべきことはありますか？」それなら，「Yes」と答えられる。その理由は，業務の流れという概念は，組織ごとに特徴は違っていたとしても，多くの組織に適応できるものであるべきだからである。

質問8：「外国でデータ収集を行うとしたら，コーディングのためにインタビューを英語に翻訳するべきでしょうか，それとももともとの言語のままでコーディングするべきでしょうか(私はその言語を話せるとして)？」。普通よくある理由は，翻訳には「あまりに多くの」時間がかかるというものである。この質問は，審査委員からインタビューの英訳を求められている博士課程の留学生からよく聞かれるものである。

答え：翻訳を最小限に抑える理由はいくつかある。その主たるものは，インタビューで語られたことや彼らの考え方について，英語を話す読者が少なくともある程度の感覚/ひらめきをつかむことができる程度には，英訳が求められるというものである(コーディングについても同様である)。その一方で，翻訳においては細かなニュアンスの把握が難しいという問題がある。翻訳の問題を克服するための特別の訓練を受けていたり，自然とそれができるようになっている者は，ほとんどいないし，特に長文の場合その問題は顕著である。留学生たちはこれに加えて，英語でのコーディングに難儀していると報告する。そのような困難さの1つは，元の言語におけるある単語の持つニュアンスを適切にとらえる言葉がしばしば英語にないことがあげられる。Eva Hoffman(1989)から引用すれば，「意味」は「翻訳で抜け落ちていく」のである。データ収集された場所(言語を異にした場合)と発表地/出版地が国を異にした場合，鍵となる文章やコードは可能な限り原語に近い形で翻訳される。しかしながら，一般論としては，研究の資料すべてを翻訳するとなれば，あまりに多くの時間と意味が失われてしまう可能性がある。また，言語が持つ意味の繊細さの多くは，翻訳で抜け落ちてしまいかねない。

留学生とともに研究を進める場合には，データを扱えるようにするために，私は意識して文章のいくつかを英訳するよう求めている。しかしながら発表を行う学生は，与えられた翻訳語や句が本当にインタビューで語ってくれた意図と近いのかどうか尋ねられる。通常，何回もの議論を通して，その単語が意味するところは理解されていく。言い換えれば，セミナーやチームでのセッションは，翻訳された意味のパラメータを探求し，外部の人間が勝手な解釈をデータに押しつけることを回避する，追加の機会となっているのである。普通は，研究をまとめて書き上げねばならなくなったとき，引用のいくつかが出版言語に翻訳されねばならなくなってくる。詳しくは，戈木クレイグヒル(2001a, 2001b)を参照のこと。

質問 9：「産業化されていない国，あるいは産業化されていてもヨーロッパ以外の国で，質的研究を行うときの何か特別の問題はありますか？　結局のところ，この方法論では言語分析に非常に重点が置かれているような気がします」

答え：この質問は，真剣な考慮を要するやっかいな問題を取り上げている。一般的に，質的分析は，深く「文化」に根差すような行為/出来事/対象の意味をとらえようとするときには，この同じ問題にまさにぶつかる。西欧社会に暮らす人々にとって，外国人や部分的に同化しただけの人々のことを考える際，彼らの行為や言葉を安易に米国のそれと比較して誤解してしまうのは非常にありうることなのである。人類学者たちが教えてくれるのは，こういった誤解を回避するためには，研究者は十分な時間(人によっては非常に多くの時間というが)を現地で過ごし，多くを観察し会話(非公式なインタビュー)を持たねばならない。そればかりか研究者は，自分自身の文化に基礎づけられている前提を脇に置き，少なくとも当地の言語についてもある程度知っていなければならない。この忠告はわかっていても，人類学者であっても決して，誤った解釈(時にかなりのものもある)などないと保証できない。

しかしながら，米国で勉強している留学生が本国でのデータ収集を望んでいる場合には，彼らはほとんど，この方法論に限らず質的方法を用いることが可能である。文化を異にする外国の理論を「借用」するのではなく，その社会が置かれている時間/空間を反映した理論を発展させることこそが重要なのである。悲しいかな，繰り返される誤りは，ある社会を基礎にしてできあがっている理論を，全く別の社会に無理して当てはめてしまうことである。文化的差異が微妙な場合であっても，これは起こりうる。押しつけられた理論は，一見うまくいっているようにみえるかもしれないが，適合性という点から十分な評価を怠ってしまったなら，それは誤った方向を示すものとなってしまいかねない。

手順の利用という点からいえば，本書で提示している手順が，ある国で収集されたデータ分析にしか使えないなどという理由はどこにもない。結局，この手順は，自分たちと異なる文化的な意味や行動をもつ人々の研究，例えばアメリカ先住民の研究でも，「パンク」や「薬物常用者」といった「サブカルチャー」グループの研究でも，うまく働くのである。すでに示した通り，1人の米国人学生が，Sioux Indians たちの健康の概念について，研究を行った。彼女は保護区で彼らとともに暮らし，何年にもわたって公衆衛生の仕事を当地で行ってきた。彼女の得た結論は次のようなものであった。これまで彼らの研究をしてきた人類学者たちは，Siouxが持つ世界に対する哲学がいかに彼らの健康/医療の概念に影響を与えているのか，という点を正確につかんでいない，というものであった。彼らが持つ考えは，通常の西欧的なものとは，非常に異なるものである。

質問10：ポーランドから訪問研究員としてきた社会学者のKrystofは，すでに収集済みの大量のデータを手にしていた。「研究者はどうすればこの大量のものを扱うことができるのでしょうか？」

答え：この質問に対する答えは，収集済みのデータについての質問に対する答え(既出)と類似したものである。ある学生が，不況にもかかわらず繁栄している経営組織を研究しているとしよう。彼は，この組織がどのようにしてこの偉業を達成しているのか？　を知りたいと思っている。つまり，彼らの意思決定の基礎，経営者たちの行為を導いているビジョン，彼らが提供する動機づけ，その他，についてである。データは組織の文書に限られているがそれが大量であるとしよう。まず手始めに，分析者はその文書をいくつか選びだし，インタビューを行ったかのように，その内容に慣れていこうとするだろう。そして，文書に含まれている情報のタイプにある程度の感覚が持てるようになったならば，集中的なコーディングを開始することが可能となる。概念のリストを片手に，分析者は次々と文書に立ち戻り，まるでそれが入手したてのデータであるかのように，それぞれを分析していくことができるかもしれない。必ずしもすべての細かな部分まで，分析する必要はない。カテゴリーがいったん飽和したならば，研究者は，結果に寄与するような新たなアイデアがないかと，残りの資料にざっと目を通すことが可能である。

質問11：「分析プロセスを急いで進めたり，短縮することは可能ですか？同様に，実践家や専門職者の多くは，理論発展のための時間的余裕はないけれども，優れた研究を行いたいと考えています。彼らは何をするべきなのでしょうか？」

答え：すでに述べたとおり，質的分析に近道はない。研究者は，しっかりとした豊かな記述を作りたいと思うのなら，あるいは緻密で十分に統合された理論を構築したいと思うのなら，自分が選んだ方法に応じたプロセスを進めていかねばならない。研究者は，カテゴリーを飽和させない，あるいは文脈を顧みないことも，選択することができる。また，メモなどを活用しないということも選択できる。これはすべて時間/予算/訓練の問題である。しかしながら，結果はこれに影響され，研究者はその限界を受け入れる準備をしておくべきである。

グラウンデッド・セオリーのようにある方法を用いたと称する出版物は多数あるが，実際行われていることは，研究者自身の目的に最も適するようにいくつかの手順を選び出しているだけという場合もある。彼らは方法の全体を用いることはせずに，継続的比較法を用いるかもしれない。時には，特定の分析手順を用いる者もいるが，いくつかの質的方法を組み合わせている場合もある。この問題は 14 章で言及したが，読者には，優れた質的研究を構成するものについての議論を再度読み直してほしい。研究者がカテゴリー(テーマ)を同定しながらも，それらをプロパティ/ディメンション/バリエーション/関係性といった点から発展させる時間的余裕がなかった場合には，結果は「薄っぺら」なものになってしまうだろうし，有益なものとはおそらくならず，専門職者にとっての新たな知識の提供もおそらくできないだろう。研究者がある方法の一部だけを取り出して使ったのなら，その方法を用いたとはいえず，もっと正確にいえばそんな場合には，一貫した使用のときに当該方法が提示する信憑性は失われるのである。

質問 12：「質的分析にかかわるさまざまな作業について何か教えていただけますか？　例えば，量/種類など」

答え：第 1 に，データ収集という作業がある。データは，主任研究者によって収集されるかもしれないし，共同研究者によって，あるいは雇われた収集者によって，収集されるかもしれない。そして，分析の実施という作業がそれに続くが，これを否定的な意味での作業としてとらえたいとは思っていない。分析は努力を要するし時間もかかるものだが，おもしろくまたやりがいのあるものでもある。この方法を用いる研究者は，特にインタビューそれ自体を行い，データ分析をすることに付け加え，その逐語録を作成する場合には，かなりの時間的余裕を確保しておくべきである。もしも逐語録作成を誰かに頼むことができるのであれば，作業量はある程度短縮できるかもしれない。もしもデータ収集や分析の途上で何らかの困難に直面した場合には，さらなる作業が必要となることはもちろんである。

いうまでもないことだが，作業の量/種類を考える際に最も重要な問題は，研究者の積極的な目標が何なのかという点である。目標が緻密に概念化された理論にあるのであれば，単に記述を目的としたものよりも，分析作業はより多く必要となる。それでも，緻密で豊かな記述も，複雑な作業でありかなりの時間が必要なものではある。

次の問題は，どんな種類の作業にかかわるのかという点である。本書を注意深く読んでいけば，データ収集と分析に伴う作業には多様な形態のものがあることに気づくはずである。データ収集の作業(考えられる困難さについては既述の通り)，さらに記録する作業とおそらく逐語録作成(翻訳作業も)，そしてコード化の作業である。これらすべてが終了したとしても，論文や本の執筆，あるいは発表，という作業が残されている。研究に着手する前には，研究助成金の獲得や人権擁護委員会の承認，といった作業がある。簡単にいえば，理論構築を目指した質的研究とその他の質的研究の主たる違いは，あるいは他の形式の研究との違いは，作業の量なのであり，これは，コーディングのプロセスの違いに現れてくる。コンピュータはこの作業を助けてはくれるが，分析という部分は努力が必要のことに変わりはない。

次の問題は，不可欠な技術に加えて，この種の作業に必要となる資源の種類という問題である。実際のところ，メモ用紙，電話，テープレコーダーとテープ，コンピュータあるいはタイプライター，質的研究に必要な手回り品，これ以外特に必要なものはない。場合によっては，旅費や協力者への謝金が必要となることもある。研究に適した優れた図書館は非常に役に立つものであり，必要なものであるが，コンピュータについてはそれほど重要なものではない。重要なものといえば，相談相手や協力的な友人である。自分の資源として，幸運であれば，欠くことのできない支援的な配偶者あるいはパートナーが含まれる。

質問 13：「日常生活の説明と理論的説明の関係はどうなっているのですか？」

答え：いろいろなところで述べてきたとおり，さまざまな行為者が話すことに注意深く耳を傾けなければならない。言葉と言い回しは，インビボな概念を提供するものであるし，意味を与え，説明を提供するものである。さらに，日常生活の説明は，行為者の認識，イデオロギー，暗黙の前提を明らかにする。したがってそういったものを記録し，それらに敬意を払ったうえで，行為者の説明を自分の説明に統合していくのである。

質問 14：「精神分析理論あるいは他の学問のアプローチで訓練を受けてきた場合，それをどのように質的分析に統合していけばよいのでしょうか？」

答え：質的分析にかかわる実際のテクニックと手順は，他の学問領域で訓練を受け，それぞれの理論的なアプローチをもっている人々によっても活用されうるものであり，また活用されてきている。各学問領域での理論は，分析者をある種の問題に焦点化させ，同時に，データを解釈する際のパースペクティブを分析者に提供する。例えば，フロイト流のパースペクティブを持つ人は組織社会学者に比べて，隠された動機や心理的な意味に興味関心を抱く傾向がある。組織社会学者はむしろ，社会組織にみられるプロセスと構造に関心を持っている。重要なことは，パースペクティブが解釈に影響を及ぼすということを意識することである。質的研究方法を用いる研究者は，新たな発見と，新たな理解を明らかにすることに関心を持っている。研究者が「箱の外から」考えることに失敗すれば，新たな理解を得ることは困難なものになっていく。本書で提示した手順は，研究者がこれまでとは違う方法でデータについて考えることを助けるように，考案されているものではあるが，それを保証するものではない。それらを利用するかどうか，そして賢明に利用するかどうかは，研究者次第なのである。分析が終了したならば，結果は文献と照合される。その際，文献と同じ結果，異なる結果がどこなのかを研究者は説明していく。

より具体的にいえば，問いにかかわる方法論には，基本的な考え方がある。既存の理論のあらゆる前提は，潜在的には懐疑の対象となり得るものであり，だからこそ，自分自身のデータから精査されなければならないのである。これこそが，自分が受け入れた理論に問いと質をもたらすものである。概念は，研究における「自分のやり方で」手に入れる以外方法はない。盲目的に受け入れそれをデータに当てはめてしまってはならないのである。(「受け入れた」理論は，あるデータについては非常にうまく働くかもしれないが，あなた自身のデータについてはそうなるかどうかわならない。)したがってまとめれば，精神分析理論あるいはその他の理論には，自分のデータに「根づいているのかどうか」のテストに合格しなければならない。

質問15：「インタビュー/観察は，何回行えば十分なのでしょうか？　データ収集はいつ終わりにすればよいのでしょうか？」

答え：質的方法を用いるすべての研究者から，年中尋ねられる質問である。理論構築を目指す研究者，そして緻密で豊かな記述を目指す研究者の多くにとって，安全なのは，「理論的飽和に達するまで」データの収集と分析を続けなさい，というものである。

しかしながら，時間的制約/エネルギーの制約/対象者とのアクセス利用可能性の制約/その他データ収集にかかわる条件の制約は，常に存在している。これらは，収集されるデータの量/タイプに制限を課す可能性を持っている。それでも研究者が忘れてはならないことは次の点である。理論的飽和に至る前にデータ収集を終わらせてしまえば，結果は薄っぺらなものになってしまい，ストーリーラインは十分展開したものにはならないということである。時に，研究者に選択の余地がないこともあるが，思っていたよりも不十分な展開のものであってもその理論的枠組みを受け入れねばならない。

質問16：「この方法論は，事例分析とどのように同じ/違うのですか？」

答え：これも込み入った質問の1つである。その理由は，「事例」という言葉とその分析が何を意味しているのかによって，答えのある部分が左右されるからである。*What Is a Case?*(Ragin & Becker, 1992)では，この問題を扱っている。2人の社会学者が，評判の高い同僚の研究者たちに質問をし，彼らの研究では事例をどのように扱っているのかについて，議論を交わしている。そこには，事例の本質について，またその分析の仕方についても，かなりの違いが認められる。しばしばみられるのは，誰かが事例といった場合，単一のグループや個人を対象とした深い研究を指すと解釈している。ナラティブなライフストーリーやキャリア，あるいは個人的な危機への対処といった形式をとる場合もしばしばである。しかし，少し考えればわかることだが，1つの事例とは経営組織の研究かもしれないし，アフリカの1村落の研究かもしれないし，公式の式典の研究であるかもしれない。研究者が分析しているのが単一組織か複数のそれかにかかわらず，この方法論を用いる限り分析プロセスは同じなのである。研究者は，理論的にサンプリングを行い，カテゴリーが飽和するまでサンプリングを継続するのである。

質問17：「『基本的社会/心理プロセス(basic social/psychological process)』のみが，研究を統合する方法なのでしょうか？　私が見たところ，そのように思い込んでいる研究者がいるのですが」

答え：通常，そのように統合という場合には，結果は1つの概念のもとに統合されており，その概念がどのように(どのような段階/局面で)浮上してきたかという点から結果が説明されていることを意味している。基本的社会/心理プロセスの利用だけが，理論を構築するためにデータを統合する唯一の方法ではない。この前提(バーニー・グレイザーの基本的社会プロセスの議論でのものではないことは確かであるが)は，既存のどんな研究でも直面するであろう現象の持つ複雑性を過小評価する憂慮すべきものである。そればかりかこれは，統合的な分析の戦略を制限することで，この方法論が持つ柔軟性を阻害する。どんな研究でもプロセスを見出すことはできるが，プロセスは段階や局面に制限されるべきではない。そして，「社会プロセス」という言葉が，家族/組織上/領域的/政治的/教育的/法律的/コミュニティ上のプロセス，さらに研究にとって重要などのようなプロセスをも含めるものでない限り，基本的社会/心理プロセスに限定すべきではない。要約すれば，場合によっては基本的社会/心理プロセスによって便利にコーディングすることも可能かもしれないが，段階や局面，あるいは社会/心理的プロセスというアイデアを中心に研究を組織してしまうことは，この方法だからこそ可能なことを制限してしまうことになる。

質問 18：「あなたは，自分の方法は帰納的でもあり演繹的でもあるといっている。しかし文献によっては，全体的にあるいは基本的には，帰納的であるといっている。その中には好意的なものも批判的なものもある。何かコメントをいただけないでしょうか？」

答え：繰り返していうが，これは誤解である。ある部分，『データ対話型理論の発見』(Glaser & Strauss, 1967)の誤読に端を発するものである。グレーザーとストラウスは，データに「根づいておらず」あるいは思弁的な理論に対する取り組みとして，帰納を強調したのである。その意図したところは，データの体系的分析によって理論をデータに根づかせることが持つ計り知れない価値に，読者の関心を向けることにあった。しかしながら，本書もまたデータと研究者との相互作用に強調点を置いてきた。研究者自身の心を無の状態で研究プロセスに入るなどということはないのである。解釈としてはデータが示していることに対する演繹あるいは研究者が行うそれに対する抽象化なのである。本方法は，データから結果を導き出すという意味では帰納的である。同時に，諸概念および関係を表す言明は解釈的であるという意味では，演繹的なものといえる。つまり，分析者によって，データから構成されたものなのである。

質問 19「私はインタビューの洪水で身動きがとれません。不幸なことに，この洪水を未然に防ぐことができなかったのです。こんな事態を招くことになるなんて，予想もできませんでしたし，インタビューの流れを止めることは不可能なのです。インタビューと情報は満足なものとなったので，新たなインタビューでの質問はもう思いつきません。悪いことに，私はルールに従ってやってきたわけではなく，またインタビューしながら分析をすることはしていません。どうすればよいでしょうか？」

答え：あなたの苦境は，データをほとんど収集し終わるまで分析を始めないような多くのインタビュアと，まさに同じものといえる。この状況こそ，データ収集は分析に導かれるべきであるというまさにその理由となるものなのである。したがって，今なすべき最善のことは，インタビューを止め，分析に着手し，電話番号を調べて約束している研究協力者にインタビューの延期を申し入れることである。カテゴリーを充実させたり浮上してくる理論の妥当性を検討するために，彼ら研究協力者は後に必要になってくるであろう。

質問 20：「本書で説明されている調査方法とオート・エスノグラフィの違いを何か説明していただけますか？」

答え：私は，本方法以外のものに関してはエキスパートとはいえないので，それほど多くのことはいうことができない。私の意見は，質的研究の初学者が知っておくべき最も重要なことは，どんな方法にもそれ独自の理論的基礎/目的/データ収集と分析の手順がある，ということである。本人がその方法に誠実であれば，どの方法であっても，優れた研究を行うことは可能である。私が提言することは，質的研究を行いたいと考えている研究の初学者は，研究に乗り出す前に，さまざまな方法を探ってみることである。方法ごとに，それに興味を抱く研究者は異なってくる。私がオート・エスノグラフィに心地よさを感じない理由は，2つあるように思う。第1は，自分自身に対する分析についてバイアスを排除できる自信がないこと。第2は，自分自身をさらけ出していくことに対して，心地よい感じを持たないからである。匿名のインタビューの形で自分について語ることはできるが，モノグラフとして自分自身を暴くのはできない。それには自意識が強すぎるのかもしれない。研究者は，自分自身で心地よさを感じるところを決断しなければならない。これが私の持つバイアスである。

要約

問いと答えの本章をここでまとめておきたい。明らかに，それに答えるにはあまりにたくさんのことが必要である。本章は本書全体の結論にもなっている。したがって，本書を終えるに際して読者に伝えておきたいいくつかのことを述べておきたい。分析の細かな部分にとらわれて不必要に心配することはないのだと，読者にはアドバイスする。時には研究者は，常識を働かせねばならないし，何が正しい方法か/誤った方法か，心配しすぎてはならない。重要なことは，自分自身とプロセスを信じることとである。本書で概説した一般的なガイドラインを守り，自分の能力と研究の現実に応じて柔軟に手順とテクニックを用いることである。

練習

1．本書を読み終えた後感じた疑問点について，考えなさい。

2．それを書き出し，グループで討議しなさい。

3．グループで，その問いに対する答えを考えなさい。答えが1つにまとまらないのは明らかだが，それは不適切な答え方ではないし，問題はないのである。その理由は，おそらくいくつもの答えがありうるものだからである。創造的であってほしいし，柔軟であってほしい。そして，他者がそれと対話できるように自分のアイデアを表現しようと意欲的であってほしい。

注

1．ソフトVERBIについて質問1にかかわる彼女の助言，そして本書に対するコンピュータ上の支援に対して，Anne Kuchartzに謝意を表したい。

付録A 4章と6章のための演習

フィールドノート

個人史の研究

ここにあげるインタビューのノートは，かなり大きなインタビューの中のほんの数ページにすぎず，また，4章，6章の最後に提示した課題とかかわりをもつ部分である。この研究トピックは，「生命を脅かす心臓病という出来事がもつ個人史への影響」であった。

この人物は，腕への放散痛が伴う胸の痛みで救急室へ来た。

この「出来事」は，屋外でバラに水をやってるときに起こった。

R：研究者

P：研究協力者

研究者：J. C.

R：(詰まっている2本の血管にステントを挿入する)処置が進められているときの話に戻しましょう。ともかくそのとき，死や何か悪いことが起こるのではないかと恐れていましたか，それとも，医療ケアシステムが万事うまくやってくれると信じていましたか？

P：あの処置が進められているとき，私はこのまま手術台の上で死んでしまうのではないかと恐れていました。そう考えていたことを覚えています。私は死なずに，よくなってここにいます。しかし，私は死につつあるのだという考えは，実際私の心に浮かびませんでした。それにはいくつか理由があるので，私はそれを抑えなくてはなりません。悪夢とかそういったものをみていたのです。それでも，とても興味深いものです。拒絶は信じがたいものです。私は事実を受け入れたくない。自分の妹と同じです。彼女は自分が心臓発作を起こしたとは，決して思っていません。彼女が表現しているようなことが起こったと思っています。彼女は心臓発作が起きたとは言っていないんです。そして私の身に起こったこのことについて考えてみると，あれは実際心臓発作ではなく，単なるちょっとした閉塞だったので，何かが起こる前に拡げただけなのです。

そこで，問題はだれでも死ぬということです。今回私がまず病院にいくことにした理由はただ，母が3回，無症候性の心筋梗塞を起こしていたのを知っており，妹は肘の痛みだけでしたが発作を起こしており，叔母は—私たち家族はみんな，そんな感じで，心臓に何かを抱えているということなんて全く知らなかったんです。だから考えて，そう，全く知らない彼らの1人にはなりたくないと思ったんです。少なくとも，それによって何かが変わってしまっても，何が起きているのか知りたかったんです。だから，脅威の存在は知っていたのですが，それが生死にかかわるものだという感覚はありませんでした。私はそのことを抑圧し続けました。抑圧し自分の中でつじつまを合わせようと試みました。その理由は，それがうまくできなければ，私は死んでしまうからですよ。

X先生と同じことを言うのですが，彼女は，私が何も変えないんだったら同じことがまた起こるわよ，って言うんです。これ以上簡単なことはないですよ。彼女は正しい。そうなるでしょうとも。私には，ほかにも閉塞しそうな血管が何か所もあったし，その中にはプラークがはがれ落ちてしまう血管もあるかもしれなかったんです。それでも，私が早死したいのなら，それは早死の家系の仲間入りをしたいということなんです。私はその事実を受け入れようと努めました。それを内面化することができないとしても，それはそのままなのです。わかったことは，1歩ずつ自分の生活を変えていかなければ，自分は死ぬのだということだったんです。

R：心臓病が持つ1つの興味深い側面は，自分では何もみることができないということです。それをご自身の在り方に組み入れるというのはとても難しいことだと思います。外からは見えませんから。

P：何も違いは見えないのです。ご存知のように，とても興味深いです。そこで，悪夢です。これは何なのか，私は考えています。そして，それが何か知りました。わかっていることは，あそこに小さなステント(小さなワイヤーケージ)が入っているということです。そして，半ば考え半ば夢なのですが，それが外れたらどうしよう，ということなのです。そうはなっていません。でも，解けるか，脇に外れ，それ自体が動脈を詰まらせてしまうかもしれないし，そうすると，動脈を塞いでしまうのではないかという恐怖で目が覚めるのです。目で見えるものではないし，あなたの言うことは正しい。これは1つの歴史なんです。病院での心臓病関連の体験全般については，不満はそれほどありません。自宅に戻ると，ご存知の通り，これは何？　アレは何？　何が起きているの？　と，ずっと考え続けていました。痛みかもしれないし発作かもしれないと。そしてニトログリセリンを取りに保管場所にいくときには，痛みはどこかへいってしまっているのです。自宅に戻ったとき，自分は喘息で苦しんでいるのだと思いました。今はそれが喘息だったかどうか，そして自分がみた感じでは，ある種の不安発作だったのか，わかりません。だって，自分は喘息持ちではないからです。咳止めにはアルブテロールが処方されました。家に戻ったとき，咳が出たのでアルブテロールを飲み，心室性期外収縮を起こしました。なんてこと。そこで医師に電話したところ，アルブテロールはやめるように言われ，カルジゼムを処方してくれました。これが心臓を落ち着かせ過敏さを取り除いてくれました。だから私は，医師が言うように薬を変えました。アルブテロールをやめ，コルチゾン系の薬，フロベントを服用し続けることにしたんです。彼らは，アルブテロールの服用を望んでいなかった。ついに，ばかげた薬はやめになったのです。フロベントを1週間以上飲んでみましたが，本当のところ飲みたくはなかったんです。飲むように言われたのは本当にごく微量だったのはわかっています。これはほんの些細なことであって，社会全体からみればどうでもよいことかもしれません。それでも私の頭のどこかでは，コルチゾン系の薬剤を服用すると，十分に治癒することはないだろうと考えていました。そしてステントが治癒することを望みました。その理由は，ひと月の間で血管が細くなっていっただけなのであり，自分はあの期間で必ず回復するという確証を得たかったからです。

ともあれ，それを止めようと試みたんですが，服用するしかありませんでした。息ができなかったし，喘息が止まらなかったからです。1週間ほどの間，1日に2回服用しました。それで咳は完全におさまりました。服用を日に1回に減らしました。それで咳も完全に止まりました。それ以来，服用していません。しかし，たちの悪い咳が出たのが自宅に戻ったときだったので，あれが喘息だったのかそれとも不安発作だったのか，わかりません。自宅に入り腰掛けたら，咳が出てきました。息もほとんどできず，ネコが原因なのか，何が原因なのかわかりませんでした。ここ1週間いつここに座ったのか，自分ではわかっていました。あなたは，私がほとんどの時間を庭で過ごしたと思っていらっしゃる。通常，自由な時間は外に出て，庭であれこれしています。でも，それをしませんでした。生垣のバラに水をやり終わらなかったんです，理由は，家に1人でいて怖かったからです。これまでお話ししてきましたが，医師に電話をかけ，他の薬からフロベントへ処方を変更してもらいたいと伝えたんです。彼は，何か胸の痛みがあるのか？　と聞きました。だから私は，あの変な軽い針が刺すような痛みがあるが，それが何なのかはっきりとわからない旨答えたんです。続けて，ニトログリセリンを取りに行くまでに，その痛みはなくなってしまうと話しを続けようとしたところ，彼は，ちょっと待ちなさい，あなたが感じている痛みが何であるか関係ない，と言いました。彼も奴らの1人だった，それならそれでよしと私は思いました。しかし彼はこの件に関してとても慎重でした。そして，何はともあれニトログリセリンを服用し，救急外来へ行くよう言われました。そこで私は考えたんです。もしかしたらこれは予想以上に悪いのではないかと思ったのです。あるいは，彼らが言ったことを聞いていないのかもしれない，と。だって，ステントは入れられたしそれで終わりなので，もうすんだことだと思っていたからです。

その週はだから，ほとんど何もしませんでした。実際には，ひきこもっていました。本を読み，窓から外をながめ，裏庭でほんの少しだけ何かやりました。私は1人でいることを本当に愛しています。世捨て人になれたらなんとすてきなことでしょう。でも，ほとんど何もしませんでした。普通，主人や息子が外出しているときには，ペンキ塗りとかいろいろと大きな仕事があるんです。あのときは何もしませんでした。彼らが帰宅してほどなく，私たちはX先生の所へ行きました。もちろん私は行きたくはなかったんです。そしてわかったことは，まるで弱りきった病人のように自分で自分を扱っていたということだったのです。さらに悪いことには，そこで私はインフルエンザにかかりました。ベッドを整えてくれたりジンジャーエールを持ってきてくれたりと，みんな私にかかりきりでした。ご存知のように，私はこの病人役割に閉じ込められていたのです。なんでこんなことをしているのか考えました。普通，これは嫌なことです。でも，そこを飛び出そうとはしませんでした。私たちは普通，同じ場所へ戻っていきますが，このときは同じ場所へは歩いていかなかったのです。丘を下ることもせず，海辺に沿って歩くこともしなかったんです。丘の上から動かず，みんながすることをながめていました。だから私は，弱々しさを受け入れているので，この無意味な出来事を止めようと，ひそかに考えたんです。そして，彼らから聞いたから恐れたのか，他の何かのために恐れたのか，わからないのです。

こうなったのは，すべての人がじっと見守ってくれていたからだと思っています。それだけのことです。私は丘を下りていこうとしなかったし，戻ることもできなかった。私は回復したいと思って心臓リハビリを申し込みました。保険がきくことも確認しました。医師もリハビリを勧めていました。彼女は，よくなった人もいることを教えてくれました。まだ自転車にも乗れなかったので，これはよいのではないかと考えました。携帯電話を持っていたとしても，付き添いなしで外出することを恐れています。どのくらい遠くまでいけるのか，わかりません。興味深く思います…。私の反応の幾分かは，無意識のレベルのものなのです。

付録B 研究協力者 No. 1：退役軍人の研究

直接型インタビュー

R：研究者

P：研究協力者 No. 1

研究者：A. Strauss

P：基本的に，僕は中流階級の出であり，愛国心が強く，神を恐れ，信心深い人間だ。僕たちは家族愛がとても強く，今後もそれは変わらない。3 人の兄と妹が 1 人いる。父は亡くなっている。母は 80 代で亡くなった。僕たちは今でも少なくとも 1 年に 1 回は皆で会うようにしている。

僕は 16 歳で家を出た。数年間，小間使いみたいな仕事をした。何か仕事はしなければならないのでそれをやったが，給料は安かった。それから病院の雑役夫として働いた。これが，僕が看護という職業に触れ，仕事としてそれを目指そうと決心したきっかけとなったことだ。看護師の免許を最初に取ったときは，21 歳だった。いまや 50 歳，全力で長く看護師をやってきたことになる。これは 60 年代の話だが，X 市の退役軍人病院で 1 年間働いた。そこで，退役軍人，つまり戦争にいかねばならなかった人々に初めて出会った。そこは主に，第一次世界大戦の高齢の退役軍人，第二次世界大戦にいった中年の退役軍人がいく人か，朝鮮戦争の退役軍人が数名いた。僕は彼らが自分たちの経験について語るのを非常に興味深く聴いた。そして 1966 年，遂に政府がベトナムへ関与することを決断し，多くの男性，女性，物資が前線に送られることとなった。ある意味，僕は志願した。召集されるよりも一歩先んじていた。だから，あそこには志願していったことになるんだ。テキサスにある Sam Houston 駐屯地で基礎的な訓練を受けたが，俗にいう 6 週間の奇跡だった。僕は少尉となり，ベトナムに直ちに送られた。僕は…多くの時間を輸送関連の仕事と後送病院で働いた。ヘリコプターで出かけていき，とてもたくさんある救護所から人々をヘリコプターに乗せた。…表現するのが難しいが，戦闘地域の前線は常に動いていた。前線は日に 2 度も 3 度も変わり，救護所はその闘争地域の中にあった。僕たちは最重傷の傷病兵をそこから 75 マイル離れているサイゴンまで運んだ。それほど重くない傷害兵は，そこから 25～30 マイル離れた後送病院へ運んだ。えーっと，僕はとても若かった，21 歳だった。とても愛国心があり，やる気まんまんだった。僕たちは当然の権利としてそこに存在したし，自分たちがやろうと思ったことをやった。多くの兵士が敵に対していつも感じていたように，僕もかなりの反ベトナムであった。そこにいる間に少しずつ自分の良心の呵責とか，矛盾に気づき始めていた。あえてそれに注意を払うことをしようとは思わなかった。いろいろなことが起こっていたので，本当はそれについて多くのことを考えさせられたのである。そして今，自分が何をしているのかを振り返る中で，それら矛盾を評価することから自分を切り離す，ある種の無意識のメカニズムが存在していたと確信するようになった。そうしたくなかったからか，そうしないことを選んだからなのかはわからない。確信がない。自分が評価対象の真っ只中にいながら評価そのものをすることは，非常に難しい。実際のところ，僕の経験がすべて悪かったとはいえない。僕は若かったしその経験を楽しんでいたところもあった。そこで経験しわかったことはたくさんあったが，自分を最も成長させたものは何かと問われれば，それは自分を殺そうとしている人間がいるという現実であったと思う。僕は確かに，時には武器を持たなければならなかったが，それでも誰も殺していない。決して誰も撃っていない。とにかく，いかなる目的であったとしても。僕の成長の中の奇妙な時間だった。

生命の価値のような侵すことができないものがたくさんあるが，僕は，戦場にいる間，それが減じるように思えていた。北ベトナムが勢いを盛り返し，実際にはかなりの勝利を得ていた，66 年から 67 年にかけてのテト攻勢の時期に戦場にいた。「クチ」と呼ばれていた 1 つの村を覚えている。敵がその村から撤退した後，ベトナム人(南ベトナム人だったが)はすべて死んでいたが，実は彼らはベトコン(南ベトナム民族解放戦線)に殺されたのだった。死体は薪の棚のように道路沿いに積み上げられていたが，僕はそれを見て何の感情もわかなかったことを覚えている。「そうさ，これが戦争さ！」というような感じだった。これがそこで起こっている現実だった。人の死は，ある種うろたえさせるものだと考えていたので，このことは僕を混乱させた。病院で働いているときに，誰かが死んだならば，そのことが気になり，心乱れるだろう。でも本当に何も感じなかった。そんな感じですべてが滞りなく，うまくいっていた。これこそ，あるべき戦争での物事の姿だったんだ。それは奇妙な感覚だった。僕が正確に覚えているころがあるとしたら，僕の周りにいた多くの人々もそのことについて何の感情も示さなかったということだ。事実，そこには多くのおどけた言動がみられた。「奴らは『gook』だから，俺たちが何とかしてやらないとな」。「gooks」とはベトナム人に対する蔑称であった。それから…。

しばらくの間，僕は後送病院で働いた。いわゆる配置換えってやつだ。病棟のように仕立てられたかまぼこ型兵舎があるのだが，そこでは奇妙なことに…僕たちはそこでは３種類の人々を担当した。本当にこれが妙だったのだ。負傷した米兵，負傷した南ベトナム兵，そして敵であるベトコン，および北ベトナム兵の負傷者を担当した。僕たちは敵を，人格を取り除いて扱った。次のシフトへのレポートをするときには，担当の米兵については，彼らの名前や愛称を使った。僕は北ベトナム人や南ベトナム人についてレポートをするときは，「12番ベッド」，あるいは何号室の「gook」といったように言っていたことを覚えている。その人から人格を取り除く方法であり，それによって彼らに何も感じなくてもすむようになるのだ。彼らの言葉が話せなかったので，彼らとコミュニケーションをとることはなかった。通訳がいることはまれなことだった。彼らのことで覚えていることは，彼らがストイックだったことだ。痛みを和らげるものを彼らに尋ねた記憶はない。でも思い起こすと，彼らはその痛みを耐えていたに違いない。同時に，不幸にも，彼らが不快なのかどうかを率先して発見しようとする看護師も医師もいなかったことを覚えている。

戦争による傷は悲惨である。よくわからないけれども。その当時，そのことを考えようとは決して思わなかった。どんなものであってもベトナム人に痛みを止める何かを与えた記憶はない。彼らは本当にストイックだった。僕は１人のベトナム人に本当に申し訳ないと感じている出来事を覚えている。彼が敵だったのか，味方だったのかは覚えていない。手術後目をさまし，覆い布の中をのぞいて，片方の足がなくなっているのを見たとき，彼は泣いた。僕にはどうすることもできなかった…自分自身も含めて誰も，どうにかしてこの人を楽にしてあげるなんてことはしなかったことを覚えている。うーん。戦争じゃなかったら，これは医療者としては異常な行動であっただろう。これらの人々を苦しめようとして，感情的にも身体的にも彼らを苦しませたわけではなかった。その当時，病棟内にも葛藤があった。それは，３つの集団を担当しなければならなかったから。米兵や南ベトナム兵は，自分たちの敵，北ベトナム兵やベトコンがそこにいるのを見るわけだ。だから，葛藤を感じていた。僕たちは常に彼らを米兵らから守っていた。米兵たちが身体的にベトコンらを虐待することを決して許さなかった。僕は脅しのような言語的な行動があったのは覚えているが，身体的な暴力は一度も見なかった。

誰が世話を受け，欲している物資の供給を受けるのかという疑問は決して浮かばなかった。常に，米兵あるいはオーストラリア兵が優先された。オーストラリア兵の管区がわれわれの隣にあったので，僕たちの病院に紛れ込んでいた。そうだ，彼らは世話でも物資供給においても優先されていた。たいてい，十分なほどの物資は配給されていた。1つの出来事を思い出した。僕には選択の余地はなかったのだが，その選択とは北ベトナム兵に使っていた呼吸器をはずし，それを米兵に使うというものだった。利用できる呼吸器が1台しかなかったんだ。そのような決定をしたことを覚えているのはそのときだけだと思う。多くの場合，彼らが本当に何かを欲しているのか，必要としているのかどうかを知るうえで，彼らのニーズには善意の無視で対応することが少なくなかった。時に，南ベトナム尋問チームが病院にやってきて，ベトコンを尋問した。時々，尋問チームは彼らを病院外に連れ出していたのを覚えている。何が彼らの身に起こるのかは想像することしかできなかった。尋問チームは彼らを連れ出そうとしていた。尋問チームが言うには，別の病院へ連れていくとのことだったが，連れ出された後，尋問を受け，あるいは殺されるのだろうと確信していた。しかし，繰り返しになるが，その当時，その現実の中で何も僕を煩わすものはなかった。それが戦争であり，彼らは顔のない人々であった。彼らは僕にとって単に別の北ベトナム兵にすぎなかった。[間]さっき言ったように，それに気づくような状況じゃなかったから，当時矛盾を感じなかっただけで，今だったら当然矛盾を感じていただろう。僕を煩わせていたのはベトナム兵の処遇だけでなく，米国の軍隊システムの中に階級システムがあったことだった。僕は将校だったので，一般の兵士よりも特権が与えられていた。彼らは12〜18時間勤務をしていたが，将校はそのような勤務はなかった。彼らは「歩兵」だったが，それが軍隊であった。世界中どこの軍隊であっても，それは一貫していた。僕も同僚のことを考えようとした。何が起こっているのかについて話し合いをしたかどうかを思い出そうとした。でも何も思い出さなかった。彼らが実際に戦地で，目にしたものや目を背けたものについて何か問題を抱いていたとしても，そのことを彼らがどのように感じていたのかについては何も知らない。その状況どのようにそこで快適に過ごせるようになったかは，驚くべきことである。朝起き，仕事にいく。こういったことは，そんなには人を煩わすようには思えない。人が今起こっていることに適応していく全体像の一部であると思う。ただ周囲の状況に適応していくだけなのである。しかしあのときだって生活はほぼ通常の感覚のうえに成り立っていた。パーティだってしたんだ。その当時の一番の関心事は，「ビールはどこにいけば十分確保できるか」ということであった。あるいは「別のグループでいくらかのペニシリンとウィスキーを交換してもらえるか」などのようなことであった。僕たちは他のグループではその薬を必要としている者がいたかもしれないことは全く考えなかった。

R：これまで攻撃をされたことはありますか？　戦場にいて，危険と感じるようなことはありましたか？

P：敷地内ということ？　病院内ということですか？　病院自体はよく砲火をあび，野営では多くの仲間が殺された。砲撃を受けると，僕たちは患者を移動させるためにベッドから床の上のマットレスに乗せた。建物，かまぼこ兵舎ですが，スズで作られており，砲弾がぶつかるとその破片がそこいらじゅうに散るんだ。しかし僕たちは決して北ベトナム人の移動はしなかった。彼らはベッドに置き去りだった。米国人は火の手から逃れるために床に置かれたマットレスに移された。［間］ それ以外の矛盾として，日中の間，ベトナム人を働かせるために野営地に連れてくることが許されていた。掃除などをしてもらった。夜，彼らが外に帰り，黒装束に身をつつむと，ベトコンになってしまうことを知らないだろう。日中は問題ない。僕たちは見ることができるから。でも，夜は誰が誰なのかわからなくなってしまう。

僕は向こうに1年いた。思い返すと，そんなにひどい1年ではなかった。その1年は非常に早かった。僕を成長させてくれた。うーん。戻ってきたのは67年だった。その頃は平和への動きが声高に叫ばれ始めていた。サイゴンを離陸した後に最初に立ち寄ったのはサンフランシスコ空港だったのを覚えている。ユニフォームを脱ぎ，市民が着る洋服を着るはめになった。それは，空港にいる人々がベトナムからの帰還兵に物を投げ，殺人者と叫ぶといったことがあったからだ。そのことは僕を本当におかしくした。僕が戦場にいき，よいこと，正しいことに参加してきたと思っていたので，どうして彼らは僕たちをそのように扱うのかと思った。年が経過する中で，僕の感情は変化していった。そこにいくためには，自分たちは感覚を失う必要があった。自分の愛国心を捨て去ることは難しい。それをあきらめることは難しい。僕にとってのその経験とは，何かをするための動機づけとなったものだと思っている。おそらく，そのときは22か23歳だった。覚えてないが，いずれにせよ，除隊後に何をしたいかという計画がおおよそ固まっていたと思う。そこを出て，(軍人としての)時間を終わらし，×市に戻ってきた。大学へ入学を申し込み，看護学士と看護学修士をとった。とても忙しかった。アルバイトをしつつ，大学に通った。本当に忙しく，その経験の全容について考えることはなかった。とりあえずそれは後回しにして生活をし続けた。この時点では，本当に，自分の生活にとってマイナスとなるような戦争の影響など何もなかったと言い切ることができる。何年か経過する中で，戦争と殺人についての自分の感情が変化していったことを知ることは難しかった。何がその変化の原因となったのか，成長のプロセスなのかどうか，それはただ，あらゆる戦争の矛盾や無益感に気づき始めたからなのかどうか，それを言葉にするのはとても難しい。これまでの生活では，意識的にこれらのことが蘇るような状況を避けてきた。ベトナムには決して旅行しないし，ベトナムについての映画も見にいかなかった。それらは何も僕にアピールすることはなかった。それらがなぜアピールしないのかはわからない。ベトナムで知り合った人々の誰かと友情をつなぎとめるようなことも決してしなかった。軍隊から出た。軍におけるそれ以上の体験はもう望んでいなかった。だから軍を出たんだ。軍を出るとき，そこでの関係を完全に切ったのだ。それは僕の一部ではあるが，思い出すこともほとんどないようなことである。その経験は僕の一部であるが，時とともにとうに過去のことである。ほとんど考えることはなく，ましてこれまで口にしたこともないことなのだ。

　自分にとっての戦争の影響を考えてみると，プラスなものだった。戦争にプラスの影響があるということはおかしなことと思える。ベトナムで，学校にいくことを僕に動機づけてくれた人々と出遭った。[間]。それにある種の重きをおくことで，おそらくマイナスというよりはよいプラスの影響となったのだと思う。成長のプロセスであった。たぶん，いずれにせよ成長をしたのだが，それはある意味，あっという間の成長だったと思う。除隊をしたとき，僕は怒っていた。それは 1967 年だった。平和運動が大きくなった。僕は大学におり，行進する学生や徒党を組む学生とかに頭にきていた。そこらじゅうにはまだ帰還兵がおり，そういう学生の行動を見たり，ニュースを目にしたりすると，彼らは学生たちを攻撃した。立ち返ってみると，前にも言ったように，行進していた学生たちに感心している。あの頃は，自分の視点，つまり愛国者としての視点から彼らを見ていた。そして彼らは彼らの視点，つまり「悪いことに決まっている」という視点で戦争を見ていた。今振り返ってみると，あの当時，自分よりもその状況について鋭いひらめきをもっていた彼らは，今となっては賞賛に値する。戦争は間違っていたんだ。

R：もう少しそれについて話してもらえませんか。私は 2 つの点について興味を持ちました。1 つはその戦争が成長の経験となったこと。確かに理解できることではありますが。これについてもう少し話をしてくれませんか？　そして，立ち返り，時の経過とともに起こった，戦争についてのパースペクティブの変化についてももう少し知りたいと思いますが，いかがでしょうか。

P：成長とは優先度をどのようにつけるかということを学習する中から起こるものだと思う。そうだ，自信を持ち，自分自身について声高らかに話すことを学ぶこと。[間] 成長の経験であることに加え，それは感性を硬直させるという経験であった。あの状況の中で，物事，傷ついた人々，人々の状況に対して感性を働かせないようにすることを学んだ。なぜなら，あんな状況の中で，感性を働かせるようなことを自分自身に許したら，どうなっちゃってただろう。たぶん傷ついた人々，痛みや死などといった類いのことに対する感性を硬直させていたんだと思う。

R：あなたは，私の友人たちと同じように，戦争にいったんだ。プロの軍隊の後ろ盾と米国政府の完全なる承認とを携えてね。オーケイ。その状況で起こったことは何だったんですか？

P：僕があなたの思考の連続をなぞるなら，人々の上に戦争を課した政府から，米国人である自分自身を切り離すことができたということ。1人の米国人として僕を変えたんだ。今思うと，それはプロセスの始まりだった。政府は正しいことをやっていると感じていた。僕たちのリーダーは常に，自国にとって最も良いことをしていた。と同時に自国にとって最も良いことは，たぶん世界にとっても良いことだと僕は思っていた。そのとき僕たちは空高く舞い上がっていたんだ。ナイーブさを失っていたと思う。…そう，政府に対する個人の力，ワシントンがすることは常に正しいということ，こういったことすべてを変えなければならなかったんだ。だから，それは成長のプロセスの一部だったんだ。僕の2人の兄もベトナムにいた。同じときに，米軍の一員として僕もそこにいた。おかしなことだが，何年経っても，僕たちの話題にベトナムは決してのぼったことがない。そう…彼らは彼らの生活をし，これまでうまくいっている。あれは決して，思い出にふけるといった類いの経験ではない。繰り返しになるが，あの経験が意味するところが何なのかはわからない。歴史として僕たちが誇りを持てないことなのかどうか，そして話題として取り上げる価値もないということを意味しているかどうか，僕にはわからない。

R：ある意味，あなたは自分の生活を始めていたんですね。

P：「ただ自分の生活を始めただけ」というのは僕が使いたい表現だ。それは1つの足がかりであって，僕たちの生活は進んでいくんだから。あれが僕にとって自分の生活にどのような影響を与えたかということを言葉にするのは本当に難しい。もう30年も経ってるしね。そして人生の流れの中で物事は起こり，それが今の自分を創る。だから，今の自分とその経験を直接結びつけることは難しい。実際のところ，不可能だ。

R：それについてもう少し話してもらえますか。あなたに戦争がどのような影響を及ぼしたのか見定めようとしているわけではない。まさにあなたが話してくれたように，それはただひとかたまりの出来事にすぎない。しかし，今の時点で振り返っているように，あなたが次にとったステップはどこにつながっているんでしょうか。

P：それは僕にとっては足がかりだったんだと思う。おそらく，僕ができる限り人生を充実させ，がんばるよう動機づけるものだった。たぶん人生が与える無益さをみたんだと思う。わからないけど，でもその経験は飛び板のようなものだと思う。

R：あの経験がなくても，大学に飛び込んだ？

P：飛び込めたかどうか自信がない。

R：なぜ？

P：わからない。自分の教育レベルには十分満足していた。除隊後ああいう形で過ごしたかったのかどうか，わからない。でも何かできると思った。それは軍隊で出会った人々の中にもそう思っている人がいたように思う。

R：看護師さん？

P：そう。僕は彼らに感心していた。とても能力があり，高い地位の将校であり，僕よりもずっと長く軍看護師隊に所属している高齢の人たちだった。同時に，僕は彼らと張り合おうとは思っていなかった。将校としてのキャリアは，僕にとって何ら魅力的なものに見えなかったからだ。人生に対する彼らの姿勢には一理あると思うが，それは僕に訴えるものではなかったんだ。

R：そしてそれは何だったの？

P：誰か他の人に，自分たちの命の意思決定をゆだねていたことだと思う。「軍が私を次にどこに派遣するかはわからない」というようなことを彼らが話しているのをいつも聞いていた。僕は，軍が次に僕をどこへも派遣しないということを知っていた。なぜならどこにいき，どこに住むかについての意思決定は自分でするんだから。彼らにはある種の堅苦しさがあったと思う。類型化できるものでないことはわかっている。実際に，優秀な人々は何人もいたが，共通してキャリア組の人たちはベトナムでのこの経験が何よりも自分たちのキャリアにどう影響をするのかということに関心をもっていた。昇進の絶好のチャンスだった。僕は少尉から2年のうちに大尉になった。平和な時代であったら10年かかることだった。今じゃ，どこでだって15年はおそらくかかるだろうね。朝鮮戦争後，少佐や大佐になろうと待たされていた多くのキャリア組将校にとって，これは待ち望んだ昇進の絶好の機会だった。彼らはあらゆる類いのことをした。僕はあるカップルの男性，医師だったが，彼らは寝食すべてテントで一緒にしていたことを覚えている。ある晩，僕らは議論をした。なぜか，ある男性が自分の足を切り，名誉負傷勲章がもらえるかどうか気をもんでいた。なぜなら彼らが出ていくのは，もらえるかもしれないメダルや恩恵を得るためだからだと僕は思っていた。足が吹き飛び，眼が見えなくなった人々や，名誉負傷勲章を得たいと希望している人々がいたことを思い出す。あなたはおそらく，不注意から足を切り，それでも名誉負傷勲章を入手しようとしていたと思っているかもしれない。しかし，繰り返しになるが，彼らは戦争がいかに彼らのキャリアに有利に働くかということをみていたんだ。

R：そのような類いのことは，軍にいたあなたを揺り動かした？

P：まさに，そうだった。うーん。多くの策略や取引が行われた。特に医療品ではやみ商売が多かった。それは僕を困惑させることだった。前に言ったように，抗菌薬をビールとかいったほかのものと交換をするために使っていた。

R：彼らが提供していた良いケアとは違う，他のこともしていたというわけだね。

P：あなたは良いケアといいましたね。相対的にはね。僕は何度か医師と看護師が酔っ払っており，何をしているか全くわかっていなかったということを覚えている。しかしながら，これは例外で，決して常態ではなかった。

R：除隊したあと，なぜ看護の世界にとどまったのですか？

P：僕はすでに看護師だった。

R：しかし，学校に戻ったとき，何か他のものに専攻を変えることもできたはず。

P：そうできた。その点においては何も問題にはならなかった。自分がしたいと思ったことが看護の世界ではまだできると思っていた。この経験は，その部分を揺るがすことはなかった。繰り返しになるが，それは単なる1つの経験だったからだ。ベトナムは1つの経験であり，僕の人生においての1年だけの経験だった。僕の専門職としての方向を実際変えるほどのものではなかった。

R：ジュリエット・コービンが，ベトナム戦争の看護師について研究をした学生について話していたことだが，人々は戦闘に戻すために兵士たちの命を救っていたということのために，彼らの専門職としての思いはかき乱されていた。ひどく負傷した人，つまり非常に傷ついている人たちは死ぬことを許された。それは最も重症の人から治療するという通常の医療のあり方とは反対のものだった。

P：繰り返しになるが，それが軍のやり方だ。軍の医療の目的は，歩兵，パイロットなど関係なく彼らを元いた場所へ戻すことだ。だから，悲惨な戦闘や攻撃の後は150，250，300名が病院に押し寄せるといった状況もあった。そして，彼らを別の病院へと搬送する中で確実にトリアージ(訳注：負傷の程度に応じて治療優先順位を決めること)が行われていた。痛みを取り除くために麻薬が与えられたので，彼らは安楽だった。6つの手術室があり，100名の兵士の手術を行うことができたと思う。重度に傷害を受けた兵士は決して手術室には送られなかった。死ぬことを許された。僕はそのトリアージを担当はしていなかった。自分だったらどうするだろうかと考えようとしていた。そしてそれに対して了解していたと思う。くどいが，それが「軍のやり方」だったからだ。

R：先に進もう。軍を退いた後，あなたは教育において次なるステップに踏み出し，看護学の学位をとるために大学に戻ったと言っている。67，68，69年頃大学で起こっていたことのうち何か思い出せることはないですか？

P：大学にいた間のほとんどは，僕はとても忙しかった。正規の学生であり，アルバイトもしていた。あなたが言わんとしているようなことであれば，デモのような活動にはいっさい参加しなかった。同時に，そのときの自分の感覚も覚えていない。後に，彼らは全くもって正しかったと感じ始めるようになった。僕は決してその活動の支持はしなかった。同時に，それらに対して否定的でも決してなかった。

R：なぜ彼らは正しかったと思うのですか？

P：うーん。60 年代後半から 70 年代はじめは，僕にとってだけでなく国全体として，それまで手にすることができなかった，つまり平和になったということが目に見え始めた。間違ったことをすべてやめ，条約を結び，そして戦火を静め，やり直すのだ。そして，ワシントンの政治情勢だが，これまで僕たちは何十億ドルも戦争に使ってきており，そのことで国の社会システムは壊れてしまっていた。人々の死という悪いこととは反対のものとして，これらの中にある悪というものについてさらに考えていたように思う。戦争が，社会の不安定と激変，そして国が受けた衝撃の原因となっていると思っていた。その当時，彼ら，ベトナム人の人格を無視するということをしていたので，戦場で人々に行っていたことよりももっと悪いことをしていたと思う。

R：あなたがそう感じるようになったと思う特別なことは何ですか？

P：特別なことは思い出すことはできない。ここで経済的に何が起こっていたのかということについて考えようとしているが，必要とされた社会変革はここでは行われていなかったと考えている。学生の年齢は低下し，インフレは進んだことを覚えている。自分の稼ぎだけでは生活が苦しくなっていったことを記憶している。ほとんどの時間，僕は社会から遮断された生活を送っていた。僕は自分だけの小さく閉じた生活を送り，社会の全体像について気にかけることはなかった。

R：社会の秩序が崩壊したというのはなぜですか？

P：それは暴動だった。そのとき，僕はまだ大学にいたので，1970 年代のケント・ステート（Kent State University の略で，ベトナム戦争中の 1970 年に学生が反戦抗議デモを行い，州兵に 4 名の学生が射撃され 9 名が負傷する事件のこと）のことについて覚えている。自分の大学のキャンパスでも多くの同様の行動があったことを覚えている。人々に対するやり方をどのように変え，どのようにすれば人々を襲撃できるのか，と考えていた。その状況の中で逮捕された人々にいくばくかの同情を感じていた。これは政府に対する自分の態度のターニングポイントの 1 つとなったのかもしれない。わからない。政府に対する信頼はさらにいっそう失われていった。

R：復員軍人雇用訓練所の人々と連絡をとったのですか？

P：実際のところ，誰とも連絡をとっていない。キャンパスにも退役軍人のための組織があったが，その組織のどこかに入ろうとする希望も暇もなかった。その当時，退役軍人であることはカッコいいことではなかった。社会学のあるクラスで，ベトナムのトピックが話題に出されたが，自分から話すということは決してしなかったことを覚えている。絶対に，ベトナムの退役軍人であることを何があっても知られたくないし，明らかにしたくないと思っていた。僕は若干年をとっていたので，18 歳の若者たちと一緒に社会学 101 のクラスをとっていた。彼らは徴兵制度やその不公正さについて問題だと思っていた。僕はそのことについて，一切話したくなかった。

R：それでも，あなたの政府に対する態度は変わりつつあった。

P：漸次的な変化だった。政府への信頼が失われていくことから始まった。[間] 繰り返しだが，本当に自分がやっていることに集中し，それがうまくいっていたので，政府の理念が自分の人生にどんな影響を持つのかなんて考えることができなかったと思う。しかし，ヘッドスタート計画(訳注：1964 年に連邦政府が開始した教育福祉事業)がうまくいかなかったことは覚えている。それは，十分な資金がなかったからで，人々はすべてのお金は戦争に使われてしまい，人々の生活を顧みることをしなかったんだと話していた。あるクラスでは，教室内で政府への非難が出ていたのを覚えている。人々は政府に対してネガティブだった。それは僕にとっても何かの始まりだった。僕はまだすべての信頼を失ってはいなかった。あなたは，少しずつ崩れていったのだというかもしれない。でも，自分が住んでいた所はある大統領の出身地だったから，僕にはなかなかそうは言えなかった。あなたも尊敬しているんだったらネガティブにはなれないんじゃないかな。尊敬できなくなることは辛いことだ。

R：戦争はまだまだ続いていたが，あなたは自分の生活を始めましたね。

P：そうです。戦争は 1975 年まで続いたが，自分の生活のある部分について，口を閉ざすことができる。僕はそのことについて多くの時間を割いては考えなかった。休戦にいたり，砲火が止んだと彼らが言ったときの自分の興奮は，よく覚えている。次の日になると，再び戦闘は始まっていた。その当時であっても，政府に対する信頼は失いつつあったのだが，ベトナムそのものに対する何らかのネガティブな感情を持っていたことはいっさい思い出せない。政府が責められるのと同じだけ自分たちも責められたと思っている。そして，そこから抜け出るべきだとおそらく思い始めていた。

R：それは早かった？　遅かった？

P：遅かったと思う。僕はあることを覚えている。彼らは殺された兵士の名前を新聞に掲載していた。僕は知っている人の名前がそのリストにないかどうか，いつも読んでいた。[間] 戦争で起こっていた日々の出来事を追いかけている限り，知った兵士の名前をさがすことはできなかった。パリで和平が模索されているときにも，戦争は続いていたことを覚えている。しかし，それに関心を示していたかどうかについては記憶がない。多くの米国人がそうであったように，僕は自分の両足の間に敷かれたレールを進んでいたと感じていたし，戦争は無益であり，誰も勝利しなかったと自分自身で判断したと思っている。政府は実際には，ほとんど責任を持って戦争に関与をしなかったので，政府に対して怒りを感じていた。そして，政府がどのようにしてそれを戦争と呼ばずにきていたのかも覚えている。それはベトナム紛争だった。国会が戦争であると宣言をしなかったので，彼らは出てきてそれを戦争であるとは決して言わない。そして，単なる言葉遊びとなっている。つまり戦争 vs. 紛争。

R：カンボジアはどう？

P：僕が駐留していたクチという場所は，カンボジアとの国境から 75 マイルしか離れていない所だったので，同じように戦争は続いていた。このあたりの国境はきちんと決められていなかったので，戦場がカンボジアに及んでいるということは珍しいことではなかった。この木の後ろ，あの木の後ろからがカンボジア領地みたいな感じだった。戦場がカンボジアであったことは僕たちにとっては目新しいニュースではなかった。

R：除隊後のことについて，もう少し話してもらえませんか。

P：70 年代前半に修士号を取得し，看護学科に教員として就職した。その後 20 年間，学生たちを教えた。経歴としてとぎれることはなかったので，その当時としては極めて正しい意思決定だったに違いなかった。働きながら大学に行き，博士号を取得した。それは教員として，終身在職権を取得するためには必要とされていたからである。それまでに異動の準備をし，その州を離れ，ここにやってきた。

R：ベトナム・ウォールには行きましたか？　それはあなたに何かインパクトがありましたか？

P：壁そのものには行った。それを見にワシントンまで行き，そしてその壁を見て感情的に圧倒されたのを覚えてる。僕の知っている人で殺されてしまった人の名前を探すために壁にいった。その名前を見つけたとき，感情の波が実際に押し寄せてきたことを覚えている。同時に，それはおそらく僕にとって浄化体験だったと思う。そこにいき，その壁を見，自分の感情を表現した後，それは終わった。それでその後長引くような問題はいっさいなかった。

R：つまり，その壁にいった経験は全体として，あなたが探していたその人を中心としたものだったのですか？

P：その通りだったと思う。僕がそのことを概念化し，その状況全体を特徴づける 1 つのインシデントとして話すことができたならば，捜し求めている人の名前がそこにあってほしいという思いだけだった。そして，壁の中に名前を見つけた。

R：その日のことを話してください。

P：ワシントンのその日の朝は寒かった。朝早くから雨が降っていた。アーリントンのその周辺では，道に雨がたまり歩くにもバシャバシャと音がたった。僕は壁を見つけることができなかったので，誰かに尋ねなければならなかった。僕が尋ねた人は壁がどこにあるのか，全く知らなかった。そのことを僕は奇妙に思ったのを覚えている。そして僕が壁を見つけたとき，そこは完全にさびれていた。その周りを大勢の人が取り囲んでいると思っていたが，そうではなかった。そのとき，壁の所にいたのは僕１人だけだった。壁を見つめ，そこからある種の感覚を得ようとした。壁が象徴するものを読み取った。それは，僕がすでに忘れ去っていたことであった。そこに腰を下ろしそれを異なる角度から眺めたことを覚えている。歴史資料のようなものが置かれているベンチとテーブルがいくつかあった。その本には探している名前が壁のどこに彫られているのかが書かれており，名前を見つける助けとなっている。僕もそれをパラパラめくってみた。その瞬間は何も特別な感情はなかった。それからその人の名前の在処を見つけた。その壁にいき，壁に近づき，そこにその人の証を見つけた。そこには記念品や花があった。人がほとんどいないことで落胆していただけに，それを見て少し元気が出た。墓地は記念碑みたいなものばかりだったので，悲しいという感情はそれほど感じなかった。これは「記念碑」であるべきだと思った。振り返ってみて，大戦で亡くなった人々にとっては，おそらく記念碑以上の何ものでもなかったはずだ。しかし僕の思いの中で，それは際立っていた。そこには軍楽隊が演奏し，人々で満ちあふれているべきであった。しかし，何もなかった。本当に寂しいものだった。寂しかった。そこを立ち去った後，特別な感情はなかった。自分がしたかったことの１つであったし，それはそれだった。

R：ベトナムに対する関心は，どうなりましたか？

P：ベトナムが観光業に門戸を広げているのには，非常に興味を持っている。彼らは僕たちをそこへ呼びたいのだ。そして人々は自分たちがいた場所へと出かけている。もし彼らと戦わないのなら，彼らの仲間になるといった感じのことだ。正直にいえば，僕もベトナムに戻りたいと思っている。ほとんどは好奇心からだが。何か特別なことを見出そうとか，心に引っかかっている問題を解決しようとか思っているわけではない。僕を動かすのは単に好奇心だけだ。すべてがどれほど無益なことであったのかという全体像を僕に示してくれるだろうと思う。なぜなら，実際は何も変わっていないからだ。彼らはいまだそこにおり，僕たちはここにいる。多くのことは変わっていない，うーん。僕は全くベトナムに対して敵意はもっていない。戦争は人々になにがしかの影響を与えたし，彼らは戦うしか選択の余地はなかったのだと思う。もちろん，長い間，占領されていたという歴史がある。そして，彼らの忠誠心は統治をしていた人が誰でも，その人に向けられている。これが彼らがどのように適応し，生き残ってきているのかということなんだ。僕にとってこれは何ら問題ではない。

R：ここで生活をしているベトナム人に対しては，どう感じていますか？

P：大したことじゃない。沢山のベトナム人学生をこれまでも教えてきた。ある年，彼らの正月を祝うフェスティバルにもいったことがある。とてもおもしろいと思ったことは，ここで生まれたベトナム人の子供たち，つまり移民の子供たちは，背丈が6フィートあり，彼らの両親の背丈はこれくらいだということだ。ベトナム人はとても小さいとずっと思っていた。ベトナムにいるベトナム人はある理由から背丈が小さい。それは食事が理由だ。フェスティバルで歩き回っているベトナム人の子供たちがみなそれだけの背丈をしていたのを見て，不思議な感じがした。ここ合衆国にきて，成功をおさめたベトナム人に対して賞賛を送る。彼らは彼らの生活を築きあげてきたんだ。

R：戦争で死んだ人の中に親しい友人はいましたか？　この戦争だけでなくほかの戦争も含めて，何か戦争について書かれた本や小説をこれまで読んだことがありますか？

P：親しい友人はいなかった。そこで死んだ人の中に，僕が軍をやめてから死んだ友人の弟がいた。彼が，死んだ人の中で最も親しかったということになる。本については，いくつかおもしろおかしく書かれたものは読んだことがある。読んだのは2冊で，1冊は“The Tunnels of Cu Chi（クチのトンネル）”というタイトルのものだった。それはベトナム人がトンネルをどうやって掘っていくかということについての話だ。僕たちが彼らを引きずりだすことができない理由さ。彼らはそのトンネルの中で生活をしていた。クチは僕がいた所なので，興味があって読んだ。僕が読んだもう1冊は，ほとんどベトナムにおける茶番についてのものだ。その本は，“Picks Up Bullets”とかいうタイトルだった。それは基本的に伝記のようなものだった。戦争のばかばかしさについて書いてあり，とてもおもしろい。世間には沢山の本があることは知っているが，読む気にはなれない。戦争からヒーローは生まれない。

R：戦争にいったときのあなたの中に，何かイメージがありましたか？

P：あったか，なかったかはわからない。僕の両親は軍隊出身者ではなかった。愛国心はあったけど，軍との関係はなかった。僕の弟たちは僕の後で派遣されたが，軍での生活について何か知識があったわけではなかった。

R：では，ここまでのあなたの話を要約すると，戦争は20代前半の少年に影響を与えるものであり，成長のための経験だった。ある意味，あなたの成長を早めるものだった。その後順調なキャリアを積んだので，その体験はあなたの足をひっぱるようなことにはならなかったようだ。その一方で，あることを封印している。

P：つまり，僕はそのことを封印している。個人的には，戦争は僕の人生にとってネガティブなものであったとは思っていない。

R：後送病院で生活をしていたときのことに戻りたい。あなた自身の思いの中で，あるいは組織的に，北ベトナム兵と南ベトナム兵で，扱いに違いはあったのですか？

P：彼らは違う扱いを受けていた。いつも南ベトナム陸軍の派遣団がやってきていたのを覚えている。彼らは病院にきて，兵士たちと話をし，彼らに贈り物を届けるなどしていた。もちろん，南ベトナムからの尋問者以外，ベトコンを尋ねる者は誰ひとりいなかった。しかし，僕たちが親しいベトナム兵と呼ぶ南ベトナム兵には，より注意を払っていた。繰り返しになるが，僕たちは彼らの言葉を話すことができなかったので，どちらの集団ともコミュニケーションをとるのは難しかった。そして，ときどき無視のようなこともあった。自分たちが無視をしたかっただけでなく，ただコミュニケーションをとることができなかったのだと僕自身は思っている。しかし，そこは病院であり，自分たちができる最高のケアを提供していた。そこには銃はなかったので，病院内はそれほど軍隊の雰囲気はなかった。

R：あなたがベトナム・ウォールにいったとき，その人の名前を探したのはなぜですか？

P：それは，僕が親しくしていた人の弟だったから。それは自然なことだと考えている。前にも言ったけど，僕は10月にワシントンにいった。それは，そこでエイズ・キルトが展示されることになっており，キルトと記念碑の間には多くの共通点があるからである。そして，エイズ・キルトを見にいったのも同じ理由からだった。僕のパートナーが前の年にエイズで亡くなっており，僕たちが作った彼のキルトが飾られている。あの壁にいったときの僕がおそらく求めていた浄化の経験と，同じことだったのだと思う。

R：戦争中，あなたは病院で働いていたとき，軍隊というものからだけでなく，そこで起こっていることについて，そこで起こっていたことに対するいくらかの疑いから，ある種，距離をとり始めていた。21あるいは22の年齢で自分自身をそういうふうに区分するために，あなたはどのようにしたのですか？

P：時間があるときはほとんど，自分の自由になる時間ができたときには，ベトナムを離れたらやりたいことについて考え始めていたように思う。どこにいきたいか，どこに暮らしたいか，どこの学校に通いたいかなど。この将来に向かっての志向は，自分がおかれている状況での現実から距離をおくことをある意味助けると思う。今のことよりも将来のことについて沢山考えていた。

R：やや防御的であるとすると，それは成長していくことの内省だったのかもしれない？

P：そう思います。僕は誰もあの当時自分たちが体験したこと以上のものに対処することはできない思っている…ただ自分に見えたものに対処するのに困難を感じていただけだと思う。おそらく，将来計画を立てることで無意識に自分には未来があるのだと話していた。つまり死んではならない，脱出しなければならないと。

R：人生の転換において役割を果たしてくれたといえるような人が誰かいたのですか？　あるいはこれは，すべて成長によるあなた自身の内的なプロセスだったのですか？

P：個人的なレベル，専門的なレベルのどちらにもそういう知り合いがいた。

ベトナムから戻り大学に入ったとき，僕は何名かの刺激的な人々にあった。その人たちは教育関連の仕事をしていた。話をするのを忘れていたというか，話さずにいたことがあるが，それが重要なことかどうかはわからないが…ベトナムにいたとき，自分がゲイである現実を理解し始めていた。ベトナムである人に出会ったことによるのだが，ある意味興味深かった。自分にとっては刺激的な時間だった。僕とともに過ごした人によって，理解し始めたんだ。僕と一緒にベトナムにいたその人と一緒にX市に最後は移り住み，6年間一緒に暮らした。なので，個人的ならびに専門的レベルにおいて，今の僕を形づくるのを助けてくれた。ときどき，なぜそこでそのことが起きたのかということを不思議に思う。おそらく，そこには自由があったんだ。おそらくあった。そして，おそらく将来はなかった。今日という日をもっと充実した日とするのがよい。僕が軍隊に志願をしたのに対して，パートナーは徴兵された。彼は徴兵されるまで，そこにとどまった。そこを去ったのは彼の選択ではない。しかし彼は専門的に志向をする人だった。僕よりもずっと病院の状況について気にしていたことを覚えている。彼が見た物事，人々がどのように振る舞うかということは，もっとよくなるはずだと。彼は僕のいわゆるロールモデルとなっていたと思う。

R：彼もまた，ともに口を閉じていたのですか？

P：繰り返しになるが，その経験を生き抜き，6年間一緒に暮らした2名の人間は，その経験の話をすると思っているでしょう。しかし，人生のその部分については一度も話し合ったことはないと記憶している。僕たちはただ前に進んでいった，それだけのこと。

R：別の質問があります。エイズの話題を出してくれて，すべてがちょっと混乱してきたのですが，エイズのことと戦争との間には何がしかの関連があると思っているのでしょうか？　あるいは，別々の出来事だと思っているのでしょうか？

P：いいえ。僕はただ…エイズとの戦いは戦争だと思っている。影響を最も受けている人々のほとんどは，若い男性だ。戦闘地域とこの疾患で世界中で亡くなっている人々との間に，ある種の共通点を導き出すことができる。また，疾患というこの戦いに勝利しない限りは，まさにプロ並みの人々ではないと，非常に厳格かつ明確に私たちは二分してきていると思う。このことは戦争でも同じことだ。戦場に自ら生き，正しいことをしたいと思っている人々と，全く関知せずという人々だ。社会的に，僕は戦闘とエイズというこの2つの間には関係性や類似性が沢山あると思っている。ベトナム戦争の勝利のためのコミットメント以上に政府がエイズにコミットメントしているかという点においていささかの自信もない。エイズに影響を受けているので，それを分けて考えることはできない。エイズのことがあり，それまで以上に反政府的だと思う。

R：ベトナムから戻ってきた多くの退役軍人たちは，結果的にはそのデモンストレーションによって変化していく，そして，彼ら自身の努力は正当に評価されないために，今もって，怒ったり，動揺したりしている。

P：そんなに大きな違いはないので，兵士はどの戦争についても話すことができると思う。無数の戦争すべてについて，死んだ多くのすべての人々について。彼らの死によって，この世の中は少しはよくなったのか？　そんなことはないと思う。今何が起こっているのかを見てみろよ。死んだ者は努力をしたし，何かを諦めた人々が何か少しでもよくしたと思いたい。もはやこれらの類いのことが，価値あることだということはできない。社会にとって永続し続ける価値であるとは思わない。明らかに，僕たちはそれらから何も学んでいないのだ。

付録C 研究協力者 No. 2

第1部：電子メールでの交信/質問

研究協力者 No. 2 様

あなたからお返事をいただけて，非常にうれしいです。日付から，あなたがいろいろと考えてくださっていたことがわかりました。

もしお目にかかってインタビューができたなら，ベトナムについてのストーリーをお話しいただくことをお願いし，じっと座ってその話に耳を傾けたことでしょう。しかし，私はあなたにお目にかかることができないので，トピックとなる話題をいくつか提示させていただきたく思います。適宜選択されたうえで，ご自由にお答えいただけますようお願い申し上げます。お返事を拝見した後で，お答えを明確にするために，追加の質問をさせていただくかもしれません(もし，継続してもよいとご判断された場合には)。

1．あなた自身の背景ともなる情報を，数行書いていただけるとよいのですが。あなたがベトナムにいったときの年齢，あなたの家族との関係性，もしご兄弟がおられたなら，彼らもまた従軍したのかどうか，愛国心があっ

たのか，軍に対して支援的であったのか，など。

私がベトナムに行ったのは21歳のときでした。私は南部の一般的な家庭の出身です。父は学校の教師で，運動部のコーチ兼部長でした。母は専業主婦で，19か月年下の妹がいました。私はそれまで結婚も婚約もしたことはありません。父は第二次世界大戦の戦闘員の退役軍人でした。彼はイタリアのトレッタからB-24で50もの飛行任務を果たしました。私の家族は，私の選択に対して支援的でしたが，ベトナム戦争だから支援的であったわけではありませんでした。

2．志願したのですか？　それとも徴兵されたのですか？

1964年に入隊したとき，海兵隊員全員がそうであったように，私も志願しました。ベトナムでは，いかなる召集兵とも一緒に仕事はしませんでした。

3．あなたの役割は何でしたか？　戦闘員でしたか？　非戦闘員でしたか？

私は海軍の戦闘要員であり，ライフル銃兵でした。また3.5インチのロケット弾発射の資格ももっていました。

4．ベトナムに行き，戦闘に加わること（もしそういう体験があったなら），戦うことがあなたにとってどのようなことであったのか，そしてどのように敵と戦ったのかを話してもらえませんか？　（この質問は，このインタビューの実に核心部分です）

ベトコンは非常に訓練された，規律正しい軍隊でした。テロ行為，殺人，拷問によって地方の村に足がかりを作っていました。私自身のような海兵隊員は，なぜという問いも，その状況における政治に対する疑問も抱かずに，徹底的に指示に従うよう訓練されていました。仕事として，何のためらいもなく人を殺すこともできたでしょう。ただそうするようにと訓練を受けたのです。負傷したり殺された友人たちの列を見るのに，そんなに時間はかかりませんでした。時間が経つにつれ，自分が生き残るためには，人殺しは習慣となり，自己防衛となっていきました。海兵隊員は，他の海軍や海軍以外の軍のために戦いました。理由は必要ありませんでした。

5．ベトナムでは支援されていると感じましたか？　反戦運動真っ只中に

帰郷することについてどのように感じましたか？

軍務についているときは，常に支援されていました。ベトナムに行くことを望んでいなかった人は私たちの中にも数名いましたが，もし選択権が与えられているならば，あの生活を続けること，戦闘における死と直結している状況での生活は誰も望まなかったでしょう。

反戦運動に関心が向けられている限り，それは米兵が戦う理由の1つになっていました。言論の権利，抗議の権利，生きる権利が認められています。しかしながら，国に仕え続けるという彼らの選択のために米兵が反戦運動から攻撃をされてしまっていたとき，彼らのことを赤ん坊殺し(baby killers)と呼び，ただその名前を呼ぶことで，どうであっても彼らがこの国に決して仕えないようにしました。ただ1つの例外は，それまでほとんど，あるいは決して知られていない情報について，彼らが話すことは許されました。私は，この日々を死ぬまで憎みます。ご存知とは思いますが，そのような集団が米国の失墜になっていくのです。反戦運動は，恥ずべき平和と，市民権のために最も高い代価を払いながらも尊敬すらされない58,000名の米国人を得た以外，何もなし得なかったのです。ベトナム戦争の米兵は，その時代の学生や反戦争運動活動家からは反逆者として扱われています。このようなことは，米兵に二度と起こってはならないことです。

6．この経験は，あなたを成長させる体験であったか，よくない体験であったか，述べてもらえませんか？

成長？　私は，これは生き残るための体験であったと思う。

7．従軍したことは，その後のあなたの人生になんらかの影響を与えましたか？

すべての戦闘員の退役軍人と，戦闘員ではなかった退役軍人の何人かには，殺人，虐殺，友人や家族を失ったことで，人生に影響を受けています。中には，他の人よりも影響による負担が軽い人もいるでしょう。ともかく，外見上はみんな影響を受けています。

前にも申し上げたように，現在のあなたが振り返って，その当時のことをどのように思っているのかというストーリーを聞きたいのです。

結論として，私は州立大学を出てから，自分の意思で海軍に入隊しました。

その当時，ベトナムには顧問団しかいませんでした。私の隊全体と同じように私も，特にベトナムの大義のために部隊に加わったわけではなかったのです。ジョン・ケネディが「あなたの国があなたのために何かできるのかということは問うな。あなたが国のために何ができるのかを問え」と言っていたので，私は入隊したんです。自分が愛している国や人々のために何かをしたかった。人々に選ばれたこの国のリーダーが，私たちをベトナムの大義のために派遣すると決めたとき，私や何千という人々は同じ船に乗り，ベトナムに向かいました。私は米国への真の愛国心を持っており，入隊することを選んだ者，入隊することを望まれた者は，ただ名誉なこととしてそれに従うべきであると信じています。私たちの任務のゆえに，私たちを攻撃することを決めた者，他の国に逃亡した者は，この国の建国の礎となっていません。このような風潮を多くの人々が現在まで持ち越してきています。このことは，米国人が決して許容したり，容赦すべきことではありません。第二次世界大戦，第一次世界大戦と比較して，ベトナム戦争の違いは，私たちが外国の軍隊から攻撃されなかったことです。これらの時代のすべての米兵は米国に対しての任務上，なんら違いはありません。ただ原因が違っていたのです。

時間をとってくださったことに感謝いたします。もしお望みでしたら，いただいた文書をもとに私が何を行っていくのかをお見せできます。また，本が最終的に出版されたら，1冊郵送いたします。前にも申し上げましたとおり，これは方法論の本であって，質的データにどのように取り組んでいくかを学生たちに例示するためにこの素材が必要なのです。

第2部：電子メールでの交信/追加の質問

研究協力者 No. 2 様

最初のインタビュー(これは私の友だちが実施したものですが)から，いくつかのテーマが明らかになりました。それらについて，あなたから答えをいただけないかと思っています。あなたはもっと話したいことがあるがどこか迷ってらっしゃるのではないか，と思っています。1つは「戦争の文化」についてです。通常の私たちの行動との矛盾がどのようなものなのか，ということです。この矛盾があるからこそ，その当時，私の友人は自分が見たこと，したことを意識することで苦痛を感じていました。敵を「敵」として見て，自分を殺そうとする人がいることを知り，人格を取り除き彼らとの距離を保つために「gook」と呼んだり，ベトナムについては話をしないというような行動をとっていました。これは生き残るための唯一の方法であり，それによってこのような矛盾を脇におしやっていたのです。事実，彼はインタビューを受けるまで，戦中，戦後を通じて，誰にもベトナムのことを話しませんでした。すべての反戦運動やキャンパスでの討論を避け，除隊後，大学での生活に溶け込んでいきました。

1．その当時，あるいはその後，この従軍体験はあなたにとりついていましたか？　あなたはそれにどう対処していましたか？

私の日々の生活の中で，いつもとりついていました。その年代について何も覚えていないのは，ただ日々が過ぎ去ったからではありません。90年代後半になるまで37年間，私の妻も含めて，誰にもベトナムのことについて話をすることはありませんでした。

生き残るための体験であったと思っているとあなたが言ったことを私は理解しつつあると思っています。しかし，あなたはどのような戦略を使い，生き残ることができたのですか？

戦争で生き残ることは，単に運の問題でした。まさにそのときに，誤った場所にたまたまいなかっただけのことです。これはまさに幸運だったのです。注意深いか，臆病者か，武装して軍の後方にい続ける努力をしなければ，戦争で生き残ることはできませんでした。イバラによる引っかき傷さえ負わずに，戦闘任務を終えた人たちを知っています。その一方で，ベトナムには30日もいなかった人々も知っています。彼らの半数近くは地雷にやられたのです。

2．あなたは周りで起こった死に，どのように対処していましたか？

死や四肢の切断は，戦争であればそこいらじゅうに起こっており，それは受容と習慣の問題となっていきました。すべての虐殺から精神的に自分自身を引き離すための努力をし，自分の心を違う場所，違う時へと運ぶのです。自分の心は家族や愛する者とともに，暖かい，乾いた，清潔で安全なベッドの中で，何時間も過ごすのです。これは私の意見ですが，大虐殺にどのように対処するかという点においては，海軍は他のどの軍よりもよく訓練されていたと思います。元々優れていたというのではなく，ただ訓練によって，互いに緊密になっていったのです。

3．あなたはどのように，それをやりすごすことができたのですか？

私は精神的にその大虐殺から自分自身を引き離すことができました。私がもしそのことについて考え続け，エネルギーを使い果たしてしまったら，隣人を攻撃していたのではないかと感じていました。

時々？

ベトナムから今まで，私は友人や家族，愛する者と一緒にいるときには，私の心からそのことは完全に消し去っています。沢山のお酒を飲むことは，激怒，怒りやうつといった最も生々しい精神的な部分への攻撃が起こるので，これまで一切していません。今日，新兵訓練キャンプとベトナムを通じてのある友人が 40 年経って私を探し出してくれて，すべての思い出が私の心に洪水のように戻って来ました。その友人以外とは誰にも戦争の話をしてこなかったのです。一緒に任務についていた仲間と話をすることは簡単ですが，その他一般の人々とは無理です。その友人は同じ小隊の砲兵隊員だった。今や私たちは定期的に会い，お互いにすべての思い出を語り合う仲です。これは，ドラッグに手をだすようなものです。私は自分の人生において，この話題を決して押し付けてこず，決して質問せず，悪夢を見ているときは静かに私のことを抱きしめ，確固たる支えとなってくれている女性に出会えたことは，本当に幸せです。

4．あなたのウェブサイトの名前“n. g. a.”に私は非常に興味を持ちました。

n. g. a. は，あなたが考えておられるように，戦争やベトナムの幽霊に関連しているものです。この名前は 1966 年に思いつき，ベトナム任務から 31 年後，30 名ほどのベトナムの退役軍人がウェブサイトを使って集うということをしていました。このウェブサイトは，退役軍人やベトナムとは一切関連のなかったある婦人とベトナムの退役軍人が起こしたものです。何年も経ち，彼女では対処できないほどに広がっていきました。そこで私は自分の部隊に敬意を払おうとチャットルームとウェブサイトを起こし，この数年の間に出会った多くのベトナムの退役軍人と連絡を取り続けています。その多くは海兵隊員の戦闘員の退役軍人ですが，空軍，陸軍，海軍を含めたほかの軍出身の人々も毎週参加しています。私たちはしっかりと結びついた集団で，そこでは私たちが私たちのままでいれるのです。オンライン上での集いでは，ベトナムの幽霊の話題は極力避けます。なので，このサイトの名前は，n. g. a. なのです。

5．他のテーマとして「敵」というものがあります。彼らは誰なのか，彼らをどのように思っているのか，ということです。捕虜のように，敵と直面したことはありますか？　もしそうであれば，それはどのようなものでしたか？

私が敵と出会うときは，瀕死の状態か死んでいました。私は死の直前の最後の息を見取りました。そのときのことを今でも１人１人思い出すことができます。私たちは頻回に私たちを負かしたベトコン，敵であるARVN(ベトナム人民共和国の海軍)と連絡をとります。人々が気にしない限り，ベトナムの友人と敵との間に差別はないのです。彼らは異なる文化や宗教を持っていましたが，やはり人間なのです。私は友人や敵を極悪人や人間以外の者としてみたことは，決してありません。

6．私の友人は衛生兵で，その当時敵を“治療”しなければならなかった。彼らのことを“敵”であると思っていたので，このことは難しいことだった。さらに，ベトナム人は働くために基地に入ることを許されていたが，その一方でこれらの同一人物たちは夜になると黒装束を身まとい，あなたを襲撃するという事実があった。ベトナム人が南の出身の人であったとしても彼らと接するときには，内的な葛藤や不信の感覚が常にあった。

あなたの友だちの衛生兵のように，友人であれ敵であれ，ベトナム人であれば誰も信頼していませんでした。前日とは全く違う姿となる彼らが何なのか，私たちが知ることはなかったのです。殺され，拷問にかけられることが正しいとされる中で，月曜日の友は火曜日には敵となっていたのです。ただ敵であったとしても，彼らは人間なのです。信頼したのは，あなたと同じ祖国からきた仲間の米兵だけなのです。

7．戦争はあなたの心を頑なにしましたか，戦争に対してよりセンシティブになったり，感情的になったり，幻滅したりしませんでしたか？

不幸にも，互いに，あるいはすべての人々を殺そうとする文化が存在するので，戦争は世界というものにとって避けえない悪魔となったのでしょう。私はまさにその風土において戦争に反対はしないし，ベトナムは確かに私を平和主義者にはしませんでした。ベトナムに行く前の私は鼻っぱしらの強い現実主義者であったと思います。事実7歳のときには，初めて拳銃をもちました。9歳には1人で狩りをしていました。今だったら，両親は牢屋いきです。ベトナムは私に，多くの米国人が持つ神と自国に対する本当の思いを示してくれました。彼らは自分たちのことしか考えておらず，自分の思うとおりに，あるいは自分が考えている社会という力によって同じ米国人をも殺すのだということを学びました。このような人々に訴えようとしていたことは，この古き米兵たちが人生において距離を十分とることができるようにすることが必要だということです。心を頑なにしたかどうかを気にするのであれば，私は心を頑なにしていたといえるでしょう。この国で選ばれた指導者は，いたしかたのない場合でなければ，米兵をひどい目にあわせる場所へ送るべきではないと私は思っています。第二次世界大戦は，苦肉の策でした。ベトナム，朝鮮，イラクについてはよくわからないといわざるをえません。平均的なアメリカ人は，指導者が戦争を決意するために手にしている情報と同じ情報を持ってはいません。これらの第二次世界大戦後の戦争が世界に何か違いをもたらしたのか，あるいは米国に安寧をもたらしたのかどうかは，歴史が証明することです。その答えを知るために，私はここに居続けたいです。ベトナムにいく前，そして今，虐待，虐殺，殺人を見ることを私は憎んでいます。国民として祝福されていると思っています，それによって他者を助けようという思いの中に自分たちを置くのです。これは戦争を正当化することになるのか？　わかりませんが，その答えのすべてを手にしているわけではありません。

8．戦争記念式典に，これまで参加したことがありますか？　それはあなたに何か影響を与えましたか？

はい，かつて一度，1人で参加したことがあります。高校や大学時代の友人と同様に，自分が仕えた多くの米兵の58,000もの多くの名前を見たことがどうような影響を私に与えたのか，それを説明するすべを持ち合わせていません。あのような思いを再びしたくないと，あえて言っておきましょう。

ありがとうございました。あの体験の一部を私にも共有させてくださるというあなたの決意に私は本当に感謝しています。

コービンさん。あなたはご存知ないと思い，忠告をしておきます。このような質問をベトナム戦争の退役軍人にすることは，攻撃的な反応を引き起こしかねず，私のウェブサイトを後援してくれている人々も含めて，言語的に攻撃を受けることもあります。彼らの多くがそのことを事実として問題としているのです。私はメッセージボードに掲載されたメッセージを一切編集しないことを選択しました。そのことを彼らは知っています。従軍をした私たち以外のすべての米兵と同様に,私たちには言論の自由が与えられています。誰も自由な言論を止めることはできないのですから。私もかつてあなたのように，何年もの間，教員や生徒にわからせようとしてきました。戦争に従事したことのない人に多くの視点からそのことを見ることができるようにと，特にベトナム戦争に従事した人々の視点を理解させる，かすかな試みとして彼らの視点から見ることができるようにと，試みてきました。もし，誰かがおまえなんか消えうせろと言ったとしても，1人で取り合ってはいけません。

付録D　研究協力者 No. 3

第1部：電子メールでの交信

こんにちは。

NGA ウェブサイトに掲載されていた，あなたの掲示を見ました。私はパナマ，サウジアラビア，ボスニアで軍務についていた退役軍人です。米国海兵隊に勤務していました。あなたのお役に立てますか？

研究協力者 No. 3 様

お返事をいただき，ありがとうございました。私はあなたの戦争体験に興味をもっています。このトピックに興味をもったのは，私が現在執筆をしている質的研究法のテキスト(訳注：本書のこと)の中で学生たちに例を示すため，自宅にあった素材に目を通し，その中からベトナム戦争の退役軍人とのインタビューを見つけたのがきっかけです。このインタビューが手元にあったのですが，それをそれまで決して熟読はしませんでした。何かを読むことと，熟読とは違います。それを読んだ後，この戦争で，最前線の兵士として勤務をした人々のパースペクティブからみた戦争体験に非常に興味をもつようになりました。これは十分には語り尽くせないストーリーなので，この主題は本書の執筆という域を超えています。これまでベトナムの回顧録を読み，兵士の方々が直面していたこと，彼らがどのような体験をしてきたのかを私たちがほとんど知らない，あるいは理解していないことに率直に驚いています。そこで基本的には，私にお話をしていただけるという海兵隊の方に，以下について質問をしています。あなた自身の戦争体験，ご自身の背景，なぜ入隊したのか，入隊後どのような任務についたのか，戦闘を見たのか，それはどのようなものだったのか，その体験をどのように生き抜いたのか，現在その記憶とともにどのように生活をしているのか，そしてあなた自身が私に話してもよいと思うこと，あるいは他の人々に知ってもらいたいことがあれば，それをお話しくださるようお願いしています。個人を特定するような情報は，データベースから必ず削除します。もし，まだ関心がおありでしたら，いつでもご連絡ください。

ありがとうございました。

ジュリエット・コービン

第2部：電子メールでの交信：物語を書く

こんにちは，ジュリエットさん。

私に関する個人的な文章の引用は，ここからにしてください。基本的には治療の１つなのですが，はっきりとした計画はもっていません。癒しのプロセスを始める１つの方法でした。私は今もそのように思っています。それは，変革のようなものです。私はもっと書き，今回と同様にそれを送ります。締め切りがありますか？　何でも私に質問をしてください。感情的にもできるだけ正直に，それらにお答えしたいと思っています。

私の助けとなった，私自身のパースペクティブの１つは，自分が手にしている自由を当たり前と思ったならば，もっと要求するであろうということと，私たちが自由を守ったので，あなたは自由を失う心配をする必要はなかっただけで，さもなければ他国の人々と同様に自由について常に考えなければならなかったということです。だから，それは間違ってはいないんですよ。あなたが知りたいと思っていることは何でも質問してください。これらのことを忘れずに，記憶に焼き付けていくことは，癒しの一部です。これらのことは，私たちが戦地にいたときには時間がなく，できなかったことです。気を使いすぎないようにお願いします。また子供扱いはしないでください。もし軍用ライフルを持つような地位につくことができても，あなたが知りたいと思うことに答えることができます。私は結婚を3度しており，消防士・パラメディカルのスタッフをしています。今や，私は人生を多いに楽しみ始めています。私の行動が奇抜で，池や滝を作るために前庭の芝生を掘ることで，人生を失っていると近所の人が思っているとしてもです。私のすべての逃げ口上があったとしても。これまで誰も話をきかせてくれといってきたことがなかったので，私は心待ちにしています。興味をもってくださり，ありがとうございます。事実無根の言いよがりをされたくないので，私の名前などは削除してください。戦争を体験した何万人の1人です。私たちはチームとしてそれを行いました。そして自分自身の方法で，それに対処しているのです。

実際，私は撃たれたことはありません。むしろ手榴弾を投げられ，小さい銀の破片が私の右のわきの下を通過し，肺をつぶしました。体の思いもよらなかった部位に怪我を負い，非常に熱い思いをしました。傷が回復した後，妊娠をしていた妻のいる故郷に戻り，飲酒をするようになりました。1990年3月，私の妻は交通事故に会い，私たちは息子を失いました。1990年8月，私はサウジアラビアに行きました。私は昇進しており，部隊の長の役割をそのときとっていました。訓練を積んだという表現が，適切な言葉です。私は恐れてはいませんでした。それは仕事だと思っていました。何の躊躇もなく，悪いやつらを捕まえました。士気を高め，隊の調和を保ちました。それに慣れることはなく，行動するのです。後でそのすべての出来事を振り返ると，なぜそのようなことをしようとしたのだろうかと不思議に思うのです。全体図は理解できていましたが，奴ら1人ひとりが他の人間と同じであることは理解できませんでした。奴らも家族を増やし，生活を賄っているんです。あなたがしているように，彼らも自分の財布に家族の写真を入れています。空中を飛び回っている鉛の量が相当なものであったこと，しかしそれ以上にそれに撃たれる者がいなかったことに驚くでしょう。負傷することは事実，私を脆弱にさせることはなかった。あなたが人生の中で経験してきているように，奇妙であったり，恐ろしいと思えることは意外と少ないものです。私はこのことは理解してもらいたいです。私が80年間生きてきたとき，人生とは自分が思っているよりも，ずっと早く過ぎ去るものだと認識させられました。それは，人生をもっと生きることを私に動機づけました。しかしながら，酒の飲みすぎで，私は人生の10年を失いました。実際は私ではなかったので，このことは本当にお恥ずかしいことだと時々思っています。私は攻撃的になり，けんか腰になっていました。私はそもそもそういう人間ではなかったといいたいです。ボスニアは，今でも私たちがなぜそこへいったのかわかりません。そこでは，はっきりとしたミッションはありませんでした。私は生きて帰らなかった同僚や，帰郷した同僚さえ懐かしく思います。それが米兵のすべてです。退役軍人は退役軍人に話します。帰郷しなかった同僚たち，9月11日に自宅に戻らなかった343名の消防士たちへの私の記憶は滝のようにこぼれだします。私の精神は自宅に戻るまでにずいぶんと時間がかかりました。身体的には24時間，自宅にいましたが。感情的に，精神的に，私のほとんどはここにいます。それは私の妻のおかげです。偉大なる彼女は私にこれまでやってきたことの何よりも辛い，再び生きる方法を教えてくれました。死ぬことは簡単なことです。

第3部：電子メールでの交信：フォローアップ

研究協力者 No. 3 様

なぜ飲酒を？　それであなたに何があったのですか？　あなたが負ってきたそんなにもつらいことは何だったのですか？　海兵隊にならず，そして戦争にいかなかったならば，そのようなやり方で飲酒をするようなことはなかったですか？

ジュリエット・コービン

なぜ飲酒だったのかというと，それが社会的に受け入れられたことだったからです。私の小隊は忘れたり，くつろいだりするために「ビール」なんかを飲むために集まったものです。そしてもっと早く忘れたいときには，ジャックダニエルを飲み始めたものでした。簡単でした。後になってみれば，それは私にとって何の意味もなく，ただ状況はさらに悪くなっていきました。行動上の問題や悪夢に悩まされ，あきたとしても忘れるためにはアルコールを止めることは決してできなかった。すべてが苦痛だった。自分がしたこと，その相手，自分が見たことはすべて脳に焼き付けられたのです。失い，決して戻ってくることのなかった同僚たちのことは心痛むことであり，怒りを引き起こしました。この世のすべてに怒り，殺したいと思う極端な怒り。しかし，静めることができず，まさに蒸気をたきまくっているボイラーのように内なるストレスがたまっていきました。自分がしたことを見ることがなかったならば，私は飲むことはなかったでしょう。飲酒に走ったのは，ただそれだけが，まっとうなストレスへの対処の仕方として「社会的に認められた」ものだったからなのです。高校時代には飲酒はしなかったし，関心さえなかったんですから。21 歳のとき，2 つの戦争を体験し，離婚をし，息子が殺され，故郷から何百マイルも離れているところで暮らしていました。私はとても若かったので，友人や家族のサポートネットワークを作ることはできず，このことを感情的にどのように処理したらよいのかもわからなかった。物理的には米国の土を踏んでいたが，精神的，感情的には決して故郷には戻っていなかった。私は肉体的には 21 歳だったが，人生における体験という点から，精神的には 50 歳あるいは 60 歳でした。何事においても信頼されない単なる子どもであるならば，この社会において周りにいた人たち全員は単なる 21 歳の男性としか私を見ませんでした。なので，2002 年まで，私は故郷には戻りませんでした。

第 4 部：電子メールでの交信：フォローアップ

もっと話してください。

私が真実だとわかってきたことは，退役軍人は悲嘆のプロセス，つまり否認，取引，怒り，そして受容を体験するということです。「恐怖のインプリント」がなされた後，その恐怖の出来事の映像は，兵士の記憶に埋め込まれるのです。コーピングスキルを訓練し，インプリントされたことが消えていくまで，その映像は何度もリプレイされるのです。怒りは根源的な感情として存在し続けます。人生を失ったことへの怒り，無垢さを失ったことへの怒り，「楽しい年月」を失ったことへの怒り，力を失ったことへの怒り，多くの物事を失ったことへの怒り，このように怒りとはすべてが動かなくなっている場所だからです。従軍していた男性はおおよそ 18 歳から 25 歳でした。この頃の年月について何を覚えているのか？　そして，なぜそれを覚えているのか？　大学，春休み，友人，徹夜など，これらは退役軍人にとっての戦争とは対照的な楽しい思い出です。あなた方は大学で「クリティカル・シンキング」を習ったかもしれないが，退役軍人たちはコーピングスキルを学習する機会がないためにそれを知らず，したがってそのスキルの習得は非常に困難なのです。感情的には，退役軍人はコーピングスキルを用いるまでは，感情あるいは認知的な年齢は上がることはない。思考，ホルモンのアンバランスなどにより，とまってしまっているのです。なかにはカウンセリングだけでなく，精神的なバランスを維持するのに服薬が必要な人もいます。服薬，カウンセリング，他の退役軍人によるサポートネットワーク，そして妻から，コーピングスキルをどのように用いるべきかを学びました。これが，通常の年齢よりも 15 年もあとになって，私が最終的に大学に戻ることができた理由です。後悔は，別の問題です。本当に自分がするとは思っていなかったことで，後悔をするようなことがこれまでにありますか？　後悔は感情的な混乱を起こし，その結果として怒りをもたらすものです。自分がそのサイクルを断ち切るまで，これは続くのです。

第 5 部：電子メールでの交信：フォローアップ

なぜ，そんなに怒りを感じていたのですか？

怒りは，いくつもの場所から出てきます。それは新兵訓練基地に始まります。そこでは自らを守り，敵から防護し，必要なときには人を殺すことを訓練します。

まともな人間なら決してさせないようなことを彼らは新兵たちに要求するので，彼らは欲求不満を起こし，威嚇し，いらいらしています。そして戦争に行き，それを体験するならば，まるで原子爆弾のように怒りは爆発し，熱を発生するのです。怒りは爆発しやすいものです。自身の生き方を防御するため，自国を守るために，自国の女性や子どもの神聖なる生存権のために，どこかに派兵されるんです。米国人であるというだけで敵から嫌われるそのわけを理解できず，あなたは気が狂ってきます。子どものように何度も言い聞かされたことのすべては，守らなければならないということだったので，あなたの中で狂気が次第に増大していくのです。それが取り除かれてしまうことを心配するようになります。これは怒りに付け加わります。あたなはあなたの仕事をします。勝利し故郷に戻り，すべての人々は守られたのです。私が守っている間，誰もがゆっくり眠れていたわけです。

あなたが帰郷しても，誰も自分たちのために戦ってくれことを気にもとめてくれません。彼らは困難を感じなかったし，飛び回っている鉛，銃弾，死の臭い，ディーゼル燃料の臭い，ナパーム，火薬，兵士たちの脳が焼け焦げる臭いなど感じたことはない。彼らは戦争を体験しなかったから，自分たちの自由が危うくなっていることを実際には感じることがなかったので，自分たちのためにあなたが何かをしたとは思っていないのです。そして，彼らの目の前では，彼らの自由は決して変わることはなかったので，過剰な反応をしたのです。こういった恩知らずな人々の反応は，怒りをもたらします。怒りは絶え間なく増していく。あなたはまだ若く，対処技術も持っていないことを思い出してください。なぜならばとても多くのことが一度に起こり，対処技術はそのプロセスの中でショートしてしまっているからです。

今やあなたは，あれは時間の無駄であったと，あなたの同僚は無駄死にをしたと，自分は何のために撃たれたのか？　と思い始めることになるのです。原子爆弾の原子が爆発するように，あなたはさらなる怒りを覚えるのです。これはとどまることのない反応です。この爆発寸前の混合物にアルコールが追加されたのです。まさに地獄です。理解することはできません。自分は正しいことをしていました。海兵隊で，米国を敵から防御したんです。命じられた通りのことを実行しました。なのになぜ私の生活がそれほどまでに傷つけられるのか？　なぜここにはもういたくないと思ったのか？　目の前に起こっているこの事態をうまく統合できるような論理的思考パターンなんて存在しないので，きっとあなたはどういうことなのか考えることができないでしょう。ホルモン，ドーパミン，エピネフェリンが増えている。これは，感情的な安定を維持するために脳内に流れるホルモンがしぼり出され，高いままとなるので興奮と恐怖を常に感じている一定の状態に置かれていたためです。もし望んだとしても，前に進むことはできないのです。

怒りは，実際に出来事の鎖の中にあり，これが脳内の化学的反応を引き起こし，そこにジャックダニエルが加わった。この鎖が破綻しない限り，怒りが消え去ることはないのです。これが「帰郷」するまでに何年もかかった理由です。

この回答があなたの質問に答えるものになっていることを願っています。この情報を使って，多くの退役軍人が「帰郷」できるよう手を貸してください。あなたが私たち皆が自宅に戻れるよう助けてくださることを願っています。

〔解説〕
手順の修得とは何か

森岡　崇

《I》

グラウンデッド・セオリー(以下，GT)とは何か？　おそらくGTに興味をもたれた方なら一度は耳にした問いなのではないだろうか。本項で少し整理をしてみたい。

まず，グラウンデッド(grounded)とは，何かに「根づいた」とか「基礎づけられた」ということをほのめかしている単語であるが，この場合には，データに基礎づけられた，という意味で理解して間違いはない。したがって，グラウンデッド・セオリーとは，直訳すれば「データに基礎づけられた理論」ということになる。だとすれば，「GTって何？」の答えは，「データに基礎づけられた理論」というものとなる。GTでは，データに根ざす形で「理論を構築してゆくこと」を1つの目的としているが，その基礎づけられた理論は，「概念間(カテゴリー間[1])の関係を表す言明」と表現される。つまり，先の問いにGT的に答えれば，「GTとは概念間(カテゴリー間)の関係を表す言明である」ということができる。

ただし，「GT」という言葉には，その理論をつむぎだすべく携わる「諸手順」をさして用いることもある。つまり，その最終生成物である理論のみならず，そこへ至る途上の諸手順をも含めて，GTという言葉を当てることもある。手順に関しては本書をご覧いただけばわかる通り，単なる前処理という言葉でまとめることができないほどの，豊かな中身が詰まっている。だから，GTといった場合には，最終生成物たる「データに基礎づけら

[1] 他の諸概念をまとめることのできるほどに抽象度の高い概念を，特にカテゴリーと呼んでいる。

れた理論」以外に，理論へ至る「諸手順」をさす用語法も市民権を得ているのだと理解している。

ところでGTの出発点は，それまでブラックボックスのままだった研究の諸手順を，あえて開いて明示しようという試みであった[2)]。つまりGTは，手順を他者へ伝える，という使命を，はじめから明確に担っていたのである。だからこそ，「形式の一人歩き」というジレンマを背負い込むことにもなっていたのである。形式の一人歩きについて言えば，本書においても初版から著者らが，これはあくまで「ガイドライン」なのだ，「レシピ」ではない，と繰り返し主張してきた点を覚えている読者も多いと思う。調査に際し，手順の墨守が優れた研究の錦の御旗になるはずがないということは，あえて言えばアタリマエのことだ。しかし，伝言ゲームで伝わるのは，どうしても定式化された部分が優先されてしまい，言葉にできないものは，たとえ大切であったとしても取りこぼされてゆく。そこでこの第3版では，言葉にできないものを伝えるために，分析現場へ降下(分析作業のデモンストレーション)したのである。

そこで事例として選ばれたベトナム戦争は，その内容の濃密さからして，読者をひきつけるものなのは間違いない。しかし，実際の生データからどう分析を行ってゆくのか，開示されたその分析現場の方にも，是非とも注目をしていただきたく思う。

本書『質的研究の基礎』は，もちろんこれまでの初版，第2版も，「生データ」→「ブラックボックス」→「結果」のなかのブラックボックスの中身を開示しようという1つの試みであったわけだが，第3版ではその開示戦略が

---

2) その出発点は，Glaser, B. & Strauss, A.(1967)：*The discovery of grounded theory* Aldine〔後藤隆・水野節夫・大出春江訳(1996)：データ対話型理論の発見―調査からいかに理論をうみだすか，新曜社〕である。当書は，「理論の検証」ばかりでなく，社会科学における「理論の発見」の重要性を宣言し，かつその「発見プロセス」の開示を行った点で，社会科学の歴史上の意義をもつ書物と言える。ちなみに当書の対象は，質的研究に限定されてはいない。

その後の両者の手法の分化や展開については，本書初版・第2版の解説にまとめてあるので，そちらを参照されたい〔森岡崇(1999)：グラウンデッド・セオリーをめぐって，質的研究の基礎　初版，訳者解説，pp. 275-289，医学書院。同(2004)：グラウンデッド・セオリーがワクワクするのはなぜ？，質的研究の基礎　第2版，訳者解説，pp. 361-374，医学書院〕。

変更されたわけである。開示はプロトコル(手順)の定式化にならざるをえず，閃きのような手順化しえない部分は落ちてしまいがちだ。精緻な手順を追求すればするほど，このジレンマはより深くなる。そこで，現場の行きつ戻りつを実況中継してしまったのが，第3版の特徴である[3)]。

研究方法についての教科書であれば，ある種の定式化(リニアであろうとなかろうと)は「望ましさ」とともに浮上する。一方で，質的研究とは何か？　という問いを真摯に問いつめてゆくと，定式化してしまうことで生じる「いかがわしさ」に目がいってしまう。研究方法論の教科書を書こうとすれば，当然のような相矛盾する状況に立ち入らざるを得ない。著者等は初版以来(というよりも版を重ねるごとにと言ったほうが良いかもしれないが)，この点に関してはガイドラインという主張の中に一貫した姿勢をとり続けている。

手順の厳守は，一方では手順の堅苦しさを生じさせるが，厳格な手順であればあるほど，責任回避への誘惑を伴うものでもある。しかし「私と社会」との関わりをどのようにけじめづけてゆくのか？　この問いを回避してしまっては，調査研究は実は進まない。だから，調査研究とは少なくとも，「私は社会をどうとらえるのか？」という問いとの格闘のなかで，進められていくものでなければ，「いかがわしい」。

実際の調査研究を数多く手がけてきた著者らは，もちろんこの点を熟知

---

3)　おそらくその一環だと思うのだが，本第3版は，これまでの初版・第2版に比べ，提示される道具の数が絞り込まれている。例えばコード化のプロセスをみると，オープンコード化→軸足コード化→選択コード化といった，順序だてた整理/提示の仕方から，それらをひとまとめにした提示方法へと変更されている。しかしその一方で，頁数は大幅に増えている。これは，より実際の分析に近づけるとともに，より臨場感ある「分析現場」を描写するようになったからに他ならない。

たとえて言えば，分析方法を「手順」として抽象度の高いレベルで整理/記述してきたものを，もっと高度を下げて，まさに「分析」をしている「現場」近くまで降りてきた感がある。だから，3つのコード化を理屈として順番に提示していたものが，実際にはその3者は行きつ戻りつ同時並行的に行われているのだから，まとめて提示する，というかたちでの変更となってゆく。

したがって，一見道具の整理が雑多になったようにも見えるが，それは前述したような，分析の「現場」に近づいたからなのだ，と理解すれば，まったく問題はない。むしろ，理解してもらえるようにと過度の単純化をしてゆくことで，「形式の一人歩き」をしてしまったGT理解を「現場」に引き戻そうとした著者の意思の表れと理解すべきであろう。

しているはずだ。だから，定式化にすべてを託すのではなく，「とにかく見て，一緒にやってみよう」という方向へと移っていったのであり，時同じくして第1章が復活した事実も，同軸上で納得できるものである。

《Ⅱ》

本書の第1章については，難解との印象をもたれた読者もいるかと思う。この認識論上のGTの基礎づけ部分はストラウスの生前に書かれていたのだが，著者が述べるところによれば第2版では編集の都合で掲載されなかったものである。事情はあろうが，この第1章を除いてしまうと，私(たち)とGTの位置づけがすっぽりと抜け落ちてしまい，さらに手順の一人歩きを助長してしまう危険がある。本来入るべきものがやっと戻ったと理解すべきと思う。

語弊を恐れずに言えば，第1章は，「社会をどうとらえるか」という私(たち)の姿勢を問う，諸手順以前の議論である。もっと大雑把な言い方をすれば，GTを扱う人がやらねばならない「〜だからGTなのっ！」の「〜だから」の部分にあたる議論と言える。私たちは社会なるものを相手に調査研究を試みる。ところが，「社会とは何か？」という問いには正解がない。だから「私は社会をどうとらえるか」という私(たち)の認識に関する議論は，手順を世界に位置づける錨ともいえるパートとなる。手順は，私(たち)個人と世界との関わりかた，位置取りの仕方，関係性……からしか引き出されえないものであり，したがってこの議論は，実は調査研究にとって不可欠なパートなのである[4)]。ともすれば手順のみに目が行ってしまいがちなGTをとりまく現在の環境にあって，今回第1章が組み込まれた意味は大きい。

ところで1人の人間として他者を理解するとはどういうことか？　こういった大上段から構えるのではなく，たとえば，配偶者，親，子ども，親友……のことは理解できているのだろうか，と自問してみたい。「完全な理

---

4)　本書の序には，こんな文章がある。「どのように質的研究を行うかについては，誰かに指示される類いのものではない。質的分析の実行は，研究者自身が自分自身を感じることなしには，行うことができないようなものである。」

解なんてできていない」という留保上での,「でもある程度は理解できている……かな」というのが少なくとも私の経験であり日常だ。だとすれば,「この手法」さえ精確に用いれば,「完全な他者理解」に到達できるという本書への期待があるとすれば，大きな間違いだと思う。では何ができるのか。それも，手法をどう位置づけるのか，という問いの中から導き出すしかないと考える。

もしかしたら，私と社会との関わりかたなのだから，過去の学者たちの言葉など勉強しなくてもよいのかもしれない。でも，試してみても自分でしっくりくる感じがないのなら，この手法はあなたと社会との関わりかたに合っていない，のだと思う。それでもこの手法を知りたいと思うのなら，やはり第1章と格闘をしてみてはいかがだろうか。私と社会との関わりかたをめぐる先人たちの必死の格闘の跡が，文献の山となって残されているものの正体なのだとすれば，著者らが提示する,「～だから GT なのっ！」は，読者個々人と社会との関わり方を炙り出す，格好の材料となるものだ。過去の文献の山に埋もれそれと対話しながら，私と社会との関わり方(そして手順)を見つめなおす，整理しなおすことは，けっして無駄な作業にはならない。その結果として，GT との距離感があらわになってしまったとしても，それは1つの前進ととらえればよいと思う。

ところで GT は，40 年ほど前に世に姿を現した1つの調査研究の試みであった。それは2人の知的巨人たち(グレーザーとストラウス)がさまざまな知的困難に立ち向い，トライアンドエラーのなかから，結果としてある研究に使用した手法を，後から定式化してみたものである。だから,「～だから」の部分は，GT の出現に到る経路の整理という側面をもつ。だからこそ，仰ぎ見て神聖視する，のではなく，こういったこだわり/考え方のうえに,「しっくりきた」のが GT だったのか，という眺め方をすれば，よいのではないだろうか。

世に，多くの GT を標榜する手法が紹介されている。各研究者が「しっくりこない」部分に手を加え,「しっくりくる」形に変えていると理解すれば，もはやそれは正解/不正解の問題ではない。場合によっては「～だから」の議論をスキップして形ばかりの手法を無批判に受け入れ GT の名の下で振回すよりも，ずっと誠実である。その理由は，自分と社会との位置づけの議論をしっかりしているからに他ならない。だから，自分自身にしっくりくるやりかたで，他者から見て合点がいく結果を導き出せるものであれば，それをそれとして評価するべきであり，GTという名称をどこまで許すのかという問題は，まったく別の水準のものだといえる。

《Ⅲ》

GTに関心をもつと，ともすると最終生成物にではなく，その手順のほうに視線が行ってしまい，ついつい細かな手順の理解にエネルギーをとられてしまう。でも,「作り上げられたもの」を抜きにしては，手順は意味を失ってしまう。おそらく読者の多くは，手順の修得をめざして本書を手に取られたのだと思う。でも，もう一歩もどって「なぜ手順を習得したいと思ったのか？」を，今一度思い起こしていただきたい。そして,「作り上げられたもの」たる優れた研究をイメージし続けて読み進めていただきたく思う。もちろんGTも,「優れた研究が保障される手順」などではなく，それを用いる優れた研究者が必死に格闘する中で初めてその真価を発揮できるものである点は，他の研究手法となんら変わりはない。だからこそ，手順A→手順B→手順C……といったフラットな表現の裏にある,「必死の格闘」の想像と覚悟は，欠かせないものだと考えている。

では，どれが優れた研究なのか。これは各読者が自分の責任と目で選び出す以外ないと思う[5)]。しかし本気でやればここまでできるのだ，という

---

5)　まずは開発者たちによるモノグラフを挙げたい。Glaser, B. G. & Strauss, A.(1965) *Awareness of dying*, Aldine＝木下康仁訳(1988)：「死のアウェアネス理論」と看護：死の認識と終末期ケア，医学書院。GT開発者の1人グレーザー，あるいは著者のコービン，ストラウス以外で私が自分の責任で1冊選ぶとすれば，本書との理論的近親性およびフィールドの点から,『闘いの軌跡』はいかがだろうか。著者戈木の手法は，ストラウス，コービンの流れのなかに位置づけることができると考える。そんな研究者が，誠実に格闘しながら進めた研究の成果の1つが,『闘いの記録』である〔戈木クレイグヒル滋子(1999/2002)：闘いの軌跡―小児がんによる子供の喪失と母親の成長，川島書店〕。

また，GT手法の開示に向けた戈木の近年の意欲的ともいえる活動は，多くの読者が知るところだと思う。その開示方法は，本書第3版よりも，さらに低空で，ある種泥まみれになりながらの分析現場を，隠すことなく実に生き生きと中継している。詳しくは，戈木クレイグヒル滋子(2010)：グラウンデッド・セオリー・アプローチ実践ワークブック，日本看護協会出版会ほか多数。

現物を目にすることで，目の前に説明されている手順の1つひとつは，確実に当初の目的に対しての意味をもって，立ち上がってくると思う。

ストラウスは言う。「社会的現象の世界は不可解で複雑」だ。それでも「複雑性は人生を通じて私を虜にしてやまない」。本書はこの言葉で扉を開ける。世界はそう簡単に理解はできるものではない。でもストラウスは，その理解できなさを受け入れ，むしろ楽しんでいたようにさえ思える。

ちなみに複雑性とは，「現実化される以上の可能性が常に存在していること」，つまり「選択が強制されること」を意味する。その裏には，「次に来る体験が予期(予想)されたものとは別様に生起しうること」，つまり，「予期が外れる危険性」という偶然性(不確定性)が控えている。今本書を読んでいる読者は，右手に持って，かもしれないし，左手に持って，かもしれない。もしかしたら机に置いて，読んでいるのかもしれない。しかしそのどれもが，たまたまそう現れただけで，他の潜在的な可能性に対して特別の理由(必然性)があってそうなった訳ではない場合だって沢山ある。そうだとすると，次に起こることの予想など，どうすればできるのだろうか。

私たちの住む社会は，そんなところなのだ。だから，そんな不確かであやふやななかででも人々がそれほど困らずに暮らしているという現実は，本当は「凄いこと」なのだ。ストラウスの著作を読めば[6]，彼がそんなさまに魅了されていたことは[7]，容易に想像がつく。大切なのは，この言葉が本書の冒頭に置かれたことの意味である。

これは，本書が前提とする社会は，そんなわからないところですよ，との宣言ともとれるだろう。過度の単純化はその本質をとりこぼした傲慢な社会理解となりかねない。一見きれいにでき上がった理論は，じつはその

---

6)　例えば，Strauss, A.(1959) *Mirrors and masks,* Sociology Press＝2001 片桐雅隆監訳『鏡と仮面：アイデンティティの社会心理学』，世界思想社，Strauss, A.(1987) *Qualitative analisys for social scientists,* Cambridge University Press Strauss, A. (1993) *Continual permutations of action,* Aldine de Gruyter

7)　魅了されているのは社会学者に限るものではない。文学者も同じと言える。「現実に存在するものと同様に現実に存在し得るはずのあらゆるものを考える能力，あるいは現実にあるものを現実にないものより重大視しない能力」，『特性のない男Ｉ　ムージル著作集1　17頁』

愚を犯しているのかもしれない。だからともかく，手順のみに入り込んでゆくのではなく，「作り上げられたもの」をイメージし「〜だから」に悩みぬきながら，手順を吟味してゆきたい。著者とともにGTの旅を楽しめる本書は，そんな格闘を受け止めてくれるだけの器の大きさを備えた書物である点は，確かである。そしてその結果がGTでもよいし，違ってもよいと思う。何れにせよそのためには本書とともに，実際のモノグラフを読み込み，私と社会のかかわりに悩みながら右往左往するしかないだろう。そもそも理論化(theorizing)とは，社会への自分のかかわり方に他ならないのだから。

訳者あとがき

本書は，Corbin, J. & Strauss, A. Basics of Qualitative Research：Techniques and Procedures for Developing Grounded Theory (Third edition), Sage Publication, 2008 の全訳です。

同書の初版の日本語訳は1999年に，第2版は2004年に出版され，本書は第3版になります。表紙をご覧になられ，読者の皆さまはお気づきのことと思いますが，第2版までと本書の大きく異なる点は，第一著者がそれまでのStrauss博士からCorbin博士に変わったことです。Strauss博士は，第2版が出版される前に他界されましたが，第一著者として第2版は出版されました。

第3版の特徴の1つは，実際の研究事例をもとにし，グラウンデッドセオリーの構築までの道筋が展開されている点です。Corbin博士は，本書ではコード化の手順よりもメモの活用に重点をおいており，博士が書かれたたくさんのメモがそのまま掲載されています。本書と第2版との違いの詳細については，森岡氏の解説をご参照いただければと思っております。

Corbin博士は，看護学で修士号，博士号を取得されておられ，家族看護の上級看護師(family nursing practitioner)の資格ももっておられます。初版の著作の研究例として出てきました，慢性疾患をもつ妊婦の認知とその管理に関する論文で，カリフォルニア大学サンフランシスコ校から博士号を授与されています。退官されるまで，サンノゼ州立大学の看護学部で講師をされるとともに，カナダのアルバータ大学の質的研究の国際研究所(International Institute for Qualitative Methodology)で教授として質的研究の指導を精力的に行っておられました。現在でも世界中のさまざまな国において，教育やコンサルティングを行っておられ，さらに研究発表やセミナーでの講師もなさっておられます。Corbin 博士は，本書の初版，第2版だけでなく，『Unending Work and Care (1988)』，『Shaping a New Health Care System (1988)』も Strauss 博士と一緒に書かれています。また，『Grounded Theory in Practice (1997)』では，Strauss 博士と一緒に編集の任にあたられました。質的研究法だけでなく，慢性疾患，業務と専門職に関する社会学に関してもご造詣が深いことが，多数の業績から理解できます。

Strauss 博士は，1916 年 12 月 18 日にニューヨークでお生まれになられ，1996 年 9 月 5 日にサンフランシスコで 79 歳の生涯に幕を下ろされました。学士号はバージニア大学(生物学)で取得されています。その後，修士と博士課程はシカゴ大学社会学研究科で修了されています。1960 年にカリフォルニア大学サンフランシスコ校に招聘され，その後 27 年間，看護学の博士課程の院生たちを対象に教鞭をとられていました。その間に，社会行動科学研究科を設立させ，その教授の任もとられました。1987 年に現役を引退されました，カリフォルニア大学サンフランシスコ校社会行動科学研究科の名誉教授として研究法のセミナーを担当されました。お亡くなりになられる 4 か月前の 5 月 21 日の講義が最終講義となりました。Strauss 博士は，健康と疾患の社会学，業務と専門職の社会学に関するテーマで研究ならびに教育活動をされてこられました。博士の研究アプローチは理論構築を目指した質的なものであり，Glaser 博士とともに生み出した研究方法がグラウンデッドセオリー・アプローチとして有名になりました。ケンブリッジ，パリ，マンチェスター，コンスタンツ(ドイツ)，ハーゲン(ドイツ)，アデレードの各大学から客員教授として招聘されました。また，本書以外にも多くの著者や論文があり，多くのものが日本にも紹介されています。『死のアウェアネス理論(Awareness of Dying, 1965)』，『鏡と仮面：アイデンティティの社会心理学(Mirrors and Masks, 1969)』，『Professions, Work and Careers (1971)』，『Negotiations (1978)』，『Unending Work and Care (1988)』，『Continual Permutations of Action (1993)』は，多くの同僚たちと一緒に執筆をした代表的な著作になります。

初版の翻訳は森岡，操を含めた4名で行いましたが，第2版と第3版は，森岡と操の2名が担当しました。初版では，訳出に着手をしてから約3年余りの年月がかかりました。第2版と同様，第3版の翻訳もできる限り時間をかけずに訳出作業を進めることが重要な課題でした。しかし，第2版と比較すると，第3版の内容は量的にも質的にも非常に充実したものとなっており，特にベトナム帰還兵とのインタビューデータ，そのデータ分析のプロセスで書かれたメモの訳出には，戦争体験のない訳者2名はかなり苦労しました。そのため，予想以上の時間がかかってしまい，原著の出版から3年以上経っての翻訳本の出版となりました。

訳出の担当は，

森岡：序，1章，5〜7章，10〜12章，14章，15章，付録A

操：2〜4章，8章，9章，13章，付録B〜D

です。その後，お互いの翻訳文を交換し，原著と照らし合わせながら，訳文を一文一文確認していきました。指摘を受けた箇所を訳し直し，再度お互いで確認をしました。途中，訳出にあたり戦争体験のあるネイティブの方に問い合わせもしました。その後，全体の訳出の調整を行いました。この段階で，鷹田佳典さん（法政大学大学院社会科学研究科社会学専攻post doctorate）に全文をお読みいただき，貴重なご意見をいただきました。

訳出にあたっては初版，第2版同様，原文に忠実に訳すことに心がけました。しかしながら，原著のタイプミスと思われる箇所，文化の違いから意味が取りにくい箇所については，訳出の段階で修正をしたり，言葉を補ったり，置き換えたりしています。引用文献のうち翻訳本がすでに出版されているものについては，随時参考にさせていただきました。丁寧に作業を行ってきたつもりですが，思わぬ間違えを犯していないとも限りません。読者の皆様からご指摘をいただければ，幸いです。

第2版の訳者あとがきのなかで，「質的研究は量的研究の前座にすぎない」と日本に帰国をして間もないころ，質的研究について全く関心のない職場の医師から言われたことを書かせていただきました。その頃と比べ，医学において，特に医学教育のなかでの質的研究への関心が大きくなってきていることを感じます。また，医学よりも先んじて質的研究のアプローチの必要性・重要性を認識した看護学においては，ますます質的研究に興味をもたれる研究者，大学院生が増えていることも同時に感じています。その一方で，統計学が苦手だからという理由だけで，質的分析方法を選ぶ傾向が強くなっていることは危惧すべきことだと思っています。本書を熟読さえすれば質的研究，あるいはグラウンデッドセオリー・アプローチによる研究ができるようになると勘違いをされておられる研究者の方々は少なくないようです。この点は，どうぞご理解いただきたいのですが，本書はあくまでも質的研究の分析方法の一手法を紹介しているにすぎません。また，この分析方法を実施する際に求められる広範囲な哲学的・方法論的知識をすべて本書で網羅できているとは言えません。さらにまた，半構成的な質問項目を用いて詳細な，厚みのある，豊かなインタビューデータを得るために必要となる知識，技術，態度については，本書では一切触れていません。分析方法と同様に，データ収集のためのインタビュー技術の習得にはやはり訓練が必要であり，初心者の場合，特にその領域に関して博識な指導者について，ある意味，徒弟制度のように師の技を盗んで学ぶことが不可欠であることを忘れないでいただきたいと思います。

初版，第 2 版のときと同様，この第 3 版の翻訳が出版されるまでにはいろいろな方々に助けていただきました。初版の訳出以降，さまざまな形で有益なコメントをくださった多くの読者の方々に，心から感謝を申し上げます。ありがとうございました。皆様からのコメントを心に留めつつ，第 3 版の訳出作業を進めさせていただきました。

水野節夫先生(法政大学)ならびに戈木クレイグヒル滋子先生(慶應義塾大学)の両先生には，来日されておられた Corbin 博士の講演を拝聴する機会，また少人数での検討会へ同席させていただける機会をお作りいただきました。第 3 版の訳出の最中であり，疑問点を博士にお聞きするよい場となりました。

最後に，初版からこの第 3 版の訳出作業をずっと見守り続けてくださった医学書院の杉之尾成一氏に心より感謝を申し上げたいと思います。作業の過程で，躓きの多い私たち 2 名の訳出作業が留まらないよう，細やかな配慮をしてくださいました。本当に，ありがとうございました。

2011 年 11 月

訳者を代表して　操　華子

文献

Agar, M. (1991). The right brain strikes back. In N. G. Fielding & R. M. Lee (Eds.), *Using computers in qualitative research* (pp. 181–194). London: Sage.

Alvarez, E., Jr., & Pitch, A. S. (1989). *Chained eagle*. New York: Donald I. Fine.

Anderson, D. (1981). Doc. In A. Santoli (Ed.), *Everything we had* (pp. 66–75). New York: Ballantine Books.

Baker, C., Wuest, J., & Stern, P. N. (1992). Method slurring: The grounded theory/phenomenology example. *Journal of Advanced Nursing, 17*(11), 1355–1360.

Baszanger, I. (1998). *Inventing pain medicine: From the laboratory to the clinic*. New Brunswick, NJ: Rutgers University Press.

Bazeley, P., & Richards, L. (2000). *The NVivo qualitative project book*. Thousand Oaks, CA: Sage.

Becker, H. S. (1982). *Art worlds*. Berkeley: University of California Press.

Becker, H. S. (1986a). *Doing things together*. Evanston, IL: Northwestern University Press.

Becker, H. S. (1986b). *Writing for social scientists*. Chicago: University of Chicago Press.

Becker, H. S. (1998). *Tricks of the trade: How to think about your research while doing it*. Chicago: University of Chicago Press.

Bell, K. (1993). *100 missions north: A fighter pilot's story of the Vietnam War*. Washington, DC: Brassey.

Berg, B. C. (2006). *Qualitative research methods for the social sciences* (6th ed.). Boston: Allyn & Bacon.

Beveridge, W. I. (1963). Chance. In S. Rapport & H. Wright (Eds.), *Science: Method and meaning* (pp. 131–147). New York: Washington Square Press.

Biernacki, P. (1986). *Pathways from heroin addiction*. Philadelphia: Temple University Press.

Bird, T. (1981). Ia Drang. In A. Santoli (Ed.), *Everything we had* (pp. 34–43). New York: Ballantine Books.

Blumer, H. (1969). *Symbolic interactionism*. Englewood Cliffs, NJ: Prentice Hall. 〔後藤将之(訳)(1991)『シンボリック相互作用論：パースペクティヴと方法』勁草書房〕

Bong, S. A. (2002, May). Debunking myths in qualitative data analysis. *Qualitative Social Research*, 3(2). Retrieved December 6, 2005 from http://www.qualitative-research.net/fqs-eng.htm

Broadhead, R. (1983). *Private lives and professional identity of medical students.* New Brunswick, NJ: Transaction Publishers.

Cannaerts, N., Dierckx de Casterlé, B., & Grypdonck, M. (2004). Palliative care, care for life: A study of the specificity of residential palliative care. *Qualitative Health Research, 14*(6), 816–835.

Caputo, P. (1977). *A rumor of war.* New York: Ballantine Books.

Cauhape, E. (1983). *Fresh starts: Men and women after divorce.* New York: Basic Books.

Charmaz, K. (1983). Loss of self: A fundamental form of suffering in the chronically ill. *Sociology of Health and Illness, 5,* 168–195.

Charmaz, K. (1991a). *Good days, bad days: The self in chronic illness and time.* New Brunswick, NJ: Rutgers University Press.

Charmaz, K. (1991b). Struggling for a self: Identity levels of the chronically ill. In J. Roth & P. Conrad (Eds.), *Research in the sociology of health care. Vol. 6. The experience and management of chronic illness* (pp. 203–321). Greenwich, CT.: JAI Press.

Charmaz, K. (2006). *Constructing grounded theory.* Thousand Oaks, CA: Sage.

Chesney, M. (2001). Dilemmas of self in the method. *Qualitative Health Research, 11*(1), 127–135.

Chiovitti, R. F., & Piran, N. (2003). Rigour and grounded theory research. *Journal of Advanced Nursing, 44*(4), 427–435.

Clarke, A. E. (1991). Social worlds/arena theory as organizational theory. In D. R. Maines (Ed.), *Social organization and social process* (pp. 119–158). New York: Aldine de Gruyter.

Clarke, A. E. (2005). *Situational analysis.* Thousand Oaks, CA: Sage.

Corbin, J. (1993). Controlling the risks of a medically complicated pregnancy. *Journal of Perinatal Nursing, 7*(3), 1–6.

Corbin, J. (2002, August). *Taking the work seriously: Putting the quality in qualitative research.* Keynote address presented at the 2nd Thinking Qualitative Workshop series, International Institute for Qualitative Methodology, University of Alberta, Alberta, Canada.

Corbin, J. (2003, November 28). *Taking the work of qualitative analysis seriously.* Paper presented at a meeting of qualitative researchers sponsored by the Japanese Red Cross, Tokyo, Japan.

Corbin, J., & Cherry, J. (1997). Caring for the aged in the community. In E. A. Swanson & T. Tripp-Reimer (Eds.), *Chronic illness and the older adult* (pp. 62–81). New York: Springer.

Corbin, J., & Morse, J. (2003). The unstructured interview: Issues of reciprocity and risks when dealing with sensitive topics. *Qualitative Inquiry, 9*(3), 335–354.

Corbin, J., & Strauss, A. (1984). Collaboration: Couples working together to manage chronic illness. *Image, 16*(4), 109–115.

Corbin, J., & Strauss, A. (1988). *Unending work and care.* San Francisco: Jossey-Bass.

Corbin, J., & Strauss, A. (1990). Grounded theory method: Procedures, canons, and evaluative procedures. *Qualitative Sociology, 13*(1), 3–21.

Corbin, J., & Strauss A. (1991a). Comeback: The process of overcoming disability. In G. L. Albrecht & J. A. Levy (Eds.), *Advances in medical sociology* (Vol. 2, pp. 137–159). Greenwich, CT: JAI Press.

Corbin, J., & Strauss, A. (1991b). A nursing model for chronic illness management based upon the trajectory framework. *Scholarly Inquiry for Nursing Practice, 5*(3), 155–174.
Creswell, J. W. (1998). *Qualitative inquiry and research design: Choosing among five traditions.* Thousand Oaks, CA: Sage.
Creswell, J. W. (2003). *Research design: Qualitative, quantitative, and mixed methods approaches* (2nd ed.). Thousand Oaks, CA: Sage.
〔操華子・森岡崇(訳)(2007)『研究デザイン―質的・量的・そしてミックス法』日本看護協会出版会〕
Creswell, J. W., & Miller, D. L. (2000). Determining validity in qualitative research. *Theory Into Practice, 39*(3), 124–130.
Cutcliffe, J. R. (2003). Reconsidering reflexivity: Introducing the case for intellectual entrepreneurship. *Qualitative Health Research, 13*(1), 136–148.
Davies, D., & Dodd, J. (2002). Qualitative research and the question of rigor. *Qualitative Health Research, 12*(2), 279–289.
Davis, F. (1963). *Passage through crisis.* Indianapolis, IN: Bobbs-Merrill.
Davis, F. (1991). Identity ambivalence in clothing: The dialectic of the erotic and the chaste. In D. R. Maines (Ed.), *Social organization and social process* (pp. 105–116). New York: Aldine de Gruyter.
Denzin, N. K. (1987). *The alcoholic self.* Newbury Park, CA: Sage.
Denzin, N. K. (1989). *Interpretive biography* (Qualitative Research Methods, Vol. 17). Newbury Park, CA: Sage.
Denzin, N. K. (1994). The art and politics of interpretation. In N. K. Denzin & Y. Lincoln (Eds.), *Handbook of qualitative research* (pp. 500–515). Thousand Oaks, CA: Sage.
Denzin, N. K. (1998). The art and politics of interpretation. In N. K. Denzin & Y. Lincoln (Eds.), *Handbook of qualitative research* (pp. 313–371). Thousand Oaks, CA: Sage.
Denzin, N. K., & Lincoln, Y. S. (1998). The art of interpretation, evaluation, and presentation. In N. K. Denzin & Y. S. Lincoln (Eds.), *Collecting and interpreting qualitative materials* (pp. 275–281). Thousand Oaks, CA: Sage.
Denzin, N. K., & Lincoln, Y. S. (2005). *The Sage handbook of qualitative research.* Thousand Oaks, CA: Sage.
Dewey, J. (1917). *Creative intelligence: Essays on the pragmatic attitude.* New York: Henry Holt.
Dewey, J. (1922). *Human nature in conduct.* New York: Henry Holt.
〔清水幾太郎(訳)(1938)『生の論理』三笠書房〕
〔東宮隆(訳)(1951)『人間性と行為：社会心理学序説』春秋社〕
〔河村望(訳)(1995)『人間性と行為』人間の科学社〕
Dewey, J. (1929). *The quest for certainty.* New York: G. P. Putnam.
Dewey, J. (1934). *Art as experience.* New York: Minton Blach.
〔鈴木康司(訳)(1952)『經驗としての藝術』春秋社〕
〔鈴木康司(訳)(1969)『芸術論：経験としての芸術』春秋社〕
〔河村望(訳)(2003)『経験としての芸術』デューイ=ミード著作集〈12〉人間の科学新社〕

Dewey, J. (1938). *Logic: The theory of inquiry*. New York: Henry Holt.

Dey, I. (1993). *Qualitative data analysis*. London: Routledge.

Dey, I. (1999). *Grounding grounded theory*. San Diego, CA: Academic Press.

Downs, F. (1993). *The killing zone: My life in the Vietnam War*. New York: W. W. Norton.

Ellsberg, D. (2003). *Secrets: A memoir of Vietnam and the Pentagon Papers*. New York: Penguin.

Emden, C., & Sandelowski, M. (1999). The good, the bad and the relative. Part Two: Goodness and the criterion problem in qualitative research. *International Journal of Nursing Practice, 5*(1), 2–7.

Engelbart, D. C. (1962, October). *Augmenting human intellect: A conceptual framework* (Summary Report AFOSR-3223 under Contract AF 49(638)-1024, SRI Project 3578). Menlo Park, CA: Air Force Office of Scientific Research, Stanford Research Institute. Retrieved March 1, 2007, from http://www.bootstrap.org/augdocs/friedewald030402/augmentinghumanintellect/ahi62index.html

Fagerhaugh, S., & Strauss, A. (1977). *The politics of pain management*. Menlo Park, CA: Addison-Wesley.

Fielding, N. G., & Lee, R. M. (Eds.). (1991). *Using computers in qualitative analysis*. London: Sage.

Fielding, N. G., & Lee, R. M (Eds.). (1998). *Computer analysis in qualitative research*. London: Sage.

Finlay, L. (2002). "Outing" the researcher: The provenance, process, and practice of reflexivity. *Qualitative Health Research, 12*(4), 531–545.

Fisher, B. (1991). Affirming social value: Women without children. In D. R. Maines (Ed.), *Social organization and social process* (pp. 87–104). New York: Aldine de Gruyter.

Fisher, B., & Strauss, A. (1978). The Chicago tradition: Thomas, Park, and their successors. *Symbolic Interaction, 1*(2), 5–23.

Fisher, B., & Strauss, A. (1979a). George Herbert Mead and the Chicago tradition of sociology. *Symbolic Interaction (Part 1), 2*(1), 9–26.

Fisher, B., & Strauss, A. (1979b). George Herbert Mead and the Chicago tradition of sociology. *Symbolic Interaction (Part 2), 2*(2), 9–20.

Flick, U. (2002). *An Introduction to qualitative research* (2nd ed.). Thousand Oaks, CA: Sage.

〔小田博志・山本則子・春日常・宮地尚子(訳)(2002)『質的研究入門―「人間の科学」のための方法論』春秋社〕

Flicker, S., Haans, D., & Skinner, H. (2004). Ethical dilemmas in research on Internet communities. *Qualitative Health Research, 14*(1), 124–134.

Foster, W. F. (1992). *Captain Hook: A pilot's tragedy and triumph in the Vietnam War*. Annapolis, MD: Naval Institute Press.

Foucault, M. (1972). *The archaeology of knowledge* (A. M. Sheridan Smith, Trans.). New York: Harper & Row.

Foucault, M. (1974). *Power/knowledge: Selected interviews and other writing*. New York: Pantheon Books.

Fujimora, J. (1987). Constructing doable problems in cancer research: Articulating alignment. *Social Studies of Science, 17*, 257–293.

Fujimora, J. (1991). On methods, ontologies, and representation in the sociology of science, where do we stand? In D. R. Maines (Ed.), *Social organization and social process* (pp. 207–248). New York: Aldine de Gruyter.

Gerson, E. M. (1991). Supplementing grounded theory. In D. R. Maines (Ed.), *Social organization and social process* (pp. 285–301). New York: Aldine de Gruyter.

Geertz, C. (1973). *The interpretation of cultures: Selected essays*. New York: Basic Books.

Gilgun, J. F., Daly, K., & Handel, G. (1992). *Qualitative methods in family research*. Newbury Park, CA: Sage.

Glaser, B. (1978). *Theoretical sensitivity*. Mill Valley, CA: Sociology Press.

Glaser, B. (1992). *Basics of grounded theory analysis*. Mill Valley, CA: Sociology Press.

Glaser, B., & Strauss, A. (1965). *Awareness of dying*. Chicago: Aldine.
〔木下康仁(訳)(1988)『「死のアウェアネス理論」と看護:死の認識と終末期ケア』医学書院〕

Glaser, B., & Strauss, A. (1967). *The discovery of grounded theory*. Chicago: Aldine.
〔後藤隆・大出春江・水野節夫(訳)(1996)『データ対話型理論の発見：調査からいかに理論をうみだすか』新曜社〕

Goulding, C. (2002). *Grounded theory: A practical guide for management, business, and marketing*. Thousand Oaks, CA: Sage.

Green, D., Creswell, J. W., Shope, R. J., & Plano Clark, V. L. (2007). Grounded theory and racial/ethnic diversity. In A. Bryant & K. Charmaz (Eds.), *The Sage handbook of grounded theory*. London: Sage.

Greene, J. C., Kreider, H., & Mayer, F. (2005). Combining qualitative and quantitative methods in social inquiry. In B. Somekh & C. Lewin (Eds.), *Research methods in the social sciences* (pp. 274–281). London: Sage.

Guba, E. G., & Lincoln Y. S. (1998). Competing paradigms in qualitative research. In N. K. Denzin & Y. S. Lincoln (Eds.), *The landscape of qualitative research* (pp. 195–220). Thousand Oaks, CA: Sage.

Gubrium, J., & Holstein, J. A. (2001). *Handbook of interview research: Context and method*. Thousand Oaks, CA: Sage.

Guessing, J. C. (1995). *Negotiating global teaming in a turbulent environment* (Microform 9613463). Unpublished doctoral dissertation, University of Michigan.

Hage, J. (1972). *Techniques and problems of theory construction in sociology*. New York: John Wiley.
〔小松陽一・野中郁次郎(訳)(1978)『理論構築の方法』白桃書房〕

Hall, W. A., & Callery, P. (2001). Enhancing the rigor of grounded theory: Incorporating reflexivity and relationality. *Qualitative Health Research, 11*(2), 257–272.

Hamberg, K., & Johansson, E. (1999). Practitioner, researcher, and gender conflict in a qualitative study. *Qualitative Health Research, 9*(4), 455–467.

Hamilton, R. J., & Bowers, B. J. (2006). Internet recruitment and e-mail interviews in qualitative studies. *Qualitative Health, Research, 16*(6), 821–835.

Hammersley, M. (1987). Some notes on the terms "validity" and "reliability." *British Educational Research Journal, 13*(1), 73–81.

Hammersley, M., & Atkinson, P. (1983). *Ethnography: Principles in practice*. New York: Tavistock.

Herr, M. (1991). *Dispatches*. New York: Vintage International.

Hildebrand, B. (2007). Mediating structure and interaction in grounded theory. In T. Bryant & K. Charmaz (Eds.), *The Sage handbook of grounded theory*. London: Sage.

Hildreth, R., & Sasser, C. W. (2003). *Hill 488*. New York: Simon & Schuster.

Hoffman, E. (1989). *Lost in translation: Life in a new language*. New York: Penguin. 〔木村博江(訳)(1992)『アメリカに生きる私：二つの言語，二つの文化の間で』新宿書房〕

Holroyd, E. E. (2003). Chinese family obligations toward chronically ill elderly members: Comparing caregivers in Beijing and Hong Kong. *Qualitative Health Research, 13*(3), 302–318.

Hughes, E. C. (1971). *The sociological eye: Selected papers*. Chicago: Aldine-Atherton.

Hunter, A., Lusardi, P., Zucker, D., Jacelon, C., & Chandler, G. (2002). Making meaning: The creative component in qualitative research. *Qualitative Health Research, 12*(3), 388–398.

Isaacs, A. (1997). *Vietnam shadows: The war, its ghosts, and its legacy*. Baltimore, MD: Johns Hopkins University Press.

Kelle, U. (Ed.). (1995). *Computer-aided qualitative analysis: Theory, methods and practice*. London: Sage.

Kelle, U. (1997). Theory building in qualitative research and computer programs for the management of textual data. *Sociological Research Online, 2*(2). Retrieved December 9, 2005, from http://www.socresonline.org.uk/socresonline/2/2/1.html

Kuckartz, U. (1988/2007 [latest version]). MAXQDA—Professional Software for Qualitative Data Analysis [Computer software]. Berlin, Germany: Verbi Software.

Lakoff, G., & Johnson, M. (1981). *Metaphors we live by*. Chicago: University of Chicago Press.
〔渡部昇一・楠瀬淳三・下谷和幸(訳)(1986)『レトリックと人生』大修館書店〕

Lamott, A. (1994). *Bird by bird: Some instructions on writing and life*. New York: Doubleday Anchor.

Langguth, A. J. (2002). *Our Vietnam: The war 1954–1975*. New York: Simon & Schuster.

Lincoln, Y. S., & Guba, E. G. (1985). *Naturalistic inquiry*. Beverly Hills, CA: Sage.

Lofland, L. H. (1991). The urban milieu: Locales, public sociability, and moral concerns. In D. R. Maines (Ed.), *Social organization and social process* (pp. 189–205). New York: Aldine de Gruyter.

Lofland, J., Snow, D., Anderson, L., & Lofland, L. (2006). *Analyzing social setting: A guide to qualitative observation and analysis*. Belmont, CA: Wadsworth Thomson.

Lomberg, K., & Kirkevold, M. (2003). Truth and validity in grounded theory—A reconsidered realist interpretation of the criteria: Fit, work, relevance and modifiability. *Nursing Philosophy*, *4*(3), 189–200.

Lonkila, M. (1995). Grounded theory as an emerging paradigm for computer-assisted qualitative data analysis. In U. Kelle (Ed.), *Computer-aided qualitative analysis: Theory, methods and practice* (pp. 41–51). London: Sage.

Long, T., & Johnson, M. (Eds.). (2007). *Research ethics in the real world: Issues and solutions for health and social care*. Edinburg, UK: Churchill Livingstone, Elsevier Health Sciences.

Márquez, G. G. (1993). *Strange pilgrims* (E. Grossman, Trans.). New York: Knopf.

Marrett, J. G. (2003). *Cheating death: Combat air rescues in Vietnam and Laos*. Washington, DC: Smithsonian Books.

Marshall, C., & Rossman, B. (2006). *Designing qualitative research*. Thousand Oaks, CA: Sage.

Mays, N., & Pope, C. (1995). Qualitative research: Rigour and qualitative research [Electronic version]. *BMJ, 311*, 109–112. Retrieved on December 6, 2005, from http://bmj.bmjjournals.com/cgi/content/full/311/6997/109

McMaster, H. R. (1997). *Dereliction of duty*. New York: HarperCollins.

McNamara, R. S., Blight, J. G., Brigham, R. K., Bierstaker, T. J., & Schandler, H. Y. (1999). *Agreement without end*. New York: Perseus.

Mead, G. H. (1917). Scientific method and the individual thinker. In J. Dewey (Ed.), *Creative intelligence: Essays in the pragmatic* (pp. 176–227). New York: Henry Holt.

Mead, G. H. (1956). *On social psychology: Selected papers* (A. Strauss, Ed.). Chicago: University of Chicago Press.

Mead, G. H. (1959). *Philosophy of the present* (Arthur E. Murphy, Ed.). Chicago: Open Court.

Mead, G. H. (1967). *Mind, self, and society* (Works of George Herbert Mead, Vol. 1, C. W. Morris, Ed.). Chicago: University of Chicago Press. (Original work published 1934)

〔稲葉三千男・滝沢正樹・中野収(訳)(1973)『精神・自我・社会』青木書店〕
〔河村望(訳)(1995)『精神・自我・社会』人間の科学社〕

Mead, G. H. (1972). *Movements of thought in the nineteenth century* (Works of George Herbert Mead, Vol. 2, M. E. Moore, Ed.). Chicago: University of Chicago Press. (Original work published 1936)

Mead, G. H. (1972). *The philosophy of the act* (Works of George Herbert Mead, Vol. 3, C. W. Morris, Ed.). Chicago: University of Chicago Press. (Original work published 1938)

Miles, M. B., & Huberman, A. M. (1994). *Qualitative data analysis* (2nd ed.). Thousand Oaks, CA: Sage.

Mishler, E. G. (1986). *Research interviewing*. Cambridge, MA: Harvard University Press.

Moore, C. J. (1992). *Oral history reflections of army nurse Vietnam veterans: Managing the demanding experience of war*. Unpublished master's thesis, Department of Nursing, San Jose State University, San Jose, CA.

Moore, H. G., & Galloway, J. L. (1992). *We were soldiers once and young*. New York: HarperPerennial.

Morgan, D. L. (1996). *Focus groups as qualitative research*. Thousand Oaks, CA: Sage.

Morse, J. M. (1994). *Critical issues in qualitative research*. Thousand Oaks, CA: Sage.

Morse, J. M. (1999). Editorial myth #93: Reliability and validity are not relevant to qualitative inquiry. *Qualitative Health Research, 9*(6), 717–718.

Morse, J. M. (2001). Toward a praxis theory of suffering. *Advances in Nursing Science, 24*(1), 47–59.

Morse, J. M. (2004). Alternative methods of representation: There are no shortcuts. *Qualitative Health Research, 14*(7), 887–888.

Morse, J. M. (2005). Creating a qualitatively derived theory of suffering. In U. Zutler (Ed.), *Clinical practice and development in nursing* (pp. 83–91). Aarhus, Denmark: Center for Innovation in Nurse Training.

Morse, J. M., Barret, M., Mayan, M., Olson, K., & Spiers, J. (2002, Spring). Verification strategies for establishing reliability and validity in qualitative research [Electronic version]. *International Journal of Qualitative Methodology 1*(2). Retrieved July 22, 2006, from http://www.ualberta.ca/~ijqm

Morse, J. M., & Field, P. A. (1995). *Qualitative research methods for health professionals* (2nd ed.). Thousand Oaks, CA: Sage.

Nhu Tang, T. (with Chanoff, D., & Van Toai Doan). (1986). *A Viet Cong memoir: An inside account of the Vietnam War and its aftermath*. New York: Vintage.

Ninh, B. (1993). *The sorrow of war: A novel of North Vietnam* (Phan Thanh Hao, Trans.). New York: Berkeley Publishers.

Oleson, V. (1998). Feminism and models of qualitative research. In N. K. Denzin & Y. S. Lincoln (Eds.), *The landscape of qualitative research theories and issues* (pp. 300–332). Thousand Oaks, CA: Sage.

O'Shea, J. (with Ling, R. D.). (2003). *The beast within: Vietnam, the cause and effect of post-traumatic stress disorder*. New York: Vintage.

Park, R. E. (1967). *On social control and collective behavior* (R. H. Turner, Ed.). Chicago: University of Chicago Press.

Patton, M. Q. (1990). *Qualitative research and evaluation methods*. Newbury Park, CA: Sage.

Patton, M. Q. (2002). *Qualitative research and evaluation methods* (2nd ed.). Thousand Oaks, CA: Sage.

Pfaffenberger, B. (1988). *Microcomputer applications in qualitative research*. Newbury Park, CA: Sage.

Pierce, B. N. (1995). The theory of methodology in qualitative research. *TESOL Quarterly, 29*, 569–576.

Piper, H., & Simons, H. (2005). Ethical responsibility in social research. In B. Somekh & C. Lewin (Eds.), *Research methods in the social sciences* (pp. 56–63). London: Sage.

Ragin, C., & Becker, H. (Eds.). (1992). *What is a case? Exploring the foundations of social inquiry*. Cambridge, UK: Cambridge University Press.

Rasimus, E. (2003). *When thunder rolled: An F-105 pilot over North Vietnam.* New York: Ballantine Books.

Reid, C. (2004). *The wounds of exclusion: Poverty, women's health and social justice.* Edmonton, AB: Qualitative Institute Press.

Riemann, G. (2003, September). A joint project against the backdrop of a research tradition: An introduction to "doing biographical research" [Electronic version]. *Forum: Qualitative Social Research, 4*(3). Retrieved September 10, 2006, from http://www.qualitative-research.net/fqs-texte/3-03/3-03hrsg-e.htm

Riemann, G., & Schütze, F. (1991). "Trajectory" as a basic theoretical concept for analyzing suffering disorderly social process. In D. R. Maines (Ed.), *Social organization and social process* (pp. 333–357). New York: Aldine de Gruyter.

Roberts, K. A., & Wilson, R. W. (2002, May). ICT and the research process: Issues around compatibility of technology with qualitative analysis [Electronic version]. *Forum Qualitative Sozialforschung/Forum: Qualitative Social Research, 3*(2). Retrieved December 6, 2005, from http://www.qualitative-research.net/fqs-texte/2-02/2-02robertswilson-e.htm

Rodgers, B. L., & Cowles, K. V. (1993). The qualitative research audit trail: A complex collection of documentation. *Research in Nursing and Health, 16*(3), 219–226.

Rolfe, G. (2006). Validity, trustworthiness and rigour: Quality and the idea of qualitative research. *Journal of Advanced Nursing, 53*(3), 304–310.

Rosenbaum, M. (1981). *Women on heroin.* New Brunswick, NJ: Rutgers University Press.

Rosenthal, G. (1993). Reconstruction of life stories: Principles of selection in generating stories for narrative biographical interviews. *Narrative Study of Lives, 1*(1), 59–91.

Rosenthal, G., & Völter, B. (1998). Three generations within Jewish and non-Jewish German families after the unification of Germany. In Y. Danieli (Ed.), *International handbook of multigenerational legacies of trauma* (pp. 297–313). New York: Plenum.

Saiki-Craighill, S. (2001a). The grieving process of Japanese mothers who have lost a child to cancer: Part I. Adjusting to life after losing a child. *Journal of Pediatric Oncology Nursing, 18*(6), 260–267.

Saiki-Craighill, S. (2001b). The grieving process of Japanese mothers who have lost a child to cancer: Part II. Establishing a new relationship from the memories. *Journal of Pediatric Oncology Nursing, 18*(6), 268–275.

Sallah, M., & Weiss, M. (2006). *Tiger force A true story of men and war.* New York: Little, Brown.

Sandelowski, M. (1993). Theory unmasked: The uses and guises of theory in qualitative research. *Research in Nursing and Health, 16*, 213–218.

Sandelowski, M. (1994). The proof is in the pottery. In J. M. Morse (Ed.), *Critical issues in qualitative research methods* (pp. 46–63). Thousand Oaks, CA: Sage.

Sandelowski, M. (2000). Whatever happened to qualitative description. *Research in Nursing and Health, 23*, 334–340.

Santoli, A. (Ed.). (1981). *Everything we had: An oral history of the Vietnam War by thirty-three American soldiers who fought it.* New York: Ballantine Books.

Santoli, A. (1985). *To bear any burden.* New York: E. P. Dutton.
Sar Desai, D. R. (2005). *Vietnam past and present.* Cambridge, MA: Westview Press.
Schatzman, L. (1986). *The structure of qualitative analysis.* Paper presented (in absentia) at the World Congress of Sociology Session on Issues in Qualitative Interpretation, New Delhi, India.
Schatzman, L. (1991). Dimensional analysis: Notes on an alternative approach to the grounding of theory. In D. R. Maines (Ed.), *Social organization and social process* (pp. 303–314). New York: Aldine de Gruyter.
〔川合隆男(監訳)・竹村英樹・他(共訳)(1999)『フィールド・リサーチ：現地調査の方法と調査者の戦略』慶應義塾大学出版会〕
Schatzman, L., & Strauss, A. (1973). *Field research.* Englewood Cliffs, NJ: Prentice Hall.
Schawndt, T. A. (1998). Constructivist, interpretivist approaches to human inquiry. In N. K. Denzin & Y. S. Lincoln (Eds.), *The landscape of qualitative research theories and issues* (pp. 221–259). Thousand Oaks, CA: Sage.
Schneider J., & Conrad, P. (1983). *Having epilepsy: The experience and control of illness.* Philadelphia: Temple University Press.
Schütze, F. (1992a). Pressure and guilt: War experiences of a young German soldier and their biographical implications, Part 1. *International Sociology, 7*(2), 187–208.
Schütze, F. (1992b). Pressure and guilt: War experiences of a young German soldier and their biographical implications, Part 2. *International Sociology, 7*(3), 347–367.
Seale, C. (1999). *The quality of qualitative research.* London: Sage.
Seale, C. (2002). Qualitative issues in qualitative inquiry. *Qualitative Social Work, 1*(1), 97–110.
Selye, H. (1956). *The stress of life.* New York: McGraw-Hill.
〔杉靖三郎・他(訳)(1963)『現代社会とストレス』法政大学出版局〕
〔杉靖三郎・田多井吉之介・藤井尚治・竹宮隆(訳)(1988)『現代社会とストレス』法政大学出版局［Selye, H(1956)の改訂版(1976)の翻訳］〕
Sheeham, N. (1998). *A bright shining lie: John Paul Vann & America in Vietnam.* New York: Random House.
Shibutani, T. (1966). *Improvised news: A sociological study of rumor.* Indianapolis, IN: Bobbs Merrill.
〔広井脩・橋本良明・後藤将之(訳)(1985)『流言と社会』東京創元社〕
Shibutani, T. (1991). On the empirical investigation of self-concept. In D. R. Maines (Ed.), *Social organization and social process* (pp. 59–69). New York: Aldine de Gruyter.
Shuval, J. T., & Mizrahi, N. (2004). Changing boundaries: Modes of coexistence of alternative and biomedicine. *Qualitative Health Research, 14*(5), 675–690.
Silverman, D. (2004). *Doing qualitative research* (2nd ed.). Thousand Oaks, CA: Sage.
Smith, W. (1992). *American daughters gone to war.* New York: William Morrow.
Somekh, B., & Lewin, C. (2005). *Research methods in the social sciences.* London: Sage.
Sparkes, A. C. (2001). Myth 94: Qualitative health researchers will agree about validity. *Qualitative Health Journal, 11*(4), 538–552.

Star, S. L. (1989). *Regions of the mind: Brain research and the quest for scientific certainty*. Stanford, CA: Stanford University Press.

Strauss, A. (1978). *Negotiations: Varieties, contexts, processes, and social order*. San Francisco: Jossey-Bass.

Strauss, A. (1987). *Qualitative analysis for social scientists*. Cambridge, UK: Cambridge University Press.

Strauss, A. (1991). The Chicago tradition's ongoing theory of action/interaction. In A. Strauss (Ed.), *Creating sociological awareness* (pp. 3–32). New Brunswick, NJ: Transaction Publishers.

Strauss, A. (1993). *Continual permutations of action*. Hawthorne, NY: Aldine de Gruyter.

Strauss, A. (1995). Notes on the nature and development of general theories. *Qualitative Inquiry, 1*(1), 7–18.

Strauss, A., & Corbin, J. (1988). *Shaping a new health care system*. San Francisco: Jossey-Bass.

Strauss, A., Fagerhaugh, S., Suczek, B., & Wiener, C. (1985). *Social organization of medical work*. Chicago: University of Chicago Press.

Strauss, A., Schatzman, L., Bucher, R., Ehrlich, D., & Sabshin, M. (1964). *Psychiatric ideologies and institutions*. New York: Free Press.

Suczek, B., & Fagerhaugh, S. (1991). AIDS and outreach work. In D. R. Maines (Ed.), *Social organization and social process* (pp. 159–193). New York: Aldine de Gruyter.

Summers, H. G., Jr. (1999). *The Vietnam War almanac*. Novato, CA: Presidio Press.

Terry, W. (1984). *Bloods: An oral history of the Vietnam War by black veterans*. New York: Ballantine Books.

Thomas W. I. (1966). *On social control and collective behavior* (M. Januwitz, Ed.). Chicago: University of Chicago Press.

Trotti, J. (1984). *Phantom over Vietnam*. Novato, CA: Presidio Press.

Tucker, S. C. (1998). *The encyclopedia of the Vietnam War*. New York: Oxford University Press.

Van Devanter, L. (1983). *Home before morning*. New York: Warner Books.

Van Manen, M. (2006). Writing qualitatively, or the demands of writing. *Qualitative Health Research, 16*(5), 713–722.

Vanhook, P. M. (2007). *Comeback of the Appalachian female stroke survivor: The interrelationships of cognition, function, self-concept, interpersonal, and social relationships*. Unpublished doctoral dissertation, East Tennessee State University.

Watson, L. A., & Girad, F. M. (2004). Establishing integrity and avoiding methodological misunderstanding. *Qualitative Health Research, 14*(6), 875–881.

Waugh, B. (with Keown, T.). (2004). *Hunting the Jackal*. New York: HarperCollins.

Weiss, R. S. (1994). *Learning from strangers: The art and method of qualitative interview studies*. New York: Free Press.

Weitzman, E. A., & Miles, M. B. (1995). *Computer programs for qualitative data analysis*. Thousand Oaks, CA: Sage.

Wiener, C. L. (1991). Arenas and careers: The complex interweaving of personal and organizational destiny. In D. R. Maines (Ed.), *Social organization and social process* (pp. 175–188). New York: Aldine de Gruyter.

Wiener, C. L., Fagerhaugh, S., Strauss, A., & Suczek, B. (1979). Trajectories, biographies, and the evolving medical sense: Labor and delivery and the intensive care nursery. *Sociology of Health and Illness, 1*(3), 261–283.

Whittemore, R., Chase, S., & Mandle, C. L. (2001). Validity in qualitative research. *Qualitative Health Research, 11*(4), 522–537.

Whyte, W. (1955). *Street corner society*. Chicago: University of Chicago Press.
〔寺谷弘壬(訳)(1974)『ストリート・コーナー・ソサイエティ—アメリカ社会の小集団研究』垣内書店〕
〔奥田道大・有里典三(訳)(2000)『ストリート・コーナー・ソサエティ』有斐閣〕

Wicker, A. (1985). Getting out of our conceptual ruts: Strategies for expanding conceptual frameworks. *American Psychologist, 40*(10), 1094–1103.

Winter, G. (March 2000). A comparative discussion of the notion of "validity" in qualitative and quantitative research [Electronic version]. *Qualitative Report, 4*(3 & 4). Retrieved December 6, 2005, from http://www.nova.edu/ssss/QR/Qr4-3/winter.html

Wolcott, H. (1994). *Transforming qualitative research*. Thousand Oaks, CA: Sage.

Wolcott, H. (2001). *Writing up qualitative research* (2nd ed.). Thousand Oaks, CA: Sage.

Wolcott, H. (2002). Writing up qualitative research . . . better. *Qualitative Health Research, 12*(1), 91–103.

Yamamoto, N., & Wallhagen, M. I. (1997). The continuation of family caregiving in Japan. *Journal of Health and Social Behavior, 38*(June), 164–176.

Yarborough, T. (2002). *Da Nang diary: A forward air controller's gunsight view of combat in Vietnam*. New York: St. Martin's.

索引

あ 行

か 行

さ 行

た 行

な 行

は 行

ま 行

や 行

ら 行

欧文

〔訳者プロフィール〕

操 華子

宮城大学大学院基礎看護学分野教授

聖路加看護大学看護学部卒業，聖路加看護大学大学院看護学研究科博士前期課程（修士課程）修了。聖路加看護大学基礎看護学講師。カルフォルニア大学サンフランシスコ校看護学研究科博士課程修了。2003年4月聖ルカ・ライフサイエンス研究所（聖路加国際病院）看護リサーチ主任。2006年国際医療福祉大学小田原保健医療学部看護学科教授。同校大学院医療福祉学研究科保健医療学専攻看護学分野感染管理・感染看護学領域教授を併任。2010年国際医療福祉大学大学院医療福祉学研究科保健医療学専攻看護学分野感染管理・感染看護学領域教授。2013年より現職。

森岡 崇

慶應義塾志木高等学校教諭

慶應義塾大学法学部法律学科卒業。同大学文学部中退。慶應義塾大学大学院社会学研究科社会学専攻修士課程修了。慶應義塾大学大学院社会学研究科社会学専攻博士課程単位取得退学。1993年より現職。